Keine Periode – was jetzt?

Keine Periode – was jetzt?

Wie du deinen Zyklus zurückerlangst und deine Fruchtbarkeit optimierst

Nicola J. Sykes, PhD,
mit Stephanie Buckler, Esq.,
und Lisa Sanfilippo Waddell MSW, LCSW

übersetzt von Svea Lorenz
mit Maybritt Schillinger und Kathrin Baier

Antica Press
Waltham, MA, USA

Die kleinen hochgestellten Zahlen weisen zu den entsprechenden Literaturangaben – diese sind auf den Referenzseiten zu finden. Hier können die Aussagen nachgelesen werden. Durch einen Klick auf den Namen des Autors bzw. der Autorin auf der Referenzseite gelangst du automatisch wieder an die Textstelle; durch einen Klick auf den Link am Ende der Literaturangabe gelangst du direkt zum Artikel, sofern dieser frei zugänglich ist.

Antica Press LLC

Licence Creative Commons

Keine Periode - was jetzt?, von Nicola J. Sykes, Stephanie G. Buckler und Lisa Sanfilippo Waddell ist lizenziert unter einer Creative Commons Attribution-ShareAlike 4.0 International License

http://creativecommons.org/licenses/by-sa/4.0/

Übersetzt ins Deutsche und veröffentlicht 2024

Die erste Ausgabe wurde 2016 veröffentlicht.

Umschlaggestaltung von Mallory Blondin

ISBN-13 : 978-0-9972366-6-8

1. weibliche Gesundheit.

Wir möchten uns insbesondere bei Mallory Blondin für das Design des Covers und weiterer Bilder sowie bei Deanna Balas, Megan Langer und Katrina Green für die nicht enden wollende Überarbeitung des Inhalts bedanken. Und natürlich bei vielen weiteren Freunden, die uns ständig mit Rat und Tat zur Seite standen.

Außerdem möchten wir Shanta Samantha Gyanchard, Greta Jarvis und Florence Cleanis unseren Dank aussprechen, die uns bei der Überarbeitung von Formulierungen der ersten Version geholfen haben, um das Buch so zu gestalten, dass eine positive Einstellung zum eigenen Körper gefördert wird (gemäß "Health At Every Size"); Kate Albarella RDN für die Unterstützung des PCOS-Kapitels und Lisa Powell für ihren Input bezüglich des Kapitels für Angehörige.

Wir danken Lisa Hoffmann und Nora Anicker für ihre Unterstützung bei der Übersetzung und Überarbeitung der deutschen Fassung, sowie Kathrin Baier für ihre Überarbeitung des Kapitels zu Verhütungsmitteln.

Wir können uns sehr dankbar schätzen, Teil einer wunderbaren Gruppe von sich gegenseitig unterstützenden und helfenden Frauen zu sein.

Wir halten es für wichtig, den Kontext der englischen Originalversion dieses Buches zu verdeutlichen, die aus dem Jahr 2016 stammt und von hetero-cisgender Autorinnen und Autoren in einer Zeit geschrieben wurde, in der Inklusion weniger wichtig war. Bei der Übersetzung ins Deutsche im Jahr 2023 war es uns daher wichtig, die Begriffe so anzupassen, dass möglichst viele Menschen sich mit dem Inhalt identifizieren können, auch wenn er weiterhin aus einer cis-heteronormativen Perspektive geschrieben wurde. Trotzdem hoffen wir, dass der Inhalt dieses Buches möglichst vielen Menschen helfen wird.

Bitte gehe auf
www.noperiodnowwhat.com
für weitere Informationen.

Tritt unserer Support-Gruppe unter
http://noperiod.info/community bei (Deutsch und Englisch)
und folge auch unserem Account @keine.periode auf Instagram.

Kontaktiere Dr. Nicola Sykes http://noperiod.info/appointments
(auf Englisch, schriftlich oder mündlich)
oder kontaktiere Svea Lo in der Support-Gruppe für deutsche Beratung.

Inhaltsverzeichnis

Teil 3:
Den Zyklus zurückerlangen und erhalten

Teil 4:
Geschichten der Hoffnung

Abbildungsverzeichnis

Tabellenverzeichnis

Prolog

„Von derjenigen, die im Sportunterricht immer als letzte gewählt wurde, verwandelte ich mich in die absolute Sportfanatikerin. Als ich im Gymnasium war, trainierte ich zwei bis drei Stunden täglich. Ich aß nicht mehr, worauf ich Lust hatte und limitierte meine Kalorienzufuhr, um abzunehmen und meinen Körper auf eine gesunde, problemlose Schwangerschaft und Geburt vorzubereiten. Ja… dem war wohl nicht so. Es ist schwierig schwanger zu werden, wenn du keinen funktionierenden Zyklus hast."

-Nicola

Bleibt deine Periode aus? Bist du bereit herauszufinden, warum und was du dagegen tun kannst? Dann bist du bei uns genau richtig. Wir, die Autoren (Nicola, Steph und Lisa), litten alle an hypothalamischer Amenorrhö (HA) und haben sie überwunden – und du kannst das auch. Wir haben uns auf einer Online-Hilfeplattform kennengelernt, die wir im Folgenden nur noch „das Forum" nennen. Hier haben wir unser Wissen und unsere Hilfe anderen Betroffenen angeboten. Wir haben Hunderten von Menschen geholfen, ihre Periode wiederzubekommen oder (wenn gewünscht) schwanger zu werden. Wir mussten feststellen, dass es kaum Informationen über HA gab. Deshalb haben wir ein Buch geschrieben, das detailliert erklärt, warum die Periode ausbleibt, welche Schritte notwendig sind, um die Periode wiederzubekommen und das gleichzeitig Hoffnung und Inspiration aus den Erfahrungen anderer bietet, um dich auf diesem Weg zu begleiten.

Bei diesem Buch handelt es sich um eine angepasste Übersetzung der Originalversion „No Period. Now What?" aus dem Jahr 2016, welche 2019 neu aufgelegt wurde. Um die deutschsprachige Version so zugänglich wie möglich zu machen, haben wir uns bewusst dafür entschieden, das ursprüngliche Buch in zwei Teile aufzuteilen: in diesen ersten Band, der die wesentlichen Informationen über HA und die Genesung enthält (mit einem Bonus-Kapitel über Verhütung!) und einen zweiten Band, der zu einem späteren Zeitpunkt veröffentlicht wird. Im zweiten Band wird detailliert auf die Themen Fruchtbarkeit, Fruchtbarkeitsbehandlungen, Schwangerschaft, Fehlgeburt und die Zeit nach der Geburt eingegangen. Dieser zukünftige Teil wird im Folgenden als „Band 2" bezeichnet.

In jedem Kapitel teilen wir unsere individuellen Geschichten und Gedanken sowie Beiträge von Mitgliedern aus dem Forum, die im Folgenden hervorgehoben werden.

Zunächst wollen wir kurz unsere eigenen HA-Geschichten erzählen.

Nicola (Nico): Als ich Anfang dreißig und bereit zur Familiengründung war, realisierte ich, dass ich gar keine Periode hatte. Schwanger zu werden sollte sich also für mich offenbar nicht so einfach gestalten, wie ich es erwartet hatte. Durch meine Promotionsarbeit an der Universität hatte ich gelernt, professionell Recherche zu betreiben und wandte meine Fähigkeiten nun an, um mehr über HA herauszufinden. Meine Recherche ergab, dass ich wohl das Gewicht, das ich kurz zuvor verloren hatte, wieder zunehmen und mein Sportpensum reduzieren musste. Aber dennoch gab es so viele unbeantwortete Fragen: Wie viel Gewicht? Wie viel Sport ist erlaubt? Wie lange wird es dauern? Würde ich meine Periode überhaupt wiederbekommen? Und wieso musste ich all die harte Arbeit rückgängig machen, während andere Frauen weiterhin ihre Periode haben und beim ersten Versuch schwanger werden?

Ungefähr zu dieser Zeit startete ich meinen Blog „No Period Baby" und begann in dem Forum Beiträge zu teilen (über 5000 Beiträge), um mit anderen, die ebenso nach Antworten und Anleitungen suchten, meine Erkenntnisse zu teilen. Mein Wunsch, anderen Betroffenen zu helfen, findet nun in diesem Buch seinen Höhepunkt.

Stephanie (Steph): Dem Forum beizutreten, half mir, zu realisieren, dass mein Ess- und Sportverhalten meine Periode zurückhielten. Ich war gerade erst von einer fünfzehn Jahre andauernden Essstörung geheilt. Allerdings aß ich wohl immer noch zu wenig dafür, dass ich auf einen Marathon trainierte. Mit Unterstützung und Anweisung der Frauen aus dem Forum schaffte ich es, meinen Lebensstil zu verändern. Diese Veränderung in Kombination mit medikamentöser Unterstützung verhalfen mir tatsächlich zu einer Schwangerschaft. Ich war davor schon Motivationsrednerin, um anderen zu helfen, ihre Essstörungen loszuwerden; nun hatte ich aber eine neue Mission – Aufmerksamkeit zu generieren für die Auswirkungen einer fehlenden Periode und den „Recoveryplan*".

Lisa: Wie Nico und Steph verlor auch ich meine Periode aufgrund von zu viel Training und zu geringer Kalorienzufuhr. Nach zehn Jahren unregelmäßiger Zyklen und mindestens dreizehn weiteren Jahren ohne Periode reichten fünf Monate „all in", um meinen Zyklus wieder zurück zu erlangen – und das mit einundvierzig Jahren – etwas, das ich niemals mehr für möglich gehalten hätte. Ich war die meisten Jahre meines Lebens Wettkampfläuferin und arbeitete über zwanzig Jahre lang in der Fitnessindustrie. Ich kann also den Bewegungsdrang und das Bedürfnis danach, sein Essen zu kontrollieren, mehr als gut nachvollziehen. Aber meine persönliche Geschichte ist nicht annähernd so wichtig wie die Lektionen, die ich während und nach meiner Recovery gelernt habe – Lektionen, die du auch lernen wirst. Unsere Hoffnung ist, dass du von den Erkenntnissen dieses Buches inspiriert wirst und gut gewappnet bist, um die Verantwortung für deine Recovery selbst in die Hand zu nehmen.

Weitere Mitwirkende: Dieses Buch wäre niemals möglich gewesen ohne die unglaubliche Gemeinschaft der Frauen aus dem Forum, die entweder schon genesen sind oder darauf hinarbeiten. In den Kapiteln wirst du eine Fülle von Erfahrungen und Aussagen dieser Frauen lesen, die dich inspirieren sollen, deinen eigenen Weg zu finden.

Vielleicht ähneln unsere Geschichten deiner, aber wenn nicht, lass dich davon nicht unterkriegen. HA entsteht in der Regel durch eine Kombination aus einer zu geringen Kalorienzufuhr, zu viel Training, Gewichtsverlust, Stress und genetischen Faktoren; deine eigene Ursache ist also absolut individuell. Wie auch immer deine spezielle Situation ist, unsere Recherchen und Ausführungen werden dir Lösungen bieten. Darüber hinaus werden dir die von uns erhobenen Daten und persönlichen Erzählungen von über dreihundert Frauen, die selbst auch von HA betroffen waren, noch mehr Einblick und Hoffnung geben. Diese Frauen investierten Stunden, um detaillierte Informationen in drei sehr ausführlichen Fragebögen

---

* „Recovery" bezeichnet die Genesungsphase bis zur Wiedererlangung einer regelmäßigen natürlichen Periode.

preiszugeben, weil es ihnen ein großes Bedürfnis war, denjenigen zu helfen, die in ihre Fußstapfen treten.

Zu Beginn werden wir ein paar allgemeine Informationen über die Frauen geben, die an den Umfragen teilgenommen haben. Auf die Umfrageergebnisse gehen wir im Verlauf des Buches ein.

- Unsere Teilnehmerinnen kommen aus 36 verschiedenen Staaten (aus den USA, aber auch der ganzen Welt), darunter Kanada, Großbritannien, Australien, Schweiz, Neuseeland, Frankreich, Bermuda und China. Daher sind in den Erfahrungsberichten unterschiedliche Sprachstile zu finden.
- Das Alter der Teilnehmerinnen lag zwischen 19 und 44 Jahren, wovon 90 % zwischen 25 und 39 Jahre alt waren.
- Das Alter, in dem die Frauen das allererste Mal ihre Periode bekamen (bevor sie nicht mehr regelmäßig kam), lag zwischen 9 und 17 Jahren und durchschnittlich bei 13 Jahren. Drei Frauen hatten ihre natürliche Periode nie bekommen.
- 66 % hatten in ihrer Vergangenheit einen regelmäßigen Zyklus (zwischen 21 und 30 Tagen lang, durchschnittlich 28); 25 % hatten nie einen regelmäßigen Zyklus und 9 % konnten sich nicht mehr erinnern.
- Der mittlere Zeitraum ohne Periode betrug 15 Monate mit einer Spanne von 3 Monaten bis zu 20 Jahren. Ein Viertel hatte maximal 10 Monate keinen Zyklus; ein weiteres Viertel menstruierte schon mehr als 3 Jahre nicht mehr.
  - o Wohlgemerkt geht es hier um den Zeitpunkt, zu dem die Frauen merkten, dass sie keine Periode mehr hatten bis zu ihrer nächsten Periode bzw. dem Beginn der Kinderwunschbehandlung – und nicht um den Zeitpunkt, zu dem sie mit dem Genesungsweg begannen. Viele Frauen haben jahrelang keine Periode, ohne es als Problem wahrzunehmen – bis sie versuchen, schwanger zu werden und erst dann anfangen zu handeln.
- Ein natürlicher Zyklus stellte sich bei 53 % der Teilnehmerinnen ein, bevor sie schwanger wurden.
  - o Unter diesen Frauen bekamen 60 % die Periode innerhalb von 6 Monaten wieder, in denen sie dem Recoveryplan folgten, und 90 % konnten innerhalb eines Jahres ihre Periode wiedererlangen.
  - o Ob Frauen ihre Periode wiederbekamen oder nicht, hing nicht davon ab, wie lange sie unter Amenorrhö litten.
- Um schneller schwanger zu werden, entschieden sich 47 % zu einer Kinderwunschbehandlung – zusammen mit unserem Recoveryplan.

Nachdem das erste Kind geboren war, haben 79% ihren eigenen Zyklus wiederbekommen (und/oder wurden auf natürlichem Weg wieder schwanger). Nachdem das letzte Kind abgestillt war, hatten 94% ihre natürliche Periode.

Wir sind sicher, dass dich die Ergebnisse unserer Umfrage und die Berichte von Mitgliedern des Online-Forums davon überzeugen werden, dass der Recoveryplan funktioniert (2. Teil) und dich ermutigen, ihn selbst auszuprobieren. Wir hoffen, dass auch du Erfolg haben wirst, nachdem du dir einen Überblick über die Evidenz verschafft und den Plan angewendet hast.

Teil 1: Hypothalamische Amenorrhö – Die Grundlagen

1
Keine Periode?

Nico: ICH WAR BEREIT, schwanger zu werden. Ich hatte gerade meinen Doktor gemacht, hatte einen neuen Job mit perfekten Bedingungen, es war also genau der richtige Zeitpunkt. Die letzte Antibabypille nahm ich mit voller Vorfreude auf die Schwangerschaft und natürlich das „Baby machen". Ich war in allerbester Form, Schwangerschaft und Geburt würden ein Klacks werden, alles schien perfekt. Außer einer Sache… keine Fruchtbarkeitszeichen und keine Periode.

Was bedeutet es, wenn die Periode ausbleibt? Manche freuen sich sogar darüber – weniger Chaos, keine Krämpfe und weniger emotionale Achterbahn. Wir werden im Folgenden auf die Auswirkungen auf die Gesundheit durch das Fehlen eines Zyklus eingehen. Nicht nur, wenn ein Schwangerschaftswunsch besteht, gibt es keinen Grund, sich zu freuen.

Keinen Zyklus zu haben bedeutet, dass dein Reproduktionssystem nicht funktioniert. Das kann durch die sogenannte hypothalamische Amenorrhö[1], das Thema dieses Buches, bedingt sein. Man spricht es hü-po-tha-la-mi-sche A-men-orö. Um es abzukürzen, nennen wir es oft nur „HA" (man spricht dabei die Buchstaben separat, nicht wie in „haha"). Wir nutzen auch den Begriff „HAler" für Menschen, die von HA betroffen sind, um nicht ständig „Menschen, die von HA betroffen sind" schreiben zu müssen.

Hypothalamische Amenorrhö beinhaltet das Symptom (Amenorrhö = ausbleibende Periode) und die Ursache (der Hypothalamus, ein Kontrollzentrum des Gehirns). Der Hypothalamus erhält Signale aus dem ganzen Körper in Form von Hormonen und Botenstoffen. Darauf antwortet er wiederum mit dem Aussenden von Hormonen, die andere Organe beeinflussen, zum Beispiel solche, die in der Fortpflanzung eine Rolle spielen. Das System funktioniert durch ständige Rückmeldung und Anpassung, um einen stabilen, gesunden Zustand aufrecht zu erhalten. Aber manchmal gehen Dinge eben schief. Ein Signal wird außer Kraft gesetzt, ein Hormon wird zu viel oder zu wenig produziert und der Hypothalamus schafft es nicht mehr, die Balance zu halten. Ein mögliches Zeichen dafür kann eine ausbleibende Periode sein.

Eine andere Ursache für eine ausbleibende Periode kann das polyzystische Ovarialsyndrom (PCOS) sein[2]. HA und PCOS präsentieren sich mit ähnlichen Symptomen, allerdings sind die Lebensstiländerungen, die jeweils empfohlen werden, komplett gegensätzlich; eine falsche Diagnose ist also problematisch. Die Gemeinsamkeiten (auf die wir in Kapitel 6 genauer eingehen werden) sind eine ausbleibende Periode und manchmal auch das Aussehen der Eierstöcke im Ultraschall. Die Unterschiede liegen im hormonellen Blutbild, körperlichen Symptomen und dem Alltagsverhalten. Falls deine Periode auszubleiben begann, nachdem du deine Kalorien reduziert, dein Sportpensum und/oder die Intensität erhöht, Gewicht verloren hast oder zur Zeit eine sehr stressige Phase durchmachst, ist deine korrekte Diagnose wahrscheinlich HA.

Weitere Bedingungen, die bei HA eine Rolle spielen

Es gibt viele Ursachen, die einen Stillstand des Hypothalamus bedingen können; dazu gehören die Kalorienbilanz, die Einschränkung der Ernährung, Gewichtsverlust, Sport, aber auch Genetik. Jede und jeder Betroffene bringt eine ganz individuelle Kombination der einzelnen Einflussfaktoren mit. Wir möchten außerdem betonen, dass es von Person zu Person sehr unterschiedlich sein kann, wie viel Essen, Sport und Stress genau HA auslösen. In den allermeisten Fällen ist der führende Faktor ein Energiedefizit durch Unterernährung und zu viel Sport, unabhängig vom Körpergewicht. Aber das ist bei weitem nicht der einzige Weg, HA zu bekommen. Psychischer Stress alleine kann HA auslösen, aber noch häufiger ist Stress kombiniert mit einem Kaloriendefizit, Einschränkungen in der Essensauswahl und/oder Sport die Ursache. Gewichtsverlust, auch wenn er schon Jahre in der Vergangenheit liegt, kann bei einer Frau für ein erhöhtes Risiko sorgen, später HA zu entwickeln. Ein bisschen Gewichtsverlust und eine stressreiche Zeit oder eine Veränderung der Essgewohnheiten und die Periode kann sich verabschieden. Die Genetik spielt auch eine Rolle. Dies erklärt, warum die Periode der einen Person ausbleibt, während eine andere Person mit ähnlicher Statur und Gewohnheiten einen regelmäßigen Zyklus hat.

Energie. Eine ausgeglichene Kalorienbilanz ist überlebenswichtig. Die Energie, die wir in Form von Essen zu uns nehmen, erfüllt essentielle Funktionen: das Herz schlagen zu lassen sowie Hirn und Zellen zu versorgen[3]. Alles andere wird hinten angestellt: Die zusätzliche Energie ist „nice to have", zum Beispiel, um Haare, Nägel, Immunzellen und Knochen wachsen zu lassen, aber auch, um die Körpertemperatur aufrecht zu erhalten. An letzter Stelle stehen die verzichtbaren Fettdepots und die Fortpflanzung.

Damit diese Systeme optimal arbeiten können, benötigen sie Energie – und das ununterbrochen, sogar wenn wir den ganzen Tag im Bett verbringen („Ruheverbrauch"). Alltagsaktivitäten, wie das Laufen vom Schlaf- zum Badezimmer oder ein Beine-Schütteln, benötigen zusätzliche Energie durch die Muskelarbeit, sportliche Aktivitäten erfordern natürlich noch mehr Energie.

Unter'm Strich bedeutet das, dass unsere Körper Essen brauchen, um richtig zu funktionieren. Kalorien halten die Blutzirkulation aufrecht, stellen Energie für die Hirnversorgung bereit, erlauben unserem Immunsystem, seine Arbeit zu machen und unterstützen viele weitere Funktionen[4].

Wenn eine Person nicht genug Kalorien zu sich nimmt, um die essentiellen und „nice-to-have"-Funktionen zusätzlich zu körperlicher Tätigkeit (Sport oder ganz normalen Alltagsaufgaben) zu erfüllen, wird der Körper sich an das Energiedefizit anpassen, indem er so viele nicht lebensnotwendige Funktionen wie nötig unterdrückt. Er nutzt die Energie, um die wichtigsten Funktionen aufrecht zu erhalten und verzichtet dafür auf andere, wie zum Beispiel das Fortpflanzungssystem, die Temperaturregulation, Zellwachstum und Regeneration[5]. Der Körper muss gegebenenfalls auf Fettdepots zurückgreifen, um genug Energie für die essentiellen Prozesse bereitzustellen. Was wird in Mitleidenschaft gezogen, wenn dem Körper zu wenig Energie zur Verfügung steht?

- **Das Fortpflanzungssystem.** Eine Verringerung des Körperfettanteils führt oft zu positiven Gefühlen aufgrund gesellschaftlicher

Körperideale („Ich nehme ab! Ich bin attraktiver! Ich habe ein Sixpack!"). Aber wie bereits erwähnt, bekommt bei sinkendem Körperfettanteil das Fortpflanzungssystem weniger Energie. Ein Körper möchte keine Energie für das Kinderkriegen „verschwenden", wenn nicht einmal genug zum Umherlaufen zur Verfügung steht. Die Fortpflanzung ist einer der energieraubensten Prozesse des Körpers, sie ist keine Notwendigkeit und wird daher abgestellt, wenn nicht genügend Treibstoff angeboten wird. Unser Körper ist schlau und nutzt die Energie für das, wofür er sie am meisten braucht.

- **Körpertemperatur.** Ein weiterer Aspekt, der von HA beeinflusst werden kann, ist die Aufrechterhaltung der Körpertemperatur. Ein typisches Symptom derjenigen, deren Periode ausbleibt, ist, dass ihnen ständig kalt ist. Das liegt daran, dass der Körper entschieden hat, nicht seine letzten Reserven dazu zu verschwenden, die betroffene Person warm zu halten – mit der begrenzten Energie, die ihm zur Verfügung steht, hat er Wichtigeres zu tun.

- **Weitere Bereiche.** Der Körper hat sich vielleicht auch dazu entschieden, keine Energie mehr für das Haar-, Nagel-, Immunzell- und Knochenwachstum zu verbrauchen. Ist dein Haar trocken und spröde? Sind deine Nägel brüchig? Wirst du häufig krank? Wurde in einem Knochenscan bei dir eine verminderte Knochendichte festgestellt? Häufig verlangsamt sich die Verdauung, denn es wird versucht, die Kalorien aus der Nahrung so effektiv wie möglich aufzunehmen. Leidest du an Verstopfung? All dies sind mögliche Zeichen, dass ein Körpersystem nicht ausreichend mit Energie versorgt wird. Der Körper entscheidet sich für das Überleben anstatt für Komfort, wenn er zu dieser Entscheidung gezwungen wird.

Bekommt dein Körper genug Energie?

Essensauswahl. Es ist wichtig, dass du deine Energie aus einer Vielfalt verschiedener Nahrungsmittel aufnimmst: Protein, Fett und sowohl komplexe als auch einfache Kohlenhydrate. Jeder Nahrungstyp sendet Signale, die gemeinsam die Funktion des Hypothalamus unterstützen. In den 1990er Jahren war eine „low-fat"-Ernährung der letzte Schrei; dann war es die Zone- und die Atkins-Diät, die eine möglichst geringe Aufnahme von Kohlenhydraten bewarben; jetzt, im 21. Jahrhundert gibt es den Trend, verarbeitete Lebensmittel und Zucker zu verbannen, und das intermittierende Fasten. Jegliche Form, Nahrungsmittel vom Speiseplan zu streichen, kann zu einer restriktiven Denkweise und zu psychischen Problemen führen sowie die Signale stoppen, die unser Hypothalamus benötigt. Wenn nun noch eine verminderte Kalorienzufuhr dazu kommt, ist es gut möglich, dass der Hypothalamus abgeschaltet wird.

Ist deine Nahrungsauswahl restriktiv?

> **Steph**: Als bei mir HA diagnostiziert wurde, liebte ich Kohlenhydrate über alles. Ich war schließlich Läuferin und „brauchte" Kohlenhydrate als schnellen Energielieferanten. Auch Proteine und Fette integrierte ich in meine Ernährung, aber ich mochte sie nicht so gerne essen wie zum Beispiel meine Müsliriegel. Als ich herausgefunden habe, dass ich von HA betroffen bin, war ich nicht überrascht und führte es auf die Magersucht in meiner Vergangenheit zurück. Ich war perplex, als mir gesagt wurde, dass meine gegenwärtigen Ernährungsgewohnheiten ebenso dazu beitrugen, dass ich keine Periode bekam. Ich hatte den Eindruck, ich würde eine MENGE und immerzu essen – wie könnte ich HA haben?! Scheinbar war das, was ich aß, also noch nicht genug, um meinem Körper die notwendige Energie zu geben. Ich hatte ein Defizit von über 500 Kcal pro Tag und aß außerdem zu wenig Proteine und Fette. Ich hatte kaum Abwechslung. Ich aß sehr viel Müsli, aber das war's. Ich brauchte Proteine und Fette, um meine Hormone wieder in Schwung zu bringen.

Gewicht und Gewichtsverlust. Ein weiterer Aspekt, der eine Rolle bei einer ausbleibenden Periode spielen kann, sind das jetzige Gewicht und der Körperfettanteil, aber auch Gewichtsverlust in der Vergangenheit. Es gibt zwei sehr wichtige Faktoren, die wir in dem Zusammenhang besprechen wollen. Erstens ist es uns wichtig zu betonen, dass man MIT JEDEM GEWICHT seine Periode verlieren kann, auch wenn häufiger Untergewichtige oder Menschen mit einem BMI[*] im niedrigen Normalbereich betroffen sind. Zweitens kann ein Gewichtsverlust in der Vergangenheit (von 5 kg oder mehr) zu einem Verlust der Periode führen, auch wenn dieser schon Jahre zurückliegt. Die meisten denken, dass nur sehr dünne Menschen oder Magersüchtige von Periodenverlust betroffen seien, dem ist aber nicht so. Unter unseren Umfrageteilnehmerinnen (siehe Prolog und Anhang für mehr Informationen) hatten die Betroffenen bezogen auf ihren BMI eine große Spannbreite mit einem Median von 19,0 zu dem Zeitpunkt, als die Betroffenen realisierten, dass sie keinen

---

*BMI = Gewicht (kg)/Größe $(m)^2$

Der BMI wurde 1832 von einem belgischen Mathematiker entwickelt, um Bevölkerungen zu vergleichen. Er berücksichtigt dabei weder Muskelmasse, Knochendichte, Geschlecht, Alter noch ethnische Unterschiede. In diesem Buch wird der BMI nur als grobes Hilfsmittel verwendet, nicht als Gesundheitsmaßstab.

Zyklus hatten (das bedeutet, dass die Hälfte einen niedrigeren und die andere Hälfte einen höheren BMI hatte).

Viele Betroffene hängen sich an dem BMI auf: „Mein BMI ist 'normal'". Oder auch: „Ich bin breit gebaut... es kann also gar nicht sein, dass das ein Problem für mich ist." Wie dem auch sei, es gibt keine magische Zahl für den BMI – keine Zahl, unterhalb der man automatisch die Periode verliert bzw. oberhalb der man automatisch wieder einen monatlichen Zyklus bekommt. Der BMI ist lediglich Teil des Ganzen. Sich zu sehr auf den BMI zu fokussieren, bedeutet auch, dass Ärzte und Ärztinnen HA nicht erkennen, weil sie nicht verstehen, dass das Gewicht nur ein kleines Puzzleteil der Ursachen für HA darstellt.

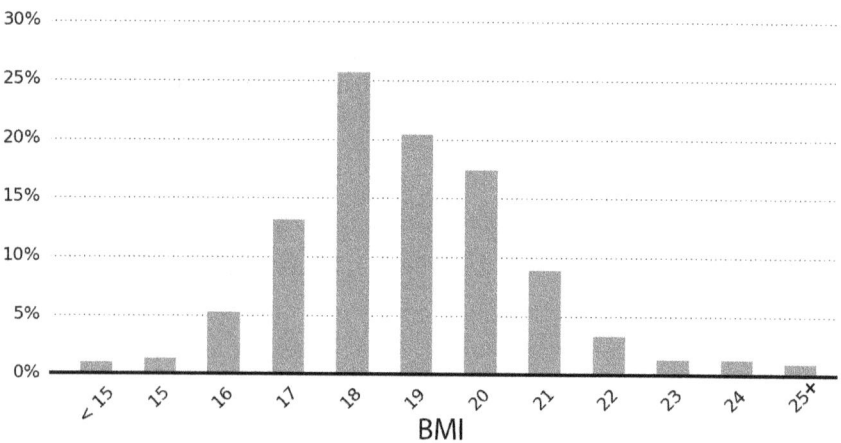

BMI-Werte der Befragten zu dem Zeitpunkt, als sie ihren Periodenverlust bemerkten (Daten von 286 Personen). Zu sehen ist der Prozentsatz der Befragten je BMI. Als die Frauen bemerkten, dass ihre Periode ausblieb, hatten nur 33 % von ihnen einen „untergewichtigen" BMI von <18,5, während 7,5 % einen BMI von 22 oder höher hatten.

Gewichtsverlust – vor kurzem oder vor Jahren – kann für einen Periodenverlust anfällig machen. Es hat uns bei der Datenauswertung überrascht, dass über Dreiviertel (82 %) mehr als 5 kg abgenommen hatten, bevor sie ihren Periodenverlust bemerkten.

Der durchschnittliche Gewichtsverlust lag bei 21,4 % des Körpergewichts. Dies ist ein beachtlicher Teil und viele Frauen haben aus Angst einer Gewichtszunahme weiterhin ihre Kalorienzufuhr eingeschränkt. Wir haben festgestellt, dass diejenigen mit einem überdurchschnittlich schlanken Körper (ob bewusst oder unbewusst) oft in ihren sehr restriktiven Verhaltensweisen gefangen sind. Oftmals verteidigen sich die Betroffenen, indem sie behaupten, sie seien „natürlicherweise schlank" oder sie hätten einen „schmalen Körperbau". Das mag wahr sein – aber es ist auch wahr, dass sie keinen Zyklus haben. Das lässt stark vermuten, dass ihre Körper dieser Beurteilung nicht zustimmen.

Hast du schon einmal mehr als 5 kg abgenommen?

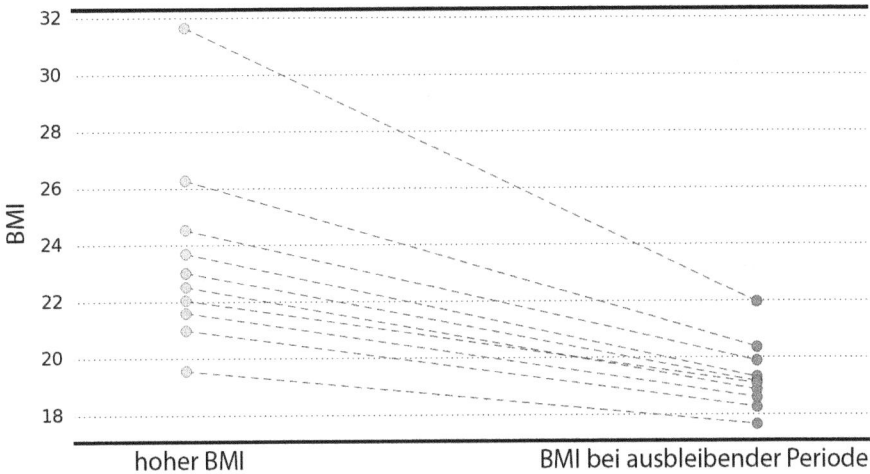

Gewichtsverlust der Befragten vor dem Ausbleiben ihrer Periode (272 Personen). Dargestellt ist die Veränderung des BMI der Befragten, die vor dem Ausbleiben der Periode mehr als 5 kg abgenommen haben. Die Punkte auf der linken Seite zeigen den höchsten bekannten BMI; auf der rechten Seite ist der BMI angegeben, bei dem die Frauen merkten, dass ihre Menstruationszyklen ausblieben. Jede Linie steht für 10 % der Gruppe. Der Median des BMI bei Ausbleiben der Periode lag bei 19,0; der Median des BMI vor dem Gewichtsverlust bei 22,8.

Stress und Psychologie. Studien ergaben, dass von HA Betroffene perfektionistischer sind als diejenigen, die einen regelmäßigen Zyklus haben[6]. Diese Beschreibung trifft auf viele von uns zu. Wir setzen uns Ziele und tun alles dafür, diese zu erreichen. Oft profitieren wir von dieser Eigenschaft – sie hilft uns beispielsweise, Ziele in Beruf, körperlichem Aussehen und Sport zu erreichen. Aber der Druck, dem wir uns dadurch aussetzen, kann enorm viel Stress auslösen. Dazu kommen die alltäglichen Stressoren, die das Leben mit sich bringt, wie zum Beispiel Familie, Freunde, Arbeit, etc. Stress kann in manchen Situationen nützlich sein, aber wenn er chronisch wird und insbesondere wenn er mit Sport gekoppelt ist, kann dies zu Veränderungen in unserem Gehirn führen, die den Hypothalamus und damit unseren Menstruationszyklus unterdrücken.

Klinische Studien, die zwei Therapiemethoden für Amenorrhö untersuchten, bestätigten die Theorie des psychischen Stresses. Eine Gruppe wurde 20 Wochen lang mit kognitiver Verhaltenstherapie (KVT) behandelt. In der KVT-Gruppe bekamen 88 % am Ende der Behandlung ihren Menstruationszyklus wieder, im Gegensatz zu nur 25 % in der nicht behandelten Gruppe[7]. In der zweiten Studie erlangten 9 von 12 Frauen nach einer einzigen Hypnotherapie-Sitzung innerhalb von 12 Wochen ihren Zyklus wieder[8]. Da diese Methoden Betroffenen (Frauen mit relativ normalem Gewicht, Ess- und Sportverhalten) zur Periode verholfen haben, liegt die Vermutung nahe, dass Stress wirklich eine Rolle beim Verlust der Periode spielen kann. Sie zeigen also ergänzende Möglichkeiten zum Essens- und Recoveryplan (Teil 2) auf.

Wie hoch ist dein Stresslevel? Wie sehr kontrollierst du deine Ernährung, dein Sportverhalten und weitere Faktoren deines Lebens?

> *Nina:* Ich finde, wir dürfen auf keinen Fall vergessen, wie wichtig Stressmanagement ist. In Bezug auf den Sollwertbereich unseres Gewichts (dieser wird auch Set-Point genannt und wird in Kapitel 10, Abschnitt „Mit der Gewichtszunahme umgehen" noch erläutert) und die Stressoren, die unsere HA ausmachen, sind wir alle unterschiedlich. Ein wesentlicher Teil, der zu niedrigem Gewicht und Übertraining führt, ist das Bedürfnis, zu kontrollieren und sich einzuschränken, sowie sich über bestimmte Aspekte unseres Lebens Gedanken zu machen (man kann es auch Typ-A-Persönlichkeit nennen). Ich denke, dass Stress eine große Rolle im Genesungsprozess spielt. Wenn wir das nicht beachten und uns ausschließlich auf das Gewicht fokussieren, übersehen wir etwas Wesentliches.

Sport. Sport spielt bei HA in zweierlei Hinsicht eine Rolle: Erstens reduziert er die Kalorien, die dem Körper zur Verfügung stehen[9], und zweitens werden durch ihn die Stresshormone, unter anderem Cortisol, erhöht[10].

Für die Energiebilanz gilt, dass die meisten von uns einfach nicht genug essen, um den Sport zu kompensieren. Das heißt, dass wir ein Kaloriendefizit generieren. Wenn Sport mit einem Energiedefizit kombiniert wird (ob absichtlich oder nicht), verändern sich die Hormone, die unseren Zyklus regulieren innerhalb weniger Tage[11]. Du denkst jetzt vielleicht: „Aber ich gebe meinem Körper Energie. Ich esse, wenn ich Hunger habe und höre auf, wenn ich satt bin. An Tagen, an denen ich Sport mache, esse ich mehr." (Oder du hast schon bemerkt, dass du doch nicht genug isst.) Du solltest wissen, dass deine Hungersignale deinen Kalorienverbrauch nicht so gut decken, wie du es vielleicht annimmst. In vielen Studien, in denen Menschen genau gesagt wurde, wie viel Sport sie machen sollten und sie im Anschluss von einem Buffet so viel essen durften, wie sie wollten, aßen die Untersuchten durchschnittlich zwar mehr, wenn sie Sport getrieben hatten – aber nicht annähernd genug, um all die verbrauchten Kalorien zu kompensieren[12]. Obwohl sie also nicht absichtlich Kalorien eingespart hatten, bekamen ihre Körper nicht genug Energie, als sie ausschließlich auf ihre Hungersignale gehört haben. Das Kaloriendefizit war erheblich, insbesondere bei einer Low-Fat-Diät[13] – vermutlich weil Low-Fat-Produkte genauso sättigen wie die Vollfett-Varianten. Rohes Gemüse ist pur beispielsweise genauso sättigend wie zusammen mit einem kalorischen Dressing oder einem Dip. Es gibt außerdem viele Betroffene, die intermittierendes Fasten praktizieren, also für 12–16 Stunden nichts essen, weil es angeblich förderlich für die Hormongesundheit sein soll (was durch medizinischen Studien nicht bestätigt werden kann[14]). Allerdings führt das Fasten jeden Tag zu einem Energiedefizit, auch wenn insgesamt genug Kalorien gegessen werden. Intermittierendes Fasten korreliert außerdem mit Periodenverlust[15].

> **Steph:** Meine Beziehung zu Essen und Sport hat sich verändert, nachdem ich mich von meiner Essstörung erholt hatte. Anstatt zu rennen, um Kalorien zu verbrennen, rannte ich aus Freude und ich liebte es sehr. Ich dachte, ich würde genügend essen. Aber ich verbrannte hunderte von Kalorien durch den Sport und obwohl ich satt war, aß ich nicht genug, um meinem Maß an Aktivität gerecht zu werden. Ich wusste zwar, dass ich, wenn ich eine ganze Stunde laufen ging, meine Kalorien anpassen musste. Aber ich hätte das beim Crossfit-Training ebenso handhaben müssen. Dadurch hatte ich ein ständiges Kaloriendefizit. Ich dachte wirklich, ich würde genug essen, das war aber nicht der Fall.

Eine weitere Möglichkeit, wie Sport unseren Zyklus beeinflussen kann, besteht im Anstieg von Stresshormonen wie Cortisol[16]. In einer Studie begannen Frauen ein Laufprogramm und erhöhten ihre Kalorien um den Anteil, den sie zusätzlich verbrannten. 80 % der Frauen wiesen innerhalb von zwei Monaten Abnormalitäten im Zyklus auf[17]. In einer weiteren Studie konnte herausgefunden werde, dass Menschen mit HA erhöhte Werte an Stresshormonen aufweisen[18]. Um es also unmissverständlich klarzumachen: Sowohl psychischer als auch körperlicher Stress können den weiblichen Zyklus beeinflussen.

Wie viel Sport machst du? Isst du wirklich genug um den Sport, den du machst, zu kompensieren?

Genetik. Wir alle kennen vermutlich Personen, die schlank sind, Marathons laufen und schwanger werden, indem „ihre Partner sie nur anschauen". Es fühlt sich unfair an, dass wir von einem scheinbar sensiblen Reproduktionssystem heimgesucht wurden, während andere wohl genau den gleichen Lebensstil an den Tag legen und keinerlei Probleme haben. Aber wir sind alle einzigartig, mit einem individuellen Aussehen und werden alle vor unsere persönlichen Herausforderungen gestellt. Viele nehmen die Antibabypille ein, weshalb sie eine ausbleibende Periode gar nicht bemerken. Es macht keinen Sinn, sich mit anderen zu vergleichen. Wahrscheinlich beeinflussen unsere Gene die Sensibilität unseres Fortpflanzungssystems bezüglich Stress und Kaloriendefizit. In einer Studie, die Frauen ohne Periode untersuchte, wurden Genmutationen (kleine Veränderungen der DNA) gefunden, die das Fortpflanzungssystem kontrollieren; bei Frauen, die normale Zyklen hatten, konnten solche Veränderungen nicht nachgewiesen werden (von ihnen trainierten einige genauso viel wie diejenigen mit Amenorrhö)[19]. Da nur sieben Gene untersucht wurden, ist anzunehmen, dass diese und auch andere Gene Mutationen aufweisen, die zu einer endokrinen Sensibilität führen und uns anfällig für einen Periodenverlust machen. Es ist nicht befriedigend, aber es hilft, die „Warum ich?"-Frage ein Stück weit zu beantworten.

Die Vervollständigung der HA-Gleichung

Bei manchen reicht nur einer der Faktoren, die wir beschrieben haben, und die Periode bleibt aus. Bei anderen ist es eine Kombination von Faktoren und oft kumulieren sich Verhaltensweisen, die alleine kein Problem darstellen würden. Ein eindrückliches Beispiel liefert eine Studie, in der Affen entweder bei gleichzeitiger Kalorienreduktion Sport treiben sollten (eine Stunde Sport pro Tag und eine Reduktion um 20 % der Kalorien), oder Stress ausgesetzt wurden (in einen anderen Käfig mit neuen Nachbarn ziehen), oder beides. Von den acht Affen, die nur umgezogen waren sowie von neun Affen der Gruppe Sport plus Kalorienrestriktion hatte je nur einer einen unregelmäßigen Zyklus. In der Kombinationsgruppe hatten 7 von 10 Affen mindestens einen abnormalen Zyklus[20]. Stress kombiniert mit einem Energiedefizit hatte einen wesentlich größeren Einfluss als nur Stress oder nur Energiedefizit alleine. Synergie.

Was könnte deine individuelle Kombination sein?

Keine Periode... nicht gesund!

Abgesehen von Fruchtbarkeitsproblemen gibt es noch andere Gründe, weshalb eine fehlende Periode problematisch ist. Wenn kein Zyklus vorhanden ist, bedeutet das, dass Östrogen und die anderen Fortpflanzungshormone niedrig sind und während eines Monats nicht ansteigen, wie sie eigentlich sollten. Dies hat tiefgreifende Effekte. Kurz gesagt, Amenorrhö kann mit Ausdünnen oder Verlust von Haaren, brüchigen Nägeln und Hautproblemen in Verbindung gebracht werden. Hast du schon mal vom „Glanz" einer Schwangeren gehört? Dieser kommt durch einen Östrogenanstieg. Wenn Östrogen aber niedrig ist, erscheint die Haut eher stumpf und trocken. Zu wenig Östrogen kann auch zu Libidoverlust und zu Trockenheit „da unten" führen. Auf lange Sicht kann ein Östrogenmangel zu brüchigen Knochen und Frakturen, Herzerkrankungen und einer erhöhten Wahrscheinlichkeit für Demenz sowie zu frühen kognitiven Einschränkungen führen (mehr dazu in Kapitel 7).

Zusätzlich zu all diesen Problemen ist es auch nicht möglich, schwanger zu werden, wenn kein Eisprung stattfindet bzw. keine Periode vorhanden ist – außer mit medizinischer Hilfe (siehe Band 2). Aber auch dann ist mit zu viel Training und zu wenig Essen kein Erfolg garantiert. Zudem sind Kinderwunschbehandlungen niemals so einfach wie der natürliche Weg. Mal ganz abgesehen von dem Stress, der nach mehreren Zyklen und (vergeblichen) Versuchen sehr belastend werden kann. Vor Beginn einer Schwangerschaft sollten wir wenigstens anfangen, an der Wiedererlangung unserer Periode und der damit einhergehenden Verbesserung des Gesundheitszustandes unseres Körpers zu arbeiten. Sonst kann sich unsere körperliche Verfassung am Ende sogar noch verschlimmern. Das können Stressfrakturen, eine Frühgeburt und ein geringes Geburtsgewicht des Babys sein[21]. Außerdem kann die Schwangerschaft mental viel anstrengender werden, wenn die Betroffene Probleme mit der Gewichtszunahme oder ihrer neuen Körperform, die eine gesunde Schwangerschaft mit sich bringt, hat.

Antibabypille

Wusstest du, dass die Antibabypille (Pille) oder Hormonspritzen das Fehlen eines Menstruationszyklus komplett maskieren können? Viele nehmen an, dass alles in Ordnung ist, wenn man unter hormoneller Verhütung eine Blutung bekommt. Manche haben vielleicht schon mal gelesen oder gehört, dass Periodenverlust durch Übertraining und ein Kaloriendefizit oder durch Stress verursacht werden kann, gehen aber davon aus, dass sie keine Probleme damit haben, weil sie ja monatlich bluten. Aber in Wirklichkeit stimulieren hormonelle Verhütungsmittel lediglich eine künstliche Periode, die keinen Indikator für den Gesundheitszustand der sie anwendenden Person darstellen.

Um es mit anderen Worten auszudrücken: **Wenn du deine Periode nur durch hormonelle Verhütungsmittel bekommst, zählt das nicht als richtige Periode.**

Eine hormonell induzierte monatliche Blutung sagt nichts über die Gesundheit aus. Wenn es noch weitere Aspekte in diesen oder den nächsten beiden Kapiteln gibt, die dir bekannt vorkommen und dich zustimmend nicken lassen, dann solltest du weiterlesen. Wenn du deine Periode wiederbekommen willst, nachdem du die Pille abgesetzt hast, wirst du vom Recoveryplan profitieren. Falls du die Pille schon abgesetzt und deine Periode nicht wiederbekommen hast, solltest du wissen, dass „Post Pill Amenorrhö" keine evidenzbasierte Diagnose ist[22]. Es ist sinnvoll, mit medizinischem Rat potentielle Ursachen für die Amenorrhö zu suchen, anstatt auf eine Blutung zu warten.

Mallory: Die Diagnose meines Arztes war mir ziemlich suspekt; sie lautete: „Ihr Körper braucht nur etwas Zeit, um sich wieder selbst zu regulieren, weil er so lange an die Pille gewöhnt war", nachdem ich monatelang keine Blutung mehr hatte. Sobald ich meine Kalorien erhöhte und mein intensives Training aussetzte, tadaa, bekam ich im selben Monat noch meine Periode! Ich habe im Handumdrehen von einem BMI von 19,6 auf einen BMI von 22,3 zugenommen, aber genau das hat mir meinen Zyklus wieder zurückgebracht, auch wenn er momentan noch etwas unregelmäßig ist. Ich habe außerdem noch einige andere positive Veränderungen feststellen können, abgesehen von meiner zurückgewonnenen Menstruation. Periodenverlust kommt definitiv nicht nur vom Absetzen der Pille, insbesondere dann nicht, wenn Betroffene einen geringen BMI haben. Auch wenn keine Schwangerschaft angestrebt wird, macht es Sinn, HA zu besiegen, bevor dem Körper, den Knochen und der mentalen Gesundheit noch mehr geschadet wird.

Abschließende Gedanken

Vielleicht hast du schon selbst gemerkt, dass es einen Zusammenhang zwischen dem Menstruationszyklus und deinem Essverhalten, deinem

Gewicht bzw. Körperfettanteil und/oder deinem Sportverhalten gibt. Damit liegst du richtig. Leider geben Ärzte und Ärztinnen ihren Patientinnen oft zu verstehen, dass viel Sport und Kalorienrestriktion kein Problem seien, solange es sich nicht um eine Magersucht handelt. Unsere Ergebnisse und Nachforschungen lassen aber etwas anderes vermuten.

Für manche Personen – die einen normalen oder höheren BMI haben, sich standardmäßig ohne Einschränkungen ernähren oder moderat Sport treiben – kann es noch schwerer sein zu verstehen, dass diese Verhaltensweisen zu ihrem Periodenverlust führen. Unsere Erfahrung zeigt, dass nicht ein einzelner, sondern ein Mix aus mehreren Faktoren die Ursache ist.

Wir können euch aber versprechen, dass es einen Weg zur Recovery und Gesundheit gibt (und zu einem Baby). Der Weg ist nicht einfach – er benötigt großen Einsatz und die Willenskraft, Unangenehmes auszuhalten – aber solltest du bereit dazu sein, haben wir in diesem Buch einen Plan für dich entworfen.

> *Lisa*: Aha-Erlebnis! „Clean" gegessen, (moderat) Sport gemacht, ein kleines bisschen (oder etwas mehr) Gewicht verloren, dazu noch ein bisschen Stress gehabt und TADAA – deine Periode fällt aus. Genau wie ich, werden manche von euch vermutlich immer noch anzweifeln, dass der Periodenverlust eine Folge ihres Essverhaltens und/oder Trainings ist. Sich diese Frage zu stellen, ist ehrlich gesagt Verleugnung der Wahrheit bzw. Verweigerung der notwendigen Schritte, um die Periode wieder zu bekommen. Ich kann beides absolut verstehen. Ich habe stets vermieden, den unbequemen Weg zu gehen, der aber notwendig für den ersten Schritt raus aus der Sportbesessenheit und Essensfokussierung ist. Das Unangenehme anzunehmen, ist eine wertvolle Lektion, die man auf jegliche Aspekte unseres Lebens übertragen kann. Um uns wirklich weiter zu entwickeln, müssen wir akzeptieren, dass das Leben auch mal schwierig und unbequem sein kann. Ich garantiere dir, der Tag wird kommen, an dem das Unbequeme an deiner Tür klopft und du entweder all deine Bewältigungsstrategien auspackst, die du während dieser Zeit jetzt gelernt hast, oder dich umdrehst und weiter läufst, Sport machst, „clean" isst, gar nicht isst, oder dich überisst etc. Wenn du die Richtung, in die du gehst, nicht änderst, landest du an dem Punkt, auf den du dich zubewegst… denk darüber nach.

2
Einflussfaktoren bei HA: Was du isst

UNSER GANZES LEBEN lang werden wir immer wieder mit Äußerungen bombardiert, welche die Bedeutung unseres Aussehens betonen. Es beginnt, wenn wir noch ganz jung sind; schon Vorschulkinder kommentieren das Aussehen ihrer Gleichaltrigen. Die Gesellschaft bringt ihnen bei, dass dünn „gut" und „schön" bedeutet – im Gegensatz zu dick. Der Druck, dünn zu sein wird immer größer; Nico erinnert sich mit Schaudern daran zurück, wie sie und ihre Klassenkameraden ein Mädchen ausgegrenzt und gemobbt haben, weil sie kräftiger als die anderen war. Wir kommentieren das Aussehen von Politikern und Politikerinnen, Reportern und Reporterinnen, Sportlern und Sportlerinnen, als ob ihr Erscheinungsbild mit deren Berufserfolg zusammenhängen würde. Wenn wir ein junges Mädchen sehen, loben wir ihre Kleidung, ihre Haare und ihr Aussehen – nicht ihre Intelligenz, ihr Wissen, ihre Empathie, ihre Kreativität oder irgendeine andere Qualität, die sie ausmacht.

Sobald wir ins Teenager-Alter kommen, wird es uns noch wichtiger, schlank zu sein. Uns wird gesagt, was wir essen sollen und was besser nicht. Wir lernen Ausdrücke wie *„wenig Kalorien"*, *„wenig Fett"*, *„Diät, um einen perfekten Körper zu bekommen"*, *„die letzten 5 kg verlieren"*, *„gesundes Essen"*, *„Kohlenhydrate sind schlecht"* etc.; wir sorgen uns ständig darum, was wir essen und wie wir aussehen. Uns wird eingetrichtert, dass wir dünn sein müssen, um glücklich, erfolgreich, geachtet zu sein.

Ami: Mein Ehemann hat mich kennengelernt, als ich mein höchstes Gewicht hatte und wir konnten die Hände nicht voneinander lassen. Dann nahm ich ab – was ich für sexy hielt – und wir landeten nur noch circa zweimal im Monat im Schlafzimmer. Er wollte zwar öfter, aber ich fühlte mich gehemmt, ängstlich etc. Immer, wenn er sehr schlanke Frauen sah, sagte er mir, wie hässlich er dies fand. Warum wollte ich also meinen Ehemann anekeln? Es ist einfach der Druck der Gesellschaft. Wir fühlen uns schlecht, wenn wir uns mit dem Aussehen anderer vergleichen.

Lisa: Für mich (und andere Frauen) hat das Problem mit gestörtem Essverhalten/Übertraining nicht mit dem zuvor beschriebenen sozialen Druck begonnen, sondern damit, dass ich es als Stressbewältigungsstrategie genutzt habe. Ich habe mit dem Sport begonnen, um von zu Hause zu fliehen, als ein enges Familienmitglied mit einer bipolare und schizophrenen Störung zu kämpfen hatte. Das Haus zu verlassen und stundenlang spazieren zu gehen, half mir, mich abzulenken. Als dann noch die scheußliche Scheidung und alltägliche Streitigkeiten zwischen meinen Eltern hinzukamen, flüchtete ich mich in alles rund um das Thema Essen. Das Essen stellte einen Weg dar, um meinen Gedanken zu entfliehen und meinen unruhigen Kopf zu beschäftigen. Das Übertraining und die Kalorieneinschränkung entwickelten sich nicht nur zu einem ungesunden Stressbewältigungsstil, sondern machten es mir auch möglich, mein Aussehen zu kontrollieren – scheinbar das einzige, was ich kontrollieren konnte.

Was machen wir also, um den gesellschaftlichen Standards zu genügen oder mit anderen Herausforderungen klarzukommen, die außerhalb unserer Kontrolle liegen? Wir essen vielleicht weniger Kalorien, schmeißen die Fette aus der Ernährung, probieren die neueste Diät oder zählen Kalorien, bis wir sie auswendig können. Oder vielleicht verbieten wir uns eine kleine Sünde hier und da, reduzieren unsere Portionen, lassen den Nachtisch weg und verzichten auf das Dressing. Wir mögen hungrig, müde, gereizt und unglücklich sein oder uns möglicherweise sogar völlig normal fühlen; je nachdem, ob und wie stark wir unsere Kalorien einschränken. Wir trainieren uns oft an, unsere Körpersignale abzuschalten und arbeiten stattdessen daran, ein bestimmtes Gewicht, dass wir als „gesund" für uns betrachten, zu halten oder zu erreichen. Unsere Körpersignale zu ignorieren, ist aber nicht gesund. Über die Jahre ist unsere Wahrnehmung von dem, was wir als gesund erachten, verzerrt worden. Darunter leiden am Ende sowohl unser Körper als auch unsere mentale Gesundheit.

Essgewohnheiten und HA

Steph: Nachdem ich eine sehr intensive Behandlung wegen meiner Essstörung hinter mich gebracht hatte, war ich psychisch und körperlich auf einem guten Weg. Niemand schien mehr um mein Gewicht besorgt zu sein. Ich aß, was scheinbar eine gesunde Menge für meinen Bedarf war, und folgte grob einem Plan, den eine Ernährungsberaterin in der Klinik für mich ausgearbeitet hatte. Ich dachte, ich würde genug essen und wäre gut genährt für mein Marathontraining. Wenn ich jedoch ehrlich mit mir gewesen wäre, hätte ich mir eingestehen müssen, dass ich nach den Mahlzeiten noch hungrig war und mein Magen vor den Mahlzeiten ordentlich knurrte. Ich hätte gemerkt, dass die ganzen „Low-Calorie"-Müsliriegel, die ich einfach aß, weil ich sie gerne mochte, meinem Körper nicht das geben konnten, was er gebraucht hat. Und ich hätte gemerkt, dass ich, auch wenn ich dachte, auf dem richtigen Weg zu sein, noch mehr hätte tun müssen, um komplett gesund zu werden.

Das Essverhalten von Menschen mit HA kann sehr unterschiedlich sein. Typischerweise gibt es in irgendeiner Form eine Einschränkung. Typische Szenarien sind zum Beispiel:

- Manche, wie z. B. Steph, haben sehr viele psychische und physische Leistungen erbracht, um von einer Essstörung zu genesen; sie haben an Gewicht zugenommen und ihre psychischen Dämonen in die Ecke gedrängt. Aber vielleicht sind noch ein paar Tendenzen übrig geblieben, die zu ungesundem Essverhalten führen.
- Andere (beispielsweise Nico) haben sich die Erwartungen der Gesellschaft zu sehr zu Herzen genommen, oftmals ohne es wirklich zu realisieren. Dies führt dazu, einem „gesunden Plan" zu folgen, um an Gewicht zu verlieren und nur das Nötigste zu sich zu nehmen.
- Oder du bist wie Lisa, die das Übertraining und die Kalorienrestriktion als Weg sah, ihr Leben zu kontrollieren.
- Eine weitere Gruppe hat früher mehr gewogen und daraufhin deutlich abgenommen. Ein „für seinen Körper zu geringes Gewicht" beizubehalten führt oft zu denselben Effekten (manchmal gepaart mit restriktiven Gedanken). Auch wenn der Gewichtsverlust Jahre zurückliegt, hat das Hormonsystem diesen abgespeichert und damit die Tendenz dafür, die Periode irgendwann im Leben zu verlieren.

- Wieder andere ernähren sich nach einer alternativen Ernährungsform – z. B. Paleo, Zone, unverarbeitete oder rohe Lebensmittel – manche verlieren dabei Gewicht, manche nicht. Sie behalten die Ernährungsweise bei, ohne zu merken, dass sie ihre Nahrungsauswahl (und vermutlich auch die Kalorien) stark reduzieren und somit nicht den Bedürfnissen ihres Körpers gerecht werden.
- Die letzte (kleine) Gruppe besteht aus denjenigen, die völlig nach ihrem Bedarf essen. In diesen Fällen sind es andere Faktoren, die wir noch besprechen werden, die für den Periodenverlust verantwortlich sind.

Zu welcher Kategorie gehörst du?

Typischerweise essen HAler – bewusst oder unbewusst – zu wenig. Unsere Umfrageteilnehmerinnen aßen durchschnittlich 1481 Kalorien pro Tag mit einer Spannweite von 300 bis 2500. Um abzunehmen, werden 1500 bis 1800 Kalorien empfohlen[1]– fast die Hälfte der Teilnehmerinnen haben weniger zu sich genommen (siehe zweiter Teil für HA Recoveryempfehlungen).

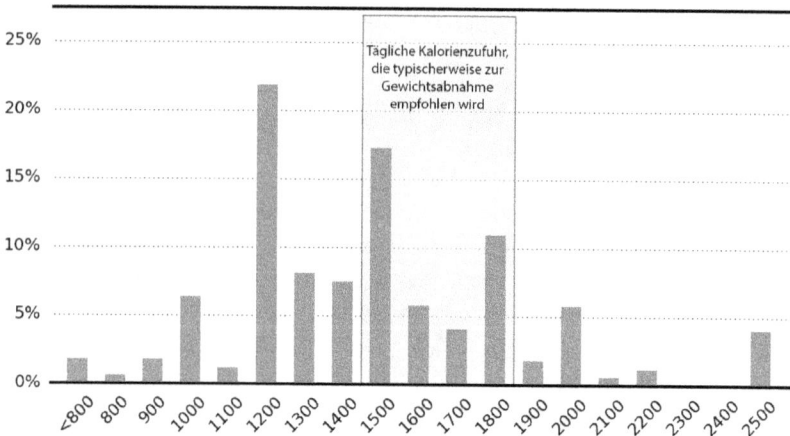

Unterernährung. Der Graph stellt die Kalorienanzahl dar, die die Befragten (174 Frauen) planten, täglich zu sich zu nehmen; ungefähr zu der Zeit, als sie realisierten, dass sie keine Periode mehr hatten.

Viele von uns HAlern weisen in irgendeiner Art ein gestörtes Essverhalten auf – oft nicht so sehr, dass es als Essstörung klassifiziert werden kann, dennoch mitnichten „normal". Zum Beispiel:

- Hast du verbotene Lebensmittel oder Lebensmittelgruppen, die du dir nicht erlaubst zu essen?

- Wenn du ein „verbotenes" Lebensmittel isst, fühlst du dich schuldig oder besorgt danach?
- Machst du deine Essensmenge abhängig davon, ob du Sport getrieben hast – erlaubst du dir nur, Essen zu gehen, wenn du Sport gemacht oder eine Mahlzeit ausgelassen hast?
- Kochst du für dich separates Essen?
- Meidest du Zusammenkünfte mit anderen, wenn du weißt, dass es dort Essen gibt?
- Hast du dir antrainiert, deinen Hunger zu ignorieren – befriedigt es dich sogar, dem Verlangen „nicht nachzugeben"?

Diese Verhaltensweisen werden oftmals dafür genutzt, sein Gewicht zu kontrollieren; wir zeigen die am häufigsten genannten Verhaltensweisen der Frauen aus unserer Umfrage auf der nächsten Seite. Wie viele davon treffen auf dich zu? Wenn du nicht sicher bist, hilft ein objektiveres Maß vielleicht besser, zum Beispiel der „Eating Attitudes Test (EAT-26)" (online auf www.eat-26.com). Eine Punktzahl von mindestens 20 weist auf eine Essstörung hin, allerdings ist es natürlich möglich essgestörte Tendenzen zu haben, auch wenn die Punktzahl niedriger ist. Hast du eine Punktzahl um die 20 oder sogar noch höher? (Sollte sie höher als 20 sein, könnte es sinnvoll sein, professionelle Hilfe zusätzlich zu unserer Unterstützung und Empfehlungen in Anspruch zu nehmen.)

Nico: Als ich meine (im Nachhinein komplett ungesunde) Diät begann, hatte ich in meiner Ernährung kaum Abwechslung. Ich bin ein Gewohnheitsmensch. Ich hatte einen Müsliriegel und fettarme Milch zum Frühstück, in der Regel auf dem Weg zu einem frühmorgendlichen Workout, dann gab es im Laufe des Vormittags ein Light-Getränk, wenn ich mich hungrig gefühlt habe. Ich wurde Spezialistin, wenn es darum ging, mein Magenknurren zu ignorieren und stellte fest, dass der Hunger schlussendlich verschwand, wenn ich geduldig genug war. Wenn Kollegen oder Kolleginnen Kuchen oder Snacks mitbrachten, vermied ich es, davon zu essen. Ich aß jeden Tag dasselbe Mittagessen (ein Wrap mit Hähnchen und einer Scheibe Käse) die Mitarbeitenden in der Cafeteria wissen bis heute, was ich üblicherweise bestellte. Das Essen gefiel mir und ich wusste immer, wie viele Kalorien ich zu mir nahm. Ein weiteres Light-Getränk half mir über den restlichen Hunger hinweg und ich konnte auf die Pommes, die ich früher dazu aß, verzichten. Meinen Süßhunger befriedigte ich mit einem kleinen Stück des Kekses von jemand anderem. Zu Hause kochte ich nur fettarm. Ich nutzte kein Öl zum Braten und verwendete weder Dressings noch Butter oder ähnliches.

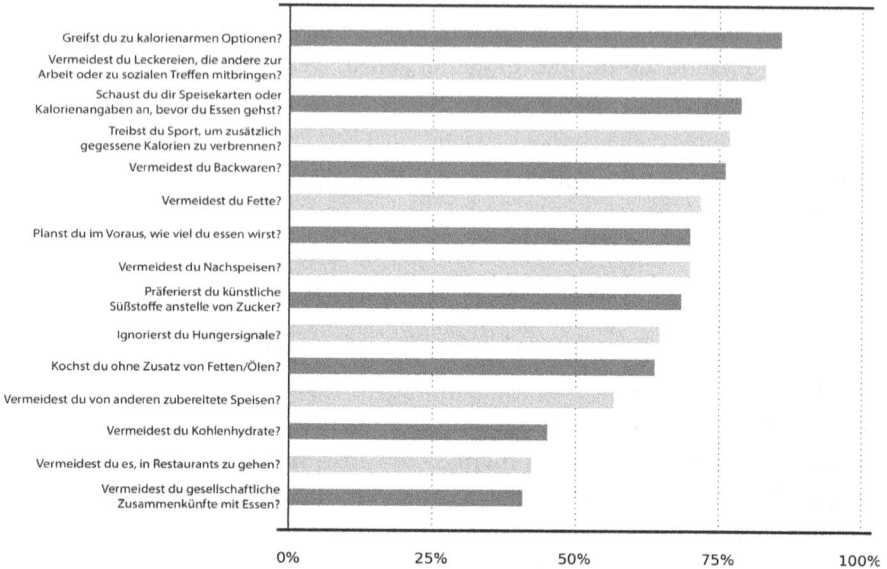

Typische Essgewohnheiten, um Kalorien einzusparen. Diese Abbildung zeigt die Ergebnisse einer Umfrage, bei der die Befragten über ihr früheres Verhalten reflektieren sollten. Sie konnten zwischen vier Antwortmöglichkeiten wählen. Im Balken ist der prozentuale Anteil der Befragten (323 Frauen) dargestellt, die angaben, dass sie die links gezeigten Verhaltensweisen „immer" oder „oft" befolgten. Der restliche Anteil gab „selten" oder „nie" an. Vergleiche diese Ergebnisse mit denen von Frauen nach der Recovery Kapitel 8. Der Unterschied ist bemerkenswert!

Wenn einige der aufgelisteten Verhaltensweisen auf dich zutreffen, hast du vermutlich schon eine Ahnung, dass sie etwas mit deinem Periodenverlust zu tun haben könnten. Wenn du wirklich „normale" Essgewohnheiten hast und vor allem, wenn du in den Augen der Gesellschaft nicht „schlank" bist, fragst du dich vermutlich, wieso dein Körper nicht richtig funktioniert. Wie wir in Kapitel 1 schon beschrieben haben, gibt es eine Vielzahl von Faktoren, die dazu beitragen können, dass die Periode ausbleibt.

Vielleicht doch nicht so gesund

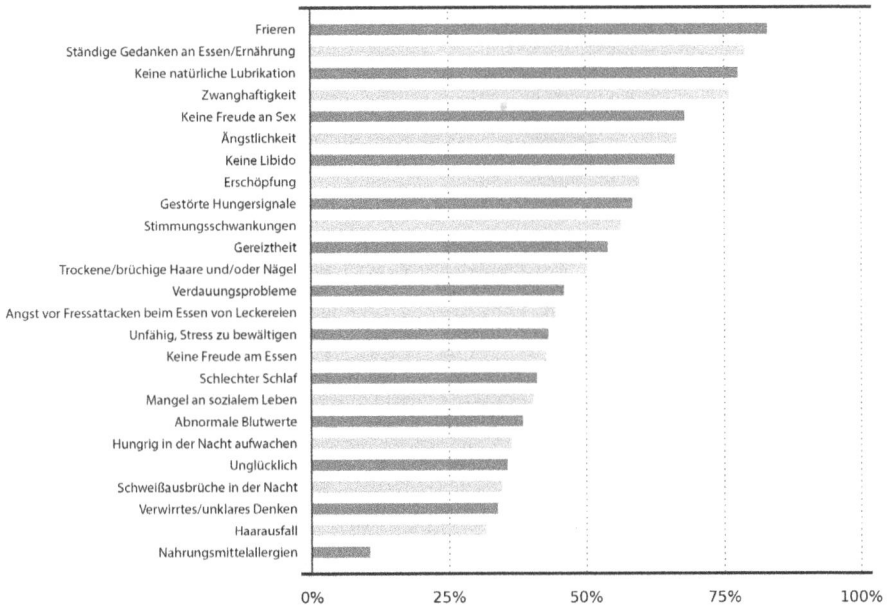

Anzeichen und Symptome, die mit dem Ausbleiben der Periode einhergehen können. Diese Abbildung zeigt den Prozentsatz der Befragten (324 Frauen), die die angegebenen Symptome „immer" oder „oft" verspürten (im Gegensatz zu „selten" oder „nie"). Wie du siehst, haben mehr als 50% der Befragten die ersten 11 Symptome immer oder oft. Um eine schnelle, aber nützliche Einschätzung vorzunehmen, geh' die Liste durch, betrachte die Symptome und überlege, wie oft du sie erlebst. Die Häufigkeit der gleichen Symptome nach der Recovery ist in Kapitel 10 zu finden.

Nico dachte, sie würde alles richtig machen, um sich und ihren Körper auf eine Schwangerschaft und eine Geburt vorzubereiten; man liest häufig, dass eine Gewichtsreduktion es erleichtert, schwanger zu werden. Lisa glaubte, ihr Essverhalten („clean eating") und ihr Sportpensum seien gut für sie. Und Steph war sich sicher, dass sie genug aß, um ihren trainierten Körper adäquat zu ernähren. Auch wenn wir dachten, wir würden uns gesund verhalten, sendeten unsere Körper Zeichen, dass eben doch nicht alles gut war.

Wenn auch du einige dieser Anzeichen wahrgenommen hast, hast du möglicherweise Gewohnheiten und Gedanken bezüglich dem Essen, die dich dazu bringen, deine Nahrungsaufnahme zu kontrollieren und deinen Körper nicht mit genügend Nahrung zu versorgen, um deinen täglichen Aktivitäten gerecht zu werden.

Zusammenfassung

Bei unserem Versuch, die gesellschaftlichen Ideale zu erreichen (dünn und gesund zu sein), sind manche von uns zu streng mit sich selbst geworden. Häufig bringt der Lebensstil, den wir für so gesund halten, viele gesundheitliche Nebenwirkungen mit sich, darunter das Abschalten unseres Fortpflanzungssystems.

Trifft eines oder mehrere dieser körperlichen Symptome auf dich zu?

- Amenorrhö (keine Periode)
- Osteopenie oder Osteoporose (geringe Knochendichte; diagnostiziert durch eine DXA-Messung)
- Stressfraktur oder anderweitig gebrochene Knochen
- ständiges Frieren
- keine Libido oder Zervixschleim
- Müdigkeit
- Erwachen mitten in der Nacht oder früh am Morgen aufgrund von Hunger
- brüchige Haare und Nägel, Hautprobleme
- Darmprobleme

Und wie steht es um die folgenden Essgewohnheiten und Einstellungen?

- Kalorien zählen (z. B. mit einem bestimmten Limit, das am Tag erreicht werden darf; schlechtes Gewissen, wenn dieses überschritten wird)
- vor dem Essen schon entscheiden, wie viel gegessen wird
- Vermeiden bestimmter Lebensmittel bzw. Lebensmittelgruppen
- Sport, um („Über") essen zu kompensieren
- Vermeiden von Treffen mit anderen Menschen; vor allem, wenn dort Essen angeboten wird
- separate Mahlzeiten für dich kochen
- „clean" oder nach bestimmten Regeln essen

Wenn du an mehr als einem oder zwei der körperlichen Symptome leidest, versucht dein Körper verzweifelt, dir etwas mitzuteilen. Vielleicht kontrollierst du dein Essen in einer Weise, wie wir sie beschrieben haben. Vielleicht auch nicht und du denkst, dass du sehr viel isst. Wo auch immer du gerade stehst, wir werden dir in diesem Buch helfen zu verstehen, was dein Lebensstil mit deinem Körper und deiner Psyche macht und werden dir erläutern, wie du zerstörerische Verhaltensweisen aufgeben und deine Freiheit und wahre Gesundheit zurückgewinnen kannst... und deine Periode.

Lisa: Ich wette, einige Betroffene können sich (noch) nicht mit den aufgelisteten Verhaltensweisen identifizieren, aber menstruieren eben nicht regelmäßig, wenn überhaupt (aus diesem Grund lesen sie vermutlich dieses Buch). Einige denken vielleicht, sie seien extrem gesund, weil sie die „cleanste" Ernährungsweise überhaupt haben. Tatsache ist allerdings, dass die meisten zu wenig essen. Ich weiß, dass das auf mich zutraf. Ignorieren bringt nichts. Ich hatte selbst viel zu lange einen Tunnelblick und war nicht in der Lage, meine Selbstignoranz wahrzunehmen. Ich war sogar äußerst emotionslos. Jetzt zahle ich den Preis dafür. Meine Hoffnung für all die Betroffenen ist, dass sie, bevor sie sich dazu entscheiden, die Symptome des Periodenverlusts zu ignorieren, beginnen, die wesentlichen Vorgänge im eigenen Körper und den Zusammenhang zwischen dem Menstruationszyklus und ihrer Gesundheit zu verstehen.

3
Einflussfaktoren bei HA: Sport und Stress

„SPORT IST GUT für dich!" ist ein Mantra, das uns von klein auf eingetrichtert wird. In der Schule wurde uns ein aktiver Lebensstil ans Herz gelegt. Später werden wir überall damit konfrontiert, dass Sport wichtig ist – je mehr, desto besser. Erinnerst du dich auch noch daran, wann du das erste Mal damit in Berührung kamst? Warst du schon als Kind im Sportverein oder erst in der weiterführenden Schule? Wurdest du vom „Runner's High" gepackt? Oder, wenn du eher der Typ bist, der erst dann laufen geht, wenn er wirklich muss; gab es eine andere Sportart, die dich fasziniert hat? Vielleicht hast du auch einmal Kraftsport, CrossFit, Aerobic, Zumba oder Spinning ausprobiert. Oft beginnt alles ganz harmlos mit wenigen Einheiten in der Woche, um sich ein bisschen mehr zu bewegen, und endet in sehr intensiven, häufigen Trainingseinheiten mit wenig Zeit für Erholung. Oder der Sport wird zu einer Möglichkeit, Kalorien zu verbrennen, um ein bestimmtes Gewicht zu erreichen oder zu halten. In einem solchen Ausmaß kann Sport sich negativ auf dein Fortpflanzungssystem auswirken, vor allem, wenn du nicht genug isst und zu wenige Pausen machst. Für die meisten ist (zu viel) Sport ein wesentlicher Übeltäter des Periodenverlustes. Auch ein moderates Sportpensum kann bei HA eine Rolle spielen.

Nico: Ich liebe den Sport. Für das Ende meines Studiums hatte ich mir zum Ziel gesetzt, 10 Klimmzüge zu schaffen und war sehr nah dran. Ich genoss es, mich stark, geschmeidig und gesund zu fühlen. Ganz und gar nicht gesund war aber, dass ich viel zu wenig Kalorien zu mir nahm, während ich mich sportlich ständig an meine Grenzen brachte. Ich machte dreimal in der Woche Kraftsport, spielte drei- bis fünfmal pro Woche Ice Hockey, fuhr mit dem Rad zur Arbeit, spielte hin und wieder mit meinen Kollegen und Kolleginnen zwei bis drei Stunden Squash und spielte Volleyball für weitere drei bis sechs Stunden die Woche. Samstags und sonntags war ich mit meinem Mann golfen und zwar auf einem hügeligen Platz und wir liefen natürlich den ganzen Weg (circa 11 km), um uns noch mehr zu bewegen. Sonntags haben wir davor noch 90 Minuten Hockey gespielt!

Ich gönnte mir kaum mal einen Tag Pause. Ich liebte die Bewegung und den Teamsport. Ich liebte es, mich körperlich immer mehr zu verbessern. Klar, manchmal musste ich sehr früh aufstehen, aber sobald ich es aus dem Bett geschafft hatte, war ich voller Tatendrang. Natürlich war es hart, nach dem Sport mit schweren Beinen nach Hause zu radeln, aber sobald ich auf dem Rad saß, habe ich es genossen. Zumindest habe ich mir das eingeredet.

Wenn ich jetzt darüber nachdenke, kann ich nicht glauben, dass ich das alles mit dem wenigen Essen, das ich mir erlaubt habe, geschafft habe. Im Nachhinein wundert es mich nicht, dass mein Körper rebellierte!

Machst du zu viel Sport?

Genau wie beim Essverhalten können verschiedene Trainingsgewohnheiten eine Rolle beim Periodenverlust spielen. Übliche Situationen sind:

- Manche Betroffene machen überhaupt keinen Sport. (Für diese Gruppe sind andere Faktoren ausschlaggebend.)
- Eine weitere Gruppe macht moderaten Sport: Vielleicht eine Stunde am Stück, drei- bis viermal in der Woche.
- Die nächste Gruppe macht täglich eine Stunde oder mehr Sport mit wenigen Erholungstagen (rest days).
- Und dann gibt es noch die Frauen, die es absolut übertreiben (ähem, Nico!): verschiedene Sportarten an einem Tag, mehrere Stunden lang.

Zum einen ist es problematisch, wenn du zu viel trainierst und noch dazu zu wenig isst, zum anderen aber auch, wenn der Sport zu einem (mentalen) Zwang geworden ist. Hast du einen Drang – einen Zwang – Sport zu treiben? Hinterfrage deinen Lebensstil und deine Gewohnheiten.

Organisierst du dein Leben um den Sport herum statt andersherum? Bist du schlecht gelaunt, wenn dein Sport mal ausfällt? Redest du dir ein, dass dir der Sport hilft, Stress abzubauen und merkst du vielleicht schon, dass es dich in Wirklichkeit manchmal stresst, den Sport in deinem Alltag unterzubringen? Mit den folgenden beiden Fragebögen ist es möglich, die eigene „Sportsucht" einzuschätzen: *Exercise Addiction Inventory (EAI)*[1] und dem *Obsessive Exercise Questionnaire*[2].

Selbst wenn du nicht zwanghaft Sport treibst und viele Pausentage einlegst, kann Bewegung dennoch eine Rolle beim Periodenverlust spielen. Zunächst natürlich, weil noch mehr Kalorien verbrannt werden – wenn die Kalorienzufuhr nicht ausreicht, um den Grundverbrauch des Körpers und den zusätzlichen Verbrauch durch Bewegung abzudecken, kann die Menstruation ausbleiben[3]. Viele unserer Umfrageteilnehmerinnen, die ihre Kalorien zählten, nahmen weit weniger zu sich als die allgemeinen Empfehlungen für Gewichtsverlust (1500–1800 kcal pro Tag)[4] lauten.

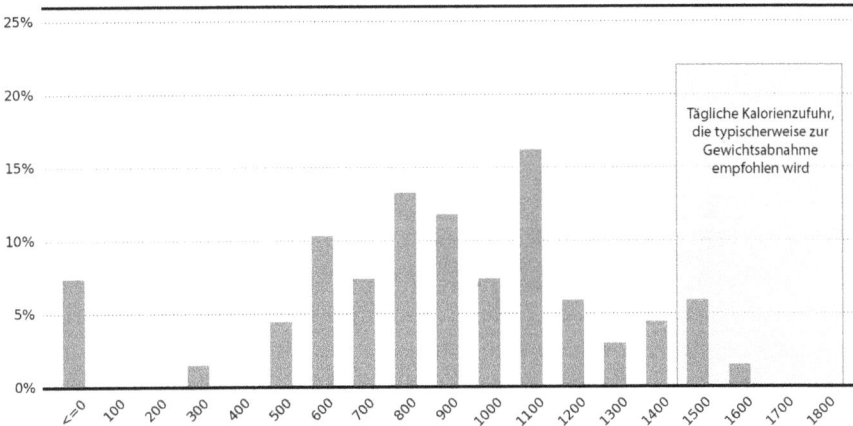

Gesamtzufuhr unter Berücksichtigung der körperlichen Betätigung. Diese Abbildung zeigt die Nettokalorien, d.h. die Anzahl der Kalorien, die die Befragten (68 Frauen) täglich zu sich nahmen, nachdem die durch Sport verbrannten Kalorien abgezogen wurden. Der hellgraue Kasten zeigt die für eine Gewichtsabnahme typischerweise gegebene Empfehlung von 1500 bis 1800 Kalorien pro Tag. Du siehst, dass unsere Befragten, die Kalorienangaben gemacht haben, nicht genügend Kalorien für ihre sportliche Betätigung zu sich genommen haben; tatsächlich haben fast alle weniger Kalorien zu sich genommen als das für eine kontinuierliche Gewichtsabnahme empfohlene Minimum*.

---

* Nur 20 % aller Umfrageteilnehmerinnen (68 von über 300) gaben uns Informationen über ihre Kalorienzufuhr und ihr Sportverhalten. Vermutlich sind genau diese Frauen auch restriktiver als der Rest der Teilnehmerinnen, sodass durch den Graph möglicherweise die durchschnittliche Kalorienzufuhr unterschätzt wird. Nichtsdestotrotz steht fest, dass die verfügbare Energie für sämtliche Körperfunktionen durch Sport beeinflusst wird.

Außerdem erhöht Sport das Cortisol, ein Hormon, das mit Stress assoziiert wird und letztlich selbst zu einem Periodenverlust führen kann[5]. Häufige intensive Sporteinheiten führen zu einem Anstieg des Cortisols[6], aber auch moderater Sport kombiniert mit mentalem Stress und sogar gar kein Sport zusammen mit sehr viel (mentalem) Stress können den gleichen Effekt haben[7]. Man kann also auch seine Periode verlieren, wenn man kein Übertraining betreibt. Wie wir schon gesagt haben, reagiert jeder Körper unterschiedlich bezüglich der Veränderungen der Hormonwerte.

In der unten abgebildeten Grafik ist das Sportpensum während des Periodenverlustes unserer Umfrageteilnehmerinnen abgebildet. Neun Frauen (3 %) bezeichneten sich als Nicht-Sportlerinnen. Von den restlichen 300 Frauen trainierte ein Großteil mehr als fünfmal pro Woche (5,8 mal war der Durchschnitt) mit 1-1,5 Stunden Dauer pro Einheit. Diese Durchschnittswerte sind hoch und es gab viele Frauen, die wesentlich weniger trainierten (oder eben gar nicht) und deren Periode dennoch ausblieb. Zum Vergleich: Nach ihrer Recovery von HA trainierten die Frauen durchschnittlich 4,5 Tage pro Woche mit circa 45 Minuten pro Einheit.

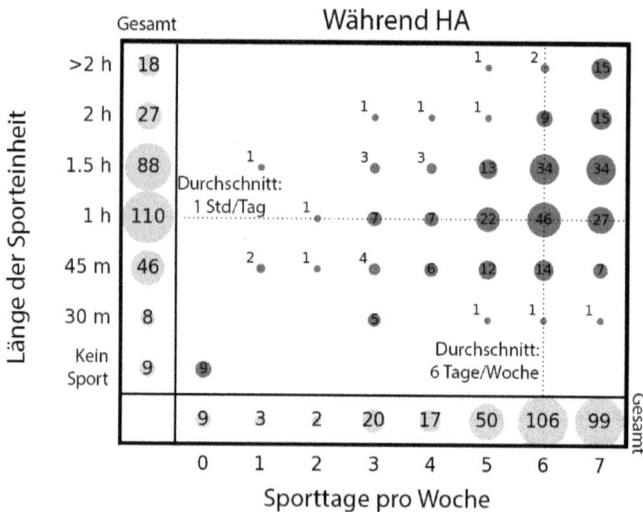

Während HA

Länge der Sporteinheit / Sporttage pro Woche

Länge der Sporteinheit	Gesamt	0	1	2	3	4	5	6	7
>2 h	18					1	2		15
2 h	27				1	1	1	9	15
1.5 h	88		1		3	3	13	34	34
1 h	110			1	7	7	22	46	27
45 m	46		2	1	4	6	12	14	7
30 m	8				5		1	1	1
Kein Sport	9	9							
Gesamt		9	3	2	20	17	50	106	99

Durchschnitt: 1 Std/Tag — Durchschnitt: 6 Tage/Woche

Tage pro Woche und Stunden pro Tag, an denen die Befragten Sport machten. Dieses Blasendiagramm zeigt die Bewegungsgewohnheiten unserer Umfrageteilnehmerinnen (mit ausbleibender Periode). Die Fläche der einzelnen Kreise entspricht der Anzahl der Befragten. Die hellgrauen Kreise am Rand links/unten geben die gesamte Anzahl der Frauen pro Anzahl der Trainingstage (unten) oder pro Länge der Trainingseinheit (links) an. Zum Beispiel trainierten 106 Frauen (von insgesamt 306) an sechs Tagen pro Woche, als sie feststellten, dass ihre Periode ausbleibt; nur 9 machten keinen Sport.

Interessanterweise befragten wir diese Frauen auch über die Intensität ihres Trainings zu einem Zeitpunkt vor ihrem Periodenverlust im Gegensatz zu ihrem Training während des Periodenverlusts. Auf folgender Skala von 0–10 sollten die Betroffenen sich einschätzen:

- 0 für sitzen, atmen, dabei normal sprechen können (Herzfrequenz von 40–69 Schläge/Minute)
- 5 für moderaten Sport: Ein sehr schneller Spaziergang oder Joggen, wobei dem man sich noch unterhalten kann (Herzfrequenz von 140–149 Schläge/Minute)
- 10 für das intensivste Training: Eine persönliche Rekordzeit, dabei nicht mehr reden können, nach Atem ringen (Herzfrequenz über 190 Schläge/Minute)

Die durchschnittliche Intensität des Trainings vor dem Periodenverlust im Gegensatz zur Intensität währenddessen ist bemerkenswert. Die Umfrageteilnehmerinnen haben sich eher an ihre körperlichen Grenzen gebracht, als sie keine Periode mehr hatten, als zu einem Zeitpunkt, an dem sie noch menstruiert haben ($p < 1 \times 10^{-12}$*).

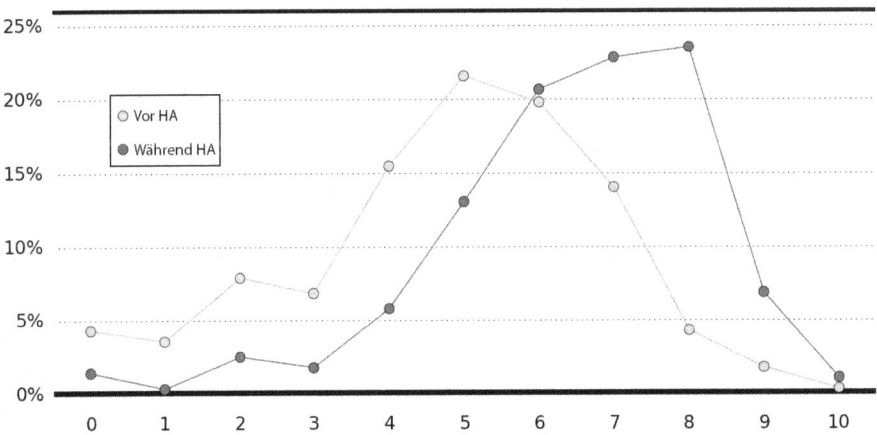

Durchschnittliche Bewegungsintensität der Befragten. Diese Abbildung zeigt den Prozentsatz der Befragten (278 Frauen) pro durchschnittlichem Intensitätswert ihrer Trainingseinheiten. Verglichen werden die Intensitätswerte in der Zeit vor dem Ausbleiben der Periode (hellgrau) und der Zeit, während die Periode ausblieb (dunkelgrau). Vor dem Ausbleiben der Periode lag die häufigste durchschnittliche Trainingsintensität bei 5, wobei die meisten einen Wert zwischen 4 und 7 angaben; nach dem Ausbleiben der Periode lag die häufigste durchschnittliche Intensität bei 7–8, wobei die meisten einen Wert zwischen 5 und 8 angaben.

---

* Siehe Anhang für mehr Informationen über den p-Wert.

Stacey S: An Tagen, an denen ich gearbeitet habe, bin ich um 5.45 Uhr aufgestanden, joggte ins Fitnessstudio, sodass ich pünktlich zur Öffnungszeit da gewesen bin. Dort habe ich dann 30 Minuten Krafttraining absolviert. Perfekt getimt und durchgezogen – ausnahmslos. Dann haben wir eine Reise gemacht und ich musste etwas „flexibler werden"… mein Mann hat aufgehört zu zählen, wie oft er um 7 Uhr aufwachte und mich am Bettrand (manche Zimmer waren sehr klein) splitternackt Kniebeugen mit seinem Reiserucksack machen fand (ich hatte nur wenig Kleidung dabei und sein Rucksack war schwerer). Mein Ausdauertraining habe ich eingebaut, indem ich entweder die Treppen im Hotel hoch und runter gerannt bin (dafür habe ich natürlich Klamotten angezogen) oder ein Zirkeltraining absolviert habe, das ich mir am Abend vorher ausgedacht hatte…

Weibliche und männliche Athleten – Triade oder Relatives Energiedefizit im Sport

Hast du schon einmal von der „weiblichen/männlichen Athleten-Triade" gehört? Falls ja, hast du vielleicht schon festgestellt, dass das, was wir bisher beschrieben haben, ziemlich ähnlich klingt. Die Triade ist eine Kombination aus:

1) gestörtem Essverhalten
2) geringer Knochendichte
3) unregelmäßigem Menstruationszyklus/Libidoverlust

Viele Athletinnen und Athleten (ein Begriff, der eigentlich jede Person meint, die sich sportlich betätigt)[8] leiden unter diesen Symptomen. Ursprünglich wurde die Diagnose nur gestellt, wenn Frauen unter einer diagnostizierten Essstörung, Osteoporose und Amenorrhö litten. Man hat allerdings festgestellt, dass die drei Komponenten alle entlang eines Kontinuums liegen und nicht geschlechtsspezifisch sind. Für jede der drei Komponenten kannst du dich zu einem bestimmten Zeitpunkt an einem anderen Punkt des Spektrums befinden. In den letzten Jahren gab es auch viele Stimmen, die sich für einen besser passenden Namen aussprachen, der den Aspekt des Kaloriendefizits mehr in den Fokus rücken sollte, zum Beispiel „relatives Energiedefizit im Sport[9]".

Lisa: Die weibliche Athleten-Triade. Der Begriff ist interessant. Die einen reagieren auf die Diagnose mit „Oh, sch… ich sollte das so schnell wie möglich unter Kontrolle bekommen." Andere begegnen ihr mit Gelassenheit, als wäre sie irgendeine Trophäe zum Aufstellen. Als ich die Diagnose bekam, steckte ich den Kopf in den Sand und fand es sogar cool, weil es zeigte, wie hart ich trainierte und wie kontrolliert ich aß. Aber im Grunde habe ich nichts anderes gemacht, als meine Gesundheit zu vernachlässigen.

Jenni: Immer, wenn ich Frauen sehe, die trainieren, um an einem Schönheits- oder Bodybuilding-Wettbewerb teilzunehmen, möchte ich sie am liebsten warnen, dass es kein Witz ist, seine Periode zu verlieren. Als ich mit meinem Trainer unterwegs war und mein niedrigstes Gewicht hatte, erinnere ich mich noch, dass ich darüber lachte, dass ich seit fast einem Jahr keine Periode mehr hatte; und wenn ich ehrlich bin, war ich sogar stolz darauf, nach dem Motto: „ich habe zu wenig Körperfett, um eine Periode zu haben, hab ich gut gemacht!!!" BAHHH, ich möchte mein altes Ich am liebsten ohrfeigen.

Zusammenfassung

Viele von uns trainieren nicht nur, weil sie denken, dass es gut für ihre Gesundheit ist, sondern auch, oder viel mehr, um auf diese Weise ihr Gewicht unter Kontrolle zu haben. Aber im Gegensatz zu dem, was wir hören und lesen, kann man es mit dem Sport zu weit treiben, insbesondere in Kombination mit einem Kaloriendefizit. Es scheint unmöglich, aber zu viel Sport (oder manchmal sogar ein moderates Pensum), oft in Kombination mit einer zu geringen Kalorienzufuhr (bewusst oder unbewusst), kann die Vorteile von Sport zunichte machen, indem er dich deiner Periode beraubt.

Treffen eine oder mehrere dieser Verhaltensweisen auf dich zu?

- Machst du kaum oder keine Pausentage?
- Fühlst du dich gezwungen zum Sport oder bist ängstlich/sehr verärgert, wenn dein Training ausfällt?
- Nutzt du Sport, um dein Gewicht zu kontrollieren? Oder kompensierst du Essen, das du nicht essen „solltest", durch Sport?
- Ziehst du Sport anderen Hobbys oder sozialen Events vor?
- Nutzt du Sport zum Stressabbau oder um schwierige Zeiten zu überstehen?

Vielleicht trifft auch nichts davon auf dich zu. Wie wir schon erläutert haben, gibt es auch einige Menschen, bei denen ein scheinbar moderates

Ausmaß an Sport zum Periodenverlust geführt hat—drei bis vier Tage die Woche oder weniger mit mäßiger Intensität oder sogar ganz ohne Sport. Es ist also wichtig zu wissen, dass auch weniger intensive Sporteinheiten einen Effekt auf unseren Zyklus haben können und vor allem, wenn Sport mit anderen Variablen (Kaloriendefizit, Stress, Genetik, etc.) zusammentrifft, können die Auswirkungen auf unseren Organismus noch verstärkt werden.

Aber *es gibt* Hoffnung—Personen jeder Kategorie, die wir beschrieben haben, folgten unserem Recoveryplan (Teil 2) und gewannen entweder ihre Periode wieder zurück oder reagierten besser auf Kinderwunschtherapien (und bekamen ihre Periode nach der Schwangerschaft wieder.)

Lisa: Du nickst zustimmend und es fühlt sich so an, als ob deine eigenen Gedanken auf den vorigen Seiten zu Papier gebracht worden sind? Wenn ja, freue ich mich, denn Ziel dieses Buches ist es, Erklärungen und Bewältigungskompetenzen zu vermitteln, die dir dabei helfen können, deinen allgemeinen Gesundheitszustand zu verbessern, fruchtbar zu werden, deine Periode wieder zu bekommen und dein Wohlergehen zu fördern. Aber auch dann, wenn du jetzt nicht zustimmend nickst, weil du dich nicht mit dem bisher Beschriebenen identifizieren konntest, bitte ich dich, weiterhin offen zu bleiben, insbesondere, wenn du deine Periode gerade nicht bekommst, du regelmäßig trainierst und/oder dein Essen einschränkst. Ich selbst war in letzterer Gruppe – skeptisch und nicht in der Lage zu erkennen, dass mein Verhalten dafür verantwortlich war, dass ich keine Periode bekam – ich habe es völlig verleugnet. Meine Hoffnung ist, dass du lange genug weiterliest und in Erwägung ziehst, dass es dir möglicherweise genauso geht.

4
Diagnose

WENN DU ZUM Arzt gehst und sagst: „Ich bekomme meine Periode nicht", dann wird in der Regel ein Standardverfahren zur Abklärung der Ursache durchgeführt. Es gibt viele mögliche Gründe für eine Amenorrhö wie z. B. das Polyzystische Ovar-Syndrom (PCOS), die hypothalamische Amenorrhö (HA), Hyperprolaktinämie (erhöhtes Prolaktin, das einen Eisprung unterdrückt), körperliche oder Chromosomenanomalien oder eine primäre Ovarialinsuffizienz[1].Aufgrund all dieser möglichen Ursachen ist es wichtig, einen Arzt oder eine Ärztin aufzusuchen, um seltene Krankheitsbilder auszuschließen. Du kannst erstmal zu deinem Hausarzt bzw. deiner Hausärztin oder deinem Gynäkologen bzw. deiner Gynäkologin gehen. Daraufhin wirst du vielleicht an einen (Reproduktions) Endokrinologen überwiesen (60% unserer Umfrageteilnehmerinnen sind den Weg über die Reproduktionsendokrinologie (RE) gegangen). An dieser Stelle ist es nicht so wichtig, welchen Arzt oder welche Ärztin du aufsuchst, da die Untersuchungen für die Diagnostik ziemlich standardisiert sind. Bevor wir aber zu den Untersuchungen kommen, reden wir ein bisschen mehr über die verschiedenen Arten und Ursachen von Amenorrhö. Lasst uns mit einer ganz grundlegenden Unterscheidung anfangen:

- Primäre Amenorrhö bedeutet, dass du noch nie eine natürliche Periode bekommen hast (ohne therapeutische Maßnahmen wie der Antibabypille oder einer Hormonersatztherapie) – dies traf auf 1 % unserer Umfrageteilnehmerinnen zu.
- Sekundäre Amenorrhö bedeutet, dass du in der Vergangenheit mindestens eine natürliche Periode hattest, diese aber im Moment nicht bekommst.

Da die Ursachen einer primären Amenorrhö sich oft massiv von denen einer HA, über die wir in diesem Buch sprechen, unterscheiden, sollte eine Behandlung durch einen sachkundigen Arzt bzw. eine sachkundige Ärztin erfolgen. In einigen Fällen wird die Amenorrhö durch Chromosomenanomalien, wie z. B. das Turner Syndrom (ein X-Chromosom ist ungewöhnlich oder fehlt) verursacht.

In anderen Fällen tritt aufgrund von anatomischen Abnormalitäten keine Periode ein. Beispiele dafür können ein fehlender Uterus oder überschüssiges Gewebe, das eine Blutung verhindert, sein[2]. Ein Fall, in dem die primäre Amenorrhö nicht so leicht von HA zu unterscheiden ist, ist jedoch, wenn Menschen, die seit ihrer Jugend Leistungssport betreiben oder eine Essstörung haben, ihre Periode nicht in einem zu erwartenden Zeitfenster bekommen. Dann liegt in erster Linie HA vor und alles, was wir im weiteren Verlauf des Buches besprechen, lässt sich genauso auf diesen Fall von HA anwenden.

Eine sekundäre Amenorrhö kann eine Vielzahl an Ursachen haben, z. B. das Asherman Syndrom (Vernarbungen in der Gebärmutter, die eine Blutung verhindern). U.a. können auch Autoimmunerkrankungen, verschiedene Medikamente und Schilddrüsenprobleme die Periode zum Stillstand bringen. Sollte jedoch das, was wir in den letzten Kapiteln angesprochen haben, in irgendeinem Grad auf dich zutreffen, wird der diagnostische Weg vermutlich zur hypothalamischen Amenorrhö führen.

Wir werden viele der Schritte und Untersuchungen erklären, die durchgeführt werden sollten, um zu überprüfen, ob du HA hast, aber die Kurzversion ist, dass wenn du HA hast, vermutlich einer oder alle der folgenden Punkte auf dich zutreffen[3]:

- niedriges luteinisierendes Hormon (LH)
- niedriges Östradiol mit normalem oder niedrig-normalem follikelstimulierendem Hormon (FSH)
- dünne Gebärmutterschleimhaut (weniger als 4 mm)
- polyzystisch aussehende Eierstöcke (Kapitel 6)

- Gewichtsverlust in der Vergangenheit, restriktives Essverhalten oder „clean eating" und/oder häufige sportliche Betätigung

Nico: Das Schwierigste an dem ganzen Diagnosekram war für mich, wie lange das alles dauerte. Es fühlte sich an wie ein Babyschritt vorwärts und dann warten, warten, warten…und dann noch ein Babyschritt. Und noch mehr Warten.

Nachdem ich im Juli 2004 die Pille abgesetzt hatte, wartete ich auf meine Periode, die nicht kam. Also ging ich im Oktober zu meiner Hausärztin. Sie machte ein paar Bluttests, um meine Schilddrüsenfunktion zu überprüfen, und verschrieb mir Provera (wie Utrogest, synthetisches Progesteron), um zu sehen, ob dies eine Entzugsblutung bei mir auslösen würde (oft als „Provera-Challenge" bezeichnet). Leider erfolglos. Als Nächstes vereinbarte ich einen Termin bei meiner Gynäkologin. Der war schließlich im November. Als ich bei ihr war, wollte sie es noch einmal mit der Provera-Challenge versuchen, nahm mir Blut ab und sagte, ich bräuchte eine Ultraschalluntersuchung. Diese musste in der Abteilung für Radiologie durchgeführt werden und wurde für ein paar Tage später (zum Glück noch im November) vereinbart. Bei der Ultraschalluntersuchung wurde mir grünes Licht gegeben, auch wenn ich eine dünne Schleimhaut hatte. Da ich die Provera-Challenge nun zweimal nicht bestanden hatte, war der nächste Test ein MRT des Gehirns, um festzustellen, ob ein Hypophysentumor die Ursache für meine Probleme war. Fehlanzeige. Danach nahm ich im Dezember Östradiol und Progesteron ein, um zu versuchen, auf diese Weise eine Blutung auszulösen. Meine Periode kam im Januar. Ich war froh, ENDLICH Blut zu sehen, aber ich war nicht begeistert davon, dass es eine Menge Hormone gebraucht hatte, um bis dahin zu kommen.

Meine Gynäkologin rief mich im Januar an und sagte mir, dass ich eine hypothalamische Amenorrhö habe, und verwies mich an eine RE, die mir dabei helfen könnte, schwanger zu werden. Ich hatte großes Glück, dass ich dort nur ein paar Wochen später einen Termin bekam! Die Reproduktionsendokrinologin ordnete noch mehr Blutuntersuchungen an, um PCOS auszuschließen, und machte einen weiteren Ultraschall. Schließlich, nach Erhalt der Blutwerte, stimmte sie zu, dass ich HA habe, und wir konnten mit einer Fruchtbarkeitsbehandlung beginnen. Änderungen des Lebensstils würden nichts bewirken, meinte sie, da meine Zyklen schon als Teenager unregelmäßig gewesen seien. Sie hatte ja keine Ahnung! Aber das ist eine Geschichte für ein anderes Kapitel…

Die medizinische Abklärung sollte damit beginnen, dass du deinem Arzt oder deiner Ärztin deine Geschichte erzählst, eine körperliche

Untersuchung durchgeführt und Blut abgenommen wird (bereite dich darauf vor, dass sie mehrere Röhrchen abnehmen). Deine Ärztin bzw. dein Arzt sollte dir Fragen zu folgenden Themen stellen[4]:

- deinen Zyklen in der Vergangenheit
- Galaktorrhö (Austritt von Milch aus der Brust, wenn keine Schwangerschaft besteht und du nicht stillst)
- bisherige Verhütungsmethoden
- stressige Geschehnisse in letzter Zeit
- Ess- und Bewegungsgewohnheiten
- Gewichtsverlust in letzter Zeit
- Einnahme von Medikamenten (einige Medikamente wie Opioide Schmerzmittel oder Antipsychotika können Zyklusstörungen verursachen)[5]

Bei der körperlichen Untersuchung werden deine Brüste abgetastet, nach deiner Gebärmutter und den Eierstöcken getastet und nach Behaarung an ungewöhnlichen Körperregionen geschaut (dies nennt sich Hirsutismus und kann mit PCOS in Verbindung gebracht werden). Neben der normalen körperlichen Untersuchung musst du eventuell eine Urinprobe abgeben, um eine Schwangerschaft auszuschließen. Außerdem wird dein Blut an ein Labor geschickt. Dein Arzt oder deine Ärztin sollte FSH, LH, Prolaktin und das Thyreoidea-stimulierende Hormon (TSH) überprüfen lassen. Der Östradiolspiegel (E_2) muss nicht zwingend gemessen werden, um die Ursache der Amenorrhö abzuklären; viele Ärzte fordern diesen Befund nichtsdestotrotz an. Die folgende Übersicht zeigt sowohl normale Ergebnisse als auch jene, die du vermutlich erhalten wirst, wenn du HA hast. Wir haben auch einige ungewöhnliche Blutergebnisse beigefügt, die andere zu Grunde liegende Probleme anzeigen können.

Hormone und zu erwartende Ergebnisse

Hormon	Was macht es?	Normales Ergebnis*	Typisches Ergebnis mit HA	Andere abnormale Ergebnisse
Follikel-stimulie-rendes Hormon (FSH)	Hilft dem Ei zu reifen	3–20 IE/L†	Niedrig normal bis normal	Hoch; verminderte Eierstockreserve/frühzeitige Ovarialinsuffizienz
Luteinisie-rendes Hormon (LH)	Ein Peak führt zur Freisetzung des reifen Eies (Eisprung)	2–15 IE/L	Niedrig bis nierig-normal	LH > FSH kann auf PCOS oder einen bevorstehenden Eisprung hinweisen (besonders wenn es nicht während der Periode getestet wird)
Prolaktin	Stimuliert die Milchproduktion; unterdrückt LH, FSH und E_2	(0,0–20,0 ng/ml)	Normal	Ein hoher Wert kann ein Indikator für eine Hypophysenzyste oder einen harmlosen Tumor sein‡
Thyreoidea-stimulierendes Hormon (auch TSH)	Steuert die Sekretion der Schilddrüsenhormone Trijodthyronin (T3) und Thyroxin (T4), die helfen, den Stoffwechsel zu regulieren	0,3–3 mIE/L	Normal	Hoch (Schilddrüsenüberfunktion) oder niedrig (Schilddrüsenunterfunktion). Für eine Schwangerschaft sollte der Wert zwischen 0.5 und 2.5 liegen[6]
Sexualhormon-bindendes Globulin (SHGB)	In der Leber hergestelltes Hormon, das Sexualhormone (z. B. Androgene) bindet und deren Funktion blockiert	40–120 nmol/L	Normal bis hoch normal	Niedrig bis niedrig-normal wird mit PCOS verbunden; führt zu mehr freien Androgenen
Östradiol (E_2)	Wird von reifen Eiern abgegeben; steuert Veränderungen der FSH- und LH-Level	20–150 pg/ml	Niedrig bis niedrig normal	Ein hoher Wert kann einen bevorstehenden Eisprung anzeigen

*Wir haben hier die Standardbereiche aufgeführt. Du solltest dennoch beim Labor, das deinen Test durchgeführt hat, nach den Referenzbereichen fragen, um deine Ergebnisse mit diesen vergleichen zu können.

† Viele REs werden bei einem FSH-Wert über 12 IE/L zusätzliche Tests durchführen, da dies auf eine primäre Ovarialinsuffizienz hindeuten kann.

‡ Wenn dein Prolaktin hoch ist, solltest du einen MRT-Scan machen lassen, um nach einer Zyste oder einem Tumor an deiner Hirnanhangdrüse zu schauen. FLIPP NICHT AUS! Die sind nicht unüblich und fast immer harmlos.

Unserer Erfahrung nach ist der Blutwert, der HA am besten anzeigt, ein niedriger LH-Spiegel, obwohl es auch möglich ist, HA mit einem normalen LH-Spiegel zu haben. Um dies zu veranschaulichen, zeigen wir dir hier den LH- und den E_2-Spiegel unserer Umfrageteilnehmerinnen, die dazu Informationen bereitgestellt haben.

- LH war am aussagekräftigsten; bei fast einem Dreiviertel der Umfrageteilnehmerinnen lag der Wert unterhalb des Normbereichs (< 2.0 IE/L). LH steigt oft während der Recovery.

- Östradiol war bei etwa der Hälfte der Umfrageteilnehmerinnen unterhalb der Norm (< 25 pg/ml). Wie wir bereits erwähnt haben, ist E_2 nicht länger Teil der Diagnosekriterien für HA und verändert sich oft nur minimal während der Recovery. Wir führen die Werte auf, weil sie meistens trotzdem getestet werden.

  o Als Beispiel für die Bedeutungslosigkeit des Östradiols: Nicos Spiegel war 34 pg/ml, als sie während HA getestet wurde; 27 in dem natürlichen Zyklus, in dem sie ihren ersten positiven Schwangerschaftstest in den Händen hielt; und vor kurzem, nachdem sie bereits ein Jahr lang regelmäßige Zyklen hatte, 23 pg/ml.

- FSH verteilte sich gleichmäßig zwischen 0 und 9 IE/L (nicht dargestellt), also keine große Hilfe bei der Diagnose. Ein niedriger FSH-Spiegel deutet jedoch auf einen schwereren Grad der HA hin (siehe unten).

- SHBG wurde erst vor Kurzem als erhöht bei Frauen mit HA entdeckt und könnte ein möglicher Indikator für HA sein[7].

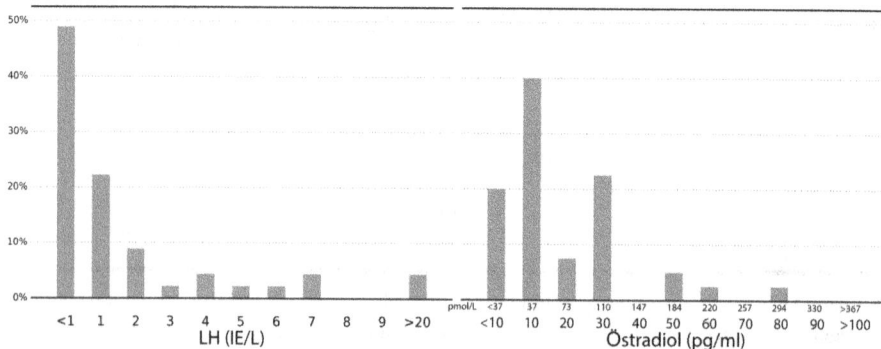

Hormonspiegel der Befragten während der HA. Diese Abbildung zeigt die LH- (45 Frauen) (links) und Östradiol/E_2-Werte (40 Frauen) (rechts) der von uns Befragten, die dazu Angaben gemacht haben. Bei 72 % der Befragten lag der LH-Wert unter 2 IE/L, mit einem Median von 1,6 IE/L – ein derart niedriger Wert ist bei HA häufig zu beobachten. Zwei Befragte mit Verdacht auf PCOS hatten Werte von > 20 IE/L. Auch die E_2-Werte lagen mit einem Median von 19 pg/ml im Allgemeinen am unteren Ende des Normalbereichs.

In Ergänzung zu den Blutabnahmen und der körperlichen Untersuchung ist die „Provera Challenge" ein gängiges Mittel zur Diagnostik. Deine Ärztin bzw. dein Arzt wird dir vielleicht ein Rezept für Utrogest (oder etwas Ähnlichem wie Duphaston oder Provera) geben, was einer synthetischen Form von Progesteron entspricht. In einem normalen Menstruationszyklus steigt das Progesteron nach dem Eisprung an, um die Gebärmutter auf das befruchtete Ei vorzubereiten. Wenn keine Schwangerschaft eintritt, fällt der Progesteronspiegel ab, woraufhin die Periode folgt. Utrogest imitiert diesen Zyklus. Du nimmst es zunächst für 5–10 Tage. Nach der letzten Einnahme wartest du ab und beobachtest, ob du eine (Schmier-)Blutung bekommst. Standardgemäß gibt man dem Körper dafür zwei Wochen Zeit. Allerdings bekamen von den Umfrageteilnehmerinnen, die auf Utrogest reagierten, alle bis auf eine ihre Entzugsblutung bereits innerhalb von acht Tagen. Ungefähr 18 % (48/256) der Studienteilnehmerinnen reagierten auf Utrogest (d.h. sie bluteten). Dies deutet auf einen weniger schweren Grad der HA hin. Keine Blutung zu haben, ist ein Anzeichen für ein stärker unterdrücktes Reproduktionssystem, welches nicht ausreichend Östradiol für den Aufbau einer Schleimhaut hat – in anderen Worten, für eine stark ausgeprägte HA. Der Grad der HA basiert auf der körperlichen Reaktion auf Utrogest und Clomifen[8:]

- HA Grad 1 (am schwächsten ausgeprägt): Du blutest nach der Einnahme von Utrogest und Clomifen.
- HA Grad 2 (mittelstark ausgeprägt): Du blutest nach der Einnahme von Utrogest, aber zeigt keine Reaktion auf Clomifen.
- HA Grad 3 (am stärksten ausgeprägt): Du hast keine Entzugsblutung nach der Einnahme von Utrogest.

Wenn du als Reaktion auf Utrogest nicht blutest, kann es sein, dass dein Arzt oder deine Ärztin dich für drei bis vier Wochen Östrogen einnehmen lässt, kombiniert mit Utrogest in der letzten Woche. Dies unterscheidet sich von der oben beschriebenen „Utrogest Challenge". Das Östrogen sorgt für einen Aufbau der Gebärmutterschleimhaut, sodass nach der Einnahme von Utrogest etwas abbluten kann. Eine Blutung zeigt dir, dass du keine Blockaden, oder Vernarbungen in der Gebärmutter hast oder andere anatomische Besonderheiten aufweist, die eine Blutung verhindern können. Falls du in der Vergangenheit regelmäßige Blutungen durch die Antibabypille hattest, weißt du das bereits. In diesem Fall ist die Einnahme der Östrogen-/Progesteron-Kombination überflüssig. Wenn du in letzter Zeit keine Blutung hattest und auch nach der Einnahme der Östrogen-/

Progesteron-Kombination nicht menstruierst, wird dein Arzt oder deine Ärztin weitere Untersuchungen machen, um herauszufinden, ob andere Ursachen vorliegen. Manchmal wird Frauen erzählt, dass diese Östrogen-/ Progesteron-Kombination ihren Zyklus „anwerfen" wird, aber das ist nicht korrekt.

Außerdem ist es zur Diagnosestellung üblich, einen Ultraschall zu machen. Dies wird ein vaginaler Ultraschall sein, was dich etwas beunruhigen kann, wenn du nicht darauf vorbereitet bist. Der Arzt wird ein Kondom mit etwas Ultraschallgel über eine Ultraschallsonde ziehen und diese behutsam in deine Scheide einführen. Das kann ein bisschen unangenehm sein, denn die Sonde wird herumgedreht, um deine Gebärmutter und Eierstöcke aus allen Winkeln betrachten zu können. Mit Hilfe der Sonde wird nach Auffälligkeiten geschaut, die Dicke deiner Gebärmutterschleimhaut gemessen und nachgesehen, wie viele Follikel du hast und wie sie in deinen Eierstöcken verteilt sind. Follikel sind kleine Beutel, die deine Eier beinhalten. Ein normaler Zyklus beginnt damit, dass einige kleine Follikel durch FSH stimuliert werden; wenn sie wachsen, fängt eins davon an, dominant zu werden und die anderen stillzulegen. Schlussendlich steigt dein LH-Spiegel an, das reife Ei wird von den Eierstöcken freigesetzt und beginnt seine Reise in Richtung deiner Gebärmutter. Die Eierstöcke von HAlern werden oft als „polyzystisch" klassifiziert, da aufgrund des ausbleibenden Eisprungs viele kleine Follikel im Ultraschall sichtbar sind. Wenn deine Eierstöcke (in Übereinstimmung mit der tatsächlichen Definition in Kapitel 6) polyzystisch sind, könnte dir polyzystisches Ovar-Syndrom (PCOS) diagnostiziert werden. Sollten die ersten Kapitel dieses Buches jedoch Anklang bei dir gefunden haben, ist es sehr wahrscheinlich, dass du entweder kein PCOS oder zusätzlich HA hast. Es sollten weitere Blutuntersuchungen gemacht werden, um PCOS auszuschließen oder zu bestätigen (Kapitel 6). **Nachdem du all diese Hürden überwunden hast, erhältst du vielleicht die Diagnose „Hypothalamische Amenorrhö (HA)".**

> *Lisa*: Ich erinnere mich daran, als bei mir mit 39 Jahren HA diagnostiziert wurde (nach zehn Jahren ausbleibender Periode wohlgemerkt). Das erste Mal, dass einer meiner Ärzte HA erwähnte, war während eines jährlichen Besuchs bei einer neuen Gynäkologin. Nach einer kurzen Anamnese sagte sie mir, ich solle mich zurücklehnen, ein paar Talkshows schauen und Eiscreme essen. Dr. B. versicherte mir, dass dann meine Zyklen zurückkehren würden und ich hoffentlich wieder etwas Knochendichte aufbauen würde. Ehrlich gesagt, glaubte ich ihr nicht. Und ich vertraute

nicht darauf, dass so ein „ungesunder Lebensstil" wie der, den sie mir vorschlug, die Lösung dafür war. Mal ganz abgesehen von der Tatsache, dass ich zu dieser Zeit einen ungesunden Lebensstil führte. Warum konnte ich das nicht einsehen? Verleugnung! Ich weigerte mich, zu akzeptieren, dass Gewichtszunahme und weniger Bewegung die Schlüssel zur Recovery sein sollten. Kannst du das nachvollziehen?

Ich vernachlässigte meine Gesundheit weitere zwei Jahre, während ich langsam begann zu verstehen und zu akzeptieren, dass ich vielleicht HA habe. Schließlich ging ich zu einem RE, in der heimlichen Hoffnung, eine andere Lösung für das Ausbleiben meiner Periode zu finden. Er war der erste Arzt, der mir ganz offen sagte: „Oh, du hast auf jeden Fall hypothalamische Amenorrhö und dies sind die Gründe dafür". Er wiederholte alles, was ich im Forum erfahren hatte, und was durch mein Blutbild und die typische dünne Gebärmutterschleimhaut bestätigt wurde.

Okay, du hast also die Diagnose. Und was jetzt? Wenn ein Arzt, ein Freund oder etwas, was du im Internet gelesen hast, darauf hindeutet, dass du zusätzlich PCOS haben könntest, solltest du auf jeden Fall Kapitel 6 lesen, wenn du da angekommen bist (das ist super wichtig, weil HA oft fälschlicherweise als PCOS diagnostiziert wird). Kapitel 5 befasst sich eingehender mit der Hypothalamischen Amenorrhö. Es ist ganz normal, gemischte Gefühle zu haben, nachdem du die Ursache deiner Probleme identifiziert hast. Steph und einige der Teilnehmerinnen unserer Umfrage beschreiben ihre Gefühle, nachdem bei ihnen HA diagnostiziert wurde:

Steph: Als ich den ersten Termin beim RE wahrnahm, hatte ich ein mulmiges Gefühl – du kennst das sicher, tief in der Magengrube. Ich wusste zwar nicht, wie meine Diagnose lauten würde, aber ich konnte mir sehr gut denken, was man mir raten würde, dagegen zu tun. Obwohl ich wusste, was auf mich zukommt, obwohl mein Körper mich schon seit Monaten vor der Diagnose regelrecht angeschrien hatte, schaltete ich ab, als der Arzt die Worte aussprach. Ich verschränkte meine Arme vor der Brust und machte mich schon darauf gefasst, heftig mit ihm zu streiten. Ich wollte ihm nicht glauben; ich konnte ihm nicht glauben. Und dann, nach all dem, ging ich zu meinem Auto und weinte und weinte. Ich habe mich selbst bemitleidet. Ich fühlte mich betrogen. Ich hatte bereits meine Essstörung besiegt und jetzt das? Was?! Auch wenn ich wusste, dass ich diese Diagnose bekommen würde, machte es das nicht einfacher und es dauerte eine Weile, bis ich die Veränderungen, die ich vornehmen musste, akzeptieren konnte.

Sara: Anfangs war ich erleichtert herauszufinden was mit mir „nicht stimmt", denn PCOS (meine ursprüngliche Diagnose) ergab keinen Sinn. Dann war ich wütend, dass ich mich überhaupt in diese missliche Lage gebracht hatte. Und dann wurde ich sehr frustriert und ungeduldig, als ich versuchte, meinen Lebensstil zu ändern. Jetzt betrachte ich es als einen Segen, der mich so viel über mich selbst gelehrt hat, aber die Anfangsphase war sehr schwierig.

Amy S: Ich war nicht überrascht – tief im Inneren wusste ich, dass sich das beim Absetzen der Pille äußern würde. Was ich nicht wusste, war, wie schwer es sein würde, mich zu zwingen, mich meinem „Körperhass" zu stellen. Es war wirklich schwer und ich hatte Angst davor, was ich meinem Körper angetan hatte. Auch war ich wütend auf mich selbst und meine Taten und auf meine Gefühle der Unzulänglichkeit, sogar als ich nun mit dieser Störung konfrontiert wurde. Außerdem war ich sehr traurig, dass ich niemals Kinder haben würde. Aber es war das Schwerste und gleichzeitig das Beste, was ich in meinem Leben überwunden habe.

Jessica V: Ich war genervt, nach dem Motto „Diese Leute wollen nur, dass ich zunehme. Niemand versteht mich, usw., usw." – Irrationales Denken, das für meinen verrückten Verstand zu dieser Zeit einen Sinn ergab.

Tammy: Ich fühlte mich erleichtert, dann begann ich aufgeregt meine Genesung zu planen; dankbar dafür, dass es an etwas lag, gegen das ich selbst etwas tun konnte.

Helen: Bei mir wurde nie eine Diagnose gestellt. Ich habe mich selbst diagnostiziert und bin durch die Ratschläge im Forum recovered! Meine Ärzte sagten alle „Ursache ungeklärt"! Grrrrr.

Shyanne: Ich war überwältigt, aber auch froh, dass es nicht mehr PCOS ist. Ich war froh darüber, (wegen des Forums) zu wissen, dass ich sofort damit anfangen konnte, etwas dagegen zu tun. Ich habe mich nicht hilflos gefühlt.

Danielle: Ich war schockiert und verärgert, dass ich vor 10 Jahren meiner Gynäkologin gegenüber erwähnte, dass ich keine Periode bekam. Ihre Antwort war, dass die meisten Sportlerinnen keine Periode haben und, dass alles gut sei, ich höchstwahrscheinlich meinen Eisprung hätte. Sie sagte, dass man keine Blutung haben muss, um einen Eisprung zu haben. Und sie sagte, ich solle mir keine Sorgen machen. Also tat ich es nicht! [Anmerkung: Diese Ärztin hatte Unrecht – wenn du einen Eisprung hast, bekommst du eine Periode, es sei denn, es liegen anatomische Anomalien vor (siehe Kapitel 5).]

Emily S: Ich fühlte mich ein bisschen „geknickt", aber gleichzeitig war ich froh, eine Diagnose zu haben, mit der ich anfangen konnte mich zu beschäftigen und dementsprechend zu handeln. Ich glaube, die meisten von uns HAlern sind in vielerlei Hinsicht Perfektionistinnen, daher denke ich, dass es vielen ähnlich geht.

Kathryn: Erleichterung. Nachdem ich nach Antworten gesucht und gesucht hatte, hatte ich endlich eine. Es hatte Jahre gedauert, in denen ich verschiedene Gynäkologen und Endos aufgesucht hatte, und schließlich sagte mir mein RE im Kinderwunschzentrum ganz offen: Sie sind zu dünn.

ReAnn: Ich war frustriert, weil sich an meinen Gewohnheiten nichts geändert hatte, aber plötzlich, mit 30 Jahren, nachdem ich die Antibabypille abgesetzt hatte, wurde bei mir plötzlich etwas diagnostiziert, das ich wahrscheinlich hatte, seit ich 13 Jahre alt war.

Chrissy: Ich war sehr frustriert, da ich nicht übermäßig viel Sport trieb und nicht „untergewichtig" war. Tief im Inneren wusste ich aber, dass ich nie genug aß und dass der BMI von 18, den ich stets aufrecht erhielt, wahrscheinlich nicht gesund genug für mich war. Aber ich war erleichtert, dass ich nicht völlig kaputt war, und ich wusste, dass ich es SCHAFFE schwanger zu werden!

Louise: Ich war ganz schön sauer, weil ich immer noch überdurchschnittlich viel wog und so hart gearbeitet hatte, um 30 kg abzunehmen. Das ergab keinen Sinn und erschien mir nicht fair.

Kira: Ich war ziemlich wütend auf mich selbst, weil ich meinem Körper das angetan habe, denn mein Körper wird wahrscheinlich den Rest meines Lebens empfindlicher auf Kalorien und Bewegung reagieren. In gewisser Weise war ich aber auch dankbar, dass mich die Diagnose dazu motiviert hat, mich endlich wirklich meinen Dämonen zu stellen und mental vollständig zu heilen, im Gegensatz zu der teilweisen Recovery/ dem kontrollierten Gefängnis, in dem ich jahrelang gelebt hatte.

Leah: Ich hatte mich schon Monate zuvor selbst diagnostiziert und war verärgert darüber, dass ich trotzdem noch gezwungen war, mich all den umfangreichen Untersuchungen zu unterziehen (obwohl ich jetzt, wo ich in einer Kinderwunschklinik arbeite, weiß, dass das Routineuntersuchungen sind).

Julie B: Ich fühlte mich wie eine Versagerin. Ich war wütend auf mich selbst und hatte das Gefühl, dass ich keine Möglichkeit mehr hatte, Kinder zu bekommen. Die Ärzte sagten mir, dass die einzige Möglichkeit einen Eisprung zu bekommen, Medikamente seien.

Deanna: Ich war enttäuscht, dass mein Arzt bei mir keine HA diagnostiziert hatte und verübelte ihm das – aber dann wurde mir klar, dass ich mich schon längst selbst diagnostiziert hatte. Ich änderte meinen Lebensstil und als ich wieder zu meinem Arzt ging, hatte ich nach medizinischer Definition nicht mehr „HA"... meine Hormone waren auf dem Vormarsch und ich bekam Provera-Blutungen. Obwohl ich diese Diagnose SO sehr bekommen wollte, um alles zu bestätigen, was ich getan hatte und wofür ich gearbeitet hatte, bekam ich sie zum Glück nie. Wenn ihr versteht, wie ich das meine. Aber es hat eine Weile gedauert, bis ich mich damit abgefunden habe und meinem Arzt die Nicht-Diagnose nicht mehr übel genommen habe. Er hatte nur nicht an den Recoveryplan geglaubt, obwohl der Plan eindeutig funktioniert.

Es ist nicht immer einfach, die Diagnose HA korrekt zu stellen. Manche Frauen haben Glück und bekommen ihre entsprechende Diagnose früh. Anderen wird erzählt, dass es keine Erklärung für ihre ausbleibende Periode gäbe oder, dass sie nichts anderes tun könnten, als die Antibabypille oder Hormonersatzpräparate zu nehmen, um den Knochenabbau vorzubeugen. Bei einem Schwangerschaftswunsch würde ihnen nur übrig bleiben, zu Fruchtbarkeitsmedikamenten zu greifen. In anderen Fällen wird Betroffenen erzählt, sie hätten PCOS und die Behandlung gehe in die falsche Richtung (Kapitel 6). Wie dir beim Lesen dieses Kapitels vermutlich klar geworden ist, dauert die richtige Diagnosestellung eine gewisse Zeit. Diese Zeit, in der du in der Schwebe hängst, kann extrem frustrierend sein, wenn du dich an niemanden für Antworten auf deine Fragen und zur Unterstützung wenden kannst. Darüber hinaus scheint es außerhalb der Vereinigten Staaten ein viel geringeres Bewusstsein für HA zu geben, weswegen Betroffene dort einfach mit „unerklärbarer Amenorrhö" diagnostiziert werden und ihnen nichts erklärt wird. Wir möchten nicht, dass dies auch dir passiert. Dieses Kapitel und der Rest des Buches sollen dich mit Wissen wappnen, sodass du eine gute Vorstellung davon bekommst, was auf dich zukommt und wie du HA besiegen kannst.

Zusätzliche Untersuchungen

Es gibt einige zusätzliche Blutuntersuchungen, die interessant für dich sein könnten und die dein Arzt oder deine Ärztin im Zuge deiner diagnostischen Abklärung vielleicht macht. Wir werden das AMH in Band 2 noch genauer besprechen. Niedriges AMH allein ist NICHT ausreichend, um eine Ovarialinsuffizienz zu diagnostizieren, besonders dann nicht, wenn deine anderen Hormonwerte niedrig sind; AMH kann vom FSH- und LH-Spiegel beeinflusst werden. Wenn in einem Follikel-Ultraschall zu Beginn deines Zyklus die zu erwartende Anzahl an kleinen Follikeln zu sehen ist, weicht AMH vermutlich vom Normbereich ab[9], besonders in Verbindung mit einem niedrigen oder normalen FSH-Wert (Band 2). Ovarialinsuffizienz ist möglich, wenn dein AMH und deine Antralfollikelzahl niedrig sind und dein FSH erhöht ist. Andererseits reicht ein erhöhter AMH-Spiegel nicht aus, um PCOS zu diagnostizieren und ist eine häufige Fehldiagnose (Kapitel 6).

Zusätzliche Untersuchung

Hormon	Aufgabe	Normales Ergebnis	Abnormales Ergebnis
Anti-Müller-Hormon (AMH)	Wird von kleinen Follikeln in deinen Eierstöcken abgegeben	Normal bis hoch*	Ein niedriger Wert kann auf eine verringerte Ovarialreserve hindeuten, dann wird eine intensivere Kinderwunschbehandlung nahegelegt. Ein hoher Wert zeigt eine große Anzahl an Follikeln an; legt Vorsicht bei jeglicher Kinderwunschbehandlung nahe, um eine Überstimulation zu verhindern.
Progesteron (P4)	Wird nach dem Eisprung abgegeben; hilft, die Gebärmutterschleimhaut aufrecht zu erhalten	<10 nmol/L außer der Eisprung hat erst kürzlich stattgefunden	Keine Level gelten als abnormal

* Die Normbereiche für AMH sind noch nicht ausreichend erforscht. Als normal gilt jedoch oft ein Wert von 1.5 bis 4.0 ng/ml, ein hoher Wert liegt über 4.0 ng/ml.

Zusammenfassung

Wir haben eine Reihe von Untersuchungen beschrieben, die normalerweise durchgeführt werden, um die Ursache deiner ausbleibenden Perioden festzustellen. Die Hinweise zur Diagnose von HA sind:

- niedriges bis normales LH

- wahrscheinlich keine Blutung als Reaktion auf Utrogest
- geringer Aufbau der Gebärmutterschleimhaut bei einer Ultraschalluntersuchung
- keine großen, „dominanten" Follikel in deinen Eierstöcken
- viele kleine Follikel

Die gute Nachricht ist, wenn du tatsächlich HA hast, kannst du definitiv fruchtbar werden, solange du bereit dafür bist, Mühe und Zeit zu investieren, um ein paar Veränderungen in deinem Verhalten und deinem Denken vorzunehmen.

Lisa: OK, hier gibt es also nichts weltbewegendes, außer ein paar grundsolide Anleitungen für spezifische Untersuchungen, um besser zu bestätigen, was du höchstwahrscheinlich schon weißt oder vermutest. Ich muss schmunzeln, während ich das schreibe, weil ich es so sehr geleugnet habe, als mir zum ersten Mal gesagt wurde, dass ich HA habe. Ich dachte, dass ich das auf keinen Fall habe – ich ernährte mich gesund und ich trainierte nicht stundenlang an einem Tag. Ich meine, ehrlich… Ich setzte mich als Fitnesstrainerin für Gesundheit und gute Ernährung ein. Und die meisten, wenn nicht alle, meiner Kunden kommentierten den Inbegriff von Fitness, den ich verkörperte. (Auf ironische Weise bemerkten ein paar meiner Kumpel regelmäßig, dass ich noch ein paar Hamburger und Pommes vertragen könnte.) Wenn ich es nicht so verleugnet hätte, hätte das Ausbleiben meiner Periode zusammen mit meinen auffälligen Blutwerten jedoch eindeutig eine rote Fahne in mir gehisst. Könnte es sein, dass auch du es verleugnest?

5
Hypothalamus – Bitte WAS??

Sobald dein Arzt oder deine Ärztin dich mit hypothalamischer Amenorrhö diagnostiziert hat (auch hypogonadotroper Hypogonadismus genannt) oder du dich selbst eingelesen hast und nun vermutest, dass diese Diagnose wahrscheinlich auch auf dich zutrifft, wird deine erste Reaktion vielleicht sein: „Was zum Kuckuck soll das bedeuten?". Vielleicht hast du versucht, online zu recherchieren, um dir ein Bild davon zu machen was los ist und was du jetzt tun kannst, fühlst dich aber immer noch genauso unwissend, wie es weiter gehen soll. Um dir eine Starthilfe zu geben, wird dieses Kapitel alles abdecken, was du wissen musst, um HA zu verstehen: Wie Menstruationszyklen ablaufen sollten; wie sie mit dem, was du isst, deinem Stresserleben und deinen Sport- und Bewegungsgewohnheiten zusammenhängen und warum dein Zyklus gerade nicht so funktioniert wie er es sollte.

Falls du nicht so interessiert an den wissenschaftlichen Aspekten bist und einfach nur die Quintessenz wissen möchtest, lautet diese: **Der Hypothalamus steuert dein Reproduktionssystem und versucht zu regulieren, wie viel du isst**[1]. Solltest du (bewusst oder unbewusst) nicht genug Energie für deine alltäglichen Aktivitäten und/oder deinen Sport zu dir nehmen, sodass du ein Energiedefizit schaffst, wird diese Information schnell an dein Gehirn übermittelt. Darauf reagiert dein Hypothalamus schließlich, indem er dein Reproduktionssystem mit der Absicht herunterfährt, Energie einzusparen, die für andere körperliche Funktionen wie die Atmung und die Blutzirkulation benötigt wird. Diese Mechanismen sind nämlich – im Gegensatz zur Reproduktionsfähigkeit – lebensnotwendig. Im Wesentlichen stellt dein Gehirn also die Kommunikation mit deinen Eierstöcken ein, bis die Bedingungen wieder optimal sind, um eine gesunde Schwangerschaft (für dich und dein Baby) gewährleisten zu können.

In den kommenden Abschnitten werden wir noch mehr ins Detail gehen. Es ist faszinierend, wie unsere Reproduktions-, Nahrungsregulations- und Stressreaktionssysteme alle zusammenarbeiten, um uns zu schützen.

Häng dich aber nicht an den detailreichen Einzelheiten auf. Am wichtigsten ist zu verstehen, dass die Menge an konsumiertem Essen, Gewicht (und/oder Körperfett), verrichtetem Sport, erlebtem Stress und die Genetik das Reproduktionssystem stark beeinflussen. Egal was wir bewusst wahrnehmen, wenn der Hypothalamus ein gestörtes Gleichgewicht an Nährwerten oder Stress in der Umwelt wahrnimmt, wird er die Fähigkeit zur Menstruation und Fortpflanzung abschalten.

Lisa: *„Egal was wir bewusst wahrnehmen"* Hast du das verstanden? Inmitten ihrer HA fühlen sich die meisten von uns wie Wonder Woman (fang an, die Titelmelodie zu summen). Im Ernst, das Einzige, was dazu fehlen würde, wäre das unsichtbare Flugzeug, kugelsichere goldene Handschellen und das Lasso der Wahrheit. Unser Bewusstsein denkt, während wir tief in der HA stecken, dass wir uns unter Kontrolle haben, tonnenweise Energie zur Verfügung steht (gewöhnlich aufgrund von Adrenalin oder einem High nach dem Sport). Wir scheinen schlanke, fiese Kampfmaschinen zu sein, aber das ist nicht der Fall. Der Hypothalamus, der unsere bewussten Gedanken gar nicht wahrnehmen kann, bemerkt das Energieungleichgewicht, den erhöhten Stress und das verringerte Gewicht bzw. Körperfett und sagt: „Hey, Diana Prince, diese Spinnerei, die du betreibst, um dich in Wonder Woman zu verwandeln, funktioniert nicht mehr" und drosselt die Hormonausschüttung. Naja, nicht ganz. Was er tatsächlich versucht, ist, die Homöostase wieder herzustellen, indem er irrelevante Systeme wie unseren Menstruationszyklus einstellt oder verlangsamt. Im Grunde hat Wonder Woman zu diesem Zeitpunkt also nicht einmal mehr genug Energie, um sich im Kreis zu drehen.

HA definieren

Der Hypothalamus ist ein kleiner Bereich in deinem Gehirn, nur etwa so groß wie eine Mandel. Er nimmt Informationen vom Rest deines Körpers, einschließlich verschiedener Bereiche deines Gehirns, Nerven, anderer Organe sowie in deinem Blut enthaltene Chemikalien, auf. Er verarbeitet diese Informationen und sendet dann viele weitere Hormone aus, welche die Nahrungsaufnahme, die Körpertemperatur, den Schlaf und Durst sowie das Reproduktionssystem steuern[2].

Wir haben bereits über Amenorrhö gesprochen. Es handelt sich dabei um den Fachbegriff für den Zustand der ausbleibenden Periode. Tatsächlich bedeutet es sogar wortwörtlich „ohne Menstruationsfluss": A (ohne)-men (Menstruations)-o-rrhö (Fluss). Die Tatsache, dass der Hypothalamus in die Steuerung des Menstruationszyklus involviert ist, führt zu dem Begriff „hypothalamische Amenorrhö" – das Fehlen der Periode verursacht durch unzureichende Signale des Hypothalamus. Sei dir darüber im Klaren, dass nicht jeder Fall von Amenorrhö auf den Hypothalamus zurückzuführen ist. Aus diesem Grund sollte dein Arzt oder deine Ärztin im Zuge deiner Behandlung mögliche andere Ursachen ausschließen.

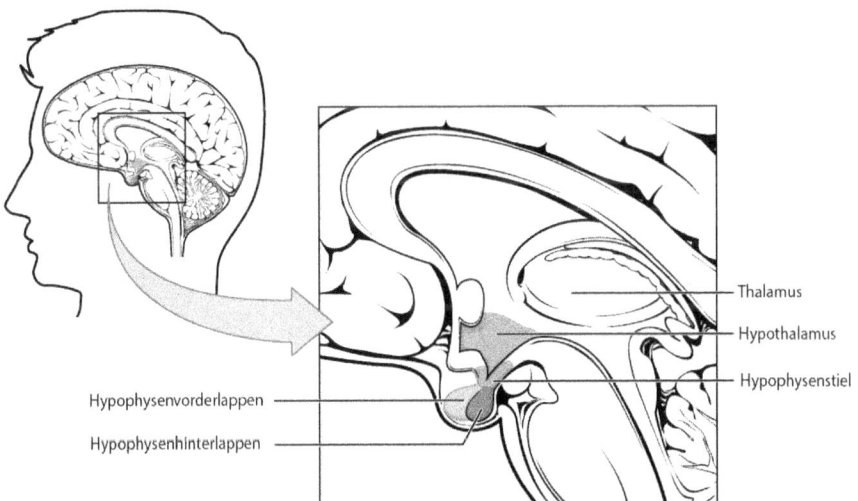

Kontrollzentren im Gehirn. Die Lage des Hypothalamus (und der Hypophyse, die wir uns gleich genauer anschauen werden) im Gehirn. Bild nachgedruckt unter CC BY 3.0 Lizenz: „1806 The Hypothalamus-Pituitary Complex" von OpenStax College – Anatomy & Physiology[3].

Wie kommt diese Situation der gestörten hypothalamischen Signalübertragung zustande und warum resultiert sie in dem Verlust deiner Periode? Um diese Frage zu beantworten ist es hilfreich, zu verstehen, was während eines gewöhnlichen Menstruationszyklus passiert. Daher werden wir dies zuerst durchgehen. Anschließend werden wir kurz die Regulierung von Appetit, den Einfluss von sportlicher Betätigung und Stress und die Interaktion dieser Systeme miteinander thematisieren[4]. Am Ende werden wir erklären, was los ist, wenn jemand HA hat.

Ein gewöhnlicher Menstruationszyklus

Viele Frauen verwenden seit ihrer Jugend irgendeine Form der hormonellen Verhütung. Folglich haben sie wenig Erfahrung mit natürlichen Zyklen. Und der Sexualkundeunterricht in der Schule ist auch schon viel zu lange her, um sich an irgendwas davon erinnern zu können – daher kehren wir für einen Moment noch einmal zu den Grundlagen zurück.

Ein gewöhnlicher Menstruationszyklus wird durch ein Netzwerk sowohl positiver als auch negativer hormoneller Signale gesteuert, welche letztendlich das Wachstum, die Reifung sowie die Freisetzung eines Eies stimulieren. Gleichzeitig wird die Gebärmutterschleimhaut auf die Einnistung eines Embryos vorbereitet. Findet keine Einnistung statt, wird die Schleimhaut abgestoßen und der ganze Prozess beginnt von neuem. In diesem Zyklus spielen die Hormone FSH, LH, Progesteron und Östrogen eine bedeutende Rolle.

Die Veränderungen während des Zyklus stehen in Wechselbeziehung zueinander. Wir werden Schritt für Schritt durchgehen, was passiert.

Als erstes solltest du wissen, dass unser Zyklus in zwei Phasen geteilt ist:

- In der ersten Hälfte wächst und reift ein Ei in einer sackartigen Struktur, dem Follikel, innerhalb deines Eierstocks heran. Dies nennt man die *Follikelphase.*
- Ungefähr in der Mitte deines Zyklus platzt der Follikel und das Ei wird freigesetzt, welches sich dann zu deiner Gebärmutter hin bewegt. Die Freigabe des Eies wird als Eisprung bezeichnet.
- Die zweite Hälfte deines Zyklus, also die Zeit nach dem Eisprung, wird *Lutealphase* (LP) genannt. Während dieser Phase sondert der einstige Follikel (Corpus luteum oder Gelbkörper genannt) zusätzliche Hormone wie Progesteron ab, um deine Gebärmutterschleimhaut auf die Einnistung eines Embryos vorzubereiten.

- Tritt keine Schwangerschaft ein, baut sich die Gebärmutterschleimhaut ab und die Progesteronsekretion wird gestoppt. Die Abstoßung der Gebärmutterschleimhaut ist das, was zu deiner Blutung führt. Der erste Tag der Periode markiert auch den Beginn des neuen Zyklus.

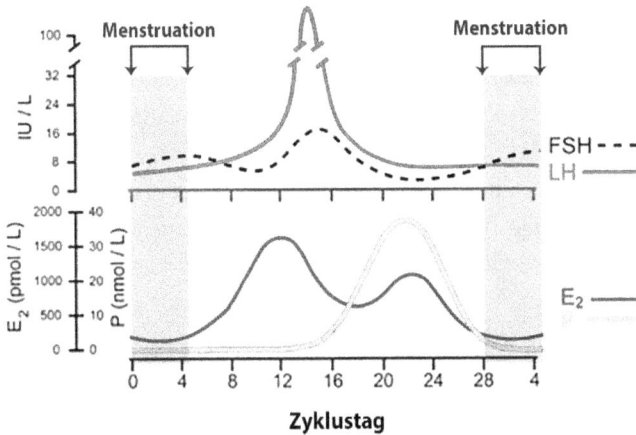

Spiegel der Reproduktionshormone im Verlauf des Menstruationszyklus. Spiegel der Gonadotropine (eine Gruppe von Hormonen, die im Hypophysenvorderlappen gebildet werden, u.a. FSH/LH, oben): Follikelstimulierendes Hormon (FSH), was das Wachstum und die Reifung der Eizellen fördert, und Luteinisierendes Hormon (LH), das den Eisprung auslöst. Spiegel der von den Eierstöcken ausgeschütteten Hormone (unten): Östradiol wird von der reifenden Eizelle ausgeschüttet und beeinflusst den Hormonspiegel der Gonadotropine. Progesteron aus dem Corpus luteum (Gelbkörper) trägt dazu bei, die Gebärmutterschleimhaut auf die Einnistung eines Embryos vorzubereiten. Bild nachgedruckt unter CC BY 3.0 Lizenz: „Abbildung 28 02 07" von OpenStax College – Anatomy & Physiology[5].

Follikelphase

Schritt 1: Offiziell beginnt dein Menstruationszyklus am ersten Blutungstag (Schmierblutungen ausgenommen), welcher als Zyklustag 1 (ZT 1) bezeichnet wird. Zu diesem Zeitpunkt produzieren Eier beinhaltende Follikel im Eierstock eine geringe Menge des Hormons namens Östradiol (E_2), welches eine Art von Östradiol ist. Das E_2 wandert in der Blutbahn zum Hypothalamus. Die relative Menge an E_2 steuert im Hypothalamus die Freisetzung eines weiteren Proteins, welches Gonadotropin-Releasing-Hormon (GnRH) heißt. Wenn E_2 am niedrigsten ist, so wie es in diesem frühen Stadium des Zyklus der Fall ist (ZT 0–3, unteres Bereich), wird das durch den Hypothalamus abgesonderte GnRH auf einem Minimum gehalten und in langsamen Pulsen freigesetzt. Diese langsamen Pulse veranlassen die Hirnanhangdrüse (ein weiterer Teil deines Gehirns), eine kleine Menge des follikelstimulierenden Hormons (FSH) freizusetzen, welches das Ei (innerhalb des Follikels) beim Wachsen und Reifen unterstützt.

Während die Follikelphase andauert, steigt das FSH bis zu einem geringen Grad an, was zu einer fortlaufenden Reifung des Eis führt. Das Ei produziert während seiner Reifung mehr und mehr Östradiol (ZT 4–12).

Schritt 2: Sobald das Ei fertig gereift ist, ungefähr zwischen ZT 12 und 13, löst die mittlerweile hohe Konzentration an Östradiol einen Anstieg der Frequenz der GnRH-Pulse aus. Das führt dazu, dass die Hirnanhangdrüse neben dem FSH das luteinisierende Hormon (LH) produziert. Es gibt einen starken Anstieg von LH (welcher mit Hilfe von Ovulationstests (OVUs) gemessen werden kann), der den Follikel etwa 36 Stunden später dazu bringt, zu platzen und das Ei freizusetzen (ZT 12–16, oberer Bereich). Damit beginnt die zweite Hälfte des Zyklus, die Lutealphase.

Lutealphase

Schritt 3: Nach dem Eisprung wird der übrig gebliebene Follikel zum Gelbkörper und fängt an, Progesteron abzugeben. Progesteron ist sowohl dafür zuständig die LH-Produktion einzustellen, indem es die GnRH-Pulse wieder verlangsamt als auch die Gebärmutter auf die potentielle Einnistung vorzubereiten. Das Progesteron steigt ungefähr bis zur Mitte der LP (ZT 21) an und sinkt dann allmählich wieder (es sei denn, ein Embryo nistet sich ein).

Schritt 4: Die Verringerung von Progesteron zurück auf das Grundniveau am Ende des Zyklus (ZT 28) leitet die Menstruationsblutung ein und der ganze Prozess beginnt von neuem.

Am Zyklus sind noch ein paar weitere Hormone beteiligt, wie zum Beispiel Inhibin A und B, aber das geht über das hinaus, was du wissen musst, um HA zu verstehen.

Also, um alles noch einmal zusammenzufassen, in einem gewöhnlichen Zyklus…

1) …ist ZT 1 der erste Tag der Menstruation. Zu diesem Zeitpunkt steigt FSH langsam an, was das Wachstum eines Eies fördert.

2) …ist das Ei ungefähr an ZT 12 vollständig ausgereift und produziert eine Menge Östradiol, was wiederum zum Anstieg von LH führt, das ungefähr an ZT 14 den Eisprung verursacht.

3) …wird nach dem Eisprung der Follikel zum Gelbkörper, welcher Progesteron absondert, um die Gebärmutter auf eine Einnistung und eine damit einhergehende Schwangerschaft vorbereitet

4) …fällt, wenn keine Schwangerschaft eintritt, der Progesteronspiegel ab, die Gebärmutterschleimhaut wird abgestoßen und das Östradiol sinkt, wodurch das FSH ansteigt und der Zyklus von neuem beginnt.

Appetitregulierung

Was die ganze Sache etwas verkompliziert, ist, dass die Reproduktionshormone bei weitem nicht die einzigen Hormone sind, die mit dem Hypothalamus in Beziehung stehen[6]. Der Hypothalamus ist sogar ein Hauptkontrollzentrum zur Regulierung des Hungergefühls. Er erhält Signale in Form von Hormonen, die ihn sowohl darauf hinweisen, was tagtäglich konsumiert wird, als auch darauf, wie viel eingelagerte Energie (Körperfett) du hast. Diese Information wird von diversen Nervenzellen in deinem Hypothalamus verarbeitet, der daraufhin versucht, dich zur Nahrungsaufnahme anzuregen (oder dich davon abzuhalten), um den Energiebedarf und die Energieaufnahme in Balance zu halten. Diese Regulierung des Appetits bewirkt der Hypothalamus, indem er hormonelle Signale aussendet, die einerseits das Hungergefühl stimulieren, wenn Nahrung benötigt wird, und andererseits signalisieren, wenn eine ausreichende Menge verzehrt wurde (er lässt dich dann satt fühlen). Solange diese Signale nicht bewusst beeinflusst werden, balancieren sie sich normalerweise gegenseitig aus, um dein Körpergewicht stabil zu halten.

Hormone zur Regulierung des Appetits: Ghrelin. Nachdem du eine Mahlzeit zu dir genommen hast, signalisieren Hormone, welche von Zellen in deinem Magen sowie deinem Dünn- und Dickdarm produziert worden sind, deinem Gehirn, wie viele Kalorien du gerade zu dir genommen hast, sowie, ob diese aus Proteinen, Fetten oder Kohlenhydraten stammen. Das Hormon Ghrelin (Ghr) steigt an, um Appetit zu stimulieren, wenn diese Kalorien-Signale gering sind. Der Hypothalamus beinhaltet Ghrelin-Rezeptoren, mit denen er einen Anstieg der Hormonlevel wahrnehmen kann[7].

Hormone zur Regulierung des Appetits: CCK und PYY. Der Dünn- und der Dickdarm sondern zusätzlich Hormone als Reaktion auf verschiedene Arten von Nährstoffen ab, die konsumiert wurden[8]. Cholecystokinin (CCK) steigt als Reaktion auf Protein an, während

Peptid YY (PYY) nach der Aufnahme von Fetten ansteigt[9]. Das ist einer der Gründe, warum es während der Recovery wichtig ist, eine Vielzahl an verschiedenen Lebensmitteln zu konsumieren (Kapitel 9).

Hormone zur Regulierung des Appetits: Insulin. Insulin ist ein weiteres wichtiges Hormon. Es wird in der Bauchspeicheldrüse produziert und ist ein Indikator dafür, was und wie viel du isst[10]. Nach dem Essen steigt der Insulinspiegel an (besonders bei einfachen Kohlenhydraten, die schnell verdaut werden), um den Glukosespiegel in einem gewissen Bereich zu halten. Insulin wird auch davon beeinflusst, wie viel Körperfett du hast – steigt der Körperfettanteil, führt das zum Anstieg des Insulins[11]. Genau wie die anderen bereits genannten Hormone wandert Insulin durch dein Blut zu deinem Gehirn, wo der Hormonspiegel vom Hypothalamus wahrgenommen wird[12]. Interessanterweise ist Amenorrhö bei Menschen mit chronisch niedrigem Insulin aufgrund von unbehandelter Diabetes Typ 1 und auch bei Tieren, die diese Krankheit haben, verbreitet. Das zeigt, dass schon dieser eine Signalweg den Hypothalamus unterdrücken kann[13].

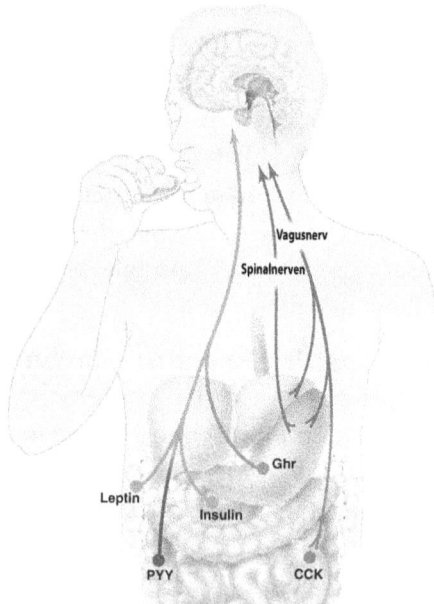

Hormone und Appetitregulierung. Hormone, die von vielen verschiedenen Organen stammen, beeinflussen deinen Hypothalamus und damit die Menge, die du essen willst. Dazu gehören Ghrelin (Ghr) aus deinem Magen, Cholecystokinin (CCK) und Peptid YY (PYY) aus deinem Darm, Insulin aus deiner Bauchspeicheldrüse und Leptin aus dem Fettgewebe. Nachgedruckt mit Genehmigung von Marx 2008[14]. Abbildung von Katharine Sutliff.

Hormone zur Regulierung des Appetits: Leptin. Es gibt noch ein weiteres erwähnenswertes Hormon – Leptin. Vielleicht bist du bereits auf Informationen über den Zusammenhang zwischen Leptin und HA gestoßen[15]. Leptin wird von den Fettzellen abgesondert und signalisiert dem Hypothalamus, wie viel Fett in Form von Fettreserven verfügbar ist[16]. Wenn du nur wenig Körperfett hast, wird dein Leptinspiegel eher niedrig sein. Verlierst du Gewicht, nimmt er ebenfalls ab. In beiden dieser Fälle wird dein Hypothalamus dich dazu anregen, mehr zu essen (indem er die Hungersignale ansteigen lässt), da du mehr Energie benötigst. Manche von euch werden dazu in der Lage sein, dies zu bemerken, weil sie den Hunger spüren. Andere dagegen sind infolge einer langfristigen Essstörung nicht mehr in der Lage dazu, diese physiologischen Hungersignale wahrzunehmen.

Hormone zur Regulierung des Appetits: Glucose. Zu guter Letzt beschäftigen wir uns mit Glucose. Diese entsteht durch die Aufspaltung der Nahrung, die du zu dir nimmst, und wird von deiner Leber produziert[17]. Auch sie wird von deinem Hypothalamus wahrgenommen. Die Nervenzellen, die auf Glucose reagieren, sind besonders empfindlich gegenüber einem zu geringen Glukosespiegel, d.h., wenn dieser unter den Normbereich sinkt. Diese Sensitivität wird ebenfalls von dem Insulin- sowie Leptinspiegel beeinflusst[18].

Hormone zur Regulierung des Appetits: Zusammenfassung. In Wirklichkeit sind noch viel mehr Hormone und Moleküle an der Regulierung von Nahrungsaufnahme und Appetit beteiligt, aber wir haben die Rolle der Hauptakteure beschrieben. Die Funktion jedes einzelnen Moleküls ist hier unwichtig. Das, was du wirklich verstehen sollst, ist, wie genau der Hypothalamus beobachtet, was und wie viel du isst. Jedes Molekül und jeder Pfad kann zur Unterstützung deiner Recovery ausgenutzt werden (Kapitel 8–9).

Stress und Sport

Neben dem Ernährungsverhalten können sowohl psychologischer als auch physischer Stress (z. B. Sport) den Hypothalamus beeinflussen. Du hast bestimmt schon einmal von Frauen gehört oder gelesen, deren Periode in Zeiten mit massivem mentalem Stress ausblieb. Die Hormonspiegel einer bestimmten Gruppe von Hormonen, welche wir noch nicht besprochen haben, sind erhöht, wenn du gestresst bist[19]. Zu diesen Hormonen gehören das Corticotropin-releasing Hormone (CRH), das adrenocorticotrope Hormon (ACTH) und Cortisol. Genauso wie die Hormone, die mit der Nahrungsaufnahme zusammenhängen, werden Stresshormone vom Hypothalamus wahrgenommen[20]. Die Hypophyse ist dabei ebenfalls involviert[21]. In mehreren Studien wurde herausgefunden, dass Frauen mit HA einen erhöhten Cortisolspiegel im Blut[22] sowie in der Rückenmarksflüssigkeit[23], aufweisen – ein Anzeichen für einen direkten Einfluss auf das Gehirn. An dieser Stelle möchten wir anmerken, dass Menschen mit HA nicht immer realisieren, dass sie gestresst sind. Aber ständig darum bemüht zu sein, den selbst auferlegten hohen Erwartungen gerecht zu werden, kann viele grundlegenden Sorgen verursachen[24].

Darüber hinaus wurde nachgewiesen, dass Sport den Cortisolspiegel genauso ansteigen lässt wie mentaler Stress[25]. In einer Studie wurde sogar herausgefunden, dass Sport mit 60 % bzw. 80 % der maximalen Leistung (mäßige und hohe Intensität) den Cortisolspiegel jeweils um 40 % bzw. 83 % erhöhte[26]. Viele von uns sind der Meinung, dass ihnen Sport beim Stressabbau helfen würde[27]. Das ist wahrscheinlich auf die Endorphine zurückzuführen, die bei anstrengender körperlicher Betätigung produziert werden[28]. Tatsächlich ist es aber so, dass Sport den Cortisolspiegel erhöht und vom Gehirn zusätzlicher Stress wahrgenommen wird.

Nun denkst du vielleicht: „Habe ich das richtig gelesen?" Ja, hast du – *Sport ist tatsächlich eine Form von Stress*, insbesondere dann, wenn du unterernährt bist. Diese Vorstellung in den Kopf zu kriegen, ist erstmal herausfordernd. Vielleicht sagst du: „Aber... aber... ich treibe Sport, um meinen Stress zu reduzieren!". Das wissen wir. Momentan jedoch sendet jede Form von hochintensivem Training unterdrückende Signale an dein Gehirn aus. Also, selbst wenn jemand mit regelmäßigen Zyklen dazu in der Lage sein mag, die Stress abbauenden Vorteile von sportlicher Betätigung zu nutzen, ist Sport mit HA ein zusätzlicher Faktor, der dein Reproduktionssystem unterdrückt.

> **Lisa**: Stress... er tötet unser Fortpflanzungssystem. Zwei Jahre bevor ich „all in" gegangen bin, habe ich einen Scheinversuch unternommen und „versucht", zuzunehmen und mit dem Sport aufzuhören. Wie nennt man das, wenn man glaubt, dass man es versucht, aber in Wirklichkeit nicht versucht? Ich weiß es auch nicht, aber genau das habe ich gemacht. (Eine andere Form der Verleugnung?) Ich war verdammt unglücklich, als ich versuchte die entsprechenden Veränderungen vorzunehmen und zog jeden, dem ich etwas bedeutete, in meine chaotische, unglückliche Denkweise. Ich bezeichne das heute als einen „Erwachsenen-Wutanfall". Nachdem ich Zeit und Energie mit diesem Unsinn verschwendet hatte und immer noch nicht meine Periode bekam, beschloss ich, etwas anderes

zu tun. Ich traf die Entscheidung, meine Denkweise zu ändern. Anstatt zu treten und zu schreien und mich stressen zu lassen, entschied ich mich dankbar dafür zu sein, dass ich mich aus dem tiefen Loch, in dem ich mich befand, herausziehen konnte. Es war eine befreiende Zeit und mein Stresslevel sank deutlich. Es sank bis zu einem Stresslevel, das ich ohne Sport und Nahrungskontrolle nie für möglich gehalten hätte. Ja, es ist möglich seinen Stress abzubauen, ohne seinen Körper durchzutrainieren und sich streng zu ernähren. Das nennt man Freiheit des Selbst!

Wo wir gerade von Sport und Stress sprechen, mehrere Studien[29] deuten darauf hin, dass anormale Menstruationszyklen bei 48 % bis 79 % der Frauen vorliegen, die drei Stunden oder mehr in der Woche Sport treiben*, auch wenn sie menstruieren. Diese Anormalitäten beinhalten ausbleibende Eisprünge (Anovulation) sowie LP-Defekte – entweder eine verkürzte LP (definiert als kürzer als 10 Tage) oder eine LP mit unzureichender Produktion von Progesteron. Der fehlende Anstieg von Östradiol und Progesteron verbunden mit Anovulation oder einem reduzierten Progesteronspiegel mit Lutealphasendefekt haben die Konsequenz, dass unser Körper nicht von diesen Hormonen profitieren kann (siehe Kapitel 7). Darüber hinaus ist erwiesen, dass diese Bedingungen die Fähigkeit zur Schwangerschaft negativ beeinflussen können[30]. Denkst du das gleiche, was wir denken? Schon drei Stunden Sport pro Woche können sich nachteilig auf Zyklen auswirken? Das ist ein einziger Trainingstag für manche von uns!

Eins und eins zusammenfügen – der Weg zur HA

Steph: Puh, das ist eine Menge. Für jemanden wie mich, der sich durch den Naturwissenschaftsunterricht gequält hat, ist dieses Kapitel schwierig. Nico erklärt die Dinge wunderbar und nachdem ich es ein paar Mal gelesen hatte, habe ich es auch verstanden. Aber das heißt nicht, dass meine Augen nicht glasig werden... Wenn es dir auch so geht, gönn dir eine kleine Pause und lies weiter. Oder noch besser, ich fordere dich dazu auf, diese letzten Absätze noch zu Ende zu lesen. Hier kommt alles zusammen. Du willst das nicht verpassen, versprochen!

---

* Die Frauen in diesen Studien hatten ein stabiles Gewicht, die Kalorieneinnahme wurde allerdings nicht überwacht, weshalb es möglich ist, dass sie keine ausreichende Kalorienmenge für ihren Bedarf zu sich genommen haben.

Nun kommen wir zum wirklich beachtenswerten Teil – dem Zusammenspiel von dem, was du isst, Sport, Stress und deinem Reproduktionssystem. Folgendes haben wir dir bisher erklärt:

- Dein Reproduktionssystem wird durch deinen Hypothalamus gesteuert. Außerdem produziert es Hormone, die den Hypothalamus beeinflussen. Dieses Wechselspiel, in dem sich alle Mitspieler gegenseitig beeinflussen, ist zyklisch.
- Das gleiche gilt für das, was du isst. Der Hypothalamus steuert die Signale, die dich dazu bringen Hunger- und Sättigungsgefühle zu empfinden. Wenn du etwas isst, werden zusätzlich Hormone produziert, welche ebenfalls den Hypothalamus beeinflussen.
- Cortisol und ähnliche Hormone steigen mit psychologischem Stress und sportlicher Betätigung.
- Zu guter Letzt werden Hormone von Fettzellen produziert, welche dem Hypothalamus die Menge an Fettreserven anzeigen.

Die Verknüpfungen zwischen diesen Systemen (Reproduktion, Essen, Stress und Fettspeicher) finden direkt im Hypothalamus statt. Zunächst werden die GnRH-Nervenzellen direkt von einigen dieser hormonellen Inputs gesteuert[31]. Cortisol (welches bei Stress und sportlicher Betätigung ansteigt[32]), sowie Glucose, Leptin und Insulin – alle von deiner Ernährung beeinflusst[33]– binden direkt an die GnRH-Zellen und beeinflussen so die Geschwindigkeit, in der der Nerv „feuert", was wiederum die Produktion von FSH und LH beeinflusst[34].

Des Weiteren binden diese Hormone an Nervenzellen, die mit der Ernährung zusammenhängen, um einerseits die Nahrungsaufnahme zu steuern und andererseits mit den Reproduktionsnervenzellen zu kommunizieren und diese zu beeinflussen[35]. **Ein zu geringer Körperfettanteil, reduzierte Nahrungsaufnahme, ständiger Hunger, Stress und sportlicher Betätigung können zu einer eingeschränkten Kommunikation der für die Reproduktion zuständigen Neuronen führen.** Diese verringerten Signale halten den FSH-Spiegel auf dem Grundniveau, sodass die Eireifung niemals beginnt – und voilà, damit hast du HA[36]. Eine andere Art und Weise wie diese Nervenzellen gesteuert werden, ist, dass Verbindungen zwischen den Zellen (Synapsen) als Reaktion auf die Hormone wie E_2[37] und Leptine[38] konstant hergestellt und unterbrochen werden. Stresshormone können die Reproduktionshormone auch auf andere Art und Weise beeinflussen. Zum Beispiel verhindert Cortisol unmittelbar die Freisetzung von LH durch die Hypophyse[39].

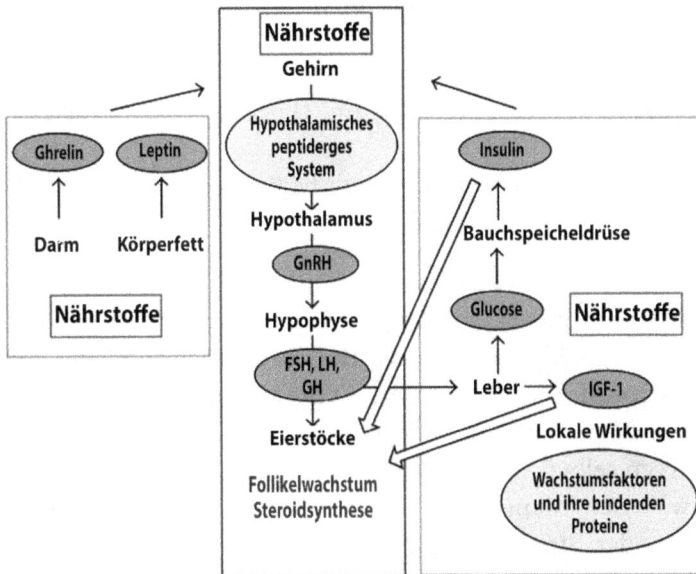

Zusammenhang zwischen Ernährung und Fortpflanzung. Dargestellt werden die verschiedenen Arten, wie Nährstoffe auf den Hypothalamus wirken. „Hypothalamisches-hypophysäres System" ist eine andere Bezeichnung für die Signalübertragung zwischen den Nervenzellen im Hypothalamus (durch kleine Proteine, die Peptide genannt werden) und der „Hypophyse", der Hirnanhangdrüse. Bild nachgedruckt unter CC BY 3.0 Lizenz von Garcia-Garcia RM (2012)[40].

Merke dir, dass Körperfett, Nahrungsaufnahme und sportliche Betätigung und so weiter nicht extrem tiefe oder hohe Werte erreichen müssen, um die Kommunikation zwischen den Hormonen und dem Hypothalamus zu beeinflussen. Weil jeder Körper einzigartig ist und unterschiedlich sensibel reagiert, kann jede der angesprochenen Veränderungen Einfluss auf den Menstruationszyklus haben.

Zusammenfassung

Der Zustand des Körpers wird dem Hypothalamus durch ein komplexes Netzwerk von Hormonen übermittelt. Wenn reichlich Nahrung vorhanden ist, sportliche Betätigung mit ausreichend Energie unterstützt wird und das Maß an psychologischer Stress in einem gesunden Bereich ist, läuft der Zyklus ganz normal so wie beschrieben ab. Allerdings ist jede der folgenden Voraussetzungen, unter Umständen zusammen mit schnellem oder erheblichem Gewichtsverlust in der Vergangenheit, dazu in der Lage, das hormonelle Gleichgewicht durcheinander zu bringen, was dazu führt, dass der Menstruationszyklus eingestellt wird:

- geringer/verringerter Körperfettanteil
- unzureichende Kalorienzufuhr zur Unterstützung der alltäglichen Funktionen
- (insbesondere hochintensive) sportliche Betätigung
- akuter oder chronischer Stress

Basierend auf den Signalen, die empfangen werden, verändern sich nicht nur die Hormonspiegel, sondern auch die Verbindungen zwischen den Nervenzellen[41]. Schlussendlich **werden keine Signale, die ein Ei zur Reifung stimulieren, gesendet. Daher findet kein Eisprung und damit kein Menstruationszyklus statt.** Entscheidend ist, dass all diese Prozesse vom selben Ort aus gesteuert werden, was es leicht zu verstehen macht, wie der Mangel an ausreichender Energie sowie sportliche Betätigung oder Stress zu einem ausbleibenden Zyklus führen. Das ist hypothalamische Amenorrhö.

Ganz ehrlich, es ist nicht wichtig, dass du dir all diese Details merkst oder sie überhaupt verstehst. Was wichtig ist, ist folgendes: Diese Systeme sind auf komplizierte Weise miteinander verbunden. Deshalb können das, was wir essen, sowie die Menge an Stress den wir erleben und die Menge an Sport, den wir machen, tiefgreifende Auswirkungen auf unseren Zyklus haben.

Lisa: Beim Lesen kann ich nicht anders, als wieder an den Punkt zurückzudenken, an dem ich die Lösung für HA einfach NICHT akzeptieren wollte. Ich rebellierte weiter, aber ich konnte nicht mehr behaupten, von nichts zu wissen, weil ich dieselben Informationen wie du jetzt und vielleicht auch noch mehr, bekommen hatte.

Niemand kann dich davon überzeugen, deine derzeitigen ungesunden Bewältigungsmechanismen (übermäßiger Sport) oder deinen Wunsch nach Kontrolle und Wohlbefinden (derzeitiges Gewicht und Essgewohnheiten) aufzugeben. Was wir aber tun können, ist unsere Erfahrungen und die Erfahrungen anderer zu teilen. Schau, bei mir war es so, mein Wunsch, so zu bleiben, wie ich mich wohlfühlte, hat mich LANGE Zeit daran gehindert, meine Periode zu bekommen. Wie einige von euch wollte ich mich einfach nicht verändern. Ich liebte es, angenehm gefühlslos zu sein – hart zu laufen, meine Nahrung einzuschränken, mich zu isolieren… Ich dachte, es sei Freiheit, aber jetzt weiß ich, dass es eine Art selbst auferlegtes Gefängnis war. Ich glaubte, ich wäre anders und könnte den Konsequenzen des Ausbleibens der Periode entfliehen. Ich habe mir selbst vorgegaukelt, dass mein Körper wieder das tun würde, was ich wollte, wenn ich irgendwann zugenommen hätte und bereit dazu wäre, Kinder zu bekommen. Warum sollte er das nicht tun? Ich war „superfit", das hörte ich oft von meinen Freunden und Trainingspartnern. So lange ging es bei meinen Entscheidungen nur um mich, meine Sachen, meine Zeit, usw. Ich habe nie darüber nachgedacht, welche Folgen es haben könnte, wenn ich meinem Mann ein Kind wegnehme und meinen Eltern die Möglichkeit nehme, Großeltern zu werden, oder die sehr reale Möglichkeit, meinen Mann mit der Verantwortung einer osteoporotischen Frau zu belasten. Und das alles nur, weil ich bequem war, weil ich liebte, was ich tat und NICHT dazu bereit war, mich zu ändern.

6
Das PCOS/HA-Rätsel

WENN WIR UNSEREN Ärztinnen und Ärzten davon berichten, dass wir keine Blutung haben, führen sie einige Tests und Untersuchungen durch, um die Ursache herauszufinden (siehe Kapitel 4, „Diagnose"). Darunter fallen eine ausführliche Anamnese, eine körperliche Untersuchung, Bluttests und vielleicht ein Ultraschall, um die Eierstöcke und die Gebärmutter zu beurteilen. Auf Grundlage der Untersuchungsergebnisse wird eine Diagnose gestellt. Oft ist die Diagnose hypothalamische Amenorrhö (HA). Es gibt aber noch eine andere Diagnose – und zwar polyzystisches Ovarialsyndrom (PCOS) – das sich ganz ähnlich wie HA äußern kann. Da PCOS 12–18 % der Bevölkerung betrifft[1], ist es nur naheliegend, wenn Ärzte diese Diagnose bei Periodenverlust stellen.

In diesem Kapitel sprechen wir darüber, wie man PCOS und/oder HA auf korrekte Weise diagnostiziert, über Therapiemöglichkeiten und Herausforderungen, die das PCOS mit sich bringt. Wer sich nicht durch dieses Kapitel kämpfen möchte, hier die Kurzfassung: Ärzte und Ärztinnen diagnostizieren das PCO-Syndrom häufig, wenn eine Amenorrhö vorliegt und die Eierstöcke im Ultraschall viele kleine Follikel (runde Strukturen, die Eizellen beinhalten und „Zysten" genannt werden) aufweisen. ABER diese Informationen reichen nicht aus, um PCOS anstatt HA zu diagnostizieren, insbesondere dann nicht, wenn Risikofaktoren für HA vorliegen[2], wie in den ersten Kapiteln beschrieben. Wer also die Diagnose PCOS erhält, sollte dem Arzt oder der Ärztin noch weitere Fragen stellen, um sicher zu gehen, dass die Diagnose auch korrekt ist.

> *Kelli:* Wo fang ich an? Lass es mich auf den Punkt bringen: Du kennst dich selbst am besten. Du weißt am besten, wie du mit deinem Körper umgegangen bist, unabhängig von der Diagnose. Hast du deine Nahrungsaufnahme eingeschränkt? Hast du zu viel Sport gemacht? Warst du zu einem Zeitpunkt in deinem Leben schon einmal untergewichtig? Oder hast du schon einmal in kurzer Zeit abgenommen, indem du ein Energiedefizit hergestellt hast? Das Problem ist, dass uns HAlern viel erzählt wird. Von einem Arzt wurde mir PCOS diagnostiziert, von zwei anderen HA und von noch einer anderen Ärztin eine Schilddrüsendysfunktion. Alle waren Endokrinologen und alle hatten in gewisser Weise recht. Ja, meine Eierstöcke sind polyzystisch. WARUM? Weil meine Eizellen nicht freigesetzt werden, sodass sie an den Eierstöcken verbleiben. Ja, meine Schilddrüsenhormone sind nicht im Normbereich, aber wenn ich mir die Ergebnisse genauer anschaue, ist es das Schilddrüsenhormon T3, das niedrig ist – ein Marker für „Krankheit" und „Hungern" – also, nein, ich habe keine Schilddrüsenerkrankung. Ich habe meinen Hypothalamus dazu gebracht, meinen Stoffwechsel und meine Fruchtbarkeit herunterzufahren. Kann ich wirklich davon überzeugt sein, dass ich PCOS habe? Kann ich wirklich davon überzeugt sein, dass mein Kinderwunsch durch die Einnahme von Medikamenten und Metformin, was den Blutzucker senkt, erfüllt werden kann? Kann ich weiterhin wie eine Verrückte trainieren und mich Low Carb ernähren? Ja, könnte ich. Ich würde das liebend gerne glauben und meine destruktiven Verhaltensweisen beibehalten… Aber eigentlich kenne ich die Wahrheit. Ich habe zu wenig gegessen und jeden Tag Sport gemacht. Ich habe abgenommen, war zu dünn für meinen Körper und habe meine Periode verloren.

Was ist PCOS?

PCOS ist ein Zustand, in welchem die Hormone aus dem Gleichgewicht geraten sind. PCOS kann sich auf ganz verschiedene Weisen äußern. Daher können die Betroffenen an ganz unterschiedlichen Symptomen leiden. Typische Anzeichen und Symptome für PCOS sind:

- Ein Anstieg männlicher Hormone wie Testosteron – dies kann zum Beispiel zu männlichem Haarwachstum (Hirsutismus) und Akne führen.

- Insulinresistenz – der Körper reagiert nicht mehr angemessen auf Insulin, das ausgeschüttet wird, um Glukose (Zucker) zu verarbeiten. Dies führt dazu, dass letztlich noch mehr Insulin ausgeschüttet wird, um die Resistenz zu kompensieren. Wird die kontinuierliche Überproduktion nicht behandelt, kann dies zu Diabetes führen.

- Probleme mit der Ovulation – abnormale Androgenlevel (Androgene sind männliche Hormone) können dazu führen, dass der Eisprung verzögert oder verhindert wird, wodurch die Fruchtbarkeit eingeschränkt wird.

PCOS wird oft mit Übergewicht in Zusammenhang gebracht, weil die hormonelle Dysbalance dazu führen kann, dass es leicht ist, an Gewicht zu- und schwierig ist abzunehmen. Allerdings haben circa ein Drittel der Betroffenen einen BMI <25[3]. Man spricht auch vom „schlanken" PCOS Typ, es handelt sich jedoch nicht um ein anderes Krankheitsbild, weshalb sich die Diagnostik nicht unterscheidet. Die Betroffenen der verschiedenen PCOS-Typen haben lediglich eine andere Körperkonstitution, und dass überhaupt separate Namen bestehen, ist wohl eher eine Folge der Fettphobie im medizinischen Bereich. Ein größerer Körperumfang bei einer Person mit PCOS kann auf das Ausmaß des hormonellen Ungleichgewichts zurückzuführen sein, das wiederum mit dem Ausmaß der langfristigen Probleme verbunden ist; siehe auch „Langzeitfolgen des PCO-Syndroms".

PCOS diagnostizieren

In den letzten Jahrzehnten hat man versucht, Standardkriterien für die Diagnose des PCOS zu entwickeln, um alle Typen miteinzubeziehen. Der momentan gültige Standard wurde vom National Institute of Health (NIH)[4] festgelegt und wurde ursprünglich von einer Expertengruppe in diesem Gebiet definiert[5]. Sie werden oft als Rotterdam-Kriterien bezeichnet, da das Expertengremium in Rotterdam zusammenkam. Um nach diesen Kriterien mit dem PCO-Syndrom diagnostiziert werden zu können, müssen folgende Symptome erfüllt werden[6]:

1) polyzystische Ovarien (durch Ultraschall diagnostiziert) (P)
2) Oligomenorrhö (lange Pausen zwischen den Menstruationsblutungen) oder Amenorrhö (gar keine Blutung) (O)

3) Hyperandrogenismus (zu viel Androgene) (H)

Zunächst sollte ein vaginaler Ultraschall durchgeführt werden, wobei das Gerät mindestens mit einer Frequenz von 6 MHz scannen sollte, um die kleinen Follikel (2 mm bis 9 mm) gut darstellen und deren Anzahl bestimmen zu können. Ärztinnen und Ärzte, die auf PCOS spezialisiert sind, wissen, dass es für eine korrekte Diagnose nicht ausreicht, einmal kurz die Eierstöcke anzuschauen, viele Follikel zu sehen und zu behaupten, die Eierstöcke seien polyzystisch[7]. Nach den gültigen Kriterien benötigt es mindestens 25 Follikel zwischen 2 mm und 9 mm in jedem Eierstock und/oder das Volumen des Eierstocks muss größer als 10 ml sein[8]. Beim PCO-Syndrom sind die Follikel häufig am Ende des Eierstocks aufgereiht wie auf einer „Perlenschnur". Das ist aber nicht immer der Fall und kein notwendiges Diagnosekriterium.

> **Steph**: Als ich das erste mal zum Ultraschall ging, erzählte mir die Arzthelferin, ich hätte polyzystische Ovarien. Ich fragte sie natürlich sofort, ob das bedeutet, dass ich PCOS hätte. Sie beruhigte mich und antwortete: „Nein, überhaupt nicht. Viele Frauen, um die 30%, haben solche polyzystischen Eierstöcke, aber das bedeutet nicht, dass sie auch PCOS haben."

Um eine Oligo- oder Amenorrhö zu diagnostizieren, benötigt es nicht viel; eine ausbleibende Periode ist offensichtlich – du blutest einfach nicht. Eine vom PCOS betroffene Person kann auch einen ganz normalen Zyklus haben, viel häufiger sind aber unregelmäßige oder lange Zyklen (länger als 35 Tage). Ob PCOS oder HA, du gehst vermutlich zum Arzt, weil du keine Periode hast.

Hyperandrogenismus zu diagnostizieren ist etwas anspruchsvoller, da nicht unbedingt alle Androgene erhöht sein müssen. Zusammen mit typischen Ergebnissen für PCOS haben wir hier einige Hormone (inklusive der Androgene) abgebildet, die untersucht werden sollten. Je gravierender PCOS bei einer betroffenen Person ist, desto mehr Hormone sind erhöht, und zwar in höherem Maße.

Hormonwerte bei PCOS

Hormon	Normales Ergebnis*	Typisches Ergebnis bei PCOS
FSH	3,0–20,0 IE/L	Niedrig normal bis normal
LH	2,0–15,0 IE/L	Normal bis hoch-normal (höher als FSH)
Östradiol (E₂)	20–150 pg/ml	Normal bis hoch
Sexualhormon-bindendes Globulin (SHBG)	40–120 nmol/L	Niedrig bis normal
Gesamt-Testosteron	0,07–1,6 nmol/L	Normal bis hoch
Freies Testosteron (T)	0,1–6,4 pg/ml	Normal bis hoch
Freier Androgenindex (FAI)	7–10	Normal bis hoch
DHEAS	20–29 Jahre: 65–380 µg/dl 30–39 Jahre: 45–270 µg/dl 40–49 Jahre: 32–240 µg/dl	Normal bis hoch
Androstènedione	1,5–10,2 nmol/L	Normal bis hoch
Anti-Müller-Hormon (AMH)[9]	<4,2 ng/dl (automatisierte Probe) <5,6 ng/dl (manuelle Probe)	Hoch

* Wir haben hier die Standardbereiche aufgeführt. Du solltest aber beim Labor, das deinen Test durchgeführt hat, nach den Referenzbereichen fragen, um deine Ergebnisse mit diesen vergleichen zu können.

Darüber hinaus können durch Hyperandrogenismus bedingte körperliche Symptome auftreten, die von einem Arzt oder einer Ärztin eingeschätzt werden sollten (siehe nächste Seite).

Wie gravierend die Diagnose ist, hängt davon ab, welche Kriterien erfüllt sind. Wenn ein Hyperandrogenismus (H) zusammen mit einer Oligo-/Amenorrhö (O) und/oder polyzystischen Ovarien (P) vorliegt, kann die Diagnose recht einfach gestellt werden (angenommen, andere ähnliche Diagnosen wurden ausgeschlossen). Schwieriger wird es unserer Meinung nach, wenn eine Person nur an O + P leidet, da dies dieselben Symptome wie bei HA sind[10]. In diesem Fall sollte HA ausgeschlossen werden, bevor die Diagnose PCOS gestellt wird[11].

Körperliche Symptome bei PCOS

Symptom	Normal	PCOS	Häufigkeit bei PCOS
Hirutismus (FG-Score)*	Score < 6	Score >= 6	21–76 % [12]
Akne	Eventuell etwas Akne im Gesicht	Gesicht und Brust/ oberer Rücken, spricht nicht auf Standardbe-handlungen an	50–58 % [13]
Androgene Alope-zie (Haarausfall der Kopfhaut)	Nicht vorhanden	Manchmal vorhanden	16 % [14]
Acanthosis nigricans (Hautverdunkelung/ Texturveränderungen)	Nicht vorhanden	Manchmal vorhanden	23 % [15]

* Hirsutismus kann durch einen „Ferriman-Gallwey (FG)-Score" quantifiziert werden. Dabei wird die Behaarung an neun verschiedenen Körperstellen auf einer Skala von 0 bis 5 eingestuft und dann die Summe gebildet[16]. Die Grenzwerte für einen „normalen" Wert liegen zwischen 5 und 8.

Wenn PCOS in Wahrheit HA ist

Wie wir schon erwähnt haben, weist die Art von PCOS, die sich durch Amenorrhö und polyzystischen Ovarien (O+P) auszeichnet, die gleichen Symptome wie HA auf. Zwischen 15 % und 55 % der Menschen mit HA haben polyzystische Ovarien[17] und offensichtlich keine Menstruations-blutung. Es kann vorkommen, dass Ärztinnen und Ärzte anhand eines Ultraschalls einer auch an Amenorrhö leidenden Person die Diagnose PCOS stellen, ohne dass tatsächlich die notwendigen Kriterien zur Diagnose der polyzystischen Ovarien erfüllt sind (siehe oben). Laut einer aktuellen Studie, in der PCOS mit Hilfe der zuvor genannten Kriterien diagnostiziert, HA aber nicht in Erwägung gezogen wurde, wären 86 % derer, die in Wirklichkeit HA haben, mit PCOS diagnostiziert worden[18]. Daher sollten von PCOS Betroffene darauf achten, dass ihre Diagnose nicht nur via Ultraschall gestellt wird. Die beste Möglichkeit zur Diagnose ist, die Blutwerte bestimmen zu lassen und körperliche Symptome zu untersuchen.

In der nächsten Tabelle werden typische Laborwerte für PCOS und HA verglichen. In hormoneller Hinsicht gibt es mehrere wichtige Unterschiede zwischen den beiden Erkrankungen. Erstens ist der LH-Wert bei Frauen mit HA fast immer niedriger als normalerweise, obwohl er gelegentlich auch normal ist. Bei Frauen mit PCOS ist LH im normalen Bereich oder darüber und ist oft auf das Zwei- bis Dreifache von FSH[19] erhöht. Zweitens ist der Östradiol-Spiegel (E_2) bei HA ebenfalls oft niedrig, bei PCOS jedoch normal bis hoch. Schließlich sind die Androgenspiegel bei HA normal, aber bei Frauen mit PCOS häufig erhöht, insbesondere das freie Testosteron (T)[20]. Für eine Person mit Periodenverlust, HA-typischen Blutwerten und nicht erhöhten Androgenwerten ist die Wahrscheinlichkeit gering, tatsächlich PCOS zu haben. Beachte auch, dass das Anti-Mullerian-Hormon (AMH) immer häufiger getestet wird, da ein hoher Wert mit PCOS in Verbindung gebracht wird. Frauen mit HA haben jedoch oft ähnlich hohe Werte, sodass dies nicht zur Unterscheidung der beiden Erkrankungen herangezogen werden kann[21]. Interessanterweise kann HA auch mit recht niedrigen AMH-Werten in Verbindung gebracht werden; siehe die Tabelle für HAler mit niedrigem AMH in Band 2.

Hormonspiegel bei HA und PCOS

Hormon	Normales Ergebnis*	Typisches Ergebnis bei HA	Typisches Ergebnis bei PCOS
FSH	3,0–20,0 IE/L	Niedrig bis normal (etwa 6 IE/ml)	Niedrig normal bis normal
LH	2,0–15,0 IE/L	Niedrig bis normal, geringer als FSH	Normal bis hoch-normal (höher als FSH)
E_2	20–150 pg/ml	Niedrig bis normal	Normal bis hoch
Gesamt-Testosteron	0,07–1,6 nmol/L	Niedrig bis normal	Normal bis hoch
Freies Testosteron (T)	0,1–6,4 pg/ml	Niedrig bis normal	Normal bis hoch
Freier Androgen-index (FAI)	7–10	Niedrig bis normal	Normal bis hoch
DHEAS	20–29 Jahre: 65–380 µg/dl 30–39 Jahre: 45–270 µg/dl 40–49 Jahre: 32-240 µg/dl	Niedrig bis normal	Normal bis hoch
Androstenedionel	1,5–10.2 nmol/L	Niedrig bis normal	Normal bis hoch

* Wir haben hier die Standardbereiche aufgeführt. Du solltest aber beim Labor, das deinen Test durchgeführt hat, nach den Referenzbereichen fragen, um deine Ergebnisse mit diesen vergleichen zu können.

In der folgenden Tabelle werden die körperlichen Symptome von HA und PCOS verglichen. Mit „Hirsutismus" sind nicht vereinzelte Härchen an der ein oder anderen Stelle gemeint (die haben wir alle). Von Hirsutismus, der oft in Verbindung mit PCOS gebracht wird, spricht man bei einem Überschuss an männlichem Haarwachstum. Akne bedeutet nicht, dass man hier und da vereinzelte Pickel hat. Stattdessen liegt schwerwiegende Akne vor, in der Regel im Gesicht und an anderen Körperstellen, welche oftmals gegen jegliche Therapien resistent ist. Das Vorhandensein dieser Symptome kann durchaus auf PCOS hindeuten, aber ohne diese Symptome ist HA die wahrscheinlichere Diagnose.

Letztendlich spielen auch die Lebensgewohnheiten eine große Rolle bei der korrekten Diagnose von HA gegenüber PCOS. Wenn eine Reihe der unten genannten Kriterien auf dich und deine Lebensgewohnheiten zutreffen, ist es sehr viel wahrscheinlicher, dass du HA hast anstatt PCOS.

- Bist du schlanker als der Durchschnitt (obwohl es wie beschrieben auch Betroffene gibt, die nicht „untergewichtig" sind)?
- Hast du in der letzten Zeit an Gewicht verloren? (5 kg oder mehr)
- Hast du in der Vergangenheit einmal viel Gewicht verloren? (10 % deines Körpergewichts oder mehr)
- Hast du in der letzten Zeit dein Sportpensum oder die Intensität erhöht, z. B. ein paar Zumba- oder Pilates-Einheiten mehr absolviert? Oder trainierst du für einen Marathon oder einen Wettkampf?
- Sind deine Trainingseinheiten sehr anstrengend? Bzw. trainierst du mehr als eine Stunde pro Tag und das an mehreren Tagen in der Woche?
- Gehst du joggen?
- Hast du eine geringe Kalorienzufuhr (weniger als 28 kcal/kg/Tag)[22]?
- Gibt es bestimmte Lebensmittelgruppen, die du meidest (z. B. Fett oder Kohlenhydrate)?

Körperliche Symptome bei HA und PCOS

Symptom	HA	PCOS
Hirutismus (FG-Score)*	Score zwischen 0–5	Score >= 6
Akne	Manchmal im Gesicht; kann mit der Gewichtszunahme zunehmen	Gesicht und Brust/oberer Rücken, oft resistent gegen Behandlungen
Androgene Alopezie (Haarausfall der Kopfhaut)	Nicht vorhanden, aber die Haare können brüchig sein	Manchmal vorhanden
Acanthosis nigrican (Hautverdunkelung/ Texturveränderungen)	Nicht vorhanden	Manchmal vorhanden

Von unseren Umfrageteilnehmerinnen wurden 15% mit PCOS diagnostiziert und weiteren 20% wurde mitgeteilt, dass PCOS eine mögliche Diagnose sein könnte. Leider liegen uns nicht genügend Daten vor, dass wir einschätzen können, inwieweit die Diagnosen richtig gestellt wurden. Tatsache ist allerdings, dass nur bei 45% der Teilnehmerinnen, die Laborwerte angaben, die Androgene getestet wurden und bei weniger als der Hälfte waren diese tatsächlich erhöht. Das bedeutet, dass in vielen Fällen die Diagnose PCOS nur aufgrund der Amenorrhö und der Ultraschalluntersuchung gestellt wurde, obwohl HA in diesen Fällen die wahrscheinlichere Diagnose gewesen wäre.

Vergleichen wir unter unseren Umfrageteilnehmerinnen diejenigen mit PCOS-Diagnose mit denjenigen ohne diese Diagnose, beobachten wir Folgendes: Beide Gruppen bekamen ihre Periode gleich schnell und häufig wieder und verzeichneten ein ähnliches Maß an Gewichtszunahme, wenn sie dem Recoveryplan folgten. Dies unterstützt die Hypothese, dass deren Amenorrhö eher durch eine HA verursacht wurde.

Nadia: Mir wurde die Diagnose PCOS gestellt. Ich kämpfte über fünf Jahre gegen die „Krankheit", bis ich auf eine Ärztin stieß, die HA kannte. Sie erzählte mir, dass ich vermutlich niemals PCOS gehabt hätte. Außerdem hätte die Tatsache, dass ich dachte, ich hätte PCOS (und mein Essverhalten und Sportpensum an die Empfehlungen anpasste), meine HA möglicherweise noch verschlimmert. Ich ernährte mich Low Carb: Nur wenig Kohlenhydrate, wenig Obst, wenig Zucker, kein Gluten und wenig Fett. Ich machte täglich mindestens 30 Minuten, oft fast eine Stunde, Sport. Ich machte viel Ausdauertraining (Walken), aber auch Krafttraining. (*Nadia wurde von zwei Endokrinologen unabhängig voneinander mit PCOS diagnostiziert. Sie hat es dennoch geschafft, ihre HA zu besiegen und ihre Periode zurückzugewinnen, indem sie drei Monate lang konsequent „all in" gegangen ist.)*

Vermutlich haben viele Frauen mit der Diagnose eines „schlanken" PCOS in Wirklichkeit HA. Es kann auch sein, dass eine Person sowohl PCOS als auch HA hat. Die durch PCOS bedingte Hormondysbalance wird nicht durch den Hypothalamus verursacht. Sie kann also auch vorhanden sein, wenn der Hypothalamus aufgrund eines Kaloriendefizits, Stresses oder Übertraining das Fortpflanzungssystem herunterfährt. In der Regel schlägt HA das PCOS; das bedeutet, dass die körperlichen Symptome und Laborwerte eher typisch für HA sind, wenn beides vorliegt. Sobald eine von HA und PCOS betroffene Person ihre HA besiegt hat, kommen häufig mehr Symptome des PCOS zum Vorschein[23] (körperlich und bezüglich der Laborwerte). Allerdings treten nach einer HA die für PCOS typischen Symptome in vielen Fällen nur vorübergehend auf. Wir empfehlen deshalb, nach der HA-Recovery* mindestens ein Jahr abzuwarten und danach die PCOS-Diagnose noch einmal zu prüfen[24].

Um es nochmal zusammenzufassen, wenn die Blutwerte normal sind und der Arzt oder die Ärztin lediglich „viele Follikel" im Ultraschall erkennen kann (vielleicht, ohne sie überhaupt zu zählen), ist PCOS vermutlich nicht die korrekte Diagnose.

Ist es wichtig, ob ich PCOS oder HA habe?

Wenn es darum geht, schwanger zu werden, unterscheiden sich die bei PCOS und HA empfohlenen Methoden wenig voneinander. Entweder ein Paar versucht es natürlich (gegebenenfalls mit zusätzlichen Supplementen, die im Teil „Ich habe definitiv PCOS" besprochen werden) oder nach Erlangen der Zyklen mit Hilfe von oralen Medikamenten, einer GnRH-Pumpe, Injektionen oder IVF (In-vitro-Fertilisation, siehe Band 2). Die größte Sorge bei multifollikulären oder polyzystischen Eierstöcken ist, dass die Wahrscheinlichkeit für ein ovarielles Überstimulationssyndrom (OHSS) bei der Verwendung von Spritzen oder IVF mit der Anzahl der Follikel steigt. Das OHSS ist eine Komplikation der Kinderwunschbehandlung. Die Eierstöcke schwellen an und in schlimmen Fällen kann es zu einer

---

*   Mit „HA-Recovery" bezeichnen wir die Recovery / Genesung von HA. Wir folgen hierbei dem englischen Sprachgebrauch, wo zum Beispiel auch „Eating Disorder Recovery" die Genesung von einer Essstörung bezeichnet.

Flüssigkeitsansammlung im Bauch- und Brustraum kommen, sodass ein Krankenhausaufenthalt notwendig wird. Die Dosis der Medikamente sollte also bei Personen mit vielen Follikeln gut durchdacht sein.

Allerdings unterscheiden sich die beiden Diagnosen in Bezug auf den empfohlenen Lebensstil. Typischerweise wird von PCOS Betroffenen empfohlen, mehr Sport zu treiben und weniger zu essen, was in manchen Studien die Hormonlage verbessern konnte[25] (obwohl die langfristige Einhaltung dieser Empfehlungen ein ernstes Problem darstellt und im Rahmen von „Health At Every Size"-Ernährungsberatungen inzwischen mit Betroffenen daran gearbeitet wird, die Symptome zu reduzieren, ohne speziell auf eine Gewichtsabnahme hinzuarbeiten). Mehr Sport zu treiben und weniger zu essen ist jedoch genau das Gegenteil von dem, was man tun muss, um von HA zu recovern, daher ist es wichtig, die richtige Diagnose zu erhalten.

Jessica O: Nachdem wir ein Jahr lang versucht haben, auf natürliche Weise schwanger zu werden, hat meine Arzt jede Menge Tests und einen Ultraschall gemacht. Alles schien normal, außer dass an den Eierstöcken Zysten zu sehen waren. Also diagnostizierte man mir das PCO-Syndrom und verschrieb mir Metformin. Ich bin tatsächlich direkt im nächsten Monat schwanger geworden. Ich weiß nicht, ob Metformin tatsächlich geholfen hat oder es daran lag, dass wir im Urlaub waren und ich mehr gegessen und weniger Sport gemacht habe als normalerweise. Jedenfalls endete meine Schwangerschaft leider viel zu früh. Daraufhin beschloss ich, mein vermeintliches PCOS ernsthaft zu behandeln, also machte ich eine kohlenhydratarme Diät, nahm etwas ab und war besessen davon, täglich zu trainieren. Überraschung, Überraschung: Zu diesem Zeitpunkt entwickelte ich eine stark ausgeprägte HA. Meine Ärzte gingen weiterhin davon aus, dass meine Probleme durch PCOS verursacht wurden, und niemand wusste, warum es eher schlimmer als besser wurde. Es war eine unglaublich frustrierende Erfahrung. Bei mir wurde nie wirklich HA diagnostiziert, aber als ich Nico's Blog und das Forum entdeckte, begann alles einen Sinn zu ergeben. Ich habe zugenommen, weniger Sport getrieben und meinen Zyklus wiedererlangt.

Katherine: Rede dir bloß nicht ein „vielleicht habe ich ja PCOS und kann so viel Sport machen, wie ich will". Ich hab's gemacht, hat nicht funktioniert.

HA und PCOS?

Wie bereits erwähnt, kann es selten auch vorkommen, dass eine Person beides hat, HA und PCOS[26]. Solange jemand HA hat, sind die typischen Symptome erkennbar – niedriges E_2 und LH, oft auch die körperlichen Symptome wie Frieren, geringe Libido, Nachtschweiß, brüchige Haare und Nägel etc. Sobald HA mit mehr Essen und weniger Sport besiegt wurde, verändern sich die Blutwerte hin zu einem für PCOS typischen Bild, beispielsweise mit einem LH-Wert, der höher ist als der FSH-Wert, einem höheren E_2-Level und möglicherweise erhöhten Androgenen. Auch die körperlichen Symptome können sich hin zu den typischen PCOS Symptomen entwickeln[27]. Ein latentes PCOS könnte dazu führen, dass die Menstruation nicht einfach wiederkommt, obwohl die Betroffene die HA besiegt hat. Die Amenorrhö bleibt gegebenenfalls bestehen oder die Zyklen sind verlängert und/oder unregelmäßig. Möglicherweise brauchen Betroffene trotz HA-Recovery eine Kinderwunschbehandlung, um einen Eisprung auszulösen und schwanger zu werden. Es kann sein, dass bei manchen das LH höher ist als das FSH, ohne dass andere PCOS-Symptome auftreten. In diesen Fällen empfehlen wir, ein paar Monate zu warten, um die Werte noch einmal testen zu lassen, da der LH-Anstieg möglicherweise nur durch ein Überschießen des Hypothalamus bedingt sein kann[28].

> *Grace:* Mir wurde sowohl HA als auch PCOS diagnostiziert. Mein Arzt hat ausführliche Untersuchungen durchgeführt und bestätigte mir beides. Er machte einen Ultraschall und teste alle notwendigen Hormone, empfahl mir, zunächst auf Sport zu verzichten und dann das Training wieder aufzunehmen, um zu schauen, wie die Hormone darauf reagieren. Als ich das Training einstellte, waren die Blutwerte typisch für PCOS, als ich wieder mit dem Sport begann, sanken alle Hormone wieder auf für HA typische Werte. Außerdem habe ich zystische Ovarien und das typische männliche Haarwachstum.

Wenn sich herausstellt, dass du PCOS zusätzlich zu HA hast, kann das erstmal sehr frustrierend sein, insbesondere wenn du schon viel auf deine Recovery hingearbeitet hast. Vielleicht stellst du alles, was du bisher getan hast, in Frage – hast du deine Situation durch die Gewichtszunahme und die Sportpause noch zusätzlich verschlimmert? Es mag dir so vorkommen, als wäre das einzige, was du erreicht hast, von einem Problem ins nächste geschlittert zu sein. Aber das ist nicht der Fall! Wenn du ein von HA überdecktes PCOS hast, musst du zwei Probleme beheben – zuerst die HA, dann das PCOS. Sobald du die HA, die erste und dominantere Problematik, überwunden hast, erhöht sich die Wahrscheinlichkeit dafür, dass du von selbst einen Eisprung hast. In dem Fall, dass dein Körper nur mit medizinischer Unterstützung und nicht aus eigener Kraft einen Eisprung veranlassen kann, sind deine Chancen auf eine Schwangerschaft deutlich höher, wenn du nicht gleichzeitig daran arbeiten musst, sowohl mit einem Energiedefizit als auch mit den durch PCOS verursachten Problemen zu kämpfen.

Liz: Ich hatte zwei Jahre lang einen regelmäßigen Zyklus (im Alter von 13–15 Jahren). Dann wurden meine Zyklen allmählich unregelmäßiger und es kamen, ohne dass ich irgendetwas an meiner Ernährung änderte, PCOS-Symptome dazu. Dann begann ich, meine Kalorien einzuschränken und bäm, meine Periode ließ sich nicht mehr blicken. Momentan habe ich definitiv PCOS-ähnliche Symptome. Aber weil ich begonnen habe, genug zu essen (und mich intuitiver ernähre, anstatt mich einzuschränken), habe ich seit Ewigkeiten endlich wieder einen Zyklus. Ich nehme auch ein paar Kräuter und Vitamine, aber das habe ich auch schon die Jahre zuvor gemacht. Erst nachdem ich zugenommen und aufgehört hatte, meine Nahrungsaufnahme einzuschränken, bekam ich meine Periode. Die Tatsache, dass ich glaubte, PCOS zu haben, trug wesentlich zu meinem restriktiven Verhalten bei. Auch nachdem ich meine Essstörung in den Griff bekommen hatte, war ich davon besessen, ein bestimmtes Gewicht zu halten. Ich habe nicht zugelassen, dass ich an Gewicht zunehme, auch wenn das bedeutete, dass ich nur sehr wenig aß. Ich redete mir ein, auf diese Weise mein PCOS unter Kontrolle zu haben. Allerdings verhinderte ich genau dadurch, einen Zyklus zu haben. (*Nach jahrelanger Betreuung von Endokrinologen zeigte ein 17-OH-Progesteron-Test, dass Liz eine spät auftretende kongenitale Nebennierenhyperplasie hat, die sich ähnlich wie das PCOS äußert.*)

Shayla: Im Juli 2011 wurde mir HA diagnostiziert und ich konnte mich bis zum Ende des Jahres nicht überwinden, meinen Lebensstil umzukrempeln. Zwischen Juli und Dezember habe ich mich sportlich mehr verausgabt als ich sollte. Im Dezember habe ich mir selbst eingestanden, dass ich wohl meine sportlichen Ambitionen herunterschrauben muss, um Ergebnisse zu sehen (vier- bis fünfmal pro Woche, maximal 40 Minuten walken oder auf den Crosstrainer). Von Juli 2011 bis Januar 2012 habe ich auf einen BMI von 22 zugenommen. Ich hatte keine natürliche Periode, weil ich ein hormonelles PCOS hatte, aber ich weiß, dass ich von HA recovered bin, weil ich vor ein paar Wochen Provera eingenommen habe und sehr heftig davon geblutet habe – eine wesentliche Verbesserung, da ich im Juli 2011 damit gescheitert bin. Alles in allem also, dank der wesentlichen

Veränderungen im Dezember und meinem für mich gesünderen Gewicht seit Januar, reagiere ich jetzt auf die Medikamente für Kinderwunsch. Ich würde sagen, es hat bei mir etwa drei bis vier Monate gedauert. Ehrlich gesagt ist alles, was jede einzelne Person hier gesagt hat, die absolute Wahrheit. Eine ganze Zeit habe ich es nicht für wahr haben wollen, aber wenn du es zu deiner Aufgabe machst, wirklich zuzunehmen, Fette zu dir nimmst und das Sportpensum reduzierst, WIRST du auf eine Kinderwunschbehandlung anspringen oder auf natürlichem Wege schwanger werden. (*Shayla wurde mit ihrem Sohn bei ihrem zweiten Versuch mit Letrozol schwanger. Bei ihrem zweiten Kind, ihrer Tochter, wurde sie auf natürliche Weise schwanger.*)

Ich habe definitiv PCOS

Wenn du wirklich PCOS hast, statt HA, die sich wie PCOS äußert, stellt sich die Frage, was nun? Es gibt zwei wichtige Aspekte: 1) Umgang mit dem Syndrom (ggf. mit einer zukünftigen Schwangerschaft im Hinterkopf) und 2) Längerfristige gesundheitliche Aspekte, die mit dem PCOS in Verbindung stehen. Wir sind definitiv keine Experten für PCOS, aber aktuelle Studien, die wir hier diskutieren, zeigen einen möglichen Umgang mit dem Syndrom auf.

Änderungen des Lebensstils, Medikamente und Nahrungsergänzungsmittel können dabei helfen, das PCOS zu beheben, indem sie:

- Androgenlevel senken
- Insulinresistenz verbessern
- einen Eisprung fördern (wenn es keinen oder nur einen unregelmäßigen Zyklus gibt)
- die Morphologie der Eierstöcke verbessern

Alle Möglichkeiten zu thematisieren, die gegen das PCO-Syndrom helfen können, würde den Umfang des Buches sprengen. Wir erwähnen im Folgenden aber ein paar Optionen. Wir empfehlen, in einem Gespräch mit deinem Arzt bzw. deiner Ärztin herauszufinden, welche Behandlungsmethode für dich am besten ist.

Erstens: Änderungen des Lebensstils. Wie schon beschrieben werden eine Gewichtsabnahme und Sport empfohlen, um Komplikationen wie zum Beispiel eine Insulinresistenz, die auf ebensolche Interventionen ansprechen, zu lindern (obwohl die Langzeiteffekte noch unklar sind[29]. Viele „Health at every size" Ernährungsberater und -beraterinnen arbeiten mit Betroffenen, ohne dabei das Gewicht zu fokussieren.) Betroffene ohne Insulinresistenz oder diejenigen, die einmal HA hatten, sollten kein Gewicht verlieren; moderater Sport kann hilfreich sein. Wer unter der Kombination HA/PCOS leidet, profitiert von einer Reduktion des Trainingsumfangs, um den Körper von der HA zu heilen (Kapitel 12, „Der HA-Recoveryplan: Bewegungsverhalten ändern"). Wenn du dich nach der Recovery auf einem guten Niveau stabilisiert hast, kannst du mit der Zeit den Sport (allmählich!) wieder aufnehmen. Arbeitest du an deiner Recovery und hast deinen natürlichen Zyklus wiedererlangt, empfehlen wir, den neuen Lebensstil mindestens drei Monate beizubehalten, bevor irgendwelche Veränderungen bezüglich der Essensgewohnheiten oder des Trainings gemacht werden. Dadurch entwickelt dein Körper Vertrauen darein, dass nicht wieder ein Energiedefizit entsteht. Diejenigen, die sofort wieder mit Sport begonnen oder ihre Kalorien reduziert haben, sobald sie ihre erste Periode bekommen haben, hatten ihre Periode weniger regelmäßig als diejenigen, welche die empfohlenen drei Monate abgewartet haben. Sobald du ein paar mal deine Periode bekommen hast und beschließt, wieder mit dem Sport zu beginnen, solltest du das Schritt für Schritt tun und dabei genau darauf achten, ob sich diese Veränderung auf deinen Zyklus auswirkt (Kapitel 16, „Recovery der natürlichen Zyklen").

Eine weitere Möglichkeit zur Linderung der durch PCOS verursachten Symptome scheint im Zusammenhang mit den Essenszeiten zu stehen. Es gibt eine Studie, in der Frauen mit dem PCO-Syndrom einen Ernährungsplan bekamen; dabei sollten sie 54 % der Kalorien zwischen 6:00 und 9:00 Uhr zum Frühstück, 35 % zum Mittagessen (von 12:00 bis 15:00 Uhr) und nur 11 % zum Abendessen (von 18:00 bis 21:00 Uhr) essen[30]. Die Ernährung zeichnete sich außerdem durch einen hohen Proteingehalt aus (1,4 g/kg), damit sich die Betroffenen den ganzen Tag lang satt und zufrieden fühlen. Nach drei Monaten haben sich die Hormone normalisiert (die Androgene und Insulin sanken, SHGB stieg an), sogar im gleichen Ausmaß wie wenn das Medikament Metformin (ein Standard PCOS Medikament, siehe Tabelle auf Seite 78) verabreicht wurde. Die häufiger stattfindenden Eisprünge sind natürlich hilfreich, wenn eine Schwangerschaft gewünscht wird. Es gibt zwar keine Langzeitstudien, wie sich der zuvor beschriebene Lebensstil dauerhaft auswirkt, aber sicherlich zieht eine solche Ernährungsveränderung Nebeneffekte mit sich, die man nicht außer Acht lassen sollte.

Es kann schwierig sein, das Frühstück zur größten Mahlzeit des Tages zu machen, insbesondere wenn die Person ihr Essverhalten schon verändert hat, um von HA zu genesen. Ein erster Schritt könnte sein, mehr Protein in das Frühstück zu integrieren und das Frühstück nach und nach insgesamt etwas kalorischer zu gestalten, ohne direkt über die Hälfte der Tageskalorien einzubauen.

Eine zweite Option, die Symptome des PCOS in den Griff zu bekommen ist das Medikament Metformin. Metformin senkt die Glukosebildung in der Leber. Als Nebeneffekt verbessert es einige hormonelle und körperliche Symptome des PCOS (siehe Tabelle). Metformin kann allerdings auch Magen-Darm-Probleme mit sich bringen und zu Gewichtsverlust führen, was ehemaligen HAlern nicht empfohlen wird.

Eine dritte Lösung, die Symptome des PCOS zu verbessern, stellen Nahrungsergänzungsmittel dar. Dazu gehören D-Chiro-Inositol und/oder Myo-Inositol[31]. Beides ist in Lebensmittelgeschäften erhältlich. Die Tabelle unten verdeutlicht, wie sich die Androgenwerte und die Insulinsensitivität von Betroffenen unter Einnahme einer 40:1-Kombination aus Myo- und D-Chiro-Inositol verändert haben.

Effekte der verschiedenen Behandlungsoptionen bei PCOS auf die Hormone und den Eisprung

Behandlungsart	50 % der Kalorien zum Frühstück[35]	Metformin[36]	Myo/D-Chiro-Inositol[37]
Studiendauer	3 Monate*	6 Monate*	6–8 Wochen*
Freies Testosteron	−50 %	−67 %	−73 %
DHEA-S	−35 %	−23 %	−49 %
Androstenedione	−34 %	NA	−27 %
SHBG†	116 %	−13 %	138 %
Nüchtern-Insulin	−53 %	−61 %	−36 %
	% mit Eisprung in der Testgruppe (% in der Kontrollgruppe)		
Erster Monat	0 % (0 %)	0 % (0 %)	60 % (0 %)
Zweiter Monat	28 % (7,6 %)	10 % (0 %)	NU (20 %)
Dritter Monat	50 % (20 %)	50 % (5 %)	NU
4–6 Monat	NU	95 %	NU

* Anmerkung: Negative Zahlen bedeuten eine Abnahme der aufgeführten Hormone.

† Sexualhormon-bindendes Globulin, das zur Berechnung des freien Androgen-Index (FAI) verwendet wird; ein Anstieg führt zu einem niedrigeren, verbesserten FAI. (FAI = 100 * Gesamt-T / SHBG)

NA = nicht in der Studie angegeben; NU = nicht in der Studie untersucht, da z. B. Studie zu kurz.

Laut aktuellem Forschungsstand können sowohl Myo- als auch D-Chiro-Inositol zur Normalisierung der Insulinreaktion und der Hormone beitragen, indem sie auf verschiedene Gewebearten einwirken[32]. Myo-Inositol spielt eine Rolle bei der Glukoseaufnahme, ist im Eierstockgewebe aktiv und beeinflusst das FSH/LH-Verhältnis. D-Chiro-Inositol spielt bei der Glykogensynthese eine wichtige Rolle und ist im Gewebe außerhalb des Eierstocks aktiv, wo es die insulinbedingte Androgenproduktion anregt.

Eine Studie, in der verschiedene Verhältnisse von Myo- zu D-Chiro-Inositol verglichen wurden, ergab eine starke Unterstützung für ein Verhältnis von 40:1[33]. Dieses Verhältnis hat sich auch in anderen Untersuchungen als optimal erwiesen[34] und wird daher von uns als Nahrungsergänzungsmittel zur möglichen Linderung von PCOS-Symptomen empfohlen (auch hier wieder mit dem Hinweis, dass dies unter ärztlicher Absprache stattfinden sollte).

Langzeitfolgen des PCOS

Wenn du die Diagnose PCOS erhalten hast, wurdest du vermutlich auch über die möglichen Langzeitfolgen aufgeklärt: Diabetes, Herzerkrankungen und Krebs. Jetzt denkst du dir vielleicht – das kann doch nicht sein, noch mehr Gesundheitsprobleme zusätzlich zu HA. Deswegen besprechen wir die möglichen Langzeitfolgen der Reihe nach. Wir beginnen mit dem metabolische Syndrom (MetS), das als Vorläufer für Diabetes und Herzerkrankungen angesehen wird. Es wird bei Vorliegen von drei der folgenden fünf Kriterien diagnostiziert[38]:

- stammbetonte Adipositas mit Taillenumfang von $\geq$ 80 cm (Frauen) bzw. $\geq$ 94 cm (Männer)
- erhöhte Triglyceride: $\geq$ 150 mg/dL (1,7 mmol/L)
- erniedrigtes HDL-Cholesterin: Frauen: < 50 mg/dL (1,29 mmol/L), Männer: < 40 mg/dL (1,03 mmol/L)
- erhöhter Blutdruck: Systolisch $\geq$ 130 mmHg oder Diastolisch > 85 mmHg
- Nüchternblutzucker $\geq$ 100 mg/dL (5,6 mmol/L) oder Diabetes mellitus Typ 2

Auf Blutwerten basierende Studien ergaben zwar einen Zusammenhang zwischen PCOS und kardiovaskulären Erkrankungen (welche sich z. B. durch hohe Cholesterinwerte auszeichnen), dieser scheint aber laut aktuellem Stand der Forschung nur gering zu sein[39]. Da die Insulinresistenz mit einem Risiko für kardiovaskuläre Erkrankungen verbunden ist, besteht möglicherweise auch eine erhöhte Anfälligkeit für solche Krankheiten bei PCOS-Betroffenen. Zusätzlich trägt eine abnorme Verarbeitung von Cholesterin und anderen Lipiden zum Risiko bei. Abgesehen davon sind die zwei Faktoren, die mit einem erhöhten kardiovaskulären Risiko einhergehen, einmal die stammbetonte Adipositas und ein erhöhtes nicht-HDL Cholesterin (s.o.). Der Hausarzt sollte das individuelle Risiko einschätzen, indem er relevante Daten wie psychischen Stress, Blutdruck, Blutfette (Gesamtcholesterin, HDL, LDL, nicht-HDL Cholesterin, Triglyceride), Bauchumfang, körperliche Aktivität, Ernährung und Rauchen erhebt[40]. Falls die Ergebnisse auf ein erhöhtes Risiko hinweisen, sollte ein gemeinsamer Plan ausgearbeitet werden. Es ist zu beachten, dass sowohl Metformin als auch die Inositole die Insulinresistenz verringern und somit einige dieser anderen Probleme abmildern können. Die meisten bisher durchgeführten Studien waren jedoch von kurzer Dauer (12 Wochen bis 12 Monate), sodass die längerfristige Wirkung dieser Behandlungen noch untersucht werden muss[41].

Schlussendlich ist ein Endometriumkarzinom (Krebs der Gebärmutterschleimhaut) ein weiteres Problem, das mit PCOS einhergehen kann. Es wurden viele Studien mit widersprüchlichen Ergebnissen durchgeführt; eine etwas jüngere Studie fand ein dreifach erhöhtes Risiko bei Frauen mit PCOS[42] (9 % im Gegensatz zu 2–3 % der weiblichen Gesamtpopulation). Die Kriterien, die in den Studien zur Diagnose von PCOS verwendet wurden, waren jedoch nicht von besonders hoher Qualität. Es gibt Theorien, die ein erhöhtes Risiko für folgende Pathologien zuschreiben[43]:

- starker Aufbau der Schleimhaut aufgrund eines hohen Östrogenspiegels mit unregelmäßigem Abbau durch die Oligo-/Amenorrhö

- erhöhte LH-Werte (und Rezeptoren für LH in den veränderten (Krebs-)Zellen)

- erhöhte Insulinwerte (und Rezeptoren für Insulin in der Gebärmutterschleimhaut), erhöhte Leptinwerte und verminderte Adiponektinwerte; all dies steht mit erhöhter Fettmasse in Zusammenhang

- erhöhtes Östrogen aufgrund der hohen Insulinwerte

Wer keine erhöhten LH-, Insulin- oder Östrogenwerte hat[44], hat aller Wahrscheinlichkeit nach auch kein erhöhtes Risiko für ein Endometriumkarzinom. Die meisten hormonbedingten Endometriumkarzinome scheinen von erhöhten Östrogenwerten bei gleichzeitigem Fehlen von Progesteron verursacht zu sein. Mit Östrogenwerten <20 bis 30, was typisch für HA ist, bleibt die Schleimhaut dünn und bietet keinen Anlass zur Sorge. Wenn die Östrogenwerte einer betroffenen Person höher sind und die Schleimhaut sich gut aufbaut, es jedoch nicht zu einer Blutung kommt, kann in Erwägung gezogen werden, Progesteron in Form einer Creme oder Tabletten zuzuführen, um die Schleimhaut von Zeit zu Zeit abzubauen[45]. PCOS-bedingte Endometriumkarzinome entwickeln sich langsam und werden oft in einem frühen Stadium durch abnorme Blutungen (als Zwischenblutung oder nach der Menopause) entdeckt. Risikopersonen und ihre Ärzte bzw. Ärztinnen sollten also aufmerksam sein und empfohlene Vorsorgen durchführen, um potentielle Veränderungen früh zu erkennen und zu behandeln. Aber nochmal, diese Begleiterscheinungen treten keineswegs bei allen von PCOS Betroffenen auf. Wenn sie doch auftreten, sind die Symptome bei denjenigen, die vorher HA hatten, in der Regel mild.

Zusammenfassung: HA oder PCOS?

Wir kennen viele, denen aufgrund einer fehlenden Menstruationsblutung und weil ihre Ovarien „polyzystisch" aussahen, PCOS diagnostiziert wurde. Ohne weitere Symptome oder entsprechende Blutwerte und vor allem, wenn andere Risikofaktoren für HA eine Rolle spielen, ist PCOS vermutlich nicht die richtige Diagnose. Stattdessen ist es wahrscheinlicher, dass eine HA vorliegt. Vielen Ärzten und Ärztinnen scheint nicht bewusst zu sein, dass ein großer Anteil der von HA betroffenen Personen polyzystisch erscheinende Ovarien besitzt. Es ist auch möglich, beides, HA und PCOS, zu haben. In diesem Fall muss die betroffene Person zuerst die HA besiegen und dann möglicherweise Schritt für Schritt ernährungstechnische und bewegungsbezogene Veränderungen einführen, um die PCOS-Symptome in den Griff zu bekommen. Eine potentielle PCOS-Diagnose sollte keine Einladung zu restriktivem Essen und exzessiven Sport sein. Wer sich mit den typischen Verhaltensweisen und Eigenschaften, die mit der hypothalamischen Amenorrhö verbunden sind, identifizieren kann, sollte dem HA-Recoveryplan in Teil 2 des Buches („Der Recoveryplan – Verändere deine Gewohnheiten und dein Leben") eine Chance geben und schauen, was passiert.

Lisa: Ich weiß… die Möglichkeit, PCOS zusätzlich zu HA zu haben, trägt zur Verwirrung und Besorgnis bei und macht deine Entscheidungen sicherlich nicht leichter. Diese Frustration äußern von HA/PCOS Betroffene immer wieder. Du bist mit dieser Problematik also nicht alleine. Damit eins klar ist, was wir nicht wollen, ist, dass du anfängst, die „Ich habe PCOS, nicht HA"-Fahne zu schwenken. Das würde dich vom Weg der HA-Recovery abbringen. (Kannst du dir vorstellen, dass wir diese Ausrede schon oft genug gehört haben?) Ich warne dich nur, weil du sicher sein und deinen letzten Dollar darauf verwetten kannst: Wenn ich mit PCOS diagnostiziert worden wäre, hätte ich mich nicht auf Sportredukion und Gewichtszunahme für die Recovery eingelassen. Auf keinen Fall! Ich bin mir sicher, dass mir die Ärzte empfohlen hätten, wegen meines „durchschnittlichen" BMI nicht zuzunehmen. Aber nur du selbst weißt, ob es möglich ist, dass eine restriktive Ernährung und/oder sportliche Betätigung zu deiner HA beitragen und eine PCOS-Diagnose trüben. Es gibt nur einen Weg, das herauszufinden, und nochmal, der ist vorübergehend und liegt ganz in deiner Hand.

Vielleicht hast du inzwischen begonnen, in Betracht zu ziehen, dass es sein kann, dass du sowohl PCOS als auch HA hast. Dann hast du dich hoffentlich dazu entschieden, die Recovery von HA weiter zu verfolgen; oder du bist besorgt, dass du nur PCOS und nicht HA hast und willst für „was wäre wenn" auf keinen Fall Änderungen deines Lebensstils riskieren. Keiner kann dir vorschreiben, welchen Weg du einschlagen sollst, aber was wir können, ist dir ein paar Dinge zum Nachdenken mit auf den Weg zu geben.

1) Wenn du weiter an deiner HA-Recovery arbeitest und tatsächlich sowohl HA als auch PCOS hast, hast du es später nur mit PCOS zu tun und nicht mit beidem und du erhältst alle Vorteile der unten stehenden Option 2.

2) Wenn du weiter an deiner HA-Recovery arbeitest und kein PCOS, sondern nur HA hast, dann YAY! Du wirst genesen, deine Knochen werden wahrscheinlich an Dichte zunehmen, dein Gehirn und dein Herz werden in bester Form sein, du wirst regelmäßig bluten, und wenn du dich entscheidest, Kinder zu bekommen, hast du jetzt diese Möglichkeit.

3) Wenn du weiter an deiner HA-Recovery arbeitest und eigentlich keine HA, aber PCOS, hast, dann solltest du Lotto spielen, denn ich bezweifle, dass das passieren wird. Aber sagen wir einfach, es ist eine Möglichkeit.

7
Brüchige Knochen und andere gesundheitliche Folgen von HA

VIELE WOLLEN ZWAR HA bekämpfen, um schwanger zu werden, aber in Wirklichkeit ist es so, dass HA viel mehr als nur die Fruchtbarkeit beeinflusst. Das Ausbleiben der Periode kann ernsthafte gesundheitliche Folgen haben, sowohl kurzfristig als auch noch mit zunehmendem Alter. Es mag dir so vorkommen, als seien die Jahre nach der Menopause noch eine Ewigkeit entfernt, also wen kümmert das schon? Aber denk einmal darüber nach, was du in 20, 30, 40 Jahren in deinem Leben machen möchtest.

Nico: Ich stelle mir vor, dass ich bis weit in meine Sechziger hinein Eishockey spiele und danach noch viele Jahre lang Golf. Ich sehe mich, wie ich meinen Enkeln hinterherlaufe, mit ihnen klare Gespräche führe und ihnen Geschichten über ihre Eltern erzähle, als diese noch kleine Kinder waren. Ich stelle mir nicht vor, einen Herzinfarkt zu erleiden, einen Buckel zu haben oder mir die Knochen zu brechen, weil ich vergleichsweise frühe Osteoporose habe, oder in einer Pflegeeinrichtung zu leben, weil sich mein Gehirn zurückgebildet hat. Ich nehme an, dass auch du dir deine Zukunft nicht so vorstellst.

Die negativen Auswirkungen auf die Gesundheit, die wir in diesem Kapitel beschreiben, sind realistische Folgen des Ausbleibens der Periode und überzeugende Gründe, dein Bestes dafür zu tun, deinen Zyklus bald wieder zu bekommen, unabhängig davon, ob du fruchtbar werden möchtest oder nicht. Du hast wahrscheinlich schon gehört, dass das Ausbleiben der Periode bedeuten kann, dass deine Knochen nicht so stark sind, wie sie es für dein Alter sein sollten. Es gibt auch Hinweise darauf, dass HA zu einem erhöhten Risiko für Herzkrankheiten führen kann (obwohl Bewegung normalerweise als gut für deine Pumpe gilt). Schließlich gibt es Studien, die darauf hindeuten, dass eine niedrige lebenslange Östrogenexposition mit einem höheren Risiko für Demenz, Parkinson und Alzheimer verbunden ist. Vieles davon basiert auf der Extrapolation der Auswirkungen eines niedrigen Östrogenspiegels nach der Menopause, was kein unangemessener Vergleich ist. Bei HA sind unsere Östrogen- und Progesteronspiegel niedrig und steigen ähnlich dem Hormonprofil nach der Menopause im Laufe des Monats nicht so stark an, wie sie sollten.

Da wir nicht mit Behauptungen um uns werfen, ohne sie zu belegen, werden wir im weiteren Verlauf dieses Kapitels die Belege in jedem dieser drei Bereiche genauer ausführen. Wenn du lieber die Kurzversion hören willst, dann lautet diese:

- Das Ausbleiben der Periode steht in engem Zusammenhang mit einer unterdurchschnittlichen Knochendichte (die Menge an Knochen in einem bestimmten Bereich). Die Antibabypille (oder andere Hormonersatzpräparate) können helfen, einen weiteren Verlust zu verhindern, *aber sie helfen wahrscheinlich nicht, den verlorenen Knochen zu ersetzen. Der beste Weg, dies zu erreichen, ist die Wiedergewinnung des Zyklus.*

- Was die Herzfunktion anbelangt, so wurden bei Menschen mit HA Veränderungen festgestellt, die für künftige Herzkrankheiten, insbesondere Atherosklerose (Verengung der Arterien, die das Herz versorgen), verantwortlich sind. Durch die Recovery von HA können diese Veränderungen rückgängig gemacht werden.

- Östrogen scheint die Gehirnzellen in hohem Maße zu schützen; wenn die Zellen diesen Schutz in den Jahren vor der Menopause nicht erhalten, kann es zu einem früheren Beginn der Neurodegeneration kommen. Durch die Recovery von HA wird die Schutzwirkung wieder hergestellt.

Die Auswirkungen von HA auf die Knochen sind unbestreitbar. Die Belege für die Auswirkungen auf Herz und Gehirn sind eher indirekt, aber das bedeutet nicht, dass du die Möglichkeit abtun solltest, dass dein derzeitiger Lebensstil diese Folgen mit sich ziehen könnte.

Vielleicht ist deinem Arzt oder deiner Ärztin der Zusammenhang zwischen Amenorrhö und diesen Gesundheitsrisiken bekannt, woraufhin dir die Antibabypille oder eine Hormonersatztherapie angeboten wurde, „um deine Knochen zu schützen". Die künstlichen Hormone sind eventuell besser als gar nichts, aber am besten ist es, wenn du dein eigenes System wieder auf Vordermann bringst, anstatt das Problem weiter zu verschleiern. Es gibt auch noch keine Studien, die untersucht haben, ob künstliche Hormone langfristig dein Herz oder dein Gehirn schützen können. *Letztendlich ist es aber für deine allgemeine Gesundheit jetzt und in Zukunft am besten, wenn du unseren HA-Recoveryplan (Teil 2) befolgst und dein System wieder in sein natürliches Gleichgewicht bringst.*

Brüchige Knochen

Die negativen Auswirkungen einer ausbleibenden Periode bezüglich des Knochenschwundes konnten eindeutig nachgewiesen werden. Knochendichte und Amenorrhö sind eng miteinander verbunden, da Knochenzellen Östrogenrezeptoren enthalten und auch von anderen Proteinen abhängig sind, deren Synthese durch den Östrogenspiegel gesteuert wird[1]. Durch hohe Östrogenspiegel (wie sie in der Zeit rund um den Eisprung zu finden sind) wird die Knochenbildungsrate im Wesentlichen auf drei Arten gefördert:

- Verhinderung der Bildung von Zellgruppen, die den Knochen auflösen und zurückbilden;
- Förderung der Bildung und Verlangsamung des Abbaus von knochenbildenden Zellen (Osteoblasten);
- Verhinderung der Bildung und Förderung der Auflösung von Knochenabbauzellen (Osteoklasten).

Ein hoher Progesteronspiegel, wie z. B. zwischen dem Eisprung und dem Einsetzen der Periode, erhöht die Reifung und Differenzierung der Osteoblasten und damit die Knochendichte[2].

Das Nettoergebnis bei hohen Östrogen- und Progesteronspiegeln ist eine verstärkte Knochenbildung. Andererseits führen niedrige Östrogenspiegel zum Knochenabbau (Resorption). Innerhalb von drei Wochen nach dem Absetzen der Supplementierung von Östrogen bei Frauen nach der Menopause wurde ein deutlicher Anstieg der Marker für den

Knochenabbau und ein Rückgang der Marker für die Knochenbildung festgestellt[3]. Im Wesentlichen werden die Knochen ständig abgebaut, um Kalzium bereitzustellen – Östrogen wird benötigt, um diesen Abbau zu verlangsamen und stattdessen die Bildung zu fördern.

Diese Verbindung zwischen Östrogen und Knochen hat sich entwickelt, um eine Kalziumquelle für einen zu stillenden Säugling zu schaffen[4]. Ein Baby hat in den ersten Lebensjahren einen enormen Kalziumbedarf, da es seine Größe verdoppelt oder verdreifacht. Der Östrogenspiegel sinkt während der Stillzeit deutlich, wodurch der Knochenabbau gefördert wird, indem das gespeicherte Kalzium in die Muttermilch abgegeben wird. Es hat sich gezeigt, dass die Knochendichte der Mutter durch das Stillen innerhalb von sechs Monaten um etwa 3–8 % abnimmt[5]. Glücklicherweise ist der Knochenverlust während der Stillzeit in den meisten Fällen vollständig reversibel; das Abstillen mit der damit verbundenen Rückkehr der Menstruationszyklen und höheren Östrogenspiegeln führt dazu, dass mehr Knochen gebildet wird[6].

Wenn wir unter Amenorrhö leiden, ist unser Östrogenspiegel niedrig, genau wie in der Stillzeit, und steigt im Laufe des Monats nicht so an, wie er sollte. Dies führt zu einem verstärkten Knochenabbau, wie wir ihn gerade beschrieben haben. Mehrere Studien[7] haben gezeigt, dass die durchschnittliche Knochendichte bei jungen Frauen mit Amenorrhö deutlich erniedrigt ist. Das Gleiche gilt für die Teilnehmerinnen unserer Umfrage.

Ergebnisse der Knochendichtemessung der Umfrageteilnehmerinnen (67 Frauen)

Kategorie der Knochendichte	Erwarteter Prozentsatz (durchschnittliche Menschen)	Prozentsatz der Umfrageteilnehmerinnen
Normal	85 %	50 %
Osteopenie	15 %	37 %
Osteoporose	< 1 %	7 %
Nicht angegeben	NU	6 %

Wie wir bereits erwähnt haben, ähneln die Hormonprofile von HA (in Bezug auf den Östrogen- und Progesteronspiegel) denen von Frauen, die die Menopause hinter sich haben. Auch die Geschwindigkeit des Knochenverlusts (ein Rückgang um etwa 2,5 % pro Jahr[8]) ist zwischen diesen beiden Zuständen vergleichbar. Diese Zahlen klingen erschreckend

– aber die gute Nachricht ist, dass du etwas tun kannst, um diesen Verlust rückgängig zu machen!

Die Grundlagen unserer Knochen

Für den Fall, dass du nicht viel über die Knochen in deinem Körper weißt, erläutern wir hier ein paar Grundlagen:

- Es gibt zwei Arten von Knochen: Die harte äußere Schale wird Kortikalis genannt; das Innere, das weniger dicht und schwammartiger ist, ist der trabekuläre Knochen. Wenn Östrogen an seine Rezeptoren im Knochen bindet und diese aktiviert, nimmt die Knochenbildung zu, wie auf der vorherigen Seite beschrieben. Rezeptoren vom Alpha-Typ im kortikalen Knochen (fester Knochen) reagieren auf niedrige Östrogenspiegel. Die Rezeptoren im trabekulären Knochen sind teilweise vom Typ Alpha und teilweise vom Typ Beta. Um letztere zu aktivieren, ist eine viel höhere Östrogenkonzentration erforderlich. Daher verursacht ein chronisch niedriger Östrogenspiegel, wie bei HA, eine stärkere Abnahme der Knochendichte; besonders in den trabekulären Bereichen des Skeletts wie der Wirbelsäule. Aus diesem Grund ist die Knochendichte in der Wirbelsäule oft geringer als in der Hüfte, welche aus einer Mischung von kortikalem und trabekulärem Knochen besteht.

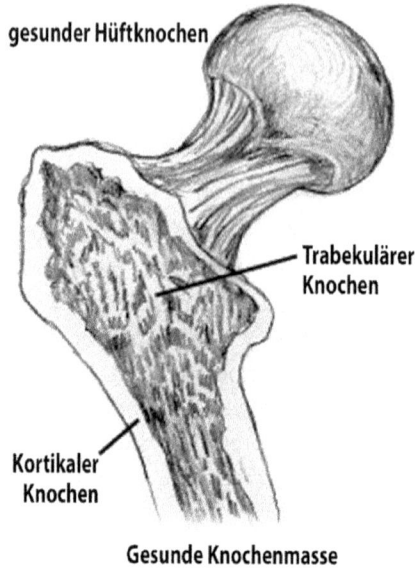

Arten von Knochen. Die Lage und Architektur von kortikalem und trabekulärem Knochen. Nachdruck mit freundlicher Genehmigung von Medscape Drugs & Diseases http://emedicine. medscape.com/, 2015[9]

- Die Knochenmasse von Mädchen nimmt zwischen dem 6. und 16. Lebensjahr um das 2,5-Fache zu (bei Jungen um das 3-Fache), was auf eine Zunahme der Knochengröße und -dichte zurückzuführen ist[10]. Das Alter, in dem die maximale Knochenmasse erreicht wird, ist umstritten; Schätzungen zufolge ist es irgendwann zwischen 16 und 30 Jahren, je nach Art der Messung und Studie[11]. Danach bleibt die kortikale Knochendichte bis zur Menopause relativ konstant. Die trabekuläre Knochendichte nimmt im Erwachsenenalter, wenn der Östrogenspiegel sinkt, langsam ab und dann, nach der Menopause, noch schneller[12]. Der Rückgang nach der Menopause ist größtenteils auf den niedrigen Östrogenspiegel (und andere Menstruationshormone) zurückzuführen, der mit dem Ausbleiben der Regelblutung eintritt; die Einnahme einer Hormonersatztherapie nach der Menopause verringert den Knochenverlust erheblich[13]. Bei Menschen mit PCOS ist Knochenschwund in der Regel kein Thema, da der Östrogenspiegel insgesamt höher ist, auch wenn keine Menstruationszyklen stattfinden.

- Die Knochen verändern sich ständig, wobei ein Gleichgewicht zwischen ihrer Auflösung zur Bereitstellung von Mineralien, der sogenannten „Resorption", und der Neubildung besteht. Wenn Östrogen und andere Fortpflanzungshormone niedrig sind, ist dieses Gleichgewicht zugunsten des Knochenabbaus verschoben[14]. Außerdem verringert ein anhaltendes Energiedefizit die Knochenneubildung[15].

- Die Knochendichte steht im Zusammenhang mit unserer Gesundheit und unserer Belastbarkeit. Das Risiko von Knochenbrüchen steigt mit abnehmender Knochendichte[16]. Die Knochendichte kann auf verschiedene Weise gemessen werden: Der derzeitige Standard ist die Dual-Röntgen-Absorptiometrie (DXA oder DEXA). Die Ergebnisse werden häufig als T-Wert angegeben, der die gemessene Dichte in Beziehung zur Verteilung der Knochendichte von 30-jährigen vom selben Geschlecht setzt. Ähnlich dazu ist der Z-Wert, der die gemessene Dichte in Relation zu der von Menschen im selben Alter setzt. Von Osteopenie spricht man, wenn der T-Wert zwischen −1,0 und −2,5 liegt (bei 15,1 % der 30-Jährigen); Osteoporose wird diagnostiziert, wenn der T-Wert −2,5 oder weniger beträgt, was bei etwa 0,6 % der 30-Jährigen der Fall ist (erinnere dich daran, dass bei 7 % unserer Umfrageteilnehmerinnen Osteoporose diagnostiziert wurde). Bei einem Z-Wert niedriger als −2 sollten in den darauffolgenden Jahren Nachuntersuchungen durchgeführt werden. Bluttests, die die Marker des Knochenumsatzes messen, werden immer häufiger durchgeführt und könnten in Zukunft die DXA-Untersuchung ersetzen (dies ist jedoch im Jahr 2021 noch kein Standardverfahren).

Knochendichte und Energiezufuhr

Die Ärzte Loucks und Thuma führten ein Experiment durch, bei dem Energiezufuhr und -verbrauch von Frauen fünf Tage lang auf einem von vier verschiedenen Niveaus vollständig überwacht und die Auswirkungen auf Hormone, einschließlich Marker des Knochenumsatzes, gemessen wurden[17]. Auf der nächsten Seite sind die Veränderungen der Knochenmarker bei den verschiedenen Energiestufen dargestellt (angegeben als Energie pro Kilogramm fettfreier Körpermasse, FFM, d.h. alle Teile des Körpers ohne Körperfett). Bei einer geringeren als der optimalen Tageszufuhr nahmen die Marker für die Knochenbildung ab. Darüber hinaus stiegen bei der niedrigsten Energiezufuhr von etwa 500 Kalorien pro Tag die Knochenabbaumarker an. Diese Studie ist ein hervorragender Beleg dafür, dass anhaltender Energiemangel zum Knochenschwund beiträgt. **Sie deutet auch darauf hin, dass eine Gewichtszunahme und eine kontinuierliche angemessene Kalorienzufuhr für die Knochenrehabilitation wichtig sind.**

Veränderung der Knochenmarker bei verschiedenen Energieniveaus[18]

Höhe der Energiezufuhr	Tägliche Energie- zufuhr pro Kilogramm fettfreier Körpermasse*	Marker für den Knochenabbau	Marker für die Knochenbildung
Ausreichend	45 cal/kg	Normal	Normal
Minimal	30 cal/kg	Normal	−10% (PICP and OC)
Zu wenig	20 cal/kg	Normal	−20% (PICP), −30% (OC)
Viel zu wenig	10 cal/kg	+34%	−30% (PICP und OC)

PICP: Prokollagen Typ I C-Propeptid, OC: Osteocalcin
*Die magere Körpermasse (Englisch: Lean Body Mass, kurz LBM) bezieht sich auf die Masse im Körper, die nicht aus Fett besteht, also u.a. Organe, Knochen, Wasser, Sehnen, Bänder, Blut, Nerven. Sie macht etwa 65–85% der gesamten Körpermasse aus, abhängig von Geschlecht, Alter und Fitnesszustand)

Bei der Auflösung von Knochen werden Proteine freigesetzt, die als quervernetzte Kollagen-N-Telopeptide (NTX) bezeichnet werden. In der soeben beschriebenen Studie[19] stellten die Forscher bei der Untersuchung dieser Marker auf den verschiedenen Energiestufen fest, dass die Knochenauflösung meist auf einem normalen Niveau bleibt. Aber wenn ein starkes Kaloriendefizit erreicht wird, verstärkt sich die Auflösung, was der deutlichen Anstieg der Knochenabbaumarker (in der Zeile mit 10 kcal/kg FFM) anzeigt. Wenn hingegen Knochen gebildet wird, sind die Werte vom Prokollagen Typ I C-Propeptid (PICP) und Osteocalcin (OC) erhöht[20]. *Die Forscher stellten fest, dass die Knochenbildung bereits bei einem geringen Kaloriendefizit abnahm und sich weiter verlangsamte, je weniger Kalorien zugeführt wurden.* Ein starkes Kaloriendefizit führt zu einem raschen Knochenverlust, da einerseits der Knochenabbau zu- und andererseits der Knochenaufbau abnimmt[21]. Diese Studie zeigt einen eindeutigen Zusammenhang zwischen einer für dein Aktivitätsniveau unzureichenden Ernährung und Veränderungen, die zu einer Abnahme der Knochendichte führen können. Umgekehrt ausgedrückt suggeriert die Studie, dass mehr zu essen den Knochenaufbau fördert.

Hormonersatz bei niedriger Knochendichte?

Wenn jemand mit Amenorrhö zum Arzt geht und gerade nicht schwanger werden möchte, verschreibt der behandelnde Arzt oder die behandelnde Ärztin in vielen Fällen die Antibabypille (Pille) oder eine Hormonersatztherapie (HRT), „um die Knochen zu schützen". Die HRT besteht aus einer Östrogenpille oder einem Östrogenpflaster in Kombination mit einer zusätzlichen Progesteron- und möglicherweise auch einer Testosteron-Pille für einen Teil des Monats.

Jedoch sind die Belege für eine positive Auswirkung der beiden Behandlungen auf die Knochendichte nicht sehr überzeugend. Die dazu durchgeführten Studien belegen etwa je zur Hälfte, dass entweder keine Veränderung der Knochendichte eintritt (obwohl dies besser ist als der Verlust, der bei fortgesetzter Amenorrhö auftreten kann), oder dass die Knochendichte über einen Zeitraum von ein bis vier Jahren geringfügig zunimmt[22]. Es kann sogar während der Einnahme der Pille oder einer HRT eine weitere Verringerung der Knochendichte beobachtet werden, wenn das Kaloriendefizit groß genug ist, um zu einem zusätzlichen Gewichtsverlust zu führen[23].

Die Antibabypille verringert nachweislich die Knochenabbaurate, aber sie verringert auch die Knochenbildung[24]. Dies erklärt, warum Frauen, die die Antibabypille nehmen, keine zusätzliche Knochenmasse verlieren, aber auch nicht (viel, wenn überhaupt) zunehmen. Es gibt auch Aufschluss darüber, warum es bei Gewichtsverlust während der Einnahme der Pille zu einem weiteren Knochenverlust kommen kann – die Auswirkungen der Pille werden durch die Effekte eines anhaltenden Energiedefizits aufgewogen. Das Ergebnis ist, dass Antibabypillen und Hormonersatztherapien wahrscheinlich nicht wirklich „deine Knochen schützen". Sie sind vielleicht besser als nichts, aber bei weitem nicht die optimale Lösung (siehe nächster Abschnitt).

Neuere Erkenntnisse deuten darauf hin, dass die Hormonersatztherapie der Antibabypille überlegen ist, da die Pille den insulinähnlichen Wachstumsfaktor 1 (IGF-1)[25] unterdrückt, der an der Steigerung der Knochendichte beteiligt ist. Daher kann es eine sinnvolle Entscheidung sein, eine mehrmonatige Hormonersatztherapie durchzuführen, während du an deiner Recovery arbeitest, um einen weiteren Knochenverlust zu verhindern.

Wiedergewinnung der verlorenen Knochenmasse

Es ist bekannt, dass eine Gewichtszunahme und die Rückkehr des Menstruationszyklus mit einer Erhöhung der Knochendichte einhergehen.

Eine Studie, in der die Knochendichte bei Läuferinnen unterschiedlichen Alters und Hormonstatus[26] gemessen wurde, lieferte folgende Ergebnisse:

- Läuferinnen unter 40 Jahren, *die einen normalen Menstruationszyklus hatten*, wiesen aufgrund der positiven Auswirkungen des Trainings eine überdurchschnittlich hohe Knochendichte auf (einen positiven T-Wert).

- Diejenigen mit Amenorrhö hatten deutlich niedrigere T-Werte (durchschnittlich <–1 in der Wirbelsäule, durchschnittlich etwa –0,5 in der Hüfte).

- Läuferinnen über 40 Jahre, die einmal amenorrhoisch waren, aber inzwischen ihren Zyklus wiedererlangt hatten, wiesen einen durchschnittlichen T-Wert von etwa null auf. Das war zwar nicht so gut wie bei den Läuferinnen, deren Zyklus immer regelmäßig war, deutete aber immer noch auf eine Knochendichte hin, die der einer durchschnittlichen 30-Jährigen entsprach.

Der Vergleich der Knochendichte der Läuferinnen, die ihren Zyklus wiedererlangt hatten, mit der Knochendichte der Läuferinnen, die derzeit amenorrhoisch sind, lässt darauf schließen, dass sich die Knochendichte mit der Wiederaufnahme der Menstruation angemessen erholen kann.

Andere Studien befassten sich mit der Frage, inwiefern die Knochendichte nach der Recovery von einer restriktiven Ernährung/eines Übertrainings wieder zunehmen kann. Eine Studie untersuchte über einen Zeitraum von zwei Jahren magersüchtige Frauen, die sich in Behandlung befanden. Sie unterstrich sowohl die Bedeutung einer Gewichtszunahme als auch der Wiedererlangung der Menstruation für eine optimale Knochengesundheit[27]. Es wurden drei Gruppen miteinander verglichen. Die erste Gruppe, die sowohl an Gewicht zunahm als auch ihre Zyklen wiederbekam, wies eine gesunde jährliche Zunahme der Knochendichte in der Wirbelsäule um 3,1 % und in der Hüfte um 1,8 % auf. Die zweite Gruppe bestand aus denjenigen, die zwar zugenommen, aber ihre Periode nicht wiedererlangt hatten. Ihre Knochendichte nahm nur in der Hüfte (um 0,6 %) zu. Die dritte Gruppe bestand aus Personen, die nicht an Gewicht zunahmen, aber ihre Zyklen wiederbekamen (bedenke hierbei, dass es Jahre dauern kann, bis dieser Fall eintritt und eher eine Ausnahme ist), wobei die Knochendichte nur in der Wirbelsäule zunahm (prozentuale Veränderung nicht angegeben)[28]. Der Unterschied zwischen den Gruppen 2 und 3 lässt sich durch die stärkere Östrogenabhängigkeit des trabekulären Knochens erklären, aus dem Wirbelsäule zu einem großen Teil besteht[29]. Ähnliche Korrelationen zwischen Gewichtszunahme, Periode und Knochendichtezunahme wurden in zwei anderen Studien nachgewiesen: Eine Studie beobachtete Magersüchtige ein Jahr lang bis zu ihrer Genesung[30], in einer anderen Studie wurden ehemalige Magersüchtige drei bis neun Jahre nach der Genesung erneut untersucht[31].

Eine Reihe von Fallstudien zeigt ähnlich vielversprechende Korrelationen zwischen Gewicht, Menstruation und Knochendichte:

- Eine 12-Jahres-Studie an einer magersüchtigen Läuferin mit einem anfänglichen BMI von 16,4 zeigte, dass die Knochendichte weiter abnahm, als sie an Gewicht verlor (niedrigster BMI 14,7), obwohl sie die Pille nahm. Durch eine Hormonersatztherapie gewann sie 12,1 % ihrer Knochendichte in der Wirbelsäule zurück (verglichen mit ihrem niedrigsten Wert) und ihre Knochendichte in der Hüfte stieg durch die Gewichtszunahme um 19 % (verglichen mit ihrem niedrigsten Wert)[32]. Ihre endgültige Knochendichte in den beiden Bereichen war im Alter von 37 Jahren um 1 bis 2 % höher als im Alter von 25 Jahren.

- Eine Person mit einem BMI von 15,8 zu Beginn der Studie hatte in der Wirbelsäule einen T-Wert von –2,5 und in der Hüfte einen T-Wert von –1,5. Diesbezüglich wurden in den folgenden zwei Jahren bei fortgesetzter Einnahme der Pille und Beibehaltung des Gewichts keine Veränderungen beobachtet. Zwischen ihrem 25. und 31. Lebensjahr stieg der BMI auf 21,3 an, die Menstruation setzte wieder ein, und die Knochendichte stieg in der Wirbelsäule um 26 % und in der Hüfte um 20 % auf normale Werte[33].

- Eine dritte Läuferin (21 Jahre alt) hatte zu Beginn Z-Werte* von –2,2 (Wirbelsäule) und –0,5 (Hüfte). In den ersten zwei Jahren steigerte sie ihr Training und zeigte vernachlässigbare Veränderungen der Knochendichte. Es kam jedoch zu deutlichen Verbesserungen in den nächsten vier Jahren mit reduziertem Training und weiterer Gewichtszunahme, einschließlich Wiedererlangung des Menstruationszyklus, Schwangerschaft und Stillen. Ihre endgültig gemessenen Z-Werte lagen bei –0,6 (Wirbelsäule, 18,4 % Zunahme) und –0,1 (Hüfte, 5,7 % Zunahme)[31].

Fazit: Selbst wenn deine Knochendichte momentan niedrig ist, kann sie in den kommenden Jahren durch Gewichtszunahme und Rückkehr der Menstruationszyklen bis weit in deine Dreißiger und vielleicht sogar darüber hinaus verbessert werden. *Es ist nicht zu spät, deine Gewohnheiten zu ändern und deine zukünftige Gesundheit zu verbessern.*

Zusätzlich zur Wiederaufnahme deiner Zyklen gibt es noch andere Dinge, die du tun kannst, um deine Knochendichte zu verbessern – *aber nicht vorher!* Sportliche Betätigung mit hoher oder „ungleichmäßiger" Belastung, d.h. mit schnellen Richtungswechseln, kann dazu beitragen, die Knochendichte[35] und -festigkeit[36] zu erhöhen. Zu diesen Sportarten gehören viele Mannschaftssportarten wie Volleyball, Softball, Fußball, Lacrosse, Rugby und Basketball, aber auch Einzelsportarten wie Gymnastik, Tennis, Sprinten und Springen. Sportarten mit wiederholter oder geringer Belastung, wie z. B. Langstreckenlauf, Schwimmen, Radfahren und Gehen, sind dann zwar auch von Vorteil, führen aber nicht zu den gleichen Steigerungen der Knochendichte wie die Sportarten mit höherer Belastung. Besonders ermutigend war eine randomisierte Kontrollstudie, in der 89 Frauen im Alter von 35 bis 45 Jahren 18 Monate lang an drei einstündigen Trainingseinheiten pro Woche teilnahmen, die 20 Minuten Springen und Step-Aerobic beinhalteten. Bei diesen Frauen nahm die Knochendichte in dieser Zeit um 2,8 % bis 3,8 % zu – ein signifikanter Unterschied zu den Kontrollpersonen. Die Zuwächse blieben über die nächsten 3,5 Jahre erhalten[37]. Die Studie unterstreicht, dass Verbesserungen der Knochendichte möglich sind – sogar bis in unsere 50er Jahre.

Ami: Ich hatte gerade eine DXA-Untersuchung, die gezeigt hat, dass ich eine Osteopenie in der Wirbelsäule habe. Ich hatte mir schon gedacht, dass ich etwas haben musste, weil ich viele Schäden über sooooo viele Jahre hinweg verursacht hatte. Trotzdem war es gut zu wissen. Ich möchte das, was ich getan habe, rückgängig machen! Der Scan war schmerzlos und ging schnell. Auf dem Heimweg hatte ich einen kleinen Zusammenbruch, weil ich mir vorgeworfen habe, dass ich mir in so jungen Jahren eine Osteopenie zugezogen habe. Aber all diese Lebenslektionen, die ich lerne, formen mich zu einer besseren Version meiner selbst. Und das werden sie auch mit dir machen. Lass dich nicht unterkriegen; wenn du Knochenschwund hast, KANNST und WIRST du ihn rückgängig machen!

Lisa: Meine DXA-Scans (siehe nächste Seite) von 2002 (als ich 32 Jahre alt war) bis 2011 (41 Jahre alt) liefern den Beweis für einen langsamen und stetigen Rückgang der Knochengesundheit. 2011 waren meine DXA-Werte am schlechtesten und es war im September desselben Jahres, als ich mich endgültig entschied, „all in" zu gehen. Sechs Monate später, am 6. März 2012, kehrte meine Periode zurück. Nachdem ich zwei Jahre lang regelmäßig menstruiert hatte, ging ich 2014 zu einer weiteren DXA-Untersuchung und betete und hoffte, dass sich trotz meines Alters irgendeine Art von Verbesserung sehen könnte. Ich habe gute Nachrichten... Unsere Körper sind Maschinen! Im Alter von 44 Jahren hat mein Körper es vollbracht, etwas Knochen aufzubauen. Ich gehöre zwar immer noch zur Kategorie Osteopenie/Osteoporose, aber ich habe die Schäden der letzten acht Jahre fast rückgängig gemacht. Die Zunahme der Knochendichte, seit ich meine Periode wiederbekommen habe, ist ziemlich signifikant. Das sollte dich zuversichtlich stimmen, dass sich deine Knochen erholen können und werden, wenn du in deinen Zwanzigern oder Dreißigern bist. Meine Knochendichte hat in den letzten zwei Jahren um fast 8% zugenommen! Ja, ich weiß... das wird dich dazu bringen, eine DXA-Untersuchung durchführen zu lassen. Keine schlechte Idee!

Lisas DXA-Ergebnisse 2006–2014 (Recovery März 2012)

Körperbereich	Jahr	Knochendichte (g/m²)	T-Wert	Differenz zum vorherigen Scan
Wirbelsäule	2014	0.823	−3.0	+7.2%
	2011	0.768	−3.4	−1.4%
	2009	0.779	−3.4	−8.5%
	2006	0.851	−2.8	NU
Oberschenkelhals – links *	2014	0.782	−1.8	+8.2%
	2011	0.723	−2.3	−4.5%
	2009	0.757	−2.0	NA
Gesamter Ober- schenkelknochen – links *	2014	0.806	−1.6	+4.0%
	2011	0.775	−1.8	−1.6%
	2009	0.788	−1.7	−2.2%
	2006	0.806	−1.6	NU

* Die Ergebnisse sind ähnlich auf der anderen Seite.

Empfehlungen – Knochendichte

Die auf diesem Gebiet spezialisierten Ärzte und Ärztinnen sind sich einig, dass die optimale Lösung zur Verbesserung der Knochendichte eine Gewichtszunahme und die Recovery des Menstruationszyklus ist (siehe Teil 2). Die Hormonveränderungen, die mit einer angemessenen Ernährung und der Wiederaufnahme des Menstruationszyklus einhergehen, führen zu einer Nettozunahme der Knochendichte, indem sie die Knochenbildung erhöhen und den Knochenabbau verlangsamen. Deine Knochen werden vielleicht nicht mehr so stabil werden, wie sie es wären, wenn du keine Amenorrhö gehabt hättest[38], aber deine Knochengesundheit wird sich mit sehr großer Wahrscheinlichkeit verbessern, sogar bis weit in deine Dreißiger und vielleicht Vierziger hinein.

Wenn du die Entscheidung triffst, *nicht* zuzunehmen und somit die Amenorrhö fortzusetzen, ist es sicherlich besser, eine Hormonergänzung in irgendeiner Form einzuzunehmen, wie zum Beispiel die Antibabypille oder Östrogen plus Progesteron (und ggf. Testosteron), um die Knochendichte zumindest auf dem momentanen Wert zu stabilisieren. Ohne Gewichtszunahme und Periode, oder ohne Hormonpräparate, kommt es zu einer weiteren Abnahme der Knochendichte in einer Größenordnung von 2 bis 3 % pro Jahr[39].

Zusätzlich zu den in Teil 2 ausführlich beschriebenen Ernährungs- und Lebensstiländerungen sind verschiedene Vitamine und/oder Nahrungsergänzungsmittel zur Verbesserung der Knochengesundheit bekannt. Sie werden denjenigen, die mehr als ein paar Mal pro Woche Sport treiben, dringend empfohlen[40]:

- Angemessene Kalziumzufuhr durch eine Kombination aus Nahrungsmitteln und Nahrungsergänzungsmitteln (~1200 mg/Tag, nicht mehr als 1400 mg/Tag)[41].

- Kalzium aus anderen Lebensmitteln als aus Milchprodukten wird besser vom Körper aufgenommen. Daher ist die Zufuhr kalziumreicher Lebensmittel der Einnahme von Nahrungsergänzungsmitteln vorzuziehen.

  o Grünes Blattgemüse, Sesamsamen und Schwarzaugen-Erbsen sind gute Kalziumquellen, die auch viel Magnesium enthalten, das für eine gute Kalziumaufnahme notwendig ist.

  o Der Verzehr von Trockenpflaumen kann sich positiv auf die Knochendichte auswirken[42].

- Vitamin D (800 IE/Tag, oder mehr bei Mangel)
- Vitamin K (60–90 µg/Tag)
- Eiweiß (1,2–1,6 g/kg/Tag)

Amy S: Ich wollte nur etwas zum Thema Knochenschwund sagen. Ich hatte tatsächlich einen erheblichen Knochenschwund, als ich vor etwa einem Jahr einen Knochenscan machte. Ich hatte wirklich Osteoporose in der Wirbelsäule und eine leichte Osteopenie im Hüft- und Oberschenkelbereich. Natürlich war ich sowohl schockiert als auch verängstigt, als ich das herausfand. Meine RE (Reproduktions-Endokrinologin, siehe Kapitel 4) hatte mit einem gewissen Knochenschwund gerechnet, da ich zu diesem Zeitpunkt seit etwa 8 Monaten HA hatte, und auch zu früheren Zeitpunkten in meinem Leben unter HA gelitten hatte. Aber ich habe nicht damit gerechnet. Ich dachte, ich sei besonders gesund, weil ich Sport treibe und mein Gewicht niedrig halte.

Nach diesen Ergebnissen hatte ich Angst davor, was ein anhaltender Östrogenentzug meinem Körper noch antun würde. Also beschloss ich, so viel zuzunehmen, wie ich brauchte, um meinen Körper wieder in Schwung zu bringen – mein Arzt war davon überzeugt, dass eine Gewichtszunahme mir gut tun würde. Ich bin nur 1,50 m groß und habe 11 Kilo zugenommen (und glaub mir, ich bin kein Muskelprotz; ganz im Gegenteil, ich habe auch mit jeglicher sportlichen Betätigung aufgehört, außer mit dem Gehen, während ich darauf wartete, dass meine Zyklen wiederkehren). Ich bekam meine Periode innerhalb von vier bis fünf Monaten nach Beginn der Gewichtszunahme und dem Rückgang der sportlichen Betätigung wieder. Meine RE sagte, sie würde mir sofort Fosamax oder ein anderes Medikament gegen Knochenschwund verschreiben. Aber das ist keine gute Idee, wenn man in naher Zukunft schwanger werden will. Offenbar bleibt das Medikament bis zu 10 Jahre lang in den Knochen und kann in die Plazenta gelangen.

Nichtsdestotrotz ist das Ganze beängstigend. Und ich werde wahrscheinlich irgendwann Medikamente nehmen müssen, um meine Knochendichte zu verbessern. Inzwischen bin ich mit Zwillingen schwanger! Juhu! Und ich nehme eine Menge Kalzium/Vitamin D/ Magnesium-Kombinationspräparate ein. Außerdem erhält mein Körper viel Kalzium aus Milch, Käse und Joghurt. Ich achte darauf, dass ich jeden Tag SEHR viel davon zu mir nehme, denn auch die Babys brauchen jetzt Kalzium und ziehen es aus meinen Knochen, wenn sie nicht genug bekommen.

Als ich herausfand, wie schlecht meine Knochen waren, war ich wirklich schockiert und erschrocken. Und das bin ich immer noch. Aber zumindest kannst du jetzt etwas dagegen tun, indem du deine Zyklen und dein Östrogen wieder in Gang bringst.

Knochendichte von Amy:
2008: T-Wert der Wirbelsäule: −3,2
2009: Zwillinge geboren, 13 Monate lang ausschließlich gestillt
Ende 2009: T-Wert der Wirbelsäule: −3,4
Dez 2011: T-Wert der Wirbelsäule: −2,6
Dez 2013: T-Wert der Wirbelsäule: −2,2 (außerhalb des osteoporotischen Bereichs)
Nov 2015: T-Wert der Wirbelsäule: −2,0

Dies entspricht einer Verbesserung der Knochendichte in der Wirbelsäule um 22,3 % in den letzten sechs Jahren, wobei der letzte Scan im Alter von 39 Jahren durchgeführt wurde.

Herz

Es gibt keine Studien, die HA direkt mit Herz-Kreislauf-Erkrankungen (Englisch: cardiovascular disease, kurz: CVD) in Verbindung bringen, wahrscheinlich wegen des langen Zeitraums und der großen Anzahl von Betroffenen, die eine solche Studie erfordern würde. Daher beruhen die Hinweise auf einen möglichen Zusammenhang zwischen HA und Herz-Kreislauf-Erkrankungen auf der Gemeinsamkeit eines niedrigen Östrogenspiegels. Damit gibt es genügend Anhaltspunkte, um zu zeigen, dass bei Frauen mit HA langfristig ein erhöhtes Risiko für Herz-Kreislauf-Erkrankungen besteht:

- Erstens steigt die Wahrscheinlichkeit für Herzerkrankungen nach der Menopause deutlich an[43].

- Zweitens war in einer Studie an Frauen, die sich einer chirurgischen Menopause unterzogen, bei der beide Eierstöcke entfernt wurden, das Risiko, an einer Herzerkrankung zu sterben, um 85 % erhöht[44]. Wurde unmittelbar nach der Operation eine Östrogensubstitution durchgeführt, so war das Risiko nicht erhöht.

- Drittens treten bei prämenopausalen Frauen kardiale Ereignisse, die einen Krankenhausaufenthalt erfordern, viel häufiger in der ersten Hälfte des Menstruationszyklus auf, wenn der Östrogenspiegel niedrig ist[45].

- Viertens haben andere Studien den Östrogenspiegel bei Frauen mit CVD untersucht und festgestellt, dass er deutlich niedriger ist als bei Kontrollpersonen[46].

- Schließlich sind Herzprobleme bei Anorexie, bei der der Östrogenspiegel extrem niedrig ist, gut dokumentiert[47], einschließlich abnormaler Herzrhythmen, Verringerung der Herzmasse, Bradykardie (Herzfrequenz < 50 Schläge pro Minute) und ein systemischer Gefäßwiderstand, der das Herz beim Pumpen des Blutes stärker arbeiten lässt.

Auf Grundlage dieser Studien lässt sich schlussfolgern, dass ein niedriger Östrogenspiegel, wie er bei HA auftritt, möglicherweise mit einem erhöhten Risiko für Herzerkrankungen verbunden ist.

Anzeichen für zukünftige Herzerkrankungen bei HA

Im vorigen Abschnitt haben wir den „systemischen Gefäßwiderstand" als ein häufiges Problem bei Frauen mit Magersucht erwähnt, bei dem das Herz härter arbeiten muss, um Blut zu pumpen. Dieser Gefäßwiderstand ist auch bei Menschen mit HA nachgewiesen worden[48]. Mithilfe eines Tests für die sogenannte flussvermittelte Dilatation (Englisch „flow mediated dilation", kurz: FMD) können einige der frühen Anzeichen aufgedeckt werden, die zu CVD führen. Er misst die Elastizität der Arterien, d.h. wie leicht sich die Arterien ausdehnen können, um einen erhöhten Blutfluss aufzunehmen. Stell dir den Unterschied zwischen dem Aufblasen eines normalen Luftballons und eines Luftballons für Wasserbomben vor: Bei letzteren wird dein Gesicht knallrot und er gibt dir das Gefühl, dass du die Luft nicht mehr herausbekommst. Genauso geht es deinem Herz, wenn du eine reduzierte FMD hast. Bei Menschen mit HA ist die FMD um 60 % bis 75 % niedriger als bei normalen Sportlern bzw. Sportlerinnen[49] und um etwa 50 % niedriger als bei der bewegungsarmen Kontrollgruppe[50]. Musst du nun sofort einen Kardiologen aufsuchen und deine FMD oder deinen Cholesterinspiegel überprüfen lassen? Nein, das ist eigentlich nicht notwendig, denn unsere Empfehlungen (siehe unten) wären dieselben, unabhängig von den Ergebnissen.

Wie die Knochendichte korreliert auch die FMD mit dem Östrogenspiegel. Östrogen treibt die Bildung von Hormonen wie Stickstoffmonoxid (NO) an, die gefäßerweiternd wirken (und bei Bedarf zur Erweiterung der Arterien beitragen), und hält das Maß an gefäßverengenden Substanzen (die die Arterien verengen) niedrig[51]. Die Wiedergewinnung eines normalen Östrogenspiegels durch die Rückkehr der Menstruation oder die Supplementierung mit der Pille (oder Hormonersatz) führt zu einer Normalisierung der FMD[52]. Neben einer reduzierten FMD wird auch ein hoher Cholesterinspiegel mit einem erhöhten Risiko für Herzkrankheiten in Verbindung gebracht, wobei bei Personen mit „sportlicher Amenorrhö" häufig ein erhöhtes Gesamtcholesterin oder LDL (Low-Density-Lipoprotein) gemessen werden kann[53].

Wieder einmal scheint ein niedriger Östrogenspiegel, wie bei HA, ein Katalysator für negative Auswirkungen auf die Gesundheit zu sein; die Recovery der monatlichen Östrogenschwankungen ermöglicht jedoch Reparaturen und eine Normalisierung.

Lauren: Ich habe das Forum zum ersten Mal im Februar gefunden. Dann habe ich so getan, als hätte ich nicht gelesen, was ich gelesen habe, und versucht, es zu vergessen. Ich habe etwa 10 bis 20 % meiner Ernährung und meiner sportlichen Betätigung umgestellt und sieben Monate damit verschwendet, amenorrhoisch zu sein, bis ich beschloss: Abgesehen von der Gefahr, unfruchtbar zu bleiben, habe ich genug von der Akne, den brüchigen Nägeln, den ausfallenden Haaren, dem extremen Durst und der geringen Libido. Dann ließ ich meinen Cholesterinspiegel testen und er war hoch (eine Folge des niedrigen E_2)! Ich lachte der Frau ins Gesicht, weil ich ihr sagte, dass es buchstäblich nichts Besseres gibt als das, was ich in Bezug auf meine Ernährung und mein Bewegungsverhalten tun könne, um den Cholesterinspiegel zu senken. Dann las ich, dass ein niedriger Östrogenspiegel ein erhöhtes Risiko für Herzinfarkte und Osteoporose mit sich zieht. Ich sagte: „Ich habe die Nase voll." Die Erkenntnis, dass mein Körper geradezu verfiel, brachte mich emotional um. Und obwohl ich wusste, dass ich etwas dagegen tun konnte, tat ich nichts. Ich konnte mit diesem inneren Konflikt nicht mehr umgehen. (*Laurens Zyklen kehrten nach zwei Monaten „all in" zurück. Acht Monate später wurde sie gleich beim ersten Versuch schwanger.*)

Empfehlungen – Herz

Es gibt Hinweise darauf, dass eine Hormonsubstitution die Auswirkungen auf das Herz wieder annähernd normalisieren kann[54]. Das künstliche Östrogen und Progesteron ahmen jedoch nicht alle Auswirkungen der Gewichtszunahme und der Recovery normaler Zyklen nach, sodass die künstliche Hormonergänzung wahrscheinlich eher ein Pflaster als eine langfristige Lösung ist. Auch hier ist die beste Maßnahme die Recovery des Zyklus. Andernfalls sollten die Pille oder eine HRT in Betracht gezogen werden.

Gehirn

Der letzte Bereich, der bei Menschen mit HA, insbesondere langfristig, Anlass zur Sorge gibt, ist die Möglichkeit eines erhöhten Risikos für neurodegenerative Erkrankungen wie Demenz, Parkinson oder Alzheimer. Es gibt zwar keine direkten Belege für einen Zusammenhang zwischen HA und dem zukünftigen Risiko einer neurodegenerativen Erkrankung, aber diese potentielle Gefahr beruht wiederum auf Studien mit Menschen, die entweder eine chirurgische oder eine normale Menopause durchgemacht haben, sowie auf Studien an Tieren oder an einzelnen Zellen.

Wie wir bereits in Bezug auf das Herz erörtert haben, fördert Östrogen die Vasodilatation, d.h. die Elastizität der Arterien (erinnerst du dich an den normalen Luftballon im Vergleich zu der schwer aufzublasenden Wasserbombe?). Die Vasodilatation erleichtert es dem Herz, Blut zu pumpen. Diese Elastizität führt auch zu einer besseren Blutzufuhr zum Gehirn[55]. Es gibt Hinweise darauf, dass Östrogen den Aufbau neuer Nervenverbindungen fördert und das Absterben von Nervenzellen verhindert[56]. Darüber hinaus deuten neue Erkenntnisse darauf hin, dass viele neurodegenerative Erkrankungen auf eine langfristige, leichte Entzündung im Gehirn zurückzuführen sind. Sie wird durch eine Art von Zellen, den so genannten „Mikrogliazellen", verursacht. Die Mikroglia werden durch Östrogen und Progesteron ausgeschaltet, wodurch Entzündungen verringert werden[57].

Die Belege für einen Zusammenhang zwischen Östrogenmangel und neurodegenerativen Erkrankungen stammen aus zwei Quellen. Zum einen aus der Langzeitbeobachtung von Patientinnen nach der chirurgischen Menopause. Bei diesen Frauen mit chronisch niedrigem Östrogenspiegel besteht ein eindeutig nachgewiesenes 1,5- bis 2-fach erhöhtes Demenzrisiko[58], sowie ein erhöhtes Risiko, an einer neurologischen Erkrankung zu sterben[59]. Das Risiko war am höchsten bei Frauen, die vor dem 45. Lebensjahr operiert wurden und keine Hormonersatztherapie anwendeten. Dies veranschaulicht gut, was bei langfristiger HA auftreten kann. Studien an Tieren haben ähnliche Auswirkungen gezeigt[60].

Die zweite Möglichkeit, das Problem zu betrachten, besteht darin, zu ermitteln, wie viel Östrogen jemand im Laufe seines Lebens ausgesetzt war, und zu untersuchen, ob dies Auswirkungen auf die kognitiven Fähigkeiten hat. Eine Gruppe sammelte Informationen von Probandinnen, wie z. B.:

- wann die erste Periode einsetzte
- wie viele Schwangerschaften und Lebendgeburten sie erlebt haben
- ob und wie lange die Babys gestillt wurden
- das Alter, in dem die Menopause eintrat
- wann die Hormontherapie begann (falls eine angewendet wurde)

Anhand dieser Angaben wurde ein Wert für die „lebenslange Östrogen-exposition" berechnet. Ein höherer Wert deutete auf eine stärkere Östrogenexposition hin und korrelierte mit einer besseren Leistung bei Gedächtnistests[61]. Wurden die Komponenten der Messung einzeln untersucht, war der stärkste Zusammenhang, dass längeres Stillen niedrigere Werte voraussagte[62]. Dies könnte ein guter Indikator für HA sein, da das Stillen den Östrogenspiegel niedrig hält und Menstruationszyklen verhindert (wir sagen nicht, dass man nicht stillen soll – es gibt unzählige andere Gründe, warum es eine gute Idee ist). Andere Gruppen verwendeten die Knochendichte stellvertretend für die Östrogenexposition und fanden ebenfalls heraus, dass eine hohe Knochendichte, die einer hohen Östrogenexposition entspricht, mit einer besseren Leistung bei Gedächtnistests verbunden war[63].

Empfehlungen – Gehirn

Die langfristigen Auswirkungen des Östrogenmangels auf das Gehirn im fortpflanzungsfähigen Alter sind nicht genau benennbar, die Vermutung negativer Auswirkungen ist allerdings berechtigt. Obwohl es keine Studien darüber gibt, ob die Standard-Hormonbehandlungen hilfreich sind, zeigt eine Östrogen- und Progesteron-Supplementierung nach der chirurgischen Menopause eine Verringerung des Risikos für einige neurodegenerative Erkrankungen. Daraus lässt sich schließen, dass die gleichen Empfehlungen gelten wie für Knochen und Herz; die beste Vorgehensweise ist, auf die Recovery des Menstruationszyklus hinzuarbeiten, wahrscheinlich in Verbindung mit einer Gewichtszunahme. Sollte dies nicht der Fall sein, ist es sicherlich ratsam, eine Form der Hormonergänzung zu verwenden.

Allgemeine Empfehlungen

Wie wir bereits erwähnt haben, liegt es auf der Hand, dass bezüglich der Knochendichte die optimale Vorgehensweise eine Gewichtszunahme und die Recovery des natürlichen Menstruationszyklus ist. Dasselbe gilt vermutlich auch für den Schutz von Herz und Gehirn, denn unser Hormonsystem ist komplex und besteht aus viel mehr als nur aus dem von den Hormonpräparaten bereitgestellten Östrogen und Progesteron. In Teil 2 werden wir ausführlich darüber sprechen, wie du deinen Zyklus wiederherstellen kannst.

- **Du möchtest schwanger werden?** Wenn du den HA-Recoveryplan (Teil 2) befolgst und deine Zyklen nicht in einem für dich akzeptablen Zeitrahmen wiedererlangst, können Fruchtbarkeitsbehandlungen dir helfen, einen Eisprung zu haben und hoffentlich schwanger zu werden.

Unser System setzt sich nach der Schwangerschaft oft wieder von selbst auf null, wenn wir darauf achten, dass wir nicht in restriktive Ess- und Bewegungsgewohnheiten zurückfallen. Es kann also durchaus sein, dass du nach der Schwangerschaft deine Menstruation bekommst (siehe Band 2).

- **Du möchtest NICHT schwanger werden?** Wenn du nicht in der Lage bist, deinen natürlichen Zyklus innerhalb von etwa einem Jahr nach Befolgung des Recoveryplans (Teil 2) wieder aufzunehmen, würden wir dazu raten, eine Hormonersatztherapie zu beginnen, vielleicht mit einer Pause von einigen Monaten pro Jahr, um festzustellen, ob du inzwischen einen natürlichen Zyklus hast. Weitere Möglichkeiten werden in Kapitel 17 erörtert.

Wenn du dich dafür entscheidest, den Recoveryplan nicht sofort zu befolgen, ist es wahrscheinlich besser, in irgendeiner Form Hormonersatzpräparate einzunehmen, als nichts zu tun.

Lisa: Meine Güte… mach es nicht. Ich wiederhole, mach es NICHT wie ich, indem du die Tatsache ignorierst, dass du keine Periode bekommst, besonders wenn bei dir bereits Osteopenie und/oder Osteoporose diagnostiziert wurde.

Man sollte meinen, dass ich mir Sorgen irgendeiner Art gemacht hätte, nachdem bei mir Osteoporose in der Wirbelsäule und Osteopenie in der Hüfte diagnostiziert worden waren. Aber das hat mich nicht erschreckt; ich habe es auf meine kleine Statur (obwohl ich nicht wirklich klein bin… Verleugnung), Pech und Genetik geschoben. Das war reiner Wahnsinn. Dann habe ich es noch weiter rationalisiert – ich konnte unmöglich Osteoporose haben, denn ich habe jahrelang schwere Gewichte gehoben und Olympic-Lifting gemacht, was meine Knochen sicher gestärkt hat, oder? Ich war wirklich begeistert von meinem Laufsport, arbeitete hart daran, fit zu bleiben, und ernährte mich akribisch. Offensichtlich spielt das alles KEINE Rolle, wenn man keine Periode hat. Keine Periode bedeutet, dass du höchstwahrscheinlich einen Östrogenmangel hast, und wenn du wenig Östrogen hast, nimmt deine Knochenmasse wahrscheinlich ab. Jetzt ist es an der Zeit, die Knochendichte stetig zu erhöhen, nicht sie zu verlieren oder sie nur zu erhalten. Die Erhaltung der Knochen kommt später, ab den Wechseljahren.

Dazu möchte ich dir meine Situation beschreiben: Ich kümmere mich derzeit um meine 72-jährige osteoporotische Mutter. In den letzten zwei Jahren hat sie sich eine Hüfte gebrochen (die dann ersetzt wurde), dann brach sie sich das Kreuzbein, zwei Monate später das Schienbein (das klingt langsam wie ein Horrorfilm) und eine Woche später das Becken. Autsch! Autsch! Autsch! Wenn ich einen Dollar für jeden Freund bekäme, der fragt, warum sie immer wieder stürzt... Die Ironie dabei ist, dass sie nicht gestürzt ist, sondern einfach nur ihren Alltag bestritten hat – Einkäufe tragen, Wäsche waschen, über den Bordstein steigen, um die Straße zu überqueren, usw. Osteoporose macht ihrem Namen als „stiller Killer" alle Ehre, da sie keine Symptome aufweist, die zu Frakturen führen. Zum Glück ist unser Körper so beschaffen, dass wir unsere Knochengesundheit direkt beeinflussen können, indem wir unseren Lebensstil jetzt ändern!

Zahle jetzt oder zahle später, denn wir alle zahlen auf die eine oder andere Weise. Dies könnte ein guter Grund sein, sich JETZT mit dem Recoveryplan (Teil 2) unwohl zu fühlen, anstatt später Osteoporose... oder Demenz... oder Herz-Kreislauf-Erkrankungen zu erleiden!

Teil 2:
Der Recoveryplan – Verändere deine Gewohnheiten und dein Leben

Nico: Wie ich bereits erwähnt habe, musste ich, als ich versuchte, von HA zu recovern, meinen eigenen Recoveryplan ausarbeiten. Schließlich, nach einer Reihe von diagnostischen Tests, sagte mir mein Arzt, dass ich wahrscheinlich mehr essen und weniger Sport treiben sollte, aber er gab mir keine Anleitung, was das eigentlich bedeutet. Obwohl ich selbst zu demselben Schluss gekommen war, fiel es mir schwer, das in die Praxis umzusetzen. Ich hatte Spaß an der Bewegung und fand es wirklich ungerecht, dass ich all meine harte Arbeit zunichte machen musste, während andere um mich herum auf Anhieb schwanger wurden. (Ich war zum Beispiel auf einer Party mit VIER schwangeren Frauen, die mir erzählten, dass alles, was ich tun müsse, um schwanger zu werden, sei, nicht schwanger sein zu wollen. Oh, danke! Aber ich schweife ab.) Da ich keine Informationen darüber hatte, was ich wirklich tun musste, um die Recovery zu schaffen, ging ich mit meinen Veränderungen nicht weit genug. Ich glaube, dass ich – auch nachdem ich bei einer Ernährungsberatung war – noch nicht genug gegessen habe. Außerdem habe ich mit Sicherheit zu viel Sport getrieben. Schließlich bekam ich meine Periode wieder, als ich einen dreiwöchigen Urlaub machte, alles aß, was ich wollte, und mich außer zum Spazierengehen nicht bewegte.

Steph: Ich habe mich mit Händen und Füßen gegen die Recovery gewehrt. Ich bin nicht zu viel gelaufen, ich habe genug gegessen, warum ist mir das passiert? Es schien so ungerecht! Ich hatte meine Zeit abgesessen. Ich hatte eine Essstörungsbehandlung hinter mir, ich war genesen! Wie konnte da noch mehr kommen?! Meine Ärztin sagte mir genau, was ich tun sollte, und das Forum lieferte eine Geschichte nach der anderen, die ihre Empfehlungen bestätigten, aber ich mochte mein Leben und wollte mich nicht noch einmal ändern müssen. Der ganze Plan erschien mir ziemlich absurd. Doch als ich mich schließlich ganz darauf einließ, erntete ich die Früchte – Glück, Gesundheit und Schwangerschaft!

In diesem Abschnitt werden wir unsere Empfehlungen dazu geben, wie viel und was man essen sollte, sowie wie viel man sich bewegen sollte. Wir wissen, dass diese Veränderungen unglaublich schwer zu bewerkstelligen und durchzuhalten sind, deshalb haben wir Kapitel mit Tipps und Tricks, die wir und andere Betroffene angewendet haben, um diese Herausforderungen zu meistern.

8
Ihr wollt, dass ich WIE VIEL esse??
Der HA-Recoveryplan

HAST DU DIE VORHERIGEN Kapitel bis zu diesem übersprungen? Hätten wir wahrscheinlich auch gemacht. „Was muss ich tun?", ist doch schließlich die Frage, die uns alle beschäftigt. Doch bevor wir uns dem widmen (bitte entschuldige, dass wir dich so auf die Folter spannen), wollen wir dir noch mitgeben, dass du darauf vertrauen kannst, dass der in den folgenden Kapiteln beschriebene Plan auch für dich funktionieren wird. Schließlich haben 94% der Teilnehmerinnen unserer Umfrage ihren natürlichen Zyklus wiedererlangt.

Wenn du momentan einen BMI von 22 bis 23 oder mehr hast, denkst du vielleicht, dass nichts an deinem Gewicht und deinen Essgewohnheiten auszusetzen sei und dieser Abschnitt nicht für dich gelten würde. Diese Annahme ist aber falsch, denn auch wenn dein Gewicht genau in der Mitte des Normalbereichs oder sogar darüber liegt, ist es möglich, dass du deinem Körper nicht genügend Energie für seinen Bedarf zur Verfügung stellst. Unter unseren Teilnehmerinnen wiesen 7,5% einen BMI über 22 auf, während ihre Periode ausgeblieben ist. Von diesen 7,5% haben wiederum 52% ihren Zyklus wiedererlangt, bevor sie schwanger geworden sind, indem sie den Recoveryplan befolgt haben (der Rest hat sich in eine Fruchtbarkeitsbehandlung begeben, um schwanger zu werden). Daher macht es Sinn, dass du von der Anwendung des Recoveryplans profitieren wirst, (auch) wenn du HA und einen durchschnittlichen BMI hast. Sollte dein BMI derzeit unter 22 liegen, ist die Wahrscheinlichkeit, dass dir der Plan helfen wird, sogar noch größer.

Was bedeutet Recovery in diesem Zusammenhang?

Das wesentliche Ziel ist erstmal die Wiederherstellung deiner Gesundheit und Fruchtbarkeit (und für viele eine Schwangerschaft). Um an diesen Punkt zu gelangen, ist es notwendig, dich nicht nur mit genügend Energie für deinen täglichen Bedarf zu versorgen, sondern auch mit genügend Energie, um Monate oder Jahre der Unterernährung zu kompensieren.

Es ist wichtig, die restriktiven Essgewohnheiten sowie die Mentalität anzugehen, die mit diesen Gewohnheiten einhergeht und für so viele den Grundstein der HA legen. Ungeachtet des derzeitigen Ausmaßes deiner restriktiven Ernährungsweise beinhalten die schlussendlichen Zielsetzungen für deine Essgewohnheiten:

- ohne Einschränkungen an Treffen mit Arbeitskolleginnen und Arbeitskollegen sowie der Familie teilzunehmen und sie zu genießen;
- in deiner Freizeit an Arbeit, Familie, Freunde Kinder... alles Mögliche zu denken – aber NICHT daran, was oder wie viel du essen wirst;
- Essen etwas sein zu lassen, das dich nährt und dir Genuss bereitet; nicht mehr und nicht weniger;
- nie wieder Kalorien zu zählen (es sei denn, du musst es gelegentlich tun, um sicherzustellen, dass du genug isst);
- zu essen, wenn du hungrig bist und aufzuhören, wenn du satt bist;
- alles (abgesehen von Nahrungsmitteln, gegen die du allergisch bist oder die du aus religiösen oder ethischen Gründen ablehnst) in Maßen zu essen und dabei festzustellen, dass es zu einem glücklichen und gesunden Leben gehört, sich gelegentlich etwas zu gönnen und kein Grund ist, ein schlechtes Gewissen zu haben.

Lisa: Beim Lesen dieser Ziele sind mir einige Dinge in den Sinn gekommen. Falls du nichts damit anfangen kannst, was ich gleich teilen werde, gut für dich! :)

- *„Niemals Kalorien zählen"*??? Hilfe... machst du Witze? Ich war nie ein großer Kalorienzähler, habe aber immer einen Blick auf die Packung geworfen, um sicherzugehen, dass nicht mehr als X Kalorien drin waren. Ich erinnere mich, dass ich in der Recovery mit einer Freundin aus dem Forum über einen Proteinriegel gesprochen habe. Ich fragte sie: „Sind diese Riegel nicht gut?" Sie enthalten weniger Zucker!" Daraufhin antwortete sie: „Oh! Ich habe es nicht einmal bemerkt. <lacht> Ich schaue nie mehr auf Kalorien, Fette, Kohlenhydrate oder irgendetwas anderes." Huh???? Das ist eine wahre Geschichte. Vielleicht klingt sie völlig weit hergeholt, ist sie aber nicht. Mit der Zeit und der Recovery kommen gesunde Veränderungen. Die wahre Freiheit!

• *„Iss, wenn du hungrig bist, und hör auf, wenn du satt bist."*… Wow… An diesem Punkt könnte es einige von uns überfordern, eine zusätzliche Karotte zu essen, ganz zu schweigen von einer einzelnen Kugel Eis (bei mir war das der Fall – das Eis, nicht die Karotte). Das liegt daran, dass Hunger- und Sättigungssignale aufgrund der anhaltenden Kalorienrestriktion aus dem Gleichgewicht geraten sind. Das einzige Gegenmittel ist, mehr zu essen. Du wirst also vorerst das Unbequeme aushalten müssen, um das langfristige Ziel „zu spüren, wann du satt bist", erreichen zu können. Und dann kannst du entscheiden, ob du mit dem Essen aufhören möchtest (oder nicht). Dennoch ist es wichtig anzumerken, dass viele Menschen ohne gestörte Essgewohnheiten von Zeit zu Zeit über das Sättigungsgefühl hinaus essen, ohne in Panik zu verfallen, was ein weiteres anzustrebendes Ziel sein könnte.

• *„Iss alle Lebensmittel."* Wirklich, alles. Irgendwann werden all diese mysteriösen Allergien, die du im Laufe der Jahre entwickelt hast (die sonst niemand in deiner Familie hat – Laktoseintoleranz, Zucker, Gluten… nein, nicht alle von euch haben echte Glutenallergien), auf wundersame Weise verschwinden. Ich glaube, ich habe mich so streng ernährt und war so lange unterernährt, dass mein Körper nicht richtig verdauen konnte – als ob er die notwendigen Enzyme verloren hätte. Ich war laktoseintolerant (eine gute Ausrede, um nichts außerhalb meiner Komfortzone zu essen); oh und ich entwickelte sogar eine mysteriöse Rindfleischallergie, die mich dreimal wegen eines anaphylaktischen Schocks ins Krankenhaus brachte! Ich mache keine Witze. Das einzig Coole an mysteriösen Allergien ist, dass du nach deiner Recovery, genau wie ich jetzt, einen Burger essen und einen Schokoladen-Milchshake trinken kannst, und zwar ohne allergische Reaktion. Der Körper ist erstaunlich, wenn er richtig mit Energie versorgt wird.

Ich könnte jetzt noch so viel mehr sagen, aber du hast schon verstanden, worum es geht. Außerdem gibt es KEINE Überzeugungsarbeit zu leisten. Ich teile einfach nur die Wahrheit.

Hört sich diese Weise zu leben reizvoll für dich an? Unsere Umfrageteilnehmerinnen haben sich nach ihrer Recovery von HA jedenfalls sowohl anders gefühlt als auch anders gehandelt als davor.

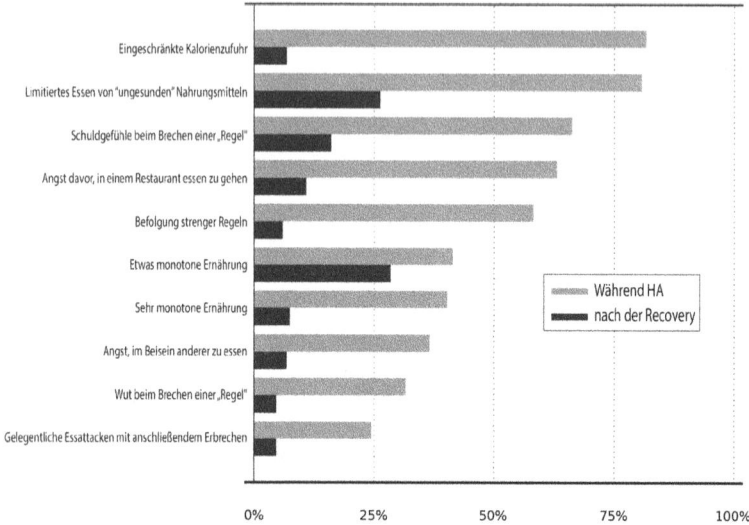

Eingeschränkte Kalorienzufuhr
Limitiertes Essen von "ungesunden" Nahrungsmitteln
Schuldgefühle beim Brechen einer „Regel"
Angst davor, in einem Restaurant essen zu gehen
Befolgung strenger Regeln
Etwas monotone Ernährung
Sehr monotone Ernährung
Angst, im Beisein anderer zu essen
Wut beim Brechen einer „Regel"
Gelegentliche Essattacken mit anschließendem Erbrechen

Während HA
nach der Recovery

0%   25%   50%   75%   100%

Subklinische Symptome einer Essstörung während HA und nach Genesung. Der Prozentsatz der Teilnehmerinnen (326 Frauen), die die jeweilige Verhaltensweise während der Zeit, als sie HA hatten (hellgrau), verglichen mit der Zeit nach ihrer Genesung (dunkelgrau) aufgewiesen haben. Wie man sieht, haben einige selbst nach ihrer Genesung noch Probleme aber insgesamt haben die Symptome sich *sehr* verringert.

Shayla: Früher lebte ich in einer derart ausgewachsenen Angst davor, etwas zu essen, das nicht Teil meines „planmäßigen" Essens gewesen ist... Wehe ich aß eine extra Karotte oder Süßkram. Ja, ich war so verrückt wegen jeder. Einzelnen. Kalorie. Wehe, ich machte nur 58 Minuten Cardio statt 60 oder verbrannte 550 anstatt meinen üblichen 600 Kalorien. Ich will damit nicht sagen, dass du gerade an diesem Punkt bist, aber es kann schnell passieren, dass wir mental wieder in diese Einstellung zurückfallen. Nun, da ich aus diesem Gefängnis befreit bin, wünsche ich das auch dir.... nicht nur für deine Gesundheit, sondern auch, um unseren wertvollen Kindern (gegenwärtig oder zukünftig, wie auch immer Kinder in deinem Leben auftauchen) ein gesundes, positives Beispiel zu geben. Ich weiß, dass du das schaffen kannst und ich weiß, dass du dich von all dem befreien kannst. Du verdienst absolut nur das Beste in diesem kostbaren, kurzen Leben, das wir haben.

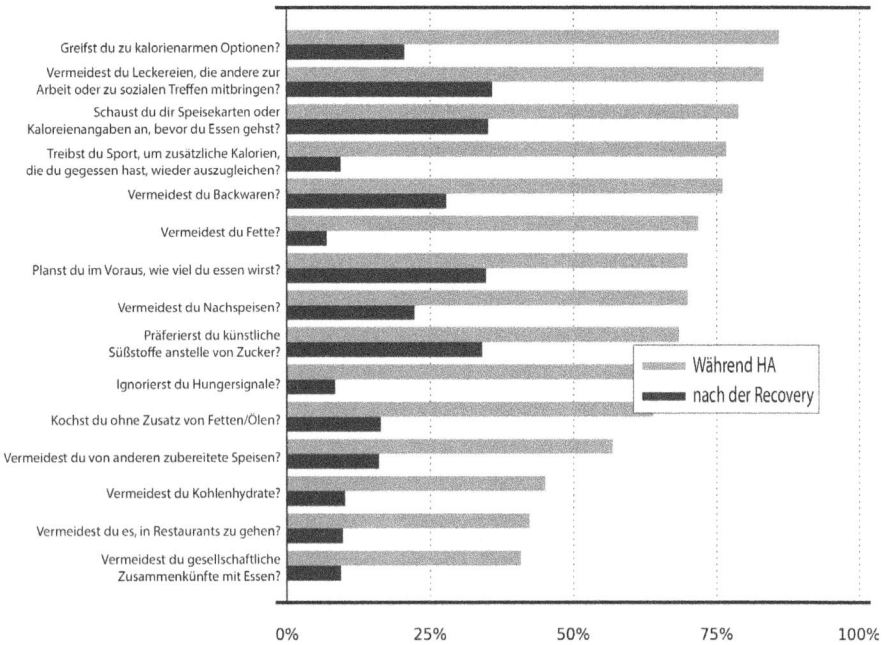

Essgewohnheiten während HA und nach Genesung. Der Prozentsatz der Teilnehmerinnen (284 Frauen), die auswählten, dass sie „immer" oder „oft" das jeweilige Essverhalten aufgewiesen haben, während HA (hellgrau) und während der Zunahme/Recovery (dunkelgrau).

Der Recoveryplan: Bist du bereit?

Nach dem, was du bisher gelesen hast, dürftest du schon erfasst haben, dass der Recoveryplan es beinhaltet, mehr zu essen und etwas zuzunehmen. Du hast Recht. Du wirst vermutlich so einiges mehr essen müssen – sowohl, was die Menge als auch, was die Vielfalt angeht. Und ja, mehr zu essen wird wahrscheinlich zu Gewichtszunahme in einem gewissen Grad führen.

Ist der Gedanke, mehr zu essen und/oder zuzunehmen, angsteinflößend für dich? Das ist nichts Ungewöhnliches – war er für uns auch! Wie wir schon besprochen haben, wird unser Aussehen sowie die Fähigkeit, unsere Ernährung und unsere sportliche Betätigung zu kontrollieren, nicht selten ein großer Teil unserer Identität. Veränderungen an diesen wesentlichen Bestandteilen von uns in Betracht zu ziehen, kann beängstigend sein. Oft ist eine komplette mentale Umstellung unserer Ansichten über Lebensmittel, Ernährung und unseren Körper notwendig. Hoffentlich hilft es dir zu wissen, dass Tausende diese Herausforderung angenommen und festgestellt haben, dass es ihnen nachher sowohl seelisch als auch körperlich besser ging.

Wenn du bereit bist, loszulegen und den HA-Recoveryplan zu befolgen, wirst du feststellen, dass die gängigen Sorgen über Essen (was, wann, warum und wie) im Laufe der Zeit sowohl in ihrer Intensität als auch in ihrer Häufigkeit sinken werden, während das Gefühl der Freiheit und Erleichterung insgesamt ansteigen wird. Falls die Erwägung dieser Veränderungen dir Angst macht, setze dich mit den Informationen auseinander, die du in diesem Buch findest. Dann kannst du dir überlegen, ob du unsere Empfehlungen in die Tat umsetzt oder nicht. Solltest du dich entscheiden, unsere Vorschläge nicht jetzt sofort zu befolgen, behalte sie dir im Hinterkopf. Vielleicht denkst du irgendwann anders darüber.

Deanna: Ich danke den Sternen für jeden einzelnen Tag dieses Prozesses. Ich liebe es, frei zu sein: Ich kann essen, was ich will und leben, wie ich will. Ich bin so froh, nicht länger ein Sklave meines alten Körpers und meiner alten Gewohnheiten zu sein. Ich weiß, dass ich dafür eine bessere Mama und ein besserer Mensch sein werde. Ich weiß, dass dieses Gewicht mir dabei helfen wird, schwanger zu werden. Ich bereue es nicht eine Minute eines Tages, das durchgemacht zu haben. Ich werde niemals zu meinen alten Gewohnheiten der Restriktion und des Verlusts von Freunden und Schlaf wegen des Sports sowie dem Leben in einem selbstgeschaffenen Gefängnis zurückkehren – ich werde fortfahren, frei zu leben, sowohl jetzt als auch in der Zukunft nach dem Baby. (*Deanna wurde sieben Monate, nachdem sie „all in“ gegangen ist, durch den Einsatz von Femara schwanger.*)

Chassta: Dünn zu sein ist nicht die ultimative Errungenschaft. Unsere Körper sind so aber nur zum aktuellen Zeitpunkt. Selbst wenn ich nicht schwanger werde, werde ich eines Tages eine Mutter sein. ICH WERDE diese schreckliche, verzerrte Ansicht der unerreichbaren Perfektion NICHT an meine Kinder weitergeben. Obwohl manche von uns ihren sogenannten idealen Körper „erreicht“ haben, was haben wir dafür geopfert? Unser Körper und unser Geist sind für solche zehrenden Ängste und Stress nicht geschaffen. Bei vielen Dingen dachten wir längst, wir hätten sie verloren – strahlendes, dickes Haar, leuchtende Haut, tiefer Schlaf, sexuelles Verlangen, feminine Kurven, klares Denken, starke Knochen, Fruchtbarkeit, positive Perspektiven, Mitgefühl, wertfreie Einstellungen gegenüber anderen und uns selbst. Um diese Dinge jetzt wiederzugewinnen, müssen wir unsere „dünnen“ Körper opfern. Doch was ist hier wirklich das größere Opfer? (*Chassta hat ihre Periode nach drei Monaten „all in“ wiederbekommen und ist fünf Zyklen später schwanger geworden. Nun ist sie mit ihrem zweiten Kind schwanger.*)

Das Schwierigste daran, bereit zu werden und den Sprung zu wagen, um Gedanken und Gewohnheiten rund ums Essen zu ändern, ist für viele die Ungewissheit. Die meisten von uns sind ausgezeichnete Planer und werden tun, was auch immer notwendig ist, um ihre Pläne zu verwirklichen. Aber das? Es gibt keine Möglichkeit, genau zu wissen, was deinen Körper glücklich machen (d.h. heilen) oder wie lange es dauern wird. Du gibst einen Vertrauensvorschuss, wenn du jetzt vorangehst und diese Änderungen vornimmst, denn du weißt nicht sicher, ob oder wann sie für dich funktionieren werden. Dennoch ist es kein blinder Vertrauensvorschuss; Gewichtszunahme, Erholung, verminderter Stress und Zeit ergeben ein wiederhergestelltes Reproduktionssystem.

Also, sagen wir mal, du wagst den Sprung. Was kommt als Nächstes? Vermutlich etwas Ungläubigkeit, Verleugnung, Zweifel und Angst. Vielleicht etwas Wut. Aber auch Aufregung, Erleichterung und Freude. Du wirst wahrscheinlich jede Einzelne dieser Emotionen während der bevorstehenden Achterbahnfahrt erleben. Bereit?

Ich muss wie viel essen?!

Und endlich kommen wir zu der Frage, auf die du gewartet hast: Wie viel musst du essen? Wir stellen diese Kalorienvorgaben als Richtwerte bereit, um dir eine Idee zu geben, wie viel du wirklich essen musst, um deinen Körper vollständig zu nähren und zu genesen. Aber wie wir gesagt haben, ist das letztendliche Ziel, mit dem Zählen aufzuhören und das zu essen, was dein Körper braucht. Im Laufe der Zeit wirst du lernen, was du innerhalb eines Tages essen solltest und imstande sein, intuitiv zu essen, ohne dass der Taschenrechner in deinem Kopf (oder deinem Handy) mitzählt. Es ist ebenfalls wichtig, dass du, wenn du Hunger verspürst, auch wenn du schon deine Kalorienzufuhr erhöhst, diesem nachgehst und sogar noch mehr isst!

Megan: Ich stimme zu, dass Kalorienzählen ein Trigger sein kann, auch wenn es in die entgegengesetzte Richtung geht. Ich bin mir sicher, dass die meisten von uns wissen, wie viel Kalorien die Lebensmittel haben, die wir essen. Wenn du weißt, dass du vorher 1500 gegessen hast, sollte es nicht allzu schwierig sein, herauszufinden, was 1000 mehr wären. Ich bin kein Experte, aber ich habe im ersten Monat 2500 bis 3000 Kalorien pro Tag gegessen und meine Periode nach vier Wochen bekommen.

Jessica: Früher bin ich immer wütend auf meinen Körper geworden, wenn er hungrig geworden ist, bevor ich dachte, dass er das sollte. Ich dachte dann: „Ich habe dich gerade erst gefüttert. Wieso bist du schon wieder hungrig? Kannst du mich nicht in Ruhe lassen?" Nun stelle ich fest, dass ich denke: „OK, Körper. Ich habe dich verstanden. Ich bin mir nicht sicher, warum du heute so hungrig bist, aber ich werde dir Essen geben." Es ist eine irre Veränderung, aber auch eine befreiende. Es kommt mir so vor, als hätte ich meinen Fokus verlagert: Früher verließ ich mich vollkommen auf meinen Kopf und ignorierte meinen Körper so ziemlich. Nun versuche ich, mich weitestgehend auf meinen Körper zu verlassen (z. B.: Ich fühle mich hungrig; ich sollte mir einen Snack schnappen) und nur ein bisschen auf meinen Kopf (z. B.: Ich hatte heute noch nicht viel Protein; vielleicht beziehe ich welches in meinen Snack mit ein).

Mit dem schlussendlichen Ziel im Hinterkopf, dir das Kalorienzählen abzugewöhnen, sollte als allgemeine Regel gelten, dass du ein Minimum von etwa 2500 Kalorien am Tag zu dir nimmst. Ja, du hast das korrekt gelesen. Zweitausendfünfhundert Kalorien am Tag. Das hört sich wahrscheinlich nach einer riesigen Menge an. In Wirklichkeit musst du vielleicht sogar mehr als das essen – selbstverständlich solltest du weiteressen, wenn du mehr Hunger hast! Die Empfehlung von 2500 Kalorien ist keine Obergrenze, sondern ein Minimum. Im Folgenden werden wir dir erklären, wie sich diese Zahl aus verschiedenen Berechnungen zusammensetzt.

Eventuell hast du Bedenken, dass du direkt viele Kilos zulegst, wenn du so viele Kalorien zu dir nimmst. Entgegen dem, was viele glauben, funktioniert unsere Physiologie so jedoch nicht. Einige stellten sogar fest, dass sie langsamer zugenommen haben als erwartet. Dies hat den Grund, dass der Körper die zusätzliche Energie zuerst verwendet, um die Funktionen, die verlangsamt und abgeschaltet worden sind, zu reparieren und wiederherzustellen. Andere erlebten anfänglich eine rasante Gewichtszunahme, da der Körper manchmal auch Fett für den Fall einer weiteren Hungersnot speichert und danach erst daran arbeitet, die Funktionen zu reparieren. In jedem Fall pendelt sich die Gewichtszunahme im Laufe der Zeit ein, wie wir später besprechen werden.

> Liz: Ich habe innerhalb von sechs Monaten etwa 10 Kilo zugenommen. Daraufhin hat sich mein Gewicht stabilisiert (gemessen daran, wie meine Klamotten passen; ich wiege mich selten). Ich habe mich beim Essen nicht eingeschränkt und weiterhin nach Belieben gegessen. Mein Gewicht ist seit diesem anfänglichen rasanten Anstieg ungefähr gleich geblieben.

Devon P: Zunächst bezeichnete ich mein zusätzliches Gewicht als „schlankes Gewicht": Muskeln und Wasser, was in meinen restriktiven Jahren verringert war. Kleine Anmerkung am Rande: Ich hatte zehn Jahre vorher eine Ärztin besucht, als ich einen Versuch zur Genesung unternahm. Sie untersuchte meinen Stoffwechsel im Ruhezustand und stellte fest, dass er wahnsinnig niedrig war, weil mein Körper versuchte, so viel Energie wie möglich einzusparen. Dies ging sogar soweit, dass mein Körper anfing, Proteine aus Muskeln und Haaren abzubauen, um das Defizit auszugleichen. Wie auch immer, nachdem diese schlanke Masse wiederhergestellt war, nahm ich schnell mehr Gewicht zu (Fett und mehr Wasser). Aber nach sieben Monaten hörte ich dann auf, weiter zuzunehmen, trotz genau des gleichen (Null) Sportpensums und des (weiterhin reichlichen) Essverhaltens.

Beweist es!

Für den Fall, dass du denkst, dass wir verrückt seien und jemand mit deiner Größe niemals so viele Kalorien brauchen könnte (weiter unten sind ein paar kleine Anpassungen aufgeführt), werden wir nun zwei verschiedene Methoden zur Berechnung des Energiebedarfs beschreiben, welche zeigen, wie wir zu dieser Nummer gekommen sind. Außerdem werden wir ergänzend einige klinische Studien besprechen, in denen Gewichtszunahme (durch zusätzliche Kalorien) wichtig zur Heilung von HA war. Falls du aber die schnelle und einfache Version möchtest, ist hier eine Zusammenfassung:

- Rechnungen vom Institute of Medicine (kurz IOM, dt. Institut der Medizin) haben uns zu dem Ergebnis geführt, dass eine 168 cm große, sich viel bewegende Frau mit einem fruchtbaren BMI von 22 jeden Tag circa 2450 Kalorien verbrennt, und ihr Gewicht dabei hält. Das stabile Gewicht weist darauf hin dass eine Frau mit ähnlicher Größe jeden Tag so viel für einen voll funktionstüchtigen Metabolismus zu sich nehmen sollte[1].
- Verschiedene Forschergruppen haben die Beziehung zwischen fettfreier Körpermasse (z. B. Herz, Muskeln, Lunge, Knochen… der Teil von dir, der Energie verbraucht) und Kalorienaufnahme untersucht und daraus Gleichungen abgeleitet, um die Energiemenge zu berechnen, mit welcher der bestmögliche Stoffwechsel erreicht wird. Für eine sich viel bewegende Frau mit einem fruchtbaren BMI und 20 % Körperfett ist das eine tägliche Aufnahme von 2533 Kalorien für einen voll funktionstüchtigen (menstruierenden) Metabolismus[2].

- Vier weitere Forschungsstudien konnten einen starken Zusammenhang zwischen Gewichtszunahme und der Wiederaufnahme von Menstruationszyklen feststellen.

Berechnung des Energiebedarfs: Methode 1. Bei der ersten Methode zur Festlegung der Empfehlungen wurden vom IOM berechnete Formeln verwendet, die den Stoffwechsel von gesundheitlich unbedenklichem, radioaktiv markiertem Wasser gemessen haben, um den Energieverbrauch genau zu bestimmen[3]. Diese Formeln beinhalten weitere Variablen, sodass du deine Aufnahme je nach deinem Alter und deiner Größe ein wenig anpassen kannst.

Empfohlene tägliche Kalorienzufuhr[4]*

Größe	Empfohlene Kalorien, wenn du dich viel bewegst†	Empfohlene Kalorien, wenn du dich wenig bewegst
< 152 cm	2250	2000
152 – 162 cm	2350	2100
162 – 173 cm	2450	2200
173 – 183 cm	2550	2300
> 183 cm	2650	2400

* Wenn du 19 Jahre alt oder jünger bist, solltest du 100 Kalorien ergänzen, da du dich noch im Wachstum befindest und dein Körper somit noch mehr braucht!
†„Sich viel bewegen" entspricht in diesem Sinne, 8 bis 11 Kilometer pro Tag zu gehen. Die meisten HAler fallen in diese Rubrik.

Die Messungen wurden durchgeführt, während die Studienteilnehmerinnen ihr Gewicht gehalten haben[5], was darauf hindeutet, dass die Kalorienaufnahme dem Verbrauch glich. Durchschnittlich haben die Teilnehmerinnen also 2450 Kalorien pro Tag verbrannt und konsumiert (allerdings werden wir von hier an einfach von 2500 als Richtzahl sprechen – 50 kcal am Tag zusätzlich zu essen wird auf kurze Sicht gut für dich sein). Das ist die Antwort darauf, wie viel du essen solltest (unter Berücksichtigung deiner Größe, wie aus der Tabelle ersichtlich), um einen voll funktionstüchtigen Metabolismus zu haben und deine verschwundene Periode wiederherzustellen, denn die Grundbedürfnisse deines Stoffwechsels sind genau die gleichen wie die eines jeden anderen. Dein Herz schlägt; dein Blut wird gepumpt; deine Haare, Nägel und Knochen wachsen; dein Immunsystem bekämpft Infektionen und so weiter. Indem du die zusätzliche Energie zu dir nimmst, wird ein großer Anteil davon dafür verwendet werden, deinen

Metabolismus zu reparieren, wiederherzustellen und wieder aufleben zu lassen. Und wenn du mehr isst, als von uns empfohlen? Nun, das wird deinen Körper nur umso schneller dahin zurückbringen, wo er so unbedingt sein möchte.

Zu erwähnen ist noch, dass wenn du einen Beruf hast, bei dem du viel sitzt und dich auch sonst wenig bewegst (z. B. keine Spaziergänge machst oder keinen anderen Sport jeglicher Art treibst), du 250 Kalorien von dem täglichen Minimum abziehen kannst. Umgekehrt solltest du weitere Kalorien hinzufügen, wenn du mit einem hochintensiven Sportprogramm fortfährst (nicht empfohlen, siehe Kapitel 12), um für den Sport an dem jeweiligen Tag aufzukommen.

Du fragst dich vielleicht, wie dies mit den Empfehlungen übereinstimmt, die du kennst, welche von 2000 Kalorien zum Gewichthalten[6] und 1500–1800 (oder schockierenderweise weniger) zum Abnehmen sprechen. Diese Empfehlungen sind veraltet. Sie basieren auf derselben Idee und besagen, dass 2000 die Zahl an Kalorien sei, die man benötigt, um sein Gewicht zu halten – dieser Betrag basiert jedoch auf Selbsteinschätzungen der eigenen Kalorienzufuhr statt tatsächlicher Messungen[7]. Die Mehrheit der Leute neigt dazu, die Zahl der Kalorien, die sie zu sich nimmt, zu unterschätzen[8], was dazu führt, dass die empfohlene Zahl niedriger ist als die eigentlich benötigte. Das ist wohl in Ordnung für die Durchschnittsperson, welche ebenfalls unterschätzt, was sie isst – für diejenigen unter uns, die sich im gegenteiligen Lager befinden und ihre tägliche Aufnahme eher überschätzen, brauchen wir jedoch eine exakte Vorgabe!

Berechnung des Energiebedarfs: Methode 2. Eine andere, aber genauso exakte, Methode maß den Energieverbrauch von Hunderten von Menschen. Dabei wurde ein spezieller Raum konstruiert, um tägliche Aktivitäten zurückzuverfolgen, einschließlich Schlafen, Zubereiten von Nahrung und Essen, Arbeiten und Sport treiben[9]. Die Forscherinnen und Forscher fanden heraus, dass die durch normale tägliche Aktivitäten verbrauchte Energie proportional zur lean body mass (kurz LBM, dt. fettfreie Körpermasse) ist, bei der es sich um jeden Teil von dir außer des Körperfetts handelt. Das macht Sinn, da Muskeln, Knochen, Gehirn, Herz, Blutkreislauf, Lunge usw. die Arbeit verrichten, dank der dein Körper funktioniert. Dein Herz beispielsweise verbraucht jedes Mal Energie, wenn es schlägt und Blut zu deiner Lunge und durch deine Venen schickt.

Wie sich herausgestellt hat, sind 45 Kalorien pro Kilogramm fettfreier Körpermasse[10]* die Menge an Energie, die du jeden Tag mit deinen normalen Tätigkeiten verbrauchst. *Dies beinhaltet keinen gezielten Sport.*

Und siehe da, wenn man 20% Körperfett annimmt, hat eine 168 cm große Frau mit einem fruchtbaren BMI von 22,5 einen täglichen Kalorienbedarf von 2283. Dieser Wert ist bemerkenswert nah an dem ist, was man mit den IOM-Gleichungen für eine sich wenig bewegende Frau berechnen würde (2450–250 = 2200). Falls dein Körperfettanteil niedriger ist (der durchschnittliche Körperfettanteil unter unseren Umfrageteilnehmerinnen war zum Beispiel 14%), benötigst du MEHR Kalorien als das, da dein LBM höher sein wird! Dann musst du auch noch all die zusätzliche Kalorien ergänzen, die beim Ausführen von täglicher physischer Bewegung und sportlicher Betätigung (ja, Spazieren zählt) verbrannt werden. Das bringt dich auf ungefähr 2500 Kalorien pro Tag.

Falls dein BMI momentan unter 22,5 ist, denkst du vielleicht, dass du diese Menge nicht brauchen würdest, weil du weniger wiegst. Nicht wahr! Dafür gibt es drei wichtige Gründe: 1) Wenn deine Körpermasse aufgrund von geringerem Körperfett gering/verringert ist, leisten deine Knochen, Muskeln und Organe die gleiche Arbeit wie die von jemandem mit einem höheren BMI und benötigen somit die gleiche Menge an Energie; 2) Ist deine fettfreie Körpermasse tatsächlich geringer, braucht dein Körper mindestens diese Menge an Energie, um die Muskeln und Organe zu erneuern, die als Energiequelle verbraucht wurden, während du dich unterernährt hast; und 3) je geringer dein momentanes Gewicht für deine Größe ist, umso stärker sind deine Körperfunktionen tendenziell heruntergefahren, daher wird die gleiche Menge an Energie (wenn nicht mehr) für Reparaturen und für die Reaktivierung benötigt.

Wird mehr zu essen wirklich funktionieren?

Willst du echt noch mehr Beweise? Auch wenn du inzwischen wahrscheinlich überzeugt bist, wenn es darum geht, absichtlich zuzunehmen (gerade in unserer gegenwärtigen Gesellschaft, in der das selten unterstützt wird), kann es nie zu viel Information geben. Die folgende Tabelle zeigt die Gewichtszunahme von Frauen, deren Zyklus zurückgekehrt ist, während sie an klinischen Studien teilgenommen haben. *Wie du sehen kannst, haben die meisten von denen, die ihren Zyklus wiedererlangt haben, die bewusste Entscheidung*

---

* Die Annahme, dass die Stoffwechselrate mit der fettfreien Körpermasse korreliert, wurde in zahlreichen Studien bestätigt[11] *getroffen, zuzunehmen; diejenigen mit fortlaufender Amenorrhö dagegen nicht.* Es liegt also in deiner Hand. Unsere Umfrageteilnehmerinnen bilden mit Abstand die größte Gruppe, in der diese Angelegenheit je beurteilt wurde und es besteht eine bedeutende Differenz in der Gewichtszunahme zwischen denen, die ihre Periode zurückerlangt und denjenigen, die dies nicht haben (ein Anstieg von 2,25 BMI-Einheiten bei denen, die genesen sind versus 1,35 BMI-Einheiten bei denen, die dies nicht sind, $p < 1\times10^{-4}$). Insbesondere wenn du momentan einen BMI unter 22 hast, wird es wichtig für dich sein, zuzunehmen, so sehr du das auch wahrscheinlich nicht möchtest.

Wiederaufnahme des Menstruationszyklus und Gewichtsveränderungen

Studie	Anzahl der Teilnehmerinnen	Zurückerlangte Zyklen in %	Zeit bis zur Genesung	BMI-Veränderungen der genesenen Frauen	BMI-Veränderungen der nicht genesenen Frauen
Sykes (Umfrage-Teilnehmerinnen)	302	52%	Durchschnittlich 6 Monate	+2,25	+1,35 ($p < 1\times10^{-4}$)
Falsetti[13]	92	71%	NA	+2,4 (33 Frauen) oder bei 21,8 geblieben (32 Frauen)	-1,5 (4 Frauen) oder bei 19,0 geblieben (19 Frauen)
Arends*[14]	51	18%	Durchschnittlich 16 Monate	+1,9	+0,5
Misra[15]	34	41%	< 12 Monate	+3,1	+0,8
Berga[16]	16	88% (KVT† -Gruppe), 13% (Kontroll-Gruppe)	20 Wochen	NA, geschätzt auf +0,5 (beginnend mit einem BMI von 23,2)	NA, geschätzt auf +0,0 (beginnend mit einem BMI von 21,2)

NA – Ohne Angabe, geschätzt anhand den gegebenen Informationen.

Anm.: Die Studie von Arends u.a. wurde mit Athletinnen im Studienalter durchgeführt, für welche die Recovery wahrscheinlich keine hohe Priorität hatte.

†Kognitive Verhaltenstherapie.

Beachte, dass in den anderen Studien, genau wie in der mit unseren Teilnehmerinnen, die Frauen tendenziell zu einem BMI von ungefähr 22 bis 23 zugenommen haben, den wir die fertile zone (dt. Fruchtbarkeitsbereich) nennen. Besonders die Studie von Falsetti u.a.[12] war interessant, da in ihrem Verlauf die Wahrscheinlichkeit der Rückkehr von Menstruationszyklen berechnet wurde; für jede weitere BMI-Einheit wurde eine 34%ige Steigerung der Chance auf Genesung berechnet.

> *Kira:* Soooo... habe gedacht, ich bringe euch alle mal auf den neusten Stand: Ich habe „intuitives Essen" in die Wüste geschickt und bin wieder dabei, mich „vollzustopfen" (3000+ Kalorien). Ich möchte ab jetzt regelmäßiger essen. Zuvor aß ich irgendwas zwischen 1800 und 3500 Kalorien pro Tag (aber meistens um die 2000 oder 2200). Ich habe gestern mit einer klugen Ernährungswissenschaftlerin gesprochen, die so motivierend war. Ich glaube, das ist, was ich gebraucht habe – ein Profi, die mir sagt, dass es schon in Ordnung sein wird, dass die Gewichtszunahme irgendwann aufhören wird und dass ich möglicherweise, sobald mein Metabolismus wieder optimal funktioniert, allmählich etwas abnehmen werde. Sie hat bereits mit Patientinnen mit Amenorrhö gearbeitet und sie haben alle ihre Periode innerhalb von drei Wochen bis drei Monaten wiederbekommen! Es gibt also Hoffnung, dass es mir genauso geht. Ich glaube, ich habe heute Morgen das größte Frühstück meines Lebens gegessen und bin den ganzen Weg zur Arbeit gerollt. Aber ich bin bereit, mich durch alle Unannehmlichkeiten und negativen Gedanken durchzukämpfen, die mir in den Weg kommen. Ich bestreite dieses Rennen (ohne tatsächlich zu rennen natürlich) bis zur Ziellinie und ich werde siegreich sein und gewinnen! Ich werde sein, wo ich niemals war. Es ist beängstigend, aber wenn ich mich niedergeschlagen fühle (was ich heute schon tat und es ist erst Tag 1), werde ich mich erinnern, dass ich Zuversicht in den größeren Plan haben muss und dass ich für so viel mehr gemacht bin als für mein Gewicht und mein Aussehen. Ich werde es nicht schaffen, die beste Version meiner selbst zu sein, bevor ich alle Dämonen besiegt habe. (*Kira hat ihre Periode zurückbekommen, nachdem sie sich sechs Wochen lang auf ihre Recovery konzentriert hat, und hat seitdem regelmäßige Zyklen.*)

Wie lange wird es dauern?

Was bestimmt, wie lange die Recovery dauern wird? Eine Zauberformel oder Kristallkugel, die es dir verraten wird, gibt es nicht. Was wir dir aber sagen können, ist, dass es mit großer Wahrscheinlichkeit passieren wird. Der Zeitraum scheint sehr zu variieren, zwischen einem Monat und ein paar

Jahren. Es gibt viele Variablen, die den Zeitraum der Recovery beeinflussen, wie zum Beispiel dein Alter, wie schnell du zunimmst, wie sportlich aktiv du bist, unter wie viel Stress du stehst. Zusätzlich spielen Dinge eine Rolle, über die du absolut keine Kontrolle hast, wie Genetik und wie sensibel dein System auf deine Energiebilanz reagiert. Unserer Studie zufolge gibt es jedoch keine Korrelation zwischen der Zeit, in der die Menstruation ausbleibt, und der Dauer der Heilung.

Aspekte der Recovery: „all in" gehen

Von den Faktoren, die wir nennen, ist der größte, den du selbst kontrollieren kannst, wie schnell du Veränderungen vornimmst und „all in" gehst. Das hat einen Einfluss darauf, wie schnell du genesen wirst. Was wir mit „all in" meinen, ist:

1) unseren Essensplan jeden Tag zu befolgen;
2) jeden hochintensiven Sport zu streichen (Kapitel 12);
3) Stress zu reduzieren und Zeit zum Entspannen zu schaffen.

Reden wir Klartext, gemeint ist nicht, bloß ein paar extra Hände voller Nüsse zu essen und ein paar Kilos zuzunehmen. Natürlich kannst du das versuchen, wenn du magst, aber unserer Erfahrung nach wird das die Zeit zur Genesung lediglich verlängern.

> **Devon P:** Als ich erstmals eingesehen habe, dass ich ernst machen muss – Sport streichen und mehr essen – dachte ich, ich würde mit ein paar leichten Veränderungen davonkommen. Ich reduzierte meinen Sport von 45 Minuten Cardio-Training (in der Regel elliptisch) auf 20, nachdem ein Reproduktionsendokrinologe mir gesagt hatte, dass 20 Minuten am Tag niemals HA verursachen könnten. Kann schon sein, aber er hat nicht erkannt, dass ich jahrelang drei- oder viermal so viel trainiert hatte! Ich war auch ein bisschen großzügiger beim Essen und nahm ein paar Kilos zu. Als nach ein paar Wochen noch nichts passiert war, gab ich jegliches Cardio auf und hob nur Gewichte, was ich damit begründete, dass es gut für meine Knochen sei. Steigerte meine Nahrungsaufnahme ein bisschen mehr. Immer noch nichts. Nach etwa einem weiteren Monat dieser halbherzigen Bemühungen wurde ich frustriert und habe mich endlich [dem Recoveryplan] verpflichtet. Ich verschwendete Zeit; nahm vielleicht zu, aber kam meinem Ziel nicht näher und das machte mir noch mehr Angst. Ich fragte mich, ob ich den Prozess durch Sport verlangsamte; wenn ich etwas dadurch bezweckte, dann nur, dass ich mein Ziel der

Periode weiter und weiter wegstieß. Diese Angst wurde fast so stark wie meine Angst vor einer Gewichtszunahme. Also entschied ich mich, „all in" zu gehen. Mindestens 2500 Kalorien zu essen (wahrscheinlich das Doppelte von dem, was ich vorher zu mir genommen hatte) und keinen Sport außer langsamen Spaziergängen und Gentle Yoga zu machen. Nach drei beschwerlichen, kritischen Monaten voller Gewissenskämpfe bekam ich meine Periode!!! Und gleich im nächsten Monat wurde ich schwanger. Frauen in meiner Situation rate ich, nicht herumzueiern! Gebt den Sport auf, je früher, desto besser. Er bremst euch nur und eure Knochen bekommen nicht den vollen Nutzen des Krafttrainings (ich kenne diese Ausrede), ohne dass Östrogen durch euer Blut strömt. Euer Körper braucht ERHOLUNG. Ihr seid in diese Situation gekommen, weil ihr euch extremem Stress ausgesetzt habt und ihr braucht eine Pause. Ihr braucht es und ihr müsst diese Energiespeicher aufbauen, um das Baby austragen zu können. Ihr könnt zum Sport zurückkehren, er wird da sein, aber wenn ihr HA habt, sind eure Workouts nicht gesund; sie sind es keineswegs.

Aspekte der Recovery: Zeit

Der zweite Faktor, den du kontrollieren kannst, ist die Länge der Zeit, die du mit dem Recoveryplan verbringst, bevor du zu anderen Optionen übergehst. Versuchst du, deine Periode im Großen und Ganzen aus gesundheitlichen Gründen zurückzubekommen oder um schwanger zu werden? Bereitest du dich auf eine Schwangerschaft innerhalb der nächsten ein oder zwei Jahre vor oder ist dir deine fehlende Periode erst aufgefallen, als du schon bereit für ein Baby gewesen bist? Je nachdem, in welcher Kategorie du dich befindest, wirst du vermutlich ein anderes Zeitfenster haben, in dem du bereit bist, auf Veränderungen zu warten und deinen Zyklus wiederzuerlangen. In einer perfekten Welt würden wir dich gerne zumindest gute sechs Monate in deine Genesungsbemühungen investieren sehen. Warum sechs Monate? Im Durchschnitt scheinen diejenigen, die mindestens sechs Monate lang „all in" sind, mehr im Reinen mit der gesamten Gewichtszunahme und Sportreduktion zu sein und *eine vollkommenere Genesung zu haben*. Dies könnte etwas mit der Bereitschaft zu tun haben, das Unbehagen sowie das Unbekannte so lange auszuhalten, was zur Entwicklung neuer gesunder Bewältigungsfähigkeiten führt. Vor diesem Hintergrund erkenne bitte, dass wir nicht sagen, dass Genesung nicht in einer kürzeren Zeit passieren könnte, da sie das kann (und auch tut); jedoch sehen wir uns in der Verantwortung, zu teilen, was unserer Erfahrung nach am besten funktioniert hat. Unter denjenigen unserer Umfrageteilnehmerinnen, die ihren natürlichen Zyklus wiedererlangt haben, haben 24 % dies binnen drei Monaten vom Start ihrer Lebensstiländerungen getan, 34 % binnen vier Monaten und 57 % binnen sechs Monaten. Von denen, die ihren natürlichen Zyklus nicht vor ihrer ersten Schwangerschaft wiedererlangt haben, haben 63 % sich in Fruchtbarkeitsbehandlung begeben, bevor sie sechs Monate Genesungsbemühungen hinter sich hatten.

> *Claire*: Ich glaube wirklich, dass sich hier vieles um Geduld dreht. Vor einigen Monaten habe ich mich sehr ungeduldig gefühlt. Ich dachte über Medikamente nach, war besessen von Zervixschleim und Temperatur usw. Dann habe ich entschieden, dass ich verrückt war und auf eine ungesunde Weise darauf fokussiert war, schwanger zu werden. Also habe ich beschlossen, mich auf den Rest meines Lebens zu konzentrieren. Währenddessen ging ich immer noch die notwendigen Schritte, um meinem Körper die Genesung von HA zu erlauben. Bisher funktioniert es (sowohl von einem physischen als auch einem mentalen Gesichtspunkt aus betrachtet).
>
> Es gibt mehr im Leben, als unbedingt morgen schwanger zu werden. Falls ich in einem Jahr schwanger werde, oder sogar in zwei Jahren, wird es immer noch OK sein. Ich bin bereit, geduldig zu sein, während mein Körper seine Reparaturarbeiten erledigt.
>
> Wer weiß, vielleicht wird mein Partner eine ganz schlechte Spermienzahl haben oder wir werden eine Fehlgeburt haben etc. Vielleicht werden wir am Ende so oder so adoptieren. In jedem Fall, für die Gesundheit meiner Knochen, meines Geistes und meiner Familie, muss ich von HA recovern. Ich gehe die Schritte, um dieses Ziel zu erreichen, und in der Zwischenzeit lebe ich mein Leben.
>
> Geduld… Zeit, Essen, Ruhe, Gewicht. Es wird klappen; dein Körper ist geschaffen, um zu schaffen. (*Claire wurde drei Wochen später mit ihrem ersten Baby schwanger, dann mit ihrem zweiten zwei Jahre später, innerhalb weniger Wochen nach dem Abstillen.*)

Solltest du dich dazu entscheiden, diese Zeit nicht zu investieren, gibt es gewiss Behandlungen, die dir helfen können, einen Eisprung zu haben und schwanger zu werden (Band 2). Wir müssen dich allerdings warnen, dass auf diese Behandlungen aufzuspringen, ohne irgendwelche Schritte in Richtung Genesung gemacht zu haben, zu Tausenden von verschwendeten Euros und dem emotionalen Stress gescheiterter Zyklen führen kann. Ganz abgesehen von der Realität, dieselbe ungesunde Einstellung gegenüber Essen und/oder Sport zu haben, die dich überhaupt erst in diese Situation gebracht hat. Fruchtbarkeitsbehandlungen funktionieren bei manchen Frauen mit HA, aber viele sind damit nicht erfolgreich, bis sie Lebensstiländerungen vorgenommen haben. Hinzu kommt noch, dass mit einer Schwangerschaft wesentlich einfacher umzugehen ist – sowohl mental als auch physisch – wenn du auf dem Weg der Genesung bist.

> *Joy*: Ich habe leider mit Behandlungen weitergemacht, die nicht funktioniert haben (zumindest die drei gescheiterten IVFs haben es nicht). Das war, bevor ich das Forum gefunden hatte. Erst danach habe ich an Gewicht zugenommen und bin auf natürliche Weise schwanger geworden. Mein RE hat mir nicht gesagt, dass ich zunehmen muss, um schwanger zu werden). (*Joys RE sagte ihr, sie sollte gespendete Eier nutzen, um schwanger zu werden. Stattdessen hat sie drei Monate lang an ihrer Recovery gearbeitet und fing an, ihren Zyklus zu haben; sie wurde im dritten natürlichen Zyklus schwanger. Ihr drittes und viertes Kind hat sie auch auf natürlichem Wege bekommen.*)

> *Ami*: Ich verschwendete soooo viele Monate, in denen ich dachte, ich würde genug tun, um zu recovern und als ich zweimal daran gescheitert bin, mit Femara einen Eisprung zu haben, sagte ich: „Mir reicht‘s, ich werde über 100 Kilo zunehmen, bevor ich ohne Baby durchs Leben gehe!" Mein Rat an Mädels, die das hier lesen, ist, es JETZT ZU TUN! Wartet nicht. Ich dachte, ich könnte die Ausnahme sein – dass ich nicht alle meine Verhaltensweisen aufgeben müsste und trotzdem schwanger werden würde. FALSCH! Je schneller ihr Veränderungen vornehmt, desto einfacher ist der Prozess. (*Ami hat zwei weitere Kilo zugenommen und mit jeglichem Sport bis auf Spazierengehen aufgehört. Sie wurde in ihrem nächsten Femara-Zyklus schwanger!*)

Solltest du deinen natürlichen Zyklus nicht wiedererlangen, bevor du schwanger wirst, stehen die Chancen hervorragend, dass du ihn postpartal bekommst, gesetzt den Fall, dass du nicht wie verrückt abnimmst und Sport machst, wenn du dein Baby hast. Insgesamt haben 83 % unserer Umfrageteilnehmerinnen ihren Zyklus zwischen ihren Schwangerschaften und 94 % nach ihrer letzten Schwangerschaft wiedererlangt. Die Möglichkeit, seinen Zyklus zurückzuerhalten, ist die sprichwörtliche Karotte am Stiel… oder der Cupcake! (siehe Band 2 für mehr Informationen über die postpartale Periode.)

Den Veränderungen gewachsen sein

Deine Gedanken und Gefühle über Essen zu verändern, kann Zeit und viel mentale Energie beanspruchen. Es hilft, dich kontinuierlich daran zu erinnern, warum du das tust. Warum notierst du dir eigentlich nicht schnell fünf Gründe, warum du von HA genesen musst/willst? Ist es für deine physische Gesundheit? Die Möglichkeit, ein Baby zu haben? Bist du es leid, dein eigener Sklave zu sein? Knochengesundheit? Warum?

Es ist hart. Aber das sind auch viele andere Dinge, die du angestrebt und erreicht hast. Sieh es als ein weiteres Projekt, das du dir ausgesucht hast anzupacken. Es ist sogar wahrscheinlich das wichtigste Projekt, das du jemals für dich und deine zukünftige Familie aufnehmen wirst. Viele Frauen mit HA sind ehrgeizig und perfektionistisch. Nimm diese Energie und nutze sie zum Bau eines neuen, gesünderen Körpers für den Rest deines Lebens – ein Fünf-Sterne-Baby-Hotel anstatt eines heruntergekommenen, langweiligen, überbeanspruchten Motels am Straßenrand.

> **Ami:** Ich habe das schon mal gesagt, aber das Wichtigste hiervon ist, die Gedanken, das restriktive Verhalten, den Sport und die negative Wahrnehmung deines Körpers loszulassen. Die Gewichtszunahme ist nebensächlich, denn wenn deine Denkweise nicht passt, wirst du entweder rückfällig werden, sobald du dein Baby hast, oder du wirst überhaupt nie zu dem Punkt kommen, an dem dein Körper dir genug vertraut, um dir zu erlauben, schwanger zu werden. Du KANNST das schaffen!

Wie kommst du von dem, wo du bist, zu dem, was wir vorschlagen? Es ist für jeden anders. Jede Reise ist einzigartig. Manche können ohne Zweifel ins kalte Wasser springen und niemals zurückschauen, während andere einen Zeh hineintauchen und ihn wieder herausziehen und ein paar Anläufe machen müssen, bevor sie eintauchen können. Dann gibt es viele Leute, die irgendwo dazwischenliegen.

Bist du bereit, anzufangen?

Zusammenfassung

Der erste Teil des Recoveryplans von HA ist, deinen Körper zu nähren, indem du mehr isst. Nicht nur ein kleines bisschen mehr, mit hoher Wahrscheinlichkeit viel mehr; ein Minimum von 2500 Kalorien jeden Tag. Und wenn du dich hungrig fühlst, lass diese Nummer dich nicht einschränken – gib deinem Körper die Energie, nach der er förmlich schreit. Diese Energie wird verwendet, um alles zu reparieren, das vernachlässigt oder heruntergefahren wurde, während du dich unterernährt hast. Dann bewahrt sie für all deine Systeme eine optimale Arbeitsbedingung! Du hast von der Freiheit gelesen, die viele Frauen erlebt haben, nachdem sie unserem Weg gefolgt sind; jetzt bist du dran.

Empfehlungen:

- Iss ein Minimum von 2450 Kalorien am Tag (und dann hör auf zu zählen)
  - o Subtrahiere 100, wenn du kleiner als 163 cm bist; addiere 100, wenn du größer als 173 cm bist.
  - o Subtrahiere 250, wenn du absolut keine Bewegung hast; addiere mehr, wenn du weiterhin Sport treibst.
- Strebe unsere „fertile zone" – einen BMI von ungefähr 22 bis 23 – an.
- Solltest du momentan einen höheren BMI als 23 haben, ist es absolut möglich, dass du HA hast, insbesondere wenn du deinen Körper unterernährst, wie wir es beschrieben haben. Unsere vorgeschlagenen Kalorienvorgaben zu befolgen und ein paar Kilos zuzunehmen, kann unter Umständen helfen. Siehe mehr über diese Situation in Kapitel 10.
- Einige unserer Umfrageteilnehmerinnen (13 %) finden ihr fruchtbares Gewicht auf einem höheren BMI als 23 vor.
- Siehe Kapitel 9 für eine weitere Behandlung des Themas, was du essen und wie du all diese zusätzlichen Kalorien hinzubekommen kannst.

Lisa: Also, ich will ja nicht auf der „Sechs-Monate-Challenge" herumreiten, aber ich würde gern wiederholen, dass, auch wenn ein halbes Jahr eine lange Zeit zu sein scheint, es in Wirklichkeit eine kleine Investition ist, die sich für den Rest deines Lebens bezahlt machen wird. Dir kleine kurzfristige Ziele zu setzen, könnte helfen, wenn das dein bevorzugter Weg ist. Ich habe ursprünglich mit dem Gedanken angefangen, diese Veränderungen für zwei Monate umzusetzen. Ich erinnere mich, wie ich mir sagte, dass zwei Monate machbar sein würden, egal wie unglücklich ich auch vielleicht sein werde. [...] Dann, als die zwei Monate herum waren, fing ich an, mich an meine neue Normalität zu gewöhnen, auch wenn mir gelegentlich immer noch unwohl war. Ich entschied mich, für einen weiteren Monat fortzufahren. Nachdem vier Monate vorbeigegangen waren, wurde ich beunruhigt und fragte mich, ob ich meine Periode jemals zurückbekommen würde. Ich dachte: „Jetzt habe ich einen verdammten Rettungsring, Hagelschaden am Po und fühle mich dermaßen unkonditioniert." Kommentare von Nachbarn, die sich wunderten, was mit mir los war, weil sie mich nicht laufen sahen, machten das Ganze nur noch schlimmer. Ich war bereit, das Handtuch zu werfen und zu meiner Komfortzone zurückzukehren. Mein Mann bemerkte das und fragte: „Was hast du zu verlieren, wenn du dem Ganzen noch ein paar weitere Monate gibst? Außerdem macht es mit dir jetzt viel mehr Spaß, du siehst gesünder aus und nimmst nicht mehr ALLES viel zu ernst." Das stimmte. Ha! Also habe ich dem Ganzen einen weiteren Monat gegeben, war aber immer noch nicht zuversichtlich, meine Periode zurückzubekommen (weil ich „anders" war als die anderen Mädels mit HA... Kommt dir das bekannt vor?). Am Ende des fünften Monats [...] stellte ich fest... DASS ICH MEINE PERIODE HATTE!!! Ich war ÜBERGLÜCKLICH!!! Du wirst dieses unbeschreibliche Gefühl auch erleben (ich bin mir sicher). Im Nachhinein ist mir aufgefallen, dass ich zwei Wochen zuvor eine Menge eiweißartigen Zervixschleim (siehe Kapitel 18) hatte, aufgebläht war wie ein Ballon und meine Brüste sogar wehtaten. Aber ich war immer noch vollkommen ahnungslos gewesen und wurde von meiner Periode überrascht!

OK... all das schreibe ich, um dich weiter zu ermutigen, dass sechs Monate eine kleine Investition sind, welche für den Rest deines Lebens positive Auswirkungen auf deine physische und mentale Gesundheit haben wird.

9
Die Recovery in die Tat umsetzen

Wenn du immer noch denkst: „Das ist verrückt, das schaffe ich nie!", denk daran: Wo ein Wille ist, gibt es auch einen Weg. Der Schlüssel liegt darin, die Gesamtenergieaufnahme zu erhöhen und Lebensmittel aus allen Lebensmittelgruppen zu essen (mit Ausnahme derjenigen, die durch ernsthafte Allergien oder aus religiösen Gründen eingeschränkt werden müssen – und nein, religiöse Gründe gegen Kohlenhydrate oder Fette gibt es nicht!) Viele HAler haben sich daran gewöhnt, sich gesund und „clean" zu ernähren sowie Vollwertkost zu essen. Das Problem bei dieser Art von Ernährung ist, dass sie schnell sättigt, ohne viele Kalorien zu liefern. Das macht Vollwertkost zu einer Art der Ernährung, wie zusätzlich die Nahrungsaufnahme eingeschränkt und kontrolliert wird. Jetzt brauchst du Kalorien sowie ein Gleichgewicht zwischen gesunden, nahrhaften Lebensmitteln und dem, was du jetzt gerade vielleicht als „ungesund" oder „Junkfood" bezeichnest. Anstatt eine Schwarz-Weiß-Unterteilung zwischen „guten" und „schlechten" Lebensmitteln vorzunehmen darfst du erkennen, *dass alle Lebensmittel Nährstoffe und Energie liefern, die dein Körper braucht.* Es gibt keine schlechten Lebensmittel; im Moment sind ALLE Lebensmittel für die Recovery gut. Wenn du deine Kalorienzufuhr insgesamt eingeschränkt hast, lass los und iss mehr. Wenn du dir kein Fett erlaubt hast, füge welches hinzu. Sehr viel. Wenn du dich nach einer Zone-, Keto- oder Paleo-Diät ernährst, füge einige der verbotenen Kohlenhydrate (Carbs) hinzu. Wenn du nur Kohlenhydrate isst, nimm mehr Proteine und Fette zu dir!

> **Steph**: Ich war keineswegs glücklich, als mein Arzt mir sagte, ich solle mehr essen. Ich war verängstigt. Angst vor einer Gewichtszunahme, Angst, kritisch beurteilt zu werden, Angst, die Kontrolle zu verlieren. Ich habe geweint. Ich war wütend. Ich habe alles Mögliche gespürt. Es war nicht leicht und es fühlte sich nicht angenehm an, aber ich begann, meinen Ernährungsplan zu überdenken. Nancy (die in Kapitel 1 erwähnte Diätassistentin) und ich sahen uns das genauer an und steigerten so sowohl die Abwechslung in meiner Ernährung als auch die Menge der Nahrung, die ich zu mir nahm. Mein morgendlicher Müsliriegel wurde zu zwei oder drei Esslöffeln Erdnussbutter auf Grahamcrackern. Mein Müsliriegel am Vormittag wurde zu einer guten Portion Mandeln und Cashews. Ich hörte wirklich auf meinen Körper. Wenn ich ein kleines bisschen Hunger hatte, aß ich. Wenn ich keinen Hunger hatte, habe ich trotzdem gegessen: Joghurt, Erdnussbutter, Avocado, Eier, Eiscreme, Pommes, Kartoffelchips, Hamburger und so weiter.

> **Alaina**: Ich möchte dich ermutigen, Fette als gesund für Menschen wie uns (HAler) zu betrachten. Sie sind genau das, was wir brauchen, um unsere Periode wieder zu bekommen. Offensichtlich ist unser Körper nicht gesund. Er kämpft damit, Energie und Hormone bereitzustellen, um uns einen Zyklus zu ermöglichen. Daher kann er jetzt auch keine Schwangerschaft unterstützen. Freue dich also über diese Zeit des Genusses und mache dir klar, dass wir uns an unseren veränderten, weiblicheren Körper gewöhnen werden. Wenn ich jetzt meinen schlaffen Bauch spüre, denke ich: „Dieser Bauch macht sich bereit, ein Baby zu bekommen" – das hilft.

Um die Energie zu erhalten, die dein Körper braucht, solltest du auf weniger füllende, kalorienreiche Optionen zurückgreifen: eine Handvoll Nüsse oder Samen, Avocados, Vollfett-Milchprodukte (wie Eiscreme), Oliven-, Kokosnuss- oder Rapsöl beim Kochen, Löffel voll mit Nussmus, fetter Fisch wie Lachs, Vollfett-Salatdressings und Smoothies mit Proteinzusatz. Schmeiß die fettarmen und fettfreien Produkte aus deinem Kühlschrank und aus deinem Leben. Ganz im Ernst. Die Vollfett-Versionen sind soooo viel leckerer und viel besser für deinen Körper[1]. Streiche die „Diät"-Nahrungsmittel und -Getränke ganz. Keine „zuckerfreien" Limonaden mehr; genieße stattdessen kalorienreiche Getränke wie Orangensaft, echte Limonade und Milchshakes (YUM!). Kaue keine kalorienarmen Kaugummis mehr, um deinen Hunger zu zügeln.

Wenn du hungrig bist, iss. Isst du riesige Salate oder ähnliche kalorienarme und gleichzeitig füllende Lebensmittel, um satt zu werden, aber gleichzeitig wenig Kalorien aufzunehmen? Dann kann es helfen, diese Portionen zu verkleinern, damit du Platz für mehr schaffen kannst. Baue auch andere Lebensmittel in deinen täglichen Speiseplan ein. Lebensmittel wie Pizza, Burger, Schokolade, Donuts und Pommes können alle einen Platz in deiner Ernährung haben – vor allem, wenn du auf die Wiederherstellung deines endokrinen Systems hinarbeitest.

Alle HAler (mit restriktiven Essgewohnheiten) schränken ihr Essen auf unterschiedliche Weise ein. Es ist jedoch wichtig zu verstehen, dass jede der Lebensmittelgruppen, die wir oben erwähnt haben, ein zusätzliches Signal an deinen Hypothalamus sendet. Die Aufnahme einer größeren Vielfalt von Lebensmitteln aktiviert viele verschiedene Wege, um deinen Hypothalamus neu zu starten. In den 2010er Jahren war es zum Beispiel üblich, eine Diät einzuhalten, bei der einfache Kohlenhydrate reduziert oder eliminiert werden. Forscher haben jedoch herausgefunden, dass hohe Konzentrationen von Glukose im Körper (die nach dem Verzehr von einfachen Kohlenhydraten wie Brot, Nudeln oder zuckerhaltigen Leckereien auftreten) dazu führen, dass deine GnRH-Nervenzellen schneller feuern, was, wie in Kapitel 5 beschrieben, zu einer erhöhten Produktion von FSH und LH führt und zu mehr wachsenden Eiern[2]. Auch Insulin spielt eine Rolle und mehr Glukose ist gleichbedeutend mit mehr Insulin, was ebenfalls zur Wiederaufnahme des Zyklus führt[3].

Wenn du vergessen haben solltest, was all diese Hormone bewirken, macht das nichts – der Punkt ist: Im Moment bedeutet gesunde Ernährung mehr Kalorien und mehr Abwechslung. Höre auf dein Verlangen. Selbst die sogenannten „schlechten" oder „ungesunden" Lebensmittel können dazu beitragen, dein System wieder in Gang zu bringen. Betrachte sie als Recovery- oder Fruchtbarkeitsnahrung, anstatt dich schuldig zu fühlen, dass du nachgibst. Mache dir auch klar, dass wir dir hier gerade nicht vorschlagen, für immer und ewig so zu essen. Aber im Moment ist das Ziel, alles Nötige zu tun, um deinen Körper aufzutanken, auszuruhen und zu regenerieren, bis er sich erholt hat. Danach kannst du mit der Zeit deine Ernährung so anpassen, dass du mehr Vollwertiges zu dir nimmst (ohne die Kalorien zu reduzieren), während du weiterhin einen angemessenen Anteil an „Fruchtbarkeitsnahrung" genießt.

Lisa: Auch wenn die Mehrheit aus der Support-Gruppe die Idee begrüßt, dass die Ergänzung von „verbotenem" Zucker und verarbeiteten Lebensmitteln während der HA-Recovery sowohl geistig als auch körperlich von Vorteil ist, gibt es ein paar Neinsager (verständlicherweise, da Zucker in unserer Gesellschaft verteufelt wird). Aufgrund der Skepsis beschloss ich, eine Umfrage in der Community durchzuführen. Ich hoffe, dass die Ergebnisse dich dazu ermutigen, die für dich notwendigen Änderungen vorzunehmen.

Die folgende Frage wurde in einer privaten Facebook-Gruppe unter ehemaligen HAlern gestellt: „Hallo meine Lieben, bitte kommentiert diesen Beitrag und lasst mich wissen, ob ihr während der HA-Recovery „alles" gegessen habt, was ihr wolltet, d.h. einfache Kohlenhydrate (wie Kuchen, Kekse, Eiscreme), um die Gewichtszunahme zu unterstützen und um die Zyklen wieder zu bekommen und/oder schwanger zu werden – oder habt ihr weiterhin bestimmte Lebensmittelgruppen gemieden?"

Die Ergebnisse? Satte 96 % der Frauen (64/67) aßen einige „schlechte/verbotene" Lebensmittel, um von HA zu recovern. Diese Frauen erhöhten auch Proteine und gesunde Fette. Die verbleibenden 4 % erhöhten ihre komplexen Kohlenhydrate zusammen mit Proteinen und Fetten, nahmen aber keine einfachen Kohlenhydrate zu sich. Das Hinzufügen verschiedener Nahrungsmittel und eine Verringerung der Einschränkung und Kontrolle von Nahrungsmitteln ist ein wesentlicher Bestandteil der Genesung, sowohl geistig als auch körperlich. Auch du wirst ein wahres Gefühl der Befreiung erleben, wenn du loslässt und erkennst, dass du nicht plötzlich deine Sterblichkeitsrate erhöhst oder nie mehr aufhörst zu essen, auch wenn du diese Lebensmittel genießt. Stattdessen wirst du Freiheit, Flexibilität und viel mehr Freude gewinnen.

Einer der Gründe, warum ich es für wichtig halte, dies mitzuteilen, ist, dass viele von uns Zeit damit verschwenden, alles zu probieren, nur nicht die einfachen Dinge. Wir übersehen das Offensichtliche – dass unser Körper mehr Kalorien aller Art braucht, und zwar jetzt.

Hier sind einige Antworten derjenigen, die an der Umfrage teilgenommen haben (mit kursiv gedruckten Schlüsselpunkten):

Kaysie: Mein Ziel war es, so schnell wie möglich einen BMI von 22 oder mehr zu erreichen. Meine Ernährung war im Allgemeinen gesund, nur eben mehr davon. UND der lustige Teil: Ein täglicher Becher von Ben and Jerry's – vollfett und voller Einfachzucker! Auch in Restaurants aß ich entspannter. *Ich suchte auf der Speisekarte nach dem, was ich wirklich essen wollte, statt nach dem Gesündesten.* Ich glaube, wenn man nur clean isst, verpasst man nicht nur die Gewichtszunahme schnell hinter sich zu bringen, sondern auch den Spaß daran!

Candace: Ich habe versucht, mit „Clean Eating" Gewicht zuzulegen, konnte aber nicht die erforderliche Menge an Lebensmitteln essen, um die für meinen Körper benötigten Kalorien aufzunehmen. Der Verzehr von „ungesunden" Fetten war das Gesündeste, was ich für mich getan habe, denn das führte zu einer Gewichtszunahme und einem funktionierendem Fortpflanzungssystem! *Dasselbe gilt für einfache Kohlenhydrate, die weniger sättigen und leichter verdaulich sind, sodass ich insgesamt mehr essen konnte.*

Vicky: Ich habe versucht, nur die gesunden Fette zu erhöhen, aber auf der Waage hat sich nicht viel getan. Erst als ich die Portionsgrößen vergrößerte, gesunde Fette hinzufügte UND viel Kuchen, Kekse und Schokolade konsumierte, konnte ich wirklich einen Unterschied feststellen. Außerdem würde ich dazu raten, das Kalorienzählen und die Versuche, eine „Diät" einzuhalten, über Bord zu werfen, *denn die ganze Zeit, in der man dies tut, praktiziert man immer noch eine Art von Restriktion.* Ich bin sicher, dass es viele verschiedene Ansätze gibt, die funktionieren und wir alle unseren eigenen finden müssen; das war meiner. Aber ich glaube, dass es für alle wichtig ist, jede Art von Einschränkung loszulassen.

Nadia: Anfangs habe ich mich sehr spezifisch ernährt – ich habe immer noch Kalorien gezählt und kontrollierte meine Makros (Eiweiß, Fett, Kohlenhydrate). *Mir wurde klar, dass ich damit immer noch an meinem essgestörtem Verhalten hängen bleibe.* Also habe ich damit aufgehört und einfach das gegessen, was und wann ich wollte.

Meg: Meistens vermied ich raffiniertes Getreide, aber ich glaube, dass es absolut entscheidend dafür war, meinen Zyklus wieder in Gang zu bringen, mir ein wenig Zucker und Weißbrot zu erlauben. Raffiniertes Getreide war das Letzte, was ich zu meiner Ernährung hinzufügte, bevor mein Körper anfing, wieder aufzuwachen. *Ich wollte wirklich, dass eine kalorienreiche, cleane Ernährung funktioniert, aber das hat bei mir einfach nicht geklappt.*

Nachdem wir nun erklärt haben, wie wichtig es ist, einfache Kohlenhydrate in deine Ernährung einzubauen, wenden wir uns nun anderen Möglichkeiten zu, wie du mehr Energie aufnehmen kannst. Vollmilchprodukte sind eine gute Quelle, um zusätzliche Kalorien und Fett aufzunehmen. Studien haben gezeigt, dass Frauen, die täglich mindestens eine Portion Vollmilchprodukte (z. B. Eis, Joghurt oder ein Glas Vollmilch) bei gleichbleibender Kalorienzufuhr zu sich nehmen, seltener an Ovulationsstörungen leiden (d.h. kein Eisprung und/oder keine Periode) als Frauen, die fettarme oder fettfreie Milchprodukte konsumieren[4]. Östrogen löst sich in Fett auf und ist daher in Vollmilchprodukten enthalten. Androgene (die „männlichen" Hormone wie Testosteron) lösen sich in Wasser. Wenn du also auf Fett verzichtest, indem du fettarme oder entrahmte Milchprodukte statt Vollmilchprodukte konsumierst, nimmst du aber weiterhin Androgene zu dir. Das kann dein System aus dem Gleichgewicht bringen[5]. Die Androgene wirken sich nachweislich negativ auf den Eisprung und die Fruchtbarkeit aus und verursachen eine Zunahme von Akne[6]. Vielleicht fällt es dir schwer, sofort von Magermilch auf Vollmilch umzusteigen; letztere kann dir zu cremig erscheinen, wenn du sie nicht gewohnt bist. Wenn du an fettfreie Milch gewöhnt bist, könntest du stattdessen zunächst auf fettarme Milch umsteigen und dann nach ein paar Tagen oder Wochen auf Vollmilch umstellen. Oder (und) du könntest eine abendliche Tradition mit einer Schale Eiscreme mit einem Freund oder deinem Partner einführen... und mache daraus keine armselige halbe Kugel „Nein danke"-Eiscreme. Nimm dir mindestens eine ganze Kugel – je mehr, desto besser!

> **Steph**: Es gibt eine unausgesprochene Regel zwischen Nico und mir, die während der Arbeit an diesem Buch entstanden ist. Da wir das Glück haben, nur 15 Minuten voneinander entfernt zu wohnen, treffen wir uns ab und zu, um gemeinsam zu arbeiten. Und das bedeutet, es ist Eiscreme-Abend. Und zwar nicht irgendein Eis, sondern köstliches, selbstgemachtes, vollfettes Eis von einem örtlichen Eisstand. Diejenige, die unterwegs ist, holt sich ein „großes" Eis (das entspricht mehr als einem halben Liter) in den verschiedensten Geschmacksrichtungen, von Milky Way über Apfelkuchen und Pfefferminz bis hin zu Oreo-Kaffee. Und natürlich bestreuen wir es mit Streuseln. Wenn wir fertig mit der Arbeit sind, ist das ganze Eis leer!

Du kannst nicht nur neue Lebensmittel in deinen Speiseplan aufnehmen, sondern auch deine Essensportionen vergrößern. Plane über den Tag verteilt einige zusätzliche Snacks ein. Mache größere Portionen oder iss ein paar Bissen mehr, bevor du dich entscheidest, dass du mit einer Mahlzeit fertig bist. Anstatt nur die Hälfte zu essen, wenn du in ein Restaurant gehst, iss dreiviertel davon oder – halt dich fest – die ganze Mahlzeit! Wenn du das Sättigungsgefühl bei größeren Portionen nicht ertragen kannst, iss über den Tag verteilt häufiger. Schließe einen Pakt mit dir selbst, nie länger als zwei Stunden nichts zu essen (außer im Schlaf). All dies sind Strategien, die sich bewährt haben, um die tägliche Kalorienzahl von 2500 zu erreichen.

Dazu gehört auch, dass man relativ bald nach dem Aufstehen etwas isst – also nicht mehr aufstehen, joggen/spazieren gehen, sich für die Arbeit fertig machen, bei der Arbeit ankommen und dann ein paar Stunden später essen. Eine Untersuchung dazu wurde an 25 schwedischen Spitzensportlerinnen[7] durchgeführt, die alle gleich viel Nahrung zu sich nahmen (~3500 Kalorien pro Tag) und sich gleich viel bewegten (~1000 Kalorien). Zehn Frauen hatten weiterhin regelmäßige ovulatorische Menstruationszyklen, weitere 15 hatten keine Periode. Die Forscher stellten fest, dass der Unterschied zwischen den beiden Gruppen darin bestand, dass die Frauen ohne Periode etwa vier Stunden länger pro Tag ein Energiedefizit aufwiesen. Das Ausbleiben bzw. die Rückkehr der Periode hängt also nicht nur davon ab, wie viel man isst, sondern auch davon, wie diese Nahrung über den Tag verteilt wird.

Viele haben es sich zur Gewohnheit gemacht, über den Tag verteilt weniger zu essen, wenn sie wissen, dass sie abends essen gehen werden oder am Tag zuvor „zu viel gegessen" haben. Beides ist kontraproduktiv. Selbst eine kurze Zeitspanne der Einschränkung kann sich negativ auf den Hormonhaushalt auswirken. Bei einem Experiment, bei dem die Energiezufuhr für nur fünf Tage eingeschränkt wurde, kam es zu erheblichen Veränderungen von Hormonen wie LH, Insulin, Glukose und Cortisol[8]. Jeder Tag ist ein neuer Tag. Wie viel du isst, hängt nicht davon ab, wie viel du gestern gegessen hast oder wie viel du morgen essen wirst. Ganz zu schweigen davon, was du später am Tag essen wirst. Im Moment musst du weiter regelmäßig essen, um deinen Hormonspiegel auf einem optimalen Niveau zu halten, und zwar so, als wäre es dein Job. Betrachte die Tage, an denen du in einem Restaurant isst, als Östrogen-Aufbautage. Iss tagsüber einfach ganz normal und genieße dann deine Mahlzeit im Restaurant. Reduziere oder schränke dein Essen am nächsten Tag nicht ein; mach einfach weiter.

> *Nico*: Als ich versuchte, meine HA loszuwerden, schlug mein Gynäkologe vor, dass ich eine Ernährungsberatung aufsuchen sollte. Anfangs habe ich mich dagegen gesträubt; meine Ernährung ist in Ordnung, vielen Dank. Ich bin sehr unabhängig und sehr gut in allem, was ich erreichen möchte. Daher dachte ich, dass ich auch das selbst in die Hand nehmen könnte. Aber ich merkte schnell, dass ALLE meine zusätzlichen Kalorien (50 % mehr, als ich mir zuvor erlaubt hatte) aus Zucker, Schokolade und Keksen stammten. Ich beschloss, dass das ein bisschen viel war. Gegen ein paar Leckereien ist nichts einzuwenden (das ist klar, denn wir raten in diesem Buch dazu), aber dass ein Drittel meiner Ernährung aus reinem Zucker besteht, war wahrscheinlich auch nicht sehr gesund. Ich brauchte mehr Ausgewogenheit.

Also ging ich doch zu einer Ernährungsberaterin. Sie sagte mir, dass ich etwa 2100 bis 2200 Kalorien zu mir nehmen sollte, was, wie ich jetzt weiß, eine starke Unterschätzung war, wenn man bedenkt, wie viel ich trainiert habe. Ich brauchte wahrscheinlich sogar mehr als die 2500 Kalorien, die wir dir empfehlen. Mit den empfohlenen 2100 bis 2200 Kalorien hatte ich wahrscheinlich immer noch ein Defizit von 500 bis 600 Kalorien pro Tag. Das mag nicht viel erscheinen, aber reicht mit Sicherheit aus, um die Recovery zu verzögern, und das tat es auch – ich blutete erst wieder, als ich in den Urlaub fuhr und meine sportliche Betätigung komplett einstellte. Dennoch hatte die Ernährungsberaterin einige ausgezeichnete Tipps, wie ich meine Energiezufuhr erhöhen konnte. Zunächst einmal habe ich die Milch, die ich trank, von Magermilch auf fettarme Milch umgestellt. Mit dem Wissen, das ich jetzt habe, wäre ich auf Vollmilch umgestiegen, auch wenn es HART gewesen wäre! Warum hatte ich nicht selbst daran gedacht? Dann schlug sie vor, eine Handvoll Nüsse oder Studentenfutter als Snacks zu essen und mit Öl zu kochen; sogar zu Nudelsoßen und Suppen sollte ich Öl hinzufügen, um den Fettgehalt zu erhöhen. Atmen. Ich hatte mich so sehr daran gewöhnt, alles so fettarm wie möglich zu machen, dass das für mich praktisch ein Gräuel war. Aber ich wusste, dass sie Recht hatte. (Als er noch lebte, stritten mein Vater und ich uns ständig über dieses Thema; er behauptete, Olivenöl sei gut für mich, und ich sagte: „Ja, aber es ist trotzdem Fett." Da hat er wohl zuletzt gelacht.) Außerdem schlug sie vor, zum Frühstück Vollkorntoast mit Erdnussbutter statt eines Müsliriegels zu essen; das gäbe mehr Ballaststoffe, Eiweiß, Fett und Kalorien, was ich alles bräuchte.

Ich verließ den Termin mit vielen tollen Ideen und guten Vorsätzen. Aber als es darauf ankam, musste ich hart gegen meine tief verwurzelten Gewohnheiten und Gedanken ankämpfen. Im Laufe der Zeit habe ich nicht mehr jeden Mandelsnack sorgfältig abgemessen und darauf geachtet, dass ich meine 2100 bis 2200 Kalorien pro Tag einhalte, sondern ich habe mir einfach eine große Handvoll davon genommen und sie genossen. Ich begann, den cremigeren Geschmack der Milch zu genießen und trank zwei große, volle Gläser pro Tag. Ich benutzte *tatsächlich* Öl beim Kochen. Ich hörte ganz auf, Kalorien zu zählen und *aß einfach*. Das alles führte mich genau dorthin, wo ich hinwollte.

Wenn du dich langsam an unsere empfohlene Kalorienzufuhr herantasten musst, ist das in Ordnung. Es kann schwierig sein, aus den Denkmustern rund ums Essen und Trinken auszubrechen, aber du schaffst das. Wie wäre es, wenn du heute einen kleinen Schritt machst? Kleine Schritte führen dich letztendlich zum Ziel. Iss heute eine Sache, bei der du dich unwohl fühlst. Du wirst später feststellen, dass es dir gut geht. Vielleicht fühlst du dich sogar ziemlich gut. Nimm einen zusätzlichen Snack zu dir, auch wenn du dich nicht hungrig fühlst (und besonders dann, wenn du dich hungrig fühlst!). Kaufe im Supermarkt etwas, das du „nie" kaufen würdest – eine Tüte Nüsse oder einen Schokoriegel – und iss es dann. Wenn auf der Arbeit eine Schale mit Süßigkeiten steht oder jemand Kuchen mitbringt, geh nicht einfach daran vorbei, sondern bleib stehen und iss ein Stück davon, oder am besten gleich zwei oder drei. Das ist schon mal ein Anfang. Wenn deine Freunde dich zum Kaffee oder zum Abendessen einladen, sage zu und schau nicht vorher auf die Speisekarte. Geh hin und iss oder trink, worauf du Lust hast, ohne dir Gedanken darüber zu machen, wie viele Kalorien es enthält. Such dir das aus, was dir wirklich schmeckt, anstatt nach den kalorienarmen Gerichten zu suchen. Wenn du dein Mittagessen selbst zubereitest, mach die Portion ein bisschen größer. Wenn du dein Mittagessen kaufst, teile die Mahlzeit nicht wie üblich in zwei Hälften, sondern iss die ganze Portion. Oder kaufe dir Pommes.

Laura: Ich bin mit einem BMI von 19,5 in die Facebook-Gruppe gekommen. Als ich las, dass ich bis zu einem BMI von 22 bis 23 zunehmen sollte, sagte ich: „Auf keinen Fall, nicht ich... Das brauche ich nicht, mir geht es gut und ich bin gesund." Ehrlich, es hat mich zu Tode erschreckt. Aber als ich mich näher damit beschäftigte, wurde mir klar, dass Menschen, die ernsthaft zugenommen hatten, tatsächlich schwanger wurden. Von da an gab ich meinen verrückten Laufplan auf, aß VIEL mehr (vor allem Fett) und begann zuzunehmen. Es hat mir wirklich geholfen, mir Ziele für das Zunehmen zu setzen. Als erstes hatte ich mir gesagt, dass ich auf einen BMI von 20 zunehmen muss. Sobald ich dieses Ziel erreicht hatte, setzte ich ein weiteres für 21 und so weiter. Das half mir wirklich, einen Schritt nach dem anderen zu machen (Babyschritte!), denn ich hatte zu viel Angst, um überhaupt daran zu denken, einen BMI von 22 bis 23 auf einmal zu erreichen. Wie dem auch sei, ich bin jetzt frei von meinem Zwang mich bewegen zu müssen und von meiner Angst vor Fett und... Ich genieße mein Leben (und meine Schwangerschaft). *(Laura nahm im Laufe von neun Monaten in Babyschritten bis zu einem BMI von 22 zu. Nach drei Monaten begann sie eine Fruchtbarkeitsbehandlung und wurde im dritten Zyklus schwanger.)*

Samantha: Also ich habe heute Morgen einen Test gemacht und er war... positiv!!! Ich kann nicht einmal glauben, dass ich das gerade getippt habe, und ich fange schon wieder an zu weinen, während ich schreibe, denn ohne die Gruppe und euch alle wäre ich jetzt auf keinen Fall hier. Ich weiß nicht einmal, wie ich beginnen soll, meine Dankbarkeit auszudrücken.

Hier ist eine weitere Erfolgsgeschichte, eine weitere Person, die sich ganz dem Recoveryplan hingegeben hat und bei der er funktioniert hat. Für alle, die zögern, „all in" zu gehen oder es schrittweise versuchen wollen: Es wird VIEL schneller gehen, wenn du sofort loslegst, ohne Reue, ohne Zurückhaltung. Hör auf, ins Fitnessstudio zu gehen und iss mit aller Kraft. Entsorge deine Röhrenjeans und kauf dir viele Yogahosen. Schmeiß deine Waage weg, wenn es nötig ist; lass dich nicht von deiner Gewichtszunahme und dem, was du im Spiegel siehst, aufhalten. Es gibt ein Finale, ein ultimatives Ziel, und nach diesem positiven Test wird es dir egal sein, wie viel du zugenommen hast oder welche Kleidergrößen du dann hast. Es spielt einfach keine Rolle mehr. Ich habe über 12 Kilogramm zugenommen und bin in zwei Monaten von Größe S/4 in Größe L/10–12 hineingewachsen. Ich glaube nicht, dass ich jemals so einen weichen Körper hatte, aber das ist mir egal und dir wird es auch egal sein, das VERSPRECHE ich dir. Ich bin zu 100 % davon überzeugt, dass ich das alles diesem Forum zu verdanken habe, denn ohne diese unterstützende Gruppe hätte ich es nicht geschafft. (*Samantha bekam ihre erste Periode nach elf Wochen „all in" und wurde dann mit dem nächsten Eisprung schwanger.*)

Wie man es bewältigt, mehr zu essen

Vielleicht hast du damit zu kämpfen, dass du dich satt fühlst. Oder übermäßig satt. Wir haben erwähnt, dass eines der Ziele unseres Recoveryplans darin besteht, irgendwann einen gesunden Punkt zu erreichen, an dem du natürlicherweise aufhörst zu essen, wenn du satt bist. Im Moment kannst du diesen Signalen jedoch noch nicht trauen. Ein Teil des Recoveryprozesses besteht darin, zu essen, obwohl dein Magen dir sagt, dass er satt ist. Dein Körper wurde darauf trainiert, kleine Portionen zu erwarten. Wenn du also mehr isst – obwohl es das ist, was dein Körper braucht – ist dein Magen noch nicht daran gewöhnt, was zu Unwohlsein führen kann. Dies wird sich mit der Zeit bessern. Wenn du Probleme damit hast, größere Portionen zu essen, kannst du versuchen, über den Tag verteilt viele kleine Mahlzeiten zu dir zu nehmen. Frühstück, zweites Frühstück, Snack, Mittagessen, zweites Mittagessen, Snack, Abendessen, vielleicht sogar zweites Abendessen!

Mach dir keine Sorgen, wenn du spät am Abend isst; das ist in gewisser Weise sogar hilfreich, weil dein Körper diese Kalorien in der Nacht für Reparaturen verwenden kann, ohne dass er gleichzeitig noch Energie für Bewegung aufbringen muss. So häufig zu essen mag dir so vorkommen, als würdest du nie aufhören zu essen. Dann denke daran, dass es nur für eine begrenzte Zeit ist. Dein Körper wird sich daran gewöhnen. Denke auch daran, dass du deinem Körper die Nährstoffe lieferst, die er braucht, um fruchtbar zu werden!

Einige dieser „Empfindungen" können auch psychologischer Natur sein. Wenn du dir mehr Essen gönnst, kann das psychisch unangenehm sein und dazu führen, dass körperliche Symptome auftreten oder dass du glaubst, dass sie da sind, obwohl sie es nicht sind. Während du daran arbeitest, die anfänglichen Unannehmlichkeiten der Recovery zu bewältigen, solltest du deine Mantras und Ablenkungsmanöver, wie in Kapitel 11 erläutert, nicht aus den Augen verlieren.

Irgendwann wirst du dich fragen, ob du zu viel isst oder ob du vielleicht Binge Eating betreibst. Das ist ein normales und natürliches Gefühl! Du entscheidest dich zum Beispiel für ein paar Chips oder Kekse oder was auch immer du dir erlaubst, und plötzlich hast du die ganze Packung oder mehr gegessen. Du könntest dich krank fühlen oder sogar das Bedürfnis verspüren, dich übergeben zu müssen. Halte inne. Atme tief durch. Mache dir klar, dass dies eine normale Reaktion darauf ist, dass du dir endlich die Kalorien (und Leckereien!) gönnst, die dein Körper unbedingt haben will. Mit fortschreitender Recovery wirst du immer weniger das Bedürfnis verspüren, die ganze Packung aufzuessen. Wende dich an dein Unterstützungsteam – deinen Partner oder deine Partnerin, Freunde, psychologische Beratung, um diese Gefühle zu bewältigen. Suche dir eine Online-Selbsthilfegruppe oder gründe einen Blog und schreibe deine Gefühle auf, anstatt dich von ihnen quälen zu lassen. In Kapitel 11 findest du weitere Tipps, wie du dich ablenken und dir verzeihen kannst. Mache danach einfach so weiter wie bisher. Sei nicht wütend auf dich selbst, sondern akzeptiere, dass dein Körper diese Nahrung braucht, und gib ihm immer mehr davon. Einschränkung ist keine Option mehr!

> *Kelli*: Also, das Binge Eating. Ist es wirklich Bingen? Das musst du dich selbst fragen und ehrlich sein. Vor Jahren war ich magersüchtig. Ich bestand nur aus Knochen und ein paar Muskeln. Ich erinnere mich an den Tag, an dem das Bingen begann. Ich war im Supermarkt und kaufte Lebensmittel ein, was mir sehr schwer fiel, aber auf eine verdrehte Art und Weise auch sehr angenehm war. Ich weiß nicht mehr genau, was da passiert ist. Woran ich mich aber erinnere, ist, dass ich hinter einer Feinkosttheke stand, die zu der Zeit geschlossen war, und mit Zuckerguss überzogene Muffins aß, die in einer Sechserpackung geliefert wurden… Ich wusste nicht, was ich da tat. Ich hatte keine Kontrolle mehr und ich erinnere mich, dass ich das Gefühl hatte, meinen Körper verlassen zu haben und mir von außen

dabei zuzusehen. Das war das erste Mal… aber es wiederholte sich und wurde immer schlimmer – immer mehr Essen, immer häufiger und jedes Mal so, als wäre ich in Trance und hätte das Hier und Jetzt verlassen. Ich glaube, mein Unterbewusstsein rettete mich vor dem Tod, indem es mich zu diesen Aktionen brachte. Um das zu kompensieren, habe ich weiter trainiert (sogar noch mehr). Das ging jahrelang so weiter. Ich schränkte meine Nahrung so weit wie möglich ein und trainierte so viel wie möglich, um dann obszöne Mengen an Essen zu verschlingen. Ein paar Mal schlief ich sogar ein, während ich den Haufen Essen vor mir kaute. Das ist Bingen. Ich denke, was du tust, IST Recovery. Du hast die Bremse der Nahrungsbeschränkung gelöst, du erlaubst dir, zu essen, und dein Körper sowie dein Unterbewusstsein nehmen sich, was sie können, bevor du ausflippst und dich selbst stoppst. Ich verstehe, dass das beängstigend sein kann. In meiner Recovery machte ich diese Phase auch durch. Ich hatte Angst, dass ich wieder anfangen würde, mich zu überfressen wie früher. Mir ist klar geworden, dass ich keine Fressattacken habe. Ich erhole mich einfach nur und bin hungrig. Als ich weniger trainierte und etwas an Gewicht zulegte, wollte ich weniger Junkfood und war nach den Mahlzeiten immer satter. Es wird besser werden und es wird vorbeigehen. Wenn du dich mit gesundem Essen wohler fühlst, dann iss das, aber gönn dir auch andere Dinge. Wenn du bestimmte Lebensmittel tabuisierst, wirst du immer wieder Unmengen davon essen wollen, wenn sie in deiner Nähe sind. Das ist mir viele, viele, viele Male passiert, bevor ich den Punkt erreicht hatte, an dem ich eine Handvoll Chips nehmen konnte und damit zufrieden war, anstatt (das Bedürfnis zu haben,) die ganze Tüte zu essen. Das braucht Zeit! Ich mache das jetzt seit sechs Monaten und jeden Tag lerne ich etwas Neues.

Zusammenfassung

Strategien, um mehr zu essen:

- Füge nährstoffreiche Kalorien und Snacks hinzu: Avocados, Nüsse/ Nussmus, fetthaltiger Fisch wie Lachs, Süßkartoffeln, Vollfett-Milchprodukte; benutze Öl oder Butter zum Kochen; mixe Kokosnussöl und Eiweiß in deine Smoothies.
- Füge Fett zu deiner Ernährung hinzu; nimm dir vor, dass du mindestens 30 % deiner Kalorien über Fette beziehst!
- Vollfett-Milchprodukte können über das zusätzliche Fett und ihre Kalorien hinaus zusätzliche Eigenschaften haben, die zur Wiederherstellung des Zyklus beitragen (hallo, Östrogen).

- Einfache Kohlenhydrate lassen sich leichter in Glukose aufspalten und können die Recovery unterstützen, indem sie die Signalübertragung im Gehirn verstärken.

- Iss, wonach du dich sehnst, auch wenn es nicht „gesund" ist. Dein Körper weiß besser als dein Gehirn, welche Art von Nahrung er braucht. Er braucht das Fett, den Zucker und die schnelle Energie, die man durch Recovery- und Fruchtbarkeitsnahrung erhält.

Lisa: Ich erinnere mich, dass ich mich, als ich am Anfang meines Recoveryprozesses war, wegen der zusätzlichen Kalorien schrecklich gefühlt habe; *das Gefühl, voll zu sein* hat mich in Sachen Unwohlsein völlig überfordert. Auch wenn ich diese zusätzlichen Nährstoffe wollte und brauchte, wollte ich mich nicht fühlen, als hätte ich gerade eine extragroße Pizza und einen Becher Eiscreme verschlungen, obwohl ich nur eine durchschnittlich große Mahlzeit gegessen hatte. Muss ich die zwanghaften Gedanken erwähnen, die mich begleiteten, bis das Völlegefühl nachließ? Zu diesem Zeitpunkt beschloss ich, vorübergehend auf die meisten meiner Obst- und Gemüsesorten zu verzichten und stattdessen kaloriendichte Lebensmittel zu essen. Es schien so verkehrt und kontraintuitiv, aber in Wirklichkeit war ich trotz meiner superstrengen Diät nicht gesund und brauchte Kalorien, um meine Gesundheit wiederzuerlangen, egal in welcher Form. Mit diesen Ernährungsänderungen, die das Sättigungsgefühl verringerten, konnte ich mehr Eiweiß, Süßkartoffeln, Olivenöl, Avocados, Nussbutter, Pizza und Eiscreme – wirklich kalorienreiche Lebensmittel – zu mir nehmen, ohne mich unangenehm voll zu fühlen. Es war, als ob ich die Kalorien *heimlich* zu mir nehmen würde. Ein weiterer Vorteil dieser Strategie war, dass ich sofort einen Rückgang von Blähungen und Verstopfung bemerkte. Wie verrückt ist das denn – weniger Ballaststoffe führen zu weniger Verstopfung? Die Strategie, vorübergehend weniger Obst und Gemüse zu essen, half auch anderen Forumsmitgliedern beim Übergang zu einer abwechslungsreicheren und kalorienreicheren Ernährung für die Recovery.

Füttere deinen Hypothalamus und du wirst in vielerlei Hinsicht Früchte ernten. Gesundheit, Leistung und, wenn du das willst, auch Babys.

10
Was dich erwartet...

EVA: ICH VERSUCHE GERADE NICHT, schwanger zu werden, aber ich bin verlobt und möchte gleich nach unserer Hochzeit im April 2014 ein Baby bekommen. In den letzten acht Monaten habe ich Essen wieder und wieder widerstanden und gegen eine Gewichtszunahme angekämpft. Ich war davon überzeugt, dass das Ausbleiben der Periode *nichts* mit dem Gewicht zu tun haben kann. Aber dann habe ich endlich wirklich angefangen zu essen, d.h. ich habe relativ schnell zugenommen (etwa sechs Pfund in einer Woche) und BAM, heute Morgen kam meine Periode! Ich war schockiert, aber jetzt ergibt es einen Sinn. Ich war immer der „gesunde" Esser, aber in letzter Zeit wollte ich nur noch Junk-Food, Eis und Muffins. Eigentlich bin ich nie eine Naschkatze, aber von richtiger Eiscreme und zuckrigem Frosting konnte ich nicht genug bekommen. Wenn du etwas zunimmst, mehr Leckereien isst und den Ausdauersport reduzierst, wird es funktionieren. Ich habe nicht daran geglaubt, aber es ist wirklich so!! Es gibt wirklich nichts, das sich so gut anfühlt, wie fruchtbar zu sein. Ganz ehrlich.

Es gibt Dutzende von Gründen, den Recoveryplan in die Tat umzusetzen, aber wir wollen nicht lügen: Es wird nicht alles eitel Sonnenschein, Regenbögen und Schmetterlinge sein. Aber – und das können wir wirklich nicht genug betonen – das Endergebnis eines gesunden, funktionierenden Körpers ist alle vorübergehenden, nicht so wunderbaren Unebenheiten auf dem Weg dorthin wert. Auf welche Schwierigkeiten stößt man? Vielleicht wirst du einige körperliche Beschwerden verspüren, wenn du anfängst, mehr zu essen, und wahrscheinlich wirst du mit psychischen Beschwerden zu kämpfen haben, wenn du dein Gehirn von deinen alten, destruktiven Denkmustern auf neue, gesündere umstellst. Du wirst wahrscheinlich etwas an Gewicht zunehmen und das wird dir angesichts unserer gesellschaftlichen Besessenheit davon, so dünn wie möglich zu sein, höchstwahrscheinlich noch mehr Kummer bereiten. Aber deine Gewichtszunahme wird nicht unbegrenzt sein und die körperlichen Beschwerden, die du anfangs verspürst, werden mit der Zeit auch abklingen. Die psychische Belastung wird sich verringern, vor allem mit jeder positiven Veränderung, die du bemerkst und jedem Zeichen dafür, dass du auf dem richtigen Weg bist. Wenn du deine Periode bekommst oder den lang ersehnten positiven Schwangerschaftstest siehst, ist das nur noch das Sahnehäubchen auf dem Kuchen (den du jetzt essen darfst – nein, musst!)!

Bevor wir auf einige der Unannehmlichkeiten eingehen, die du erleben könntest, möchten wir die positiven Gründe dafür hervorheben, alles zu geben und zu essen, als ob dein Leben davon abhinge – was in vielerlei Hinsicht auch der Fall ist. Die zusätzlichen Kalorien, die du zu dir nimmst, ermöglichen es deinem Körper, die Systeme, die verlangsamt oder abgeschaltet waren, wieder in den Gang zu bringen und zu stimulieren. Das bedeutet, dass du in den nächsten Wochen zwar mehr essen wirst, dein Körper diese zusätzliche Energie aber auch gut gebrauchen kann. Schon nach wenigen Tagen bis Wochen wirst du die Auswirkungen davon spüren, dass dein Stoffwechsel angeregt wird – wahrscheinlich wird dir wärmer sein, du wirst weniger Verstopfung haben und nachts besser schlafen können. Im Laufe der Zeit wird dein Nagel- und Haarwachstum gesünder werden und du wirst eine vaginale Lubrikation und eine gesteigerte Libido haben. Vielleicht bemerkst du leichte Unterleibskrämpfe und/oder wunde, vollere Brüste. Und dann wirst du hoffentlich deine Periode bekommen. Schließlich wird deine Gewichtszunahme und der wiederhergestellte Menstruationszyklus langfristig zu einer verbesserten Knochendichte führen[1].

Um dies mit Zahlen und Daten zu belegen, wurden zwei Frauen intensiv untersucht, während sie den Prozess der Recovery[2] von HA durchliefen. Ihr Ruhestoffwechsel wurde während der HA und noch einmal nach der Recovery gemessen. Der Unterschied betrug *300 Kalorien pro Tag*! Das bedeutet, dass ihre Körper durch die zusätzliche Nahrungsaufnahme in der Lage waren, jeden Tag 300 Kalorien mehr für ihre Grundbedürfnisse, *einschließlich der Fortpflanzungszyklen*, zu verbrauchen. Das bedeutet jedoch nicht, dass du einfach nur 300 zusätzliche Kalorien benötigst – du musst alle Aktivitäten deines Körpers mit Energie versorgen und Reparaturen an den Systemen ermöglichen, die vernachlässigt wurden, und erst dann kann die zusätzliche Energie in die Prozesse fließen, die mehr Energie benötigen.

> **Kelli**: Meine Brüste sind voller, meine Temperatur sinkt nicht mehr unter 36,1 Grad Celsius, vorher waren es 35 Grad Celsius, mein Mann findet mich sexy und die Leute fühlen sich jetzt mehr zu mir hingezogen und wissen nicht, warum. Ich glaube, das liegt daran, dass wir, wenn wir gesünder sind, mehr positive Ausstrahlung haben und attraktiver aussehen. Ich lache mehr, ich schlafe besser, ich wache nicht mehr mitten in der Nacht auf und renne zum Kühlschrank. Ich denke nicht mehr 24/7 ans Essen, ich habe mehr gemeinsame Zeit mit meinem Mann und ich treffe mich mit Freunden, die ich jahrelang nicht gesehen habe, weil ich zu viel Angst hatte, dass das Essen mit ihnen ein Problem sein könnte oder dass ich das Fitnessstudio verpassen würde. Ich bin mehr ich selbst, ich mache Witze und lache… ich bin einfach geselliger. Ich hatte früher eine großartige Persönlichkeit; die Leute waren einfach gerne in meiner Gegenwart, und ich sehe, wie diese Person in mir wieder zum Vorschein kommt. Meine Haare fallen nicht mehr aus und wachsen. Meine Nägel wachsen auch und sie brechen nicht mehr so leicht ab. Und was noch? Oh – ich hatte früher so große Schmerzen, wenn ich bei der Arbeit die Treppe hinaufging (ich habe früher jeden Tag trainiert); meine Beine taten immer weh, meine Füße waren immer geschwollen und ich hatte einen schlimmen Fall von Plantarfasziitis… jetzt nicht mehr. Was für eine Erleichterung. SEX!!! Viel besser LOL. Pizza! Pizza, Pizza, Pizza, Pizza, fast jeden Tag. Wisst ihr noch, wie Scarlett sagte: „Ich werde nie wieder hungern"? Ich werde nie wieder ohne Pizza leben. Nie wieder. Mein Gott, so viele Dinge haben sich zum Besseren gewendet.

Regenbögen und Schmetterlinge

Ein erhöhter Stoffwechsel hat eine ganze Reihe von positiven Auswirkungen. Einige Veränderungen wirst du sofort bemerken, während andere vielleicht etwas länger dauern. In Kapitel 1 haben wir häufige Symptome aufgelistet, die mit einer ausbleibenden Periode einhergehen. Jetzt zeigen wir, wie sehr sich diese Symptome durch die zusätzliche Kalorienzufuhr und den erhöhten Stoffwechsel verbessern. Beachte, dass die Beschwerden nach der

Recovery (dargestellt durch die dunkelgrauen Linien) deutlich abgenommen haben.

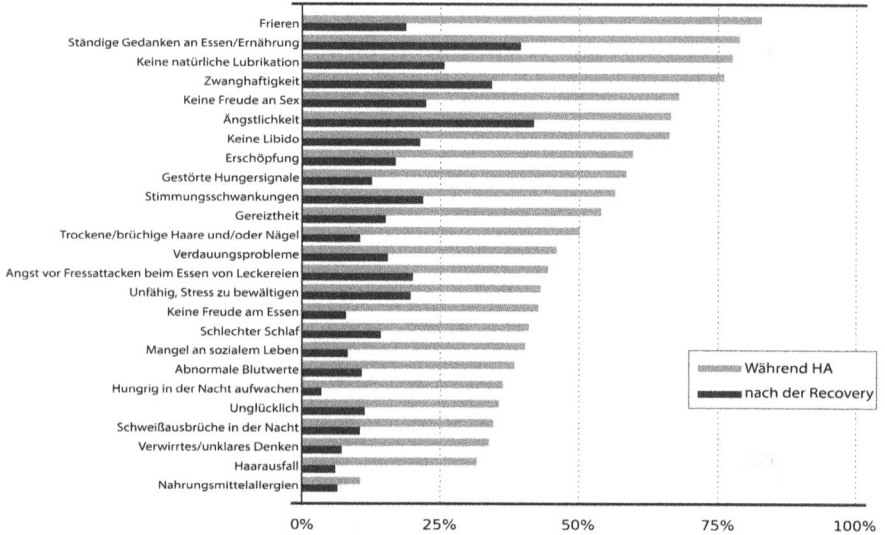

Körperliche Symptome während HA und nach der Recovery. Der prozentuale Anteil der Umfrageteilnehmerinnen (276 Personen), die jedes aufgelistete Symptom während HA (hellgrau) und nach der Recovery (dunkelgrau) „immer" oder „häufig" empfanden. Die Unterschiede zwischen den Bewertungen während und nach der HA sind in allen Fällen sehr signifikant (p < 1x10⁻⁴), weil die Veränderungen bei allen Personen in dieselbe Richtung gingen. Dies deutet auf eine Verbesserung der allgemeinen Gesundheit und Lebensqualität nach der Recovery hin.

Chassta: Immer noch keine Periode. Aber ich nähere mich langsam der „fruchtbaren" Zone an, mit VIEL Ruhe (kein einziges Workout) und TONNEN an Essen! Ich liebe es! Ich bewundere meinen Körper im Moment wirklich sehr. Sicher, es gibt hier und da ein paar weiche Stellen, die nicht so angenehm sind, aber wen kümmert das schon? Ich habe BRÜSTE (immer noch A, aber größer als ein Sport-BH – LOL!), Baby, ich habe meinen „geilen Arsch" zurück! Ich weiß, dass ich während diesem Prozess am Bauch zugelegt habe, aber ich bin glücklicher, dass ich Freude, Freiheit und Frieden gewonnen habe! Ich ging zu meinem Chiropraktiker (den ich schon seit vielen Jahren kenne) und er sagte, dass er mich kaum wiedererkennt. Wir sprachen über den HA-Recoveryplan und er sagte mir, dass ich strahle und wunderschön aussehe. Ich lachte und hatte das Gefühl, ich könnte ihn küssen.

Ich bin so „schwer" wie seit 2009 nicht mehr, aber fühle mich so „leicht" wie noch nie in meinem ganzen Leben. Diese Last auf mir war VIEL schwerer als JEDER „Fruchtbarkeits-Po" und jeder „Babybauch", den ich je bekommen werde. Und nur um es mir selbst und anderen zu sagen: Selbst wenn meine Gebärmutter nicht heilt (obwohl ich immer noch daran glaube!), war und ist es JEDEN Moment dieser Reise bis zur vollständigen Hingabe wert! (*Chassta wurde in der Tat in einem natürlichen Zyklus schwanger. Diese Schwangerschaft endete leider mit einer Fehlgeburt, aber fünf Zyklen später wurde sie erneut schwanger; ihre Tochter wurde im Dezember 2015 geboren.*)

Ein paar Unannehmlichkeiten

Nachdem wir nun über die Vorteile der zusätzlichen Kalorien gesprochen haben, möchten wir dir von den nicht so angenehmen körperlichen Empfindungen berichten, die bei manchen auftreten können. Bei jedem Menschen treten diese Symptome in unterschiedlichem Ausmaß auf, von gar nicht bis hin zu ziemlich stark. Hoffentlich gehörst du zur ersten Kategorie, aber wenn nicht, solltest du bedenken, dass sich diese Symptome mit der Zeit bessern.

In den ersten Tagen, in denen du dich nach deinem neuen Ernährungsplan ernährst, wirst du vielleicht feststellen, dass du trotz erhöhter Nahrungsaufnahme ein überwältigendes Hungergefühl hast. Da du nun endlich den Signalen deines Körpers folgst, die nach Nahrung verlangen, steigen die Hungerhormone weiter an. Sie sorgen dafür, dass du dich hungriger fühlst, damit du nun endlich die zusätzlichen Kalorien zu dir zu nimmst, die für die Reparaturen in deinem Körper benötigt werden. Ein weiteres häufiges Problem ist, dass man sich aufgebläht fühlt und dass man mehr Gewicht zunimmt, als es für die aufgenommene Kalorienmenge möglich wäre. Dabei handelt es sich höchstwahrscheinlich um Wassergewicht. Der Körper speichert zunächst Wasser, um die Zellreparaturen zu unterstützen, die er nun durchführen kann[3]. *Das ist normal* und der Beginn der Recovery! Eine natriumarme Ernährung kann bis zu einem gewissen Grad helfen, aber wenn nicht, werden die Wassereinlagerungen in den ersten Wochen oder Monaten zurückgehen. Falls du einen Blähbauch hast, fällt das wahrscheinlich niemandem außer dir auf, aber wenn du das Gefühl hast, dass dem doch so ist, können einfache fallende Oberteile, dehnbare Hosen und Röcke Wunder bewirken, um ihn zu verbergen und sich wohler zu fühlen. Es scheint völlig kontraintuitiv, aber viele stellen fest, dass sich diese Symptome bessern, wenn sie die Menge an Gemüse, die sie essen, vorerst reduzieren. Einen Versuch ist es wert…

Vielleicht wirst du auch andere Verdauungsbeschwerden wie Blähungen oder Verdauungsstörungen haben. Wenn bei dir ein Reizdarmsyndrom (IBS) diagnostiziert wurde, hast du vielleicht das Gefühl, einen Schub zu bekommen. Magenbeschwerden sind nicht ungewöhnlich und verschwinden in der Regel nach ein paar Tagen bis Wochen, wenn sich dein Körper daran gewöhnt hat, dass er wieder Energie für seine täglichen Aufgaben hat. Andererseits stellst du vielleicht fest, dass die IBS-ähnlichen Symptome, die du früher hattest, abnehmen, wenn du mehr isst.

Melli: In meinen „gesunden" Phasen habe ich viel gegessen, was bedeutet, dass ich mich mit Gemüse in Hülle und Fülle vollstopfte. Immer wenn die Leute sagen, dass man es mit frischem Gemüse nicht übertreiben kann, muss ich lachen. Ich kann es – und tue es – regelmäßig. Ich habe schon so manches Salatgelage erlebt, das mit extremen Beschwerden endete und zu den wunderbaren IBS-ähnlichen Symptomen beitrug, über die wir uns alle beklagt haben. Nun, in letzter Zeit ergänzte ich mein übliches Rohkostbuffet um viele füllende Nahrungsmittel. Ich hatte ein paar Anfälle von schrecklichen Verdauungsstörungen, die mich tatsächlich aufweckten. Letzte Nacht war es am schlimmsten – ich habe die halbe Nacht auf dem Badezimmerboden verbracht, mir wurde schlecht und ich zitterte am ganzen Körper. Es ist schon komisch; mein erster Instinkt ist immer, mir selbst die Schuld zu geben, also lag ich da und dachte darüber nach, dass ich nach dem Abendessen nicht den Apfel UND den Keks hätte essen sollen... erst in zweiter Linie kam mir der Gedanke, dass ich mir vielleicht tatsächlich einen Bazillus oder eine Lebensmittelvergiftung zugezogen haben könnte, denn ich hatte eindeutig Fieber und war nicht gut drauf. Was auch immer es war, am Morgen war es wieder weg. Aber das war auch gut so, denn ich hatte so viel Zeit, auf kalten Fliesen zu liegen und mich elend zu fühlen, dass ich einsah, dass ich auch beim Essen „all in" gehen musste – einfach anfangen, wie ein normaler Mensch zu essen und nicht wie ein Stalltier, das an einen Futtersack mit Karotten und Heu geschnallt ist. Und das habe ich getan!

Schlafen ist vielleicht das Einzige, was du neben dem Essen machen möchtest, denn dein Körper möchte die zusätzlichen Kalorien, die du ihm zuführst, für Reparaturen verwenden. Die Reparaturen finden im Schlaf statt. Deshalb ist Ruhe – und weniger Bewegung, wie wir in Kapitel 12 besprechen werden – in der Recovery so wichtig. Du wirst vielleicht feststellen, dass du dich auch tagsüber müder fühlst. Abends, wenn du schläfst, kann es zu nächtlichen Schweißausbrüchen kommen, während tagsüber die Möglichkeit von Hitzewallungen besteht. Eine Unterfunktion der Schilddrüsenhormone wird oft mit HA in Verbindung gebracht; wenn du anfängst, mehr zu essen, kann deine Schilddrüse überfunktionieren und hyperaktiv werden. Das verursacht diese Symptome. Sie sollten aber innerhalb von ein bis zwei Wochen verschwinden. Andererseits stellst du vielleicht fest, dass du länger aufbleibst, weil du mehr Energie hast, dass du die Nacht durchschlafen kannst, weil du gesättigt bist, und dass du weniger Verstopfung hast, weil dein Körper alle Nährstoffe hat, die er braucht, um richtig zu funktionieren.

Wenn du weiterhin mehr isst und an Gewicht zunimmst, wirst du vielleicht bemerken, dass sich das zusätzliche Gewicht hauptsächlich auf deinen Bauch, deinen Hintern und deine Oberschenkel verteilt. Im Moment hält dein Körper die zusätzlichen Kalorien fest, indem er etwas Fett um deine Bauchorgane herum einlagert. Die Organe sollen für den Fall, dass du zu deiner alten restriktiven Lebensweise zurückkehrst, geschützt sein. Auch das ist normal. Im Laufe der Zeit wird sich dein Körperfett gleichmäßiger verteilen, wenn du dein Gewicht beibehältst[4].

Phoebe: Oh mein Gott, das ist NORMAL?!? All die Gewichtszunahme am Bauch und der Blähbauch, der mich wie schwanger aussehen lässt (was es nur deprimierender macht). Das ist NORMAL??? Es passiert anderen auch?? Oh, Gott sei Dank! Lol.

Jodie: Ich dachte, ihr würdet euch alle darüber amüsieren: Mir ist gerade ein Knopf an meiner Hose aufgegangen, als ich auf die Toilette ging! Die Gewichtszunahme schleicht sich an. An welchen Stellen deines Körpers hast du zugenommen? Ich habe vor allem am Bauch (Mittelteil), an den Brüsten und am Po zugenommen.

Lisa: Als ich an meiner Gewichtszunahme arbeitete, habe ich TOTAL viel um meine Taille zugenommen… Ich sah sogar kleine Cellulite-Wellen an meinem Bauch, was mich erschreckte. Aber dann beruhigte ich mich und erkannte, dass diese Überstrapazierung nur vorübergehend war. Mein Körper hat das Körperfett schließlich so umverteilt, wie es mir gesagt wurde. Ich habe mich auch von fast A zu einem vollen A entwickelt, mit einer schmaleren Taille und Fett am Hintern und an den Oberschenkeln. Darauf bin ich auch verdammt stolz! Mein Körper ist endlich wieder perfekt und *ich habe einen Zyklus.*

Wir haben die am häufigsten berichteten körperlichen Symptome beschrieben; es ist möglich, dass bei dir auch andere auftreten, wie z. B. Kopfschmerzen oder ein rasender Puls. Wir empfehlen dir, bei solchen Symptomen deinen Arzt aufzusuchen, um dich zu vergewissern, dass nichts anderes im Spiel ist. Vielleicht hast du aber auch Glück und es geht dir von Anfang an immer besser.

Psychisch hast du vielleicht damit zu kämpfen, dass du zunimmst, dass sich deine Identität verändert, dass du denkst, dieser Lebensstil sei ungesund, dass du dich ängstlich und/oder außer Kontrolle fühlst. Diese Gedanken sind in den ersten Tagen oft besonders schlimm. Die Überwindung dieses mentalen Unbehagens ist bei weitem der schwierigste, aber auch der wichtigste Teil dieser Reise. Du musst lernen, deinen Körper zu schätzen und lieben zu können. Wenn er sich in einem gesunden Zustand befindet und in der Lage ist, neues Leben zu schaffen, wirst du ein Gefühl des inneren Friedens bekommen, was dein Aussehen betrifft. Wenn du mit deinem Aussehen zufrieden bist, egal wie du letztendlich aussiehst, kannst du dein gesünderes Körperbild und deine Essgewohnheiten auch an deine Kinder und andere Menschen in deinem Leben weitergeben.

> *Katherine:* Ich dachte, ich teile einen guten Körperbild-Tag mit euch, da ich an den Krisentagen oft nach Unterstützung suche. Meine Gewichtszunahme hat zu viel schöneren Kurven geführt. Ich glaube, mein „Glücksgewicht" sieht aus wie die Figur von Scarlett Johansson, nur ein bisschen größer. Ich hatte die Sanduhrform vergessen, die ich hatte, bevor ich hungerte und mich zu Muskeln und Knochen trainierte. Sie ist eigentlich sogar ganz nett.

Mit der Gewichtszunahme umgehen

Für die meisten, wenn nicht für alle von uns, ist die Vorstellung von und die Tatsache einer Gewichtszunahme ein großer Verursacher von psychischem Unbehagen und Angst. Wie bereits erwähnt, wurde uns jahrelang eingetrichtert, dass es ungesund ist, „dick" zu sein und dass jeder danach streben sollte, abzunehmen oder „dünn" zu bleiben. Und wir sagen dir jetzt genau das Gegenteil – dass du etwas zunehmen musst und wahrscheinlich auch wirst, um gesund zu sein. Der Rest dieses Kapitels wird sich mit einigen der Ursachen befassen, die zu dieser Angst führen, und dich hoffentlich davon überzeugen, dass es sich lohnt, weiterzumachen. Vertraue darauf, dass du das durchstehen kannst und wirst!

Ein Knackpunkt an diesem ganzen „Mehr-essen"-Plan ist, dass dir niemand genau sagen kann, wie viel du zunehmen musst, um wieder gesund zu werden. Bei einigen ist die Gewichtszunahme erheblich, bevor der Zyklus wiederkehren kann, bei anderen ist eine viel geringere Zunahme erforderlich. Wie viel du zunehmen musst, hängt vom Sollwertbereich[5] deines Körpers ab und davon, wo dein aktuelles Gewicht im Verhältnis zu diesem Bereich liegt. Es gibt eine Reihe von Modellen, die diese Vorstellung von einem Gewicht oder einem Gewichtsbereich, bei dem der Körper sich einpendelt, beschreiben. Sie werden in der Literatur als „set point regulation model", „settling point regulation model", „general model of intake regulation" und „dual intervention point model" bezeichnet[6] und lassen sich mit dem Begriff „Set-Point-Theorie" ins Deutsche übersetzen. Es gibt feine Unterschiede zwischen den Modellen, aber die allgemeine Idee besagt, dass unser Körper einen natürlichen Gewichtsbereich hat, in dem er bevorzugt aktiv ist. Dieser Bereich wird Sollwertbereich genannt. Er wird durch eine Kombination aus genetischen (etwa 65–70 %), umweltbedingten, psychologischen und gesellschaftlichen Einflüssen bestimmt. Zu den Werkzeugen, die unser Körper einsetzt, um uns in dem gewünschten Bereich zu halten, gehören die Anpassung des Stoffwechsels (genau wie bei HA, bei der die Fortpflanzungsfunktion heruntergefahren wird, um Energie zu sparen), die Anpassung von Hunger- und Sättigungsgefühlen und die Anpassung unseres unbewussten Aktivitätsniveaus.

Dies wurde in Tierversuchen eindeutig bewiesen. In einer Studie, in der Mäuse unter- oder überfüttert wurden[7], verloren die unterfütterten Mäuse an Gewicht, während die überfütterten Mäuse (die eine fettreiche Diät erhielten) zunahmen. Das ist keine Überraschung. Sobald die Mäuse jedoch eine normale Diät erhielten und so viel essen durften, wie sie wollten, erreichten die untergewichtigen Mäuse wieder ungefähr ihr Gewicht von vor dem Gewichtsverlust und die übergewichtigen Mäuse nahmen ungefähr bis zu ihrem Ausgangsgewicht ab.

Wenn du chronisch zu wenig gegessen und/oder zu viel Sport getrieben hast, sodass du deine Periode verloren hast, befindest du dich mit ziemlicher Sicherheit nicht im Sollwertbereich deines Körpers, egal wie sehr dir dein aktuelles Gewicht auch gefallen mag. Denk daran, dass wir durch die „Diätkultur", in der wir leben, dazu ermutigt wurden, ein dünnes, muskulöses Aussehen als „gesund" zu betrachten. Und zwar wurden wir von denjenigen dazu ermutigt, die finanziell davon profitieren, dass wir uns nicht perfekt fühlen. Dabei wurde allerdings keine Rücksicht auf unsere tatsächliche Gesundheit genommen. In diesem Sinne möchten wir dich dazu ermutigen, darauf zu vertrauen, dass dein Körper weiß, mit welchem Gewicht er für dich als Individuum perfekt ist. In diesen Sollwertbereichen (oft am oberen Ende oder etwas darüber) gedeihen die Körper, werden gesünder und schaffen ein fruchtbares Umfeld.

Sarah B: Ich habe über meine HA-Recovery-Reise nachgedacht und wollte all die Gründe mitteilen, warum ich dankbar bin, dass ich diesen Prozess durchlaufen musste. Ich dachte, dass es vielleicht diejenigen inspirieren könnte, die gerade erst am Anfang der Reise sind. Ich weiß, dass ich anfangs wütend auf mich selbst war, Angst vor einer Gewichtszunahme hatte, Angst davor, das Fitnessstudio und die Kontrolle über das Essen zu verlieren, aber es war das Beste, was mir passieren konnte. Ich habe gelernt, zu entschleunigen und ruhige Morgende zu genießen, an denen ich nicht ins Fitnessstudio muss. Ich habe gelernt, Mahlzeiten mit Freunden und Familie ohne Angst zu genießen. Ich habe gelernt, meinen Körper nicht mehr zu kritisieren, weil er wirklich nur eine Hülle für mein inneres Wesen ist. Ich habe gelernt, dass meine Identität nicht an mein Gewicht gebunden ist. Ich habe wiederentdeckt, wer ich als Mensch bin, auch ohne Fitness. Ehrlich gesagt habe ich es nicht eilig, zum Sport zurückzukehren, und ich glaube auch nicht, dass ich das jemals in dem Maße tun werde, wie ich es früher getan habe. Ich weiß, dass mein Leben von nun an anders sein wird und das ist auch gut so. Ich wünsche euch allen viel Glück auf eurer Reise!!

Du willst jetzt wahrscheinlich wissen: „Wie finde ich den Sollwertbereich meines Körpers heraus?" Wie bei fast allem in diesem Prozess lautet die Antwort: „Es kommt darauf an". Bevor wir darüber sprechen, möchten wir dich jedoch ermutigen: Gib dein Bestes dafür, dein Verlangen nach diesem Wissen loszulassen. Es entspringt dem Wunsch nach Kontrolle und ein großer Teil des Recoveryprozesses besteht darin, die Kontrolle über unseren Körper loszulassen. Wenn du stattdessen darauf vertraust, dass dein Körper weiß, was er braucht, und dir dies durch Hunger- und Sättigungssignale mitteilt, kannst du einfach essen. Das Essen steht dann nicht mehr so sehr im Mittelpunkt deiner Gedanken und deiner Energie, sodass du Zeit und Raum für andere, viel interessantere und erfüllendere Beschäftigungen hast. Dein Körper verdient es, dass du ihm vertraust. Wenn du auf seine Signale hörst und sie beachtest, wird er dafür sorgen, dass dein Nährstoffbedarf langfristig gedeckt wird (kurzfristig wirst du vielleicht viele zuvor verbotene Lebensmittel essen wollen; das ist normal und in Ordnung, es wird sich mit der Zeit einpendeln).

Ein weiterer Punkt, den du bedenken solltest, wenn du ein bestimmtes Zielgewicht für die Recovery festlegst, ist die Frage, was passiert, wenn dein Körper mehr als dieses Ziel braucht, um wieder in den Gang zu kommen? Wenn du dieses Ziel erreichst und nichts passiert, was dann? Es ist nicht der

Zeitpunkt, um aufzugeben oder aufzuhören: Das endgültige Gewicht muss die „Entscheidung" deines Körpers sein, nicht die deines Geistes.

Zurück zum Sollwertbereich:

- Wenn es in deinem Leben als Erwachsener eine Zeit gab, in der du dich gesund ernährt hast, mäßig Sport getrieben und ein stabiles Gewicht hattest, dann liegt dieses Gewicht wahrscheinlich in deinem Sollwertbereich. Wenn du von dort an Gewicht verloren hast, nachdem du die „cleane Ernährung" für dich entdeckt oder ein neues, intensiveres Trainingsprogramm begonnen hast, ist das Gewicht vor dem Gewichtsverlust, oder etwas mehr, wahrscheinlich der Bereich, in dem du erwarten kannst, dass deine Periode zurückkehrt.

- Ein anderes mögliches Szenario ist, dass du dein ganzes Erwachsenenleben lang deine Ernährung eingeschränkt und/oder Sport getrieben hast, um deine Körpergröße zu kontrollieren, sodass du nie an einem Punkt warst, an dem du deinen Sollwertbereich entdecken konntest. In diesem Fall könntest du dich an enge Familienmitglieder wenden, um eine ungefähre Vorstellung davon zu bekommen, wo dein Körper am liebsten wäre. Diese Vorgehensweise setzt natürlich voraus, dass du Familienmitglieder hast, die sich frei ernähren und nicht selbst in einer Diät- oder Sportmentalität gefangen sind.

- Als ganz allgemeine Faustregel gilt, dass der natürliche, fruchtbare Punkt bei einem BMI von mindestens 22–23 liegt. Diese absolute Zahl hängt von vielen Faktoren ab, z. B. von der ethnischen Zugehörigkeit, wie viele Muskeln du hast und von deinem Knochenbau, aber wenn dein Gewicht derzeit unter diesem Wert liegt, ist dies ein vernünftiges Minimum, das du anstreben solltest. Das bedeutet aber keineswegs, dass du nicht zunehmen musst, wenn du mehr wiegst. Dann ist dein Zielbereich wahrscheinlich höher – Körper gibt es in allen Formen und Größen und sie sind ALLE würdige Hüllen für uns.

- Eine dritte Möglichkeit besteht darin, dass du irgendwann in der Vergangenheit einen viel schwereren Körper hattest, dann erheblich an Gewicht verloren hast und dieses zu geringe Gewicht beibehalten hast. Vermutlich liegt dann dein Sollwertbereich irgendwo zwischen den beiden Gewichtswerten.

- Wenn sich dein Körpergewicht vor dem ersten Ausbleiben deiner Periode nicht stark verändert hat, ist es für dich vielleicht wichtiger, alle Ernährungseinschränkungen und -regeln aufzuheben (was zu einer Gewichtszunahme führen kann, aber nicht muss), mit High-Intensity-Training (HIT) aufzuhören und deinen Stress zu reduzieren. Vielleicht hast du jetzt auch mehr Muskeln als zu dem Zeitpunkt, an dem du deine Periode noch hattest. Dann musst du möglicherweise trotzdem zunehmen, um deinen Körperfettanteil zu erhöhen. Besonders wenn dein BMI unter 22 liegt, wird eine Gewichtszunahme zur Unterstützung der Recovery und der langfristigen Gesundheit nur helfen.

Wenn du über all das nachdenkst, solltest du unbedingt deine Körperzusammensetzung im Hinterkopf behalten. Wenn du muskulöser bist als früher, könnte dein Sollwertbereich höher sein als vor dem Muskelaufbau, da Muskeln eine höhere Dichte haben als Fett. Vermutlich hat unser Körper nicht nur einen Sollwertbereich in Bezug auf sein Gesamtgewicht, sondern auch in Bezug auf die Fettmenge (die, wie du weißt, ein hormonproduzierendes Organ ist) oder dem Verhältnis von Fett zu „Magermasse". Erinnere dich daran, dass Leptin ein Molekül ist, das unserem Hypothalamus die Größe unserer Fettspeicher signalisiert.

Wir haben dir immer noch keine eindeutige Antwort gegeben, nicht wahr? Das liegt daran, dass es wirklich von deinem Körper abhängt, welches Gewicht du am Ende erreichst. Du ahnst, dass du am richtigen Punkt bist, wenn du feststellst, dass du nicht mehr dafür arbeiten musst, um dein Gewicht zu halten. Du folgst deinem Hungergefühl und machst den Sport, der dir Spaß macht, ohne dass du zwanghaft sein musst, ohne dass du den Rest deines Lebens nach dem Essen oder deinem Sport ausrichten musst. Dein Stoffwechsel, dein Appetit und deine Verdauung funktionieren auch ohne Mikromanagement gut. Sich mit dieser Ungewissheit über die Zahl auf der Waage abzufinden und deinem Körper zu erlauben, das Gewicht zu bestimmen, bei dem er sich satt fühlt, ist Teil der mentalen Recovery, von der wir hier sprechen. Vertraue deinem Körper und seiner Fähigkeit, seine beste Leistung dann zu erbringen, wenn er gut genährt und ausgeruht ist.

Jade: Ich hatte einen tröstlichen Gedanken… Normalerweise hasse ich es und tue mir in gewisser Weise selbst leid, dass ich eine Amenorrhö habe und kaum trainieren darf, essen und zunehmen muss. Aber jetzt sehe ich es eher als Segen… als Ergebnis des Recoveryprozesses habe ich das Gefühl, dass ich die Fesseln der Sportsucht gesprengt habe und Essen jeglicher Art mit meinen Lieben genießen kann, ohne mich „schlecht" zu fühlen… wenn ich meine Periode nie verloren und meinen früheren Lebensstil beibehalten hätte, glaube ich nicht, dass ich das Leben so sehr genießen würde, wie ich es jetzt tue. Versteh mich nicht falsch, der Weg ist lang und ich muss meine Periode noch zurückbekommen, aber ich kann jetzt schon sagen, dass ich meinem Körper dankbar dafür bin, dass er mich dazu gebracht hat, meinen Lebensstil neu zu bewerten, eine neue Art von Glück zu sehen und meine Prioritäten anders zu sortieren.

Rebecca: Hallo zusammen, ich möchte denjenigen, die den Prozess in Frage stellen, ein paar Anregungen geben. Ich betrachte mich als genesen. Ich habe vor kurzem meine 4. ganz natürliche Periode nach der Recovery gehabt. Ich habe gerade eine vollständige Blutuntersuchung durchführen lassen. Nach 6–7 Monaten ohne Sport, in denen ich alle einfachen Kohlenhydrate, Milchprodukte, Desserts gegessen habe, NULL restriktiven Ernährungsregeln gefolgt bin und VIEL an Gewicht zugenommen habe, bin ich buchstäblich so gesund wie noch nie. Alle meine Fortpflanzungshormone lagen innerhalb des normalen Bereichs für die Lutealphase, in der ich mich zum Zeitpunkt der Blutentnahme befand. Mein T4-Wert lag am oberen Ende des Normalbereichs und mein TSH-Wert am unteren Ende des Normalbereichs (dies deutet auf eine gesündere Schilddrüsenfunktion hin, wenn man zuvor eine Schilddrüsenunterfunktion hatte) und mein T3-Wert war zum ersten Mal überhaupt im Normalbereich. Ich nehme immer noch Schilddrüsenmedikamente, aber das ist das erste Mal ÜBERHAUPT, dass sie richtig zu wirken scheinen. Mein Cholesterinspiegel war perfekt. Auch wenn ich mit meinem Aussehen überhaupt nicht zufrieden bin und die Kleidung hasse, die ich anziehen kann, bestärken mich diese Ergebnisse in meiner Entscheidung, alles für meine GESUNDHEIT zu tun. Nicht für Babys, sondern für echte Gesundheit. Ich habe zum ersten Mal das Gefühl, dass mein Körper das tut, was er tun soll.

Lisa: Was bedeutet es, zuzunehmen? Ich meine, was ist, wenn du sogar über deinen geschätzten BMI-Zielwert hinausgehst? Bedeutet das, dass deine Freunde dich nicht mehr mögen werden? (Sie werden dich mehr mögen – meine lieben mich jetzt, wo ich nicht mehr so sehr mit mir selbst, meinem Essen und meinem Körper beschäftigt bin.) Bedeutet es, dass du weniger intelligent bist? (Meine Güte, nein… du wirst tatsächlich Klarheit haben. Ich meine, wirklich – ich hätte Arzt werden können, wenn ich damals das Gehirn gehabt hätte, das ich jetzt habe. OK, da habe ich jetzt ein bisschen übertrieben.) Bedeutet es, dass deine Haare luxuriös sein werden? Ja, meine sind es auf jeden Fall. (Kleiner Scherz… sie sind ein bisschen älter geworden, genau wie ich, aber ich habe ein wüstes Durcheinander und bin dabei, sie abzuschneiden und zu spenden). Bedeutet das, dass du dich mit der Gewichtszunahme unwohl und außer Kontrolle fühlst? Nun, anfangs ja, aber wie ALLE Gefühle ändern sie sich. Ich habe diesen Wandel bei anderen HAlern mitbekommen und selbst erlebt. Bleib dabei. Es geht vorüber. Und denke auch daran, dass die Gesellschaft unsere Vorstellung davon, was gesund ist, völlig verzerrt hat. Tut mir leid, wenn ich abschweife... ich versuche nur, dir dabei zu helfen, dich mit der Gewichtszunahme auseinanderzusetzen. Dabei ist mir völlig klar, dass es nicht meine Absicht ist, dich zu überzeugen (was nie funktionieren würde), sondern dir die Wahrheit zu vermitteln. Der Ball liegt bei dir und letztlich musst du entscheiden, wie viel dir deine Gesundheit wert ist, egal, was das bedeutet. Es fällt mir einfach nur schwer, mich zurückzulehnen und dabei zuzusehen, wie jemand in meine Fußstapfen tritt (kein Baby/Osteoporose), ohne zu kämpfen!

Wie wir bereits gesagt haben, solltest du unabhängig von deiner aktuellen Körpergröße deine Kalorienzufuhr auf 2500 Kalorien erhöhen (gegebenenfalls modifiziert, siehe Kapitel 8, und wenn du derzeit aufgrund einer Essstörung ein sehr niedriges Gewicht hast, deutlich mehr als das). Im Laufe der Zeit, wenn sich dein Körper regeneriert, wirst du lernen, deinen Hungergefühlen zu folgen. Das bedeutet, dass du isst, was du willst, wenn du hungrig bist, und aufhörst, wenn du gesättigt bist – diese Signale sind der Weg dahin, dass dein Körper später in seinem Sollwertbereich bleibt. Erinnere dich daran, dass wir in Kapitel 5 viele der Hormone besprochen haben, die an der Appetitregulation beteiligt sind. Wenn wir unsere bewussten Gedanken außen vor lassen und unseren Körper die Führung übernehmen lassen, macht er alles richtig. Dem Hungergefühl zu folgen, bedeutet auch, dass du essen solltest, wenn du mitten am Tag Hunger verspürst oder spät in der Nacht noch einen Snack essen möchtest – und dass du diese Signale nicht aufgrund von Glaubenssätzen der Diätkultur übergehen solltest. Du musst lernen zu erkennen, dass dein Körper dir mitteilt, wenn er Energie braucht, um seine Arbeit zu verrichten, und dass du ihn füttern sollst, wenn du Hunger verspürst.

Wenn du zu Beginn deiner Recovery ein extrem niedriges Gewicht hast, ist es sehr wichtig, dass du das Wiederkehren deiner Periode nicht als ein Zeichen dafür ansiehst, dass du völlig geheilt bist. Es ist möglich, dass du deine Periode bekommst, während du noch ein niedriges Gewicht hast und dein Körper noch nicht vollständig geheilt ist. Wenn du unter dem fruchtbaren Minimum liegst, raten wir dir, weiter aufzutanken und zuzunehmen – wahrscheinlich hast du deine Organe oder Muskeln noch nicht wieder auf ihre optimale Größe gebracht und wahrscheinlich sind auch andere Systeme noch nicht ausreichend mit Nährstoffen versorgt. Erinnere dich an unsere Erörterung in Kapitel 8, wie die 2500-Kalorien-Empfehlung zustande gekommen ist; die erforderliche Menge, um unserem

Körper die volle notwendige Energiemenge zu liefern. Bleib langfristig auf diesem Niveau, auch wenn du deine Periode zurückbekommen hast, damit dein Körper zu seiner natürlichen, optimalen Gewicht (und Gesundheit) zurückkehren kann.

> **Marta L.S.:** Ich würde sagen: Vergiss die kcal oder die Lebensmittel, die du isst, oder wie sehr sich dein Körper verändert: Iss einfach, ruhe dich aus und versuche, dich zu entspannen und deinen „Wachstumsimpuls" anzunehmen. Folge dem, was dein Körper dir sagt, nicht deinem dünnen/ fitten Selbst. Dies ist der Körper von jemandem, der sich so sehr liebt, dass er versucht, einen gesünderen Körper zu bekommen. Dies ist der Körper eines Kriegers, der sich erholen muss. Manche Schlachten gewinnt man nicht, indem man kämpft, sondern indem man sich gehen lässt.

Abschließende Gedanken

In den Jahren, in denen wir in dem Forum schreiben, haben wir festgestellt, dass es zwei Arten von Genesung gibt: echte Genesung und Pseudo-Genesung. Echte Genesung ist es, wenn Menschen das Gewicht erreichen, das ihr Körper für angemessen hält, wenn sie lernen, mit ihrer neuen Körperform zufrieden zu sein, diese vielleicht sogar lieben, und wenn sie intuitiv genug essen, um ein Wiederauftreten von HA und den damit verbundenen Symptomen zu vermeiden. Sie lernen, mit Stressfaktoren auf andere Weise als durch Sport und Essenskontrolle umzugehen. Sicherlich tauchen die restriktiven Gedankenmuster hin und wieder auf, aber das sind dann vorübergehende Gedanken, auf die nicht weiter eingegangen wird. Dann gibt es die Pseudo-Recovery: zähneknirschend ein paar Pfunde zunehmen, ohne sich zu erlauben, größer als Größe X zu werden; nur halbherzig versuchen, das Bewegungspensum zu reduzieren; dann von einer zur nächsten Fruchtbarkeitsbehandlung springen, um schwanger zu werden (in der Regel Injektionen, da die Recovery nicht ausreichend war und sanftere orale Behandlungsmethoden nicht funktionieren können). Dies führt schließlich zu einer Schwangerschaft, vielleicht mit ausreichender Gewichtszunahme, vielleicht ohne… danach wird das Schwangerschaftsgewicht so schnell wie möglich wieder abgenommen und es geht wieder von vorne los – ein Leben unter Zwang. Wir hoffen, dass du die Freude und Akzeptanz spüren kannst, die aus den Worten derer spricht, die wirklich recovered und diesen Weg gegangen sind. Betrachte diese Zeit, in der du an der Überwindung von HA arbeitest, als einen Weg in eine neue Zukunft und nicht als einen vorübergehenden Umweg, um ein Baby zu bekommen, nur um gleich wieder in dieselbe Tretmühle zu geraten. Tu es für dich selbst, deine Familie und deine Freunde.

Deanna: Ich möchte euch allen sagen: Das BESTE, was ihr tun könnt, ist, euren Körper für euch das Denken übernehmen zu lassen. Sich dem Prozess wirklich hinzugeben, loszulassen und sich ohne Zweifel darauf einzulassen, ist wirklich der beste Weg, um zu heilen und HA zu überwinden.

Hinter einer hypothalamischen Amenorrhö steckt so viel mehr als nur dünn zu sein oder wenig Körperfett zu haben. Es gibt auch tiefe Verbindungen zu unserer Psyche und unseren Einstellungen, die gleichzeitig unsere Genesung beeinflussen. Das Beste, was du jemals für dich selbst tun kannst, ist, dich von den Ketten und Fesseln des restriktiven Essens, des zwanghaften Trainings, des Selbsthasses und des Stresses zu befreien (egal, in welche Kategorie du fällst, eine oder alle). Egal, ob du jetzt, in einigen Jahren oder nie Mutter werden willst, eine vollständige Genesung ist so viel mehr. Die Wiedererlangung deiner Fruchtbarkeit ist nur einer der großen Gewinne der Recovery. Du wirst auch dein Leben zurückgewinnen und, was noch wichtiger ist, Dinge über dich selbst kennenlernen und so viele Lektionen lernen, die dich zu einem stärkeren Individuum und einer stärkeren Mutter (solltest du dich für diesen Weg entscheiden) machen werden. Ebenso wirst du deine Ehe oder Liebesbeziehung dadurch stärken.

Die moderne Medizin hat es so unglaublich weit gebracht, dass vielleicht ein kleiner Prozentsatz derjenigen, die nicht zunehmen wollen und diese Hürde nicht überwinden können, mit Hilfe von Injektionen oder IVF schwanger werden können, ohne ihren Lebensstil zu ändern, aber leider entgehen diesen Menschen die unglaublichen Vorteile einer echten Genesung. Es ist nicht einfach; es ist wahrscheinlich das Schwierigste, was ich je getan habe, aber es ist jedes Gramm Schmerz, jeden Tag des Kampfes und jede Träne, die ich geweint habe, wert.

In den letzten sechs Monaten hatte ich einen BMI von etwas über 25 und jeden Tag kämpfe ich mit meinem Aussehen, meiner schlechtsitzenden Kleidung und meinen zusätzlichen Fettpölsterchen, aber jeden Tag werde ich auch an meine Freiheit erinnert, an den schönen, lebenslustigen Menschen, der ich geworden bin, und an die wunderbare Mutter, die ich eines Tages sein werde. Diese Reise hat mich Geduld gelehrt (oh je, Geduld ist eine Tugend, die mir aufgezwungen wurde), Freundlichkeit, den Glauben an das Unmögliche und eine Liebe zum Leben, die sich nicht unterdrücken oder auslöschen lässt. Ich weiß es aus tiefstem Herzen: Wenn ich diese Veränderungen in meinem Lebensstil nicht vorgenommen hätte, wenn ich die Gewichtszunahme übersprungen und direkt zu den modernen Waffen der Fruchtbarkeitsmedizin gegriffen hätte und wenn ich die hohle Version meiner selbst geblieben wäre, die ich einmal war – mein Leben wäre weder für mich noch für diejenigen, die es mit mir teilen, so bemerkenswert oder angenehm gewesen. Und wahrscheinlich hätten diese modernen Waffen versagt und mich viel Geld, Zeit, emotionalen Aufruhr und Ängste gekostet.

Wenn es etwas gibt, das ich euch allen sagen möchte, dann, dass zu diesem Prozess und zur Genesung mehr gehört, als nur schwanger zu werden. Es gibt so viele Freuden im Leben, die uns entgehen und die wir für selbstverständlich halten, wenn wir mit unserem eigenen Gewicht, unserer Größe, unserem Aussehen und unserer Fitness beschäftigt sind. Es lohnt sich, ein Risiko einzugehen und ein Stück von dir selbst zum Wohle anderer (deiner Familie, deiner Freunde, deines Ehemanns und deiner zukünftigen Kinder) aufzugeben. Wenn du die Lebensqualität der Menschen um dich herum verbessern kannst, und glaub mir, die Menschen werden merken, dass du lustiger, unbeschwerter, ein besserer Liebhaber und ein bescheidenerer Mensch bist, dann ist es unbestreitbar, dass du es zumindest versuchen solltest.

Ich würde keinen einzigen Schritt dieser Reise zurückgehen, um nichts in der Welt. Nicht, um wieder schlank zu sein, nicht, um fit zu sein, und nicht, um mich sexy zu fühlen, denn die sexieste, schönste Version von mir ist die, die ich heute bin und die ich durch die Liebe und Unterstützung all der wunderbaren Frauen aus der Community geworden bin. Ich bemühe mich sehr, mir selbst zu sagen, dass ich schön bin (Selbstliebe wird NICHT überbewertet!). Weine ich oft darüber? Verdammt, ja natürlich, aber dann mache ich weiter. Es erfordert eine Menge Selbstdisziplin – aber das ist es so sehr wert. (*Sieben Monate, nachdem sie sich ganz auf die Recovery eingelassen hatte, wurde Deanna mit Femara schwanger. Ihr zweites Kind wurde auf natürliche Weise gezeugt, während sie ihren sechs Monate alten Sohn noch voll stillte. Jetzt ist sie Mutter von fünf Kindern.*)

11
Wachstum… mental und körperlich

Es ist leicht, in die Vorstellung zu verfallen, dass ein bestimmtes Gewicht alles ist, was man braucht; dass „dünn sein" gleichbedeutend ist mit Akzeptanz, Glück, Gesundheit und Erfolg. Die Gesellschaft hat uns so beeinflusst, dass wir glauben, dass alles andere ungesund, unattraktiv, nachlässig… ist. Die Liste der negativen Eigenschaften ist endlos lang. Der beste Weg, um glücklich, geliebt und erfolgreich zu sein, ist den Medien zufolge, dünn und durchtrainiert zu sein. Aber was ist, wenn die Gesellschaft sich irrt?

In Kapitel 8 haben wir erklärt, dass einer der wichtigsten Schritte dabei, HA zu besiegen, darin besteht, mehr zu essen. Dadurch versorgen wir unseren Körper komplett, was zu einer gewissen Gewichtszunahme führen kann. Dieser Gedanke ist in der Theorie einfach, aber für HA-Betroffene steht er ganz oben auf der Liste der scheinbar unmöglichen Aufgaben – für manche sogar der schlimmste Albtraum. In diesem Kapitel findest du Tipps und Unterstützung, um die negativen Gedanken zu bekämpfen, die den Weg der Recovery schwierig machen.

Wir beginnen mit einigen Punkten, die hoffentlich deine Bedenken zerstreuen werden.

- Zunehmen bedeutet nicht, dass du unattraktiv wirst (und ganz ehrlich, wir sind so viel mehr als nur unser Äußeres!).
- Zunehmen bedeutet nicht, dass du die Kontrolle verloren hast und dich gehen lässt.
- Zunehmen bedeutet nicht, dass du ungesund oder ein Versager bist.

Im Gegenteil:

- Zunehmen bedeutet, dass du gesünder, attraktiver und sexier (körperlich und geistig) aussehen wirst als zuvor.
- Zunehmen bedeutet, dass du dich dafür entscheidest, deine Gesundheit zu verbessern und die Kontrolle zurückzuerlangen.
- Zunehmen bedeutet, dass du deinen Körper mit Nährstoffen versorgst, damit er menstruieren (und, wenn du dir das wünschst, ein Baby bekommen) kann.

Lisa: Ich möchte die vorherigen Aussagen noch ein paar Schritte weiterführen. Wie bereits gesagt, macht dich eine Gewichtszunahme nicht hässlich, ungesund oder zu einem Versager, aber du wirst jeden einzelnen dieser Punkte möglicherweise zu verschiedenen Zeitpunkten als wahr empfinden. Das sind Trugschlüsse und Gefühle, keine Fakten! Mit ein wenig Anstrengung kannst du solch störende Gedanken vermeiden (hier kommt das „mentale Wachstum" ins Spiel) und diese Gedanken werden vergehen.

Außerdem möchte ich dir sagen, dass eine Gewichtszunahme nicht bedeutet, dass du die Kontrolle verlierst, sondern dass du dich der Realität gestellt hast, eine Entscheidung getroffen hast und lernst, auf eine neue Art und Weise damit umzugehen, also tatsächlich die Kontrolle gewinnst. *Diese Entscheidung, Gewicht zuzunehmen, ist bewusst und zielgerichtet,* nicht eine gedankenlose, unkontrollierte Erfahrung!

Eine Gewichtszunahme bedeutet nicht, dass du dich gehen lässt, sondern dass du deinem Körper genug vertraust, um ihm zuzusehen, wie er sich in das funktionale System verwandelt, das er sein soll.

Eine Gewichtszunahme bedeutet nicht, dass du deine Disziplin verloren hast. Meiner Meinung nach erfordert es sogar viel mehr Selbstbeherrschung, achtsam zu sein, gezielt zu essen, zuzunehmen, sich auszuruhen und gegen negative Gedanken anzukämpfen, als es hartes Training und Nahrungseinschränkung jemals getan haben.

Wir haben die Lösung für die Rückkehr deines Zyklus gefunden: Lehne dich zurück, iss mehr und nimm etwas zu. Aber wenn dieser Plan so einfach und leicht ist, warum haben wir dann ein Forum voller Frauen, die jeden

Tag daran arbeiten, wieder gesund zu werden? Warum ist es so schwer, jeden Tag ein wenig mehr zu essen, mehr Fette oder Kohlenhydrate oder was auch immer du dir verboten hast, zu dir zu nehmen und zuzunehmen? Für einen Außenstehenden ist das alles gesunder Menschenverstand. Steph pflegte den Leuten zu sagen: „Ich weiß, was ich zu tun habe. Ich muss nur von der Couch aufstehen, zum Kühlschrank gehen, etwas zu essen herausnehmen und es essen. Aber ich schaffe es nie, mich von der Couch zu erheben." Geht es dir auch so? Logischerweise weißt du, was du tun musst, aber dann, wenn es an der Zeit ist, das in die Tat umzusetzen, kannst du es einfach nicht! Der Grund für diese Unfähigkeit (Unwilligkeit?), deine Gewohnheiten zu ändern, wird dein persönlicher sein, aber wir alle kämpfen mit verschiedenen Sorgen, die es uns so schwer machen, von der Couch aufzustehen. Wir machen uns zum Beispiel Sorgen darüber, dass wir dicker werden, dass die Zahl auf der Waage steigt, dass die Kleidung nicht mehr passt und dass andere denken könnten, wir hätten uns gehen lassen.

Es kann auch dazu kommen, dass tiefe innere Kämpfe, die manchmal mit einer Essstörung einhergehen, ins Spiel kommen. Nutzt du zum Beispiel Essen, Sport und Gewichtskontrolle, um mit schwierigen Gefühlen und/oder Stress fertig zu werden? Wir hoffen, dir Tipps geben zu können, damit du neue Bewältigungsstrategien lernen und auf andere Art und Weise mit Problemen umgehen kannst. Wir empfehlen dir jedoch, professionelle Hilfe in Anspruch zu nehmen, wenn du Schwierigkeiten dabei hast, die Veränderungen in Richtung Recovery vorzunehmen, und die Unterstützung, die wir hier anbieten, oder die du online findest, nicht ausreicht. Steph geht regelmäßig zu ihrer Beraterin und wäre ohne sie verloren. Wenn du Hilfe bei der Bekämpfung einer bestehenden Essstörung benötigst, empfehlen wir dir dringend psychologische Beratung bzw. professionelle Betreuung in Anspruch zu nehmen.

Karen: Im vergangenen Dezember, nach einem weiteren gescheiterten IVF-Zyklus, beschloss ich, mich mit meinem Kampf gegen HA zu befassen, den ich immer wieder mit modernen Medikamenten zu unterdrücken versucht hatte. Im Januar und Februar habe ich meine Nahrungskontrollen gelockert und mit der gleichen Anstrengung begonnen, mich mit einigen psychologischen Problemen auseinanderzusetzen, die ich mit der Schwangerschaft und dem Kinderkriegen hatte. Ich sprach mit einem Berater über einige meiner persönlichen und sexuellen Hemmungen. Es stellte sich heraus, dass ich einige innere Konflikte mit dem Gedanken an eine Schwangerschaft hatte, insbesondere mit der Vorstellung, mit meinem damaligen Ehemann (den ich immer noch liebe, der aber nicht der Vater meiner Kinder sein sollte) Kinder zu bekommen. Lange Rede, kurzer Sinn: Im Februar 2013 bekam ich zum ersten Mal seit 16 Jahren wieder meine Periode.

Maxine: Ich habe letzten Sommer eine kognitive Verhaltenstherapie (KVT) ausprobiert und fand sie sehr hilfreich. Mein Partner und ich beschlossen im Februar/März 2008, dass wir versuchen zu beginnen, schwanger zu werden. Im Februar 2009 erfuhren wir dann von meinem Bruder, dass seine Freundin schwanger war (aus Versehen, wohlgemerkt). Im Mai 2009 teilte mir meine Schwester mit, dass sie ebenfalls schwanger ist, nachdem sie es nur drei Monate lang versucht hatte. Da ich beiden sehr nahe stehe, war ich äußerst besorgt darüber, wie ich mit unangenehmen Gefühlen umgehen sollte. Ich wusste, dass sie auftreten würden (z. B. Eifersucht, das Gefühl zurückgelassen zu werden). In der Zwischenzeit hatte ich kürzlich mit dem Sport aufgehört und an Gewicht zugenommen, sodass ich mich auch mit Fragen der Identität und meines Körperbildes beschäftigte. Ich fühlte mich von meinen Gefühlen überwältigt und fand es sehr hilfreich, mit jemandem außerhalb der Situation zu sprechen – ich fühlte mich nicht gerade wohl dabei, mich bei meiner Mutter oder Schwester darüber zu beschweren, wie ungerecht ich das alles fand. Es tat sehr gut, Frust ablassen zu können, ohne dafür verurteilt zu werden (dafür ist das Forum auch sehr gut geeignet). Jedenfalls war ich zwischen Mai und August sieben oder acht Mal bei meinem Therapeuten und bekam im September meine erste natürliche Periode (nach 18 Monaten). Jetzt frage ich mich, ob die KVT mir dabei geholfen hat, den emotionalen Stress zu bewältigen, was wiederum meiner Hormonsituation sicher nicht geschadet hat.

Melli: Ich habe das Gefühl, dass ich mit meiner Therapeutin große Fortschritte mache. Sie hilft mir hervorragend dabei, meinen Lebensweg neu zu gestalten, von dem ich nie wusste, dass er so deterministisch und fatalistisch ist. Ich interpretierte jeden kleinen Ausrutscher als völliges Versagen und ließ mich dadurch in eine Abwärtsspirale katapultieren, aus der ich mich immer wieder herausziehen musste. In gewisser Weise hatte ich mir eingeredet, dass ich immer anfällig für diesen Kreislauf sein würde, für dieses (wie sie es nannte) „bulimorexische" Muster des Einschränkens und Bingens/Erbrechens. Jetzt beginne ich, meine „Ausrutscher" als „ungeschickte" Momente zu sehen – nur kleine Rückschläge in einem langen, chaotischen, aber fruchtbaren (kein Wortspiel beabsichtigt) Prozess, in dem ich die Person werde, die ich wirklich sein will und sein MUSS. Ich lasse nicht mehr zu, dass mein „Drehbuch" und meine vergangenen Misserfolge mich definieren und kontrollieren. Irgendwie hat allein die Veränderung meines Denkens in diese Richtung schon etwas bewirkt. Ich kann mir einen „ungeschickten" Moment verzeihen und es sofort wieder versuchen. Ich habe auch begonnen zu erforschen, warum ich das Bedürfnis habe, eine winzige, kleine, kindliche Person zu sein (ich bin nur 150 cm groß und sehe aus wie eine Schülerin, was nicht gerade hilfreich ist!). Es gibt eine Menge Kindheitsgeschichten auszupacken und ich tue es, langsam und auf wundersame Weise. Und ich stelle fest, dass ich mich trotz allem – ich bin verheiratet, besitze ein Haus und habe eine Festanstellung in einem Job, den ich liebe – immer noch nicht als Frau anerkannt habe. Deshalb arbeite ich daran. Neulich habe ich beim Yoga auf meinen kleinen weichen Bauch geschaut und zum ersten Mal gedacht: „Oh, ist das süß." Wir haben wirklich die Macht, uns selbst zu überraschen, und das war bisher eine der besten Errungenschaften auf dieser Reise.

Die dialektische/kognitive Verhaltenstherapie lehrt uns, dass negative Gedanken zu negativen Gefühlen und damit zu negativen Handlungen führen. Bei HA führen Gedanken wie „die Gewichtszunahme wird nie aufhören", „die anderen werden denken, ich hätte mich gehen lassen" und „ich fühle mich dick" zu der Angst vor einer Gewichtszunahme, vielleicht zusammen mit Angst, Depression oder Wut. Diese Emotionen können schnell zu destruktiven Handlungen wie restriktivem Essen oder dem Besuch des Fitnessstudios führen. Wir können diesem Kreislauf entgegenwirken, indem wir diese negativen Gedanken erkennen, sie in ihren Bahnen stoppen und sie stattdessen in positive Gedanken umwandeln.

Lisa: Du weißt, wovon wir hier sprechen, oder? Davon, die destruktiven Gedanken zu ändern! Was du über dich selbst denkst und was du zu dir selbst sagst, hat einen so großen Einfluss auf die Entscheidungen, die du triffst. Es ist eine Reaktion, wenn du so willst. Denk mal eine Minute darüber nach. Diese negativen Gedanken können wir mit Treibsand gleichsetzen. Wenn ich mir immer wieder einrede, dass ich „*zu viel zunehme*", *faul* und *durchschnittlich* bin (Meine Güte, allein das Schreiben dieses Satzes saugt mir schon das Leben aus den Knochen), dann werde ich mich wahrscheinlich nicht trauen, es zu versuchen, geschweige denn, mich anzustrengen. Stattdessen fange ich diese negativen Gedanken ein und erkenne, wie unbegründet sie sind, indem ich mir diese Wahrheiten in Erinnerung rufe: Dieses *Fett* stellt meine Gesundheit wieder her. Dieses *faule* Gefühl wird als Erholung bezeichnet und gibt meinem Körper Zeit, sich zu regenerieren. Oh, und zu der Bemerkung mit dem Durchschnitt – das war nur ein Beispiel, denn ich bin alles andere als *durchschnittlich*, und du genauso. Jeder von uns ist auf eine ganz besondere Weise einzigartig (zwinker, zwinker). Spürst du den Wind zurück in deine Segel wehen?

Aber wie können wir negative Gedanken in positive Überzeugungen umwandeln? Es gibt eine Reihe von Strategien, die dabei helfen können, und bei jedem von uns funktionieren verschiedene Methoden besonders gut. Lass dich nicht entmutigen, wenn eine Methode nicht funktioniert; probiere eine andere aus und noch eine andere!

Tipps, um dein Denken zu transformieren

Positive Selbstgespräche. Hast du schon einmal vor dem Spiegel (oder sonst wo) gestanden und angefangen, deinen Körper zu kritisieren? Damit wollen wir sofort aufhören, denn diese Art des Denkens macht den ganzen Prozess nur noch schwieriger. Stell dir in dem Moment, in dem die Kritik zuschlägt, vor, dass du stattdessen deine beste Freundin ansiehst. Wie würdest du mit ihr reden? Würdest du sie als hässlich oder abscheulich bezeichnen? Würdest du auf ihre Arme blicken und sagen: „Wow, die sehen aus wie Würste", oder würdest du ihre Beine als „Baumstämme" bezeichnen? Nein. Du würdest etwas an ihr finden, das toll aussieht (denn das tut sie), und dich darauf konzentrieren! Du würdest ihre Frisur, ihr Lächeln, ihren Schmuck oder ihr Outfit loben. Oder noch besser: Du machst Komplimente für etwas anderes als ihr Äußeres. Behandle dich selbst genauso. Wenn du dir Sorgen darüber machst, dass du zunimmst und mehr essen musst, ändere diese Gedanken. Denke stattdessen daran, was du an deinem Körper liebst. Wenn du dazu noch nicht bereit bist, versuche es mit „Fake it till you make it". Suche dir etwas, irgendetwas, an dir selbst aus und mache dir ein Kompliment. „Ich habe schöne Augen." „Ich pflege meine Beziehungen gut und bleibe meinen Freunden treu." „Ich kann gut Karaoke singen." Selbst wenn du deinen positiven Gedanken im Moment noch nicht glauben kannst, wirst du es irgendwann, wenn du sie immer wieder wiederholst. Worte sind mächtig.

> *Jaclyn:* Wenn du dich faul und eklig und unwohl in deinen Klamotten fühlst, bedeutet das, dass du absolut das Richtige tust. Wenn du dich so fühlst, machst du Fortschritte, denn wenn du dich nicht unwohl fühlst und die Zeiten vermisst, als du dünner warst, dann würde ich denken, dass du dich nicht wirklich anstrengst und zunimmst/mehr isst. Ich musste mir tatsächlich vormachen, dass mir mein Körper besser gefällt und so weiter. Ich finde, dass es hilft, es vorzutäuschen, weil man seinen Verstand darauf

trainiert, das zu fühlen. Sobald diese selbstzerstörerischen Gedanken auftauchen, sollte man sie erkennen und sie in etwas Besseres umwandeln, wie zum Beispiel: „Wenn ich das so mache, kann ich ein Kind bekommen. Mein Körper ist ein Fünf-Sterne-Baby-Hotel!" Es kommt auch vor, dass ich mich satt fühle und das Frühstück ausfallen lassen möchte, aber ich tue es nicht. Dann wird der Kreislauf nämlich in Gang gesetzt! Heute Morgen bin ich super satt, weil ich gestern Abend ein großes Steak gegessen und danach noch aus dem Erdnussbutterglas gelöffelt habe, aber ich gehe trotzdem zu meinem wöchentlichen Sonntagsbrunch mit meinen Freundinnen. Wie auch immer: Erinnere dich immer, wenn du dich schlecht fühlst, daran, dass du dich in diesem Moment so fühlen sollst; und wenn du dich nicht so fühlst oder gefühlt hast, arbeitest du nicht so hart auf deine Recovery hin, wie du es tun solltest. So sehe ich es jedenfalls.

Affirmationen. Wir mögen Affirmationen – ermutigende Aussagen, die dich auf deine Ziele fokussieren – als Hilfsmittel für die Recovery sehr. Affirmationen sind prägnant, kraftvoll und positiv und holen dich zurück in die Gegenwart, um dich an die Wahrheit zu erinnern, besonders dann, wenn du dich niedergeschlagen fühlst. Es kann therapeutisch wirken, wenn du dir Affirmationen raussuchst, die dich ansprechen und, wenn du dich gerne künstlerisch betätigst, hübsche Collagen mit ihnen gestaltest und dein Haus damit dekorierst. Selbst wenn du nicht zu den typischen Bastlern gehörst, kannst du dir die Zeit nehmen, mit Buntstiften, Papier, Scheren, Stoffen oder was auch immer dir sonst noch einfällt, deine Achtsamkeit zu steigern und wirklich darüber nachzudenken, was du aufschreiben und dir selbst sagen möchtest. Es spricht so viel mehr für eine warme, verzierte Affirmation anstelle eines sterilen, schwarz-weiß gedruckten Zitats. Bringe deine Sprüche, wie auch immer sie aussehen, überall an: am Kleiderschrank, in deiner Tasche, in der Küche, am Badezimmerspiegel. Auf diese Weise begegnest du der Positivität den ganzen Tag über, auch in Momenten, die vielleicht schwierig sind – z. B. wenn du dich selbst davon überzeugst, die extra Kugel Eis zu essen, eine Jeans anzuziehen, die früher einmal lockerer saß, oder wenn du dich im Spiegel betrachtest. Präge dir deine Lieblingsaffirmationen ein und wiederhole sie immer wieder.

Hier sind ein paar Vorschläge von Leuten aus dem Forum – nimm dir ruhig etwas Zeit, um noch mehr zu finden, die dich wirklich ansprechen. Inspirierende Blogbeiträge, Websites und Bücher gibt es überall.

- Mein Körper ist perfekt konstruiert und wird sich mit Nahrung und Ruhe erholen.
- Ich bin PHAT – „Pretty Hot and Tempting". Oder FAT – „Fertile and thankful".
- Ich bin eine Kämpferin. Ich bin eine gesunde, fruchtbare, emotionale Kriegerin!
- Zusätzliche Kurven = Östrogen!
- Ich bin mehr als mein Äußeres.
- Recovery ist: zu erkennen, dass man ein Problem hat und nicht mehr so leben will; sich die Nahrung zu gönnen, die zum Leben notwendig ist und nicht eingeschränkt werden sollte; sich zu erlauben, sich zu entspannen und gesund zu werden.
- Ich habe Vertrauen in mein Bedürfnis, weiter zu essen und mich auszuruhen, auch wenn ich Zweifel habe.
- Ernährungs-Herausforderungen sind nicht verhandelbar (z. B. du isst diese Woche Butter, nicht verhandelbar).

Halte dir dein Ziel vor Augen. Wenn es hart auf hart kommt, verliert man leicht aus den Augen, warum man das alles tut, und sehnt sich danach, in alte Gewohnheiten zurückzuverfallen. Genau in diesem Moment musst du dich an dein eigentliches Ziel erinnern. Ganz gleich, ob du dies für deine Gesundheit tust, um schwanger zu werden, für die Gesundheit deiner zukünftigen Familie oder aus dem Wunsch heraus, dich von den Essens- und Bewegungszwängen zu befreien, es gibt nichts, was sich mehr lohnt, als dein Endziel zu erreichen. Was du jetzt tust, wird dich dahin bringen. Wenn du die Wahl hättest, wärst du lieber schlank oder schwanger? Eine schlanke Figur mit brüchigen Knochen oder eine gesunde Figur mit starken Knochen, die dich in deinen späteren Jahren tragen werden?

> *Jessica W*: Als ich heute in den Spiegel schaute und feststellte, dass ich nicht mehr so dünn bin wie früher, dachte ich nur: „Ja, ich bin auf dem besten Weg!" Ich habe es mit einem gewissen Wettbewerbsgeist betrachtet und hatte das Gefühl, dass ich gewinne. Wenn du auch jemand bist, der sich gerne Ziele setzt (ich bin sicher, dass du das bist, denn sind wir das nicht alle?), dann probiere es aus! Konzentriere dich darauf, die Schlacht zu gewinnen!

Realitätscheck. Die meisten Menschen, ob HAler oder nicht, denken ab und zu schlecht über ihren Körper. An dieser Stelle sind „Realitätschecks" nützlich. Während du jeden kleinen Makel an deinem Körper kritisierst, während du mit der Recovery beginnst, sehen andere dich als Ganzes. Sie sehen eine geliebte Person, die weniger mit sich selbst beschäftigt ist und wahrscheinlich viel flexibler ist als früher. Sie lieben dich für das, was in dir steckt, und sie bemerken, wie viel lebendiger, gesünder, präsenter und lebensfroher du bist. Viele haben gesagt, dass ihre Partner bzw. Partnerinnen bemerken, wie viel sexier sie sind, wenn sie zunehmen; wenn wir doch nur durch die „Brille unseres Gegenübers" schauen könnten, anstatt unsere Zeit damit zu verbringen, nach Fehlern zu suchen! Frage dich selbst, ob du geliebte Personen ausschließlich danach ausgesucht hast, wie schön sie sind, wie viel sie wiegen, ob sie viel Sport treiben oder weil sie sich gesund ernähren? Oder hast du dich von ihrer Persönlichkeit, ihrer Intelligenz, ihrem Humor, ihrem Charakter usw. angezogen gefühlt?

Die fünfminütige Tirade. Manchmal muss man einfach all seine Emotionen rauslassen. Du machst gerade einen schwierigen Prozess durch, also gönn dir fünf Minuten, um dich auszutoben, wenn es nötig ist. Sei wütend und aufgebracht; sag oder schreib die Worte auf, die du dir selbst sagst; feier eine Mitleidsparty darüber, wie du dich fühlst; bedauere den Verlust der Dinge, die du für notwendig gehalten hast – und schließe dann damit ab. Nimm dir nun weitere fünf Minuten Zeit, um deine Gedanken neu zu formulieren und zu ordnen. Denk darüber nach, was du durch den Prozess der Recovery gewonnen hast. Denke an die positiven Aspekte: mehr Zeit für Freunde und Familie, neue Hobbys, weniger Konzentration auf dich selbst und dein Aussehen usw. Du kannst auch zu deinen Affirmationen gehen.

> *Chassta*: Ich hatte sozusagen meine „fünf Minuten" und ich fühle mich völlig erholt von ihnen. Selbstmitleid… eine der schlimmsten aller menschlichen Emotionen. Ich musste es einfach als Trauer über den Tod der Person, die als dünne Chassta bekannt war, abtun und die fruchtbare Version 2.0 begrüßen. Die Trompeten spielen! Jedenfalls weiß ich, dass es mir sehr hilft, die Nahrungsmitteldichte zu erhöhen und ich auf dem richtigen Weg bin.

Loslassen. Der Kampf gegen HA kann stressig sein. Man hat keine Kontrolle mehr und weiß nicht mehr, was passieren wird und wann. Noch schlimmer ist es, wenn man die Zahlen nicht kennt, die sich so wichtig anfühlen – wie viel zusätzliches Gewicht man noch braucht und wie viele Monate es noch bis zur Recovery (oder bis zur Schwangerschaft) sind. Das kann sich ziemlich quälend anfühlen. Alles, was du tun kannst, ist, den

HA-Recoveryplan zu befolgen und deinen Körper den Rest machen zu lassen. Wir wissen, dass dies nicht die Antwort ist, die du dir wünschst, aber es ist das Entscheidende. Probiere einige Aktivitäten wie tiefe Atemübungen, Meditation, Spaziergänge, Gebete oder Yoga aus, um diesen Prozess weniger schmerzhaft zu gestalten. Wenn du dich gestresst oder unglücklich fühlst, versuche es mit Entspannung, nur für ein oder zwei Minuten, und lass dann zu, dass daraus viele weitere Minuten werden (und schließlich Frieden und Akzeptanz), wenn du im Loslassen geübt bist. Das hilft nicht nur dabei, sich in dem Moment besser zu fühlen, sondern sich in der Entspannung zu üben kann auch die Cortisol-bedingte Unterdrückung des Hypothalamus verringern.

> *Paraskevi*: Wir verbringen unser Leben damit, zu versuchen, einen Sinn darin zu finden, zu verstehen und zu lernen, wer wir sind… aber es gibt nichts, woran wir uns festhalten können, außer der Erfahrung des gegenwärtigen Augenblicks. Wir werden mit Gesundheit geboren; unser Körper weiß, was er mit all den Nährstoffen anfangen soll. Vertrauen wir einfach der Weisheit der Natur und des Lebens. All das selbstzerstörerische, verrückte Denken können wir kontrollieren und in etwas Konstruktives umwandeln; es ist vergeudete Energie, die in etwas umgewandelt werden kann, das die Welt zu einem besseren Ort macht. Wir müssen eine neue, bessere, glücklichere Generation von Menschen sein, damit unsere Kinder es zu etwas Höherem bringen als wir.

Dress for Success

Du hast also zugenommen. Das bringt oft das Problem mit der Kleidung mit sich: Plötzlich, so scheint es, passen dir die Klamotten nicht mehr. Wenn du aus deinen Kleidern herauswächst, mag sich das beängstigend anfühlen, aber in Wahrheit ist es ein Beweis für deine zunehmende Gesundheit und dein Engagement für die Selbstfürsorge. Um dir die Recovery zu erleichtern, ist es hilfreich, sich von Oberteilen und Jeans zu trennen, die nicht mehr passen, und sich damit auch von ungesunden Gewohnheiten zu verabschieden. Gib ein bisschen Geld aus und kauf neue Kleidung, die dir gefällt und deine neue Form sogar zur Geltung bringt. Wenn dir dieser Schritt schwer fällt, kannst du damit beginnen, deine kleineren Kleidungsstücke als „kranke Kleidung" zu betrachten, die es dir nicht ermöglicht, eine Periode zu haben.

Das Ersetzen dieser zu kleinen Kleidungsstücke ist ein Schritt in Richtung völliger Freiheit, deiner Periode und deiner Schwangerschaft (falls gewünscht). Verabschiede dich von dem Versuch, dich morgens in unbequeme Kleidung zu zwängen, die dich dann den Rest des Tages daran erinnert, dass du zugenommen hast. Spende oder recycele die Kleidungsstücke – tu alles, was nötig ist, um diese kranken Klamotten aus deinem Schrank, deinem Kopf und deinem Leben zu verbannen. Wenn du noch nicht so weit gehen kannst, pack sie ein und leg sie weg oder bitte eine nahestehende Person, sie zu verstecken.

Und jetzt geh shoppen! Nimm einen Freund oder eine Freundin mit, denn dein Urteilsvermögen darüber, was gut aussieht, ist wahrscheinlich gerade kaputt. Die neue Kleidung muss bequem sein und dir das Gefühl geben, attraktiv zu sein. Denk dabei an elastisch, fließend, dehnbar – an Yogahosen oder flatternde Röcke, in denen du noch Platz zum Wachsen hast. Dann musst du dich nicht ständig an deine Gewichtszunahme erinnern lassen oder immer wieder neue Kleidung kaufen. Und falls du ein Baby erwartest, sind diese Kleidungsstücke auch perfekt für das erste Trimester.

> *Justine*: Ich hatte ein böses Erwachen, als ich eine Hose anzog, die ich seit ein paar Monaten nicht mehr getragen hatte… ähm, ja, die passte nicht. Ich habe sie sofort in den Mülleimer geworfen, eine andere Hose angezogen und hab einfach weiter meinen Tag gelebt. Obwohl der Gedanke immer noch in mir nachhallte, ging ich noch am selben Tag los und kaufte ein neues Paar. Nebenbei bemerkt: Ich habe einen Trick gelernt, um neue Hosen zu kaufen – in der Umkleidekabine sollte man sie mit dem Rücken zum Spiegel anprobieren. Ich weiß, dass das dagegen verstößt, den eigenen Körper zu lieben und zu umarmen, aber ich glaube, die Umkleidekabine ist einer der Orte, an denen uns genau das am schwersten fällt. Ich habe meine Entscheidung nach dem Gefühl und nicht nach dem Aussehen getroffen und das hat mir ungemein geholfen!

Der Waage Lebewohl sagen

Hast du das Bedürfnis, dich einmal am Tag (oder öfter) wiegen zu müssen? Wiegst du dich nackt, nach dem Sport, vor dem Essen? Bestimmt die Zahl, die du siehst, wie dein Tag verlaufen wird und was du essen darfst oder was nicht? Wenn die Zahl niedrig ist, bist du dann zufrieden? Wenn die Zahl hoch ist, hast du einen schlechten Tag und vergießt vielleicht ein paar Tränen? Wenn einer dieser Punkte auf dich zutrifft, hat die Waage zu viel Kontrolle über dein Leben. Lass nicht zu, dass eine einfache Zahl dich definiert, deine Stimmung oder dein tägliches Handeln beeinflusst – sei es beim Essen, beim Sport oder bezüglich deiner sozialen Kontakte.

Steph: Als ich am kränksten war, war die Waage meine Lebenslinie. Sie war das Maß für mein ganzes Leben. Wenn die Waage die „richtige" Zahl anzeigte (d.h. das Gewicht, das mir meine Essstörungsstimme an diesem Tag vorgab), war es ein guter Tag, ein fantastischer Tag. Das motivierte mich, weiter Sport zu treiben und meine Nahrungsmenge weiter einzuschränken. An den Tagen, an denen die Anzeige die falsche Zahl anzeigte, war ich wütend. Ich wusste, dass dies ein Tag war, an dem ich weniger essen und mehr Sport treiben musste. Es war ein Tag, an dem ich hart zu anderen und zu mir selbst sein würde. Es war ein Tag, an dem es zu Wutausbrüchen wie bei einer Zweijährigen kam.

Ich würde dir gerne sagen, dass der Tag, an dem ich begann, darauf zu verzichten, mich zu wiegen, der glücklichste Tag in meinem Leben war. Das war er aber nicht. Ich hatte Angst, meinen „treuen alten Freund" zu verlieren, und fürchtete mich vor dem Unwissen und davor, keine Kontrolle mehr zu haben. Der Verzicht auf die Waage machte es jedoch leichter, Gewicht zuzulegen. Meine Aufgabe war es, zu essen und mich auszuruhen. Es gab keine Zahlen mehr auf einem Gerät, die mir sagten, dass ich etwas falsch machte. Mit der Zeit, als meine Recovery voran ging, interessierte mich die Waage nicht mehr. Ich sah gesund aus, ich war immer noch ich selbst und ich wurde nicht durch eine Zahl definiert. Stattdessen wurde mein Leben zu einem glücklichen Leben, das auf Freunden, Familie und Erfahrungen beruhte.

Es ist meistens hilfreich, dich auf deinem Weg der Recovery von HA von der Waage zu befreien. Wenn du dein Gewicht häufig kontrollierst und beobachtest, wie die Zahl jeden Tag steigt, machst du dich selbst verrückt. Du musst dein Gewicht wirklich nicht wissen, um HA zu besiegen; in vielen Fällen ist es besser, diese Zahl loszulassen und einfach deinem Körper zu vertrauen.

Wenn du noch nicht ganz damit aufhören willst, dich zu wiegen, versuche, die Häufigkeit des Wiegens zu reduzieren. Wenn du dich täglich wiegst, versuche, einen Wiegevorgang auszulassen. Bitte vielleicht andere um Hilfe; lass eine Person die Waage verstecken, wenn du es nicht vermeiden kannst, auf diese zu steigen. Wenn du es einmal geschafft hast, dich einen Tag lang nicht zu wiegen, versuche es noch ein paar Mal. Und dann noch öfter, bis du überhaupt nicht mehr auf die Waage angewiesen bist.

Es mag immer noch Zeiten geben, in denen du mit deinem Gewicht konfrontiert wirst. Bei Arztbesuchen wirst du vielleicht gewogen, damit dein Arzt oder deine Ärztin dich bei deiner Recovery unterstützen oder dir die richtige Dosis an Medikamenten verschreiben kann (obwohl dies selten vorkommt und die Praxis des Wiegens bei Arztbesuchen die Fettphobie im medizinischen System noch verstärkt). Es ist in Ordnung, wenn du sagst, dass du nicht gewogen werden willst! Eine andere Möglichkeit ist, rückwärts auf die Waage zu treten und darum zu bitten, dass man dir die Zahl nicht sagt. Diese einfachen Handlungen nehmen deinem Gewicht die Macht, dein Leben zu kontrollieren oder deinen Tag zu ruinieren.

Es ist oft einfacher, das für die Recovery notwendige Gewicht zu erreichen, wenn du nicht ständig mit einer steigenden, möglicherweise „beängstigenden" Zahl kämpfen musst. Letztendlich sind wir zuversichtlich, dass du, wie viele HAler, die Waage nicht vermissen und ein Gefühl der Freiheit von diesem kleinen, definierenden Gegenstand erleben wirst.

Michelle H: Ich kann gar nicht genug betonen, wie lebensverändernd es für mich war, die Waage loszuwerden. Wenn sich jemand fragt, ob er oder sie das tun sollte, glaub mir, es war wirklich ein riesiger, gigantischer Schritt in Richtung Recovery (sowohl von HA als auch von meiner Essstörung). Ich habe vorhin erkannt, dass ich nicht zulasse, dass ein Stück Plastik mit digitalen Zahlen definiert, wer ich bin. Das fühlt sich für mich an wie ein Hauch frischer Luft. Ich weiß, dass mein BMI nicht in dem Bereich liegt, den „sie" als gesund bezeichnen, aber an der ganzen BMI-Theorie ist so viel schädlich und falsch. Je mehr Signale ich von meiner wiederkehrenden Periode sehe, desto mehr bin ich davon überzeugt, dass ich das Richtige tue. Ich habe immer noch harte Tage, an denen es mir schwerer fällt, nicht mehr so auszusehen wie im letzten Sommer, aber dann überwiegen die guten Dinge millionenfach. Wenn ich zurückblicke, habe ich mich von der Person, die jeden Morgen erschöpft und benommen aufgewacht ist und keine Gefühle außer Apathie hatte, so weit entfernt. Ich lag innerlich im Sterben, aber Gott hat mein Leben definitiv wieder zum Besseren gewendet und ich habe endlich wieder das Gefühl, im Land der Lebenden zu sein. Also ja, es ist es wert – es ist alles wert.

Umgang mit Kommentaren

Steph: Ich bin mir nicht sicher, woran es liegt, aber von dem Moment an, als mein Mann und ich anfingen zu versuchen, ein Baby zu bekommen, bis etwa ein Jahr nach der Geburt hielt es jeder Mensch für sein gutes Recht, Kommentare zu meinem Körper oder meinem Gewicht abzugeben oder Fragen dazu zu stellen. Ich glaube, meine Lieblingsfrage war: „Wie viel hast du während der Schwangerschaft zugenommen?" Warum das meine Lieblingsfrage war? Weil ich es nie wusste. Ich habe mich schon vor Jahren von meiner Waage verabschiedet, ließ meinen Arzt mein Gewicht während der Schwangerschaft messen und machte mir keine Gedanken darüber. Wenn die Leute mich fragten und ich ihnen sagte, dass ich keine Ahnung habe, starrten sie mich ungläubig an. Ich wollte immer wissen, woher sie plötzlich das Recht hatten, mich über mein Gewicht auszufragen. Es schien, als ob ich alles über mich und meinen Körper preisgeben sollte, nur weil wir versuchten, ein Baby zu bekommen… ähhh, denk mal einen Moment nach!

Sobald du mit dem Recoveryprozess beginnst, ist es fast unvermeidlich, dass die Leute Kommentare dazu abgeben. Sie reichen von „Du siehst gesünder aus" und „Du siehst jetzt so viel besser aus" bis hin zu „Bist du schwanger?", „Wie viel hast du zugenommen?" oder „Wow, da hat aber jemand kräftig zugelangt!" Als ob es nicht schon genug wäre, dass du versuchst, die psychischen und physischen Aspekte der Recovery zu bewältigen, scheint nun auch noch jeder, vom Partner bis zum Arbeitskollegen, eine Meinung über deinen Körper zu haben und sich berechtigt zu fühlen, diese laut zu äußern.

Diese Kommentare können ein zweischneidiges Schwert sein. Einerseits kann es ermutigend sein zu hören, dass du besser und gesünder aussiehst, und dir helfen, den Weg der Recovery weiter zu bestreiten. Andererseits können sie von deiner HA-Denkweise verdreht werden. Dann bildest du dir ein, dass Leute annehmen, du würdest dich „gehen lassen" und die Kommentare können so deine Recovery vereiteln. Tappe nicht in diese Falle – wenn Menschen diese positiven Kommentare abgeben, sind sie ehrlich gemeint. Du siehst *wirklich* besser und gesünder aus! Nimm die Kommentare nicht als etwas anderes als diese Feststellung auf. Bemerkungen wie „Du warst früher so dünn" oder „Du siehst mit mehr Gewicht viel besser aus" können dich wütend, traurig oder ängstlich machen, weil sich deine schlimmsten Befürchtungen bewahrheitet haben und die Leute bemerken, dass du zugenommen hast. Du kannst sie aber auch als Zeichen dafür nehmen, dass du deiner Recovery einen weiteren Schritt näher gekommen bist. Unabhängig davon, wie du zu den Kommentaren stehst, wirst du sie höchstwahrscheinlich bekommen, deshalb ist es am besten, wenn du dich im Voraus mit einem Plan darauf vorbereitest. Der erste Schritt besteht darin, sich selbst zu prüfen und festzustellen, ob solche Kommentare deinen Fortschritt fördern oder behindern werden. Wenn es dich ermutigt, weiter zu essen, wenn du von deinem Partner bzw. deiner Partnerin hörst, dass du sexier und strahlender bist, dann lass ihn bzw. sie (und andere, die von deiner Recovery wissen) wissen, dass positives verbales Feedback dir helfen wird. Wenn dich solche Kommentare jedoch beunruhigen, bitte andere, nichts über deinen Körper oder deine Recovery zu sagen.

Du kannst zwar beeinflussen, was andere sagen, aber du kannst nicht die Worte aller kontrollieren. Viele Menschen haben das Bedürfnis, sich unaufgefordert über das Aussehen anderer zu äußern. Es ist leicht, während der Recovery durch eine beiläufige Bemerkung eines Fremden, eines Arbeitskollegen oder sogar einer dir nahestehenden Person aus dem Konzept gebracht zu werden. Aber bedenke, dass die Menschen, die diese Bemerkungen machen, fast immer unbedacht und nicht böswillig sind und oft aus einer Haltung heraus handeln, die von der in unserer Gesellschaft vorherrschenden Diätkultur geprägt ist. Wenn ein Kommentar ermutigend ist und du in der Lage bist, ihn als solchen zu sehen (was wir hoffen, dass du das kannst), win-win! Bedanke dich bei ihnen und bewahre dir die Bemerkung im Hinterkopf auf, um dich an sie zu erinnern, wenn du dir das nächste Mal Gedanken machst. Wenn eine Äußerung jedoch unerwünscht ist oder sich negativ anfühlt, kann sie vernichtend wirken. Deswegen kann es hilfreich sein, sich im Voraus eine Antwort auf scheinbar weniger schmeichelhafte Bemerkungen zu überlegen. Wenn du zum Beispiel gefragt wirst, ob du zugenommen hast, könntest du mit Humor antworten: „Vielleicht kann ich einfach nicht aufhören, Weihnachtsplätzchen zu essen!", „Ach, was soll's?" oder scherzen: „Ich versuche zuzunehmen, um zu sehen, wie es sich anfühlt." Du kannst den Spieß umdrehen und fragen: „Warum ist das für dich wichtig?" oder „Was für eine interessante Frage, warum fragst du?" Mit einem einfachen „Wie bitte?" könntest du vielleicht zu verstehen geben, dass eine Aussage oder Frage unhöflich ist. Oder wenn dir danach ist, kannst du auch einfach sagen, dass du versuchst, deine Periode wiederzubekommen oder dass du versuchst, schwanger zu werden, und dass eine Erhöhung deines BMI deine Chancen auf eine Schwangerschaft erhöht – dann wird er oder sie in Zukunft wahrscheinlich keine weiteren Bemerkungen mehr machen! Kehre nach dem Gespräch zu dem positiven Denken zurück, über das wir oben gesprochen haben. Lass die Worte der anderen nicht in deinen Kopf eindringen. Verwende deine Affirmationen, erinnere dich daran, warum du auf dieser Reise bist, und bleib dabei.

Casie: Ich hatte eine harte Woche, in der ich gestern auf einer Konferenz von einem männlichen Kollegen gefragt wurde, ob ich schwanger sei. Daraufhin habe ich angefangen zu weinen. Das war mir so peinlich. Ja, ich habe sehr schnell zugenommen… und zwei andere Kolleginnen haben gerade erst bekannt gegeben, dass sie schwanger sind. Aber ich hoffe einfach, dass es bedeutet, dass meine Hormone wieder in Gang kommen, wenn ich wieder Weinen kann. Andererseits kann meine 85-jährige Großmutter nicht aufhören, darüber zu reden, wie gesund und „sexy" ich aussehe. Daher finde ich, dass wir uns alle auf diese Art von Kommentaren konzentrieren, aufrecht stehen und mit dem weitermachen sollten, was wir tun.

Lisa: Kommentare von Freunden, Familienmitgliedern und Fremden, die unser Gewicht und unseren Körper in Frage stellen, scheinen keine Seltenheit zu sein, deshalb möchte ich dir ein paar weitere Tipps und Tricks (und ein paar regelrechte Lügen) zum Umgang mit diesem Thema geben. Eine Taktik besteht darin, die Situation selbst anzusprechen, bevor jemand anderes die Gelegenheit dazu ergreifen kann. Zum Beispiel: „Hey, Leute. Seht mich an, ich habe zugenommen!" LOL. Je nach Umgebung habe ich auch von mir aus verkündet, dass ich versucht habe, zuzunehmen, „nur um zu sehen, wie es sich anfühlt". Eine andere Möglichkeit ist, mit Sarkasmus zu antworten: „Ja, ich nehme zu. Ich versuche zuzunehmen und kräftiger zu werden, um mich auf den Winter vorzubereiten". Das würde ich selbst dann sagen, wenn der Winter gerade zu Ende gegangen ist. Manchmal ist es nicht die Bemerkung, die einen stört, sondern das Schweigen, das SEHR laut sein kann, wenn du weißt, was ich meine. In diesem Fall würde ich es einfach auf sich beruhen lassen und mich an mein Endziel erinnern und daran, dass mein Selbstvertrauen nicht von der Meinung anderer abhängt (abhängen sollte).

Zusammenfassung

Die Aufgabe ist recht einfach: die Nahrungsaufnahme steigern und auf die Ergebnisse warten. Leider ist das für die meisten von uns leichter gesagt als getan. Wir können nicht einfach eines Tages aufwachen, unsere Gewohnheiten ändern und dann fröhlich weiterziehen. Um gesund zu werden, brauchen viele von uns Unterstützung. Wir brauchen gesunde Bewältigungsmechanismen, die uns durch den Recoveryprozess führen. Wenn es schwierig wird, kannst du in diesem Kapitel Hilfe finden. Denke vor allem an diese wichtigen Punkte:

- Ändere dein Denken durch positive Selbstgespräche, Affirmationen, Realitätschecks und indem du loslässt. Erlaube dir, wenn nötig, fünf Minuten lang zu schimpfen, aber ordne deine Gedanken danach neu.
- Befreie dich von deiner Skinny-Jeans und anderer „kranker" Kleidung und trage stattdessen Kleidung, die bequemer ist, besser passt und mit Platz zum Wachsen, wie z. B. Yogahosen.

- Verabschiede dich von deiner Waage. Wenn nötig, gehe in kleinen Schritten vor, indem du die Waage langsam immer seltener benutzt. Lass dich von Freunden und Familie unterstützen.
- Wenn du mehr Hilfe brauchst, suche dir eine Beratung oder Therapie, die dich durch diese Zeit begleitet und unterstützt.
- Betrachte positive Kommentare über deinen Körper als die Wahrheit (das sind sie) und nutze sie als Motivation. Sei bereit, dich gegen unerwünschte Kommentare zu wehren, und wappne dich mit Strategien, um schwierige Gespräche zu überstehen.

Lisa: Beim Lesen dieses Kapitels kommen mir so viele Dinge in den Sinn, aber ich werde versuchen, mich auf die „gewichtigen" Themen zu konzentrieren. Die wichtigste Erkenntnis ist, dass du dich vergrößern WIRST, wenn du dich für die Schritte zur vollständigen Recovery entscheidest… nicht nur körperlich vergrößern, sondern auch geistig. Diesen Prozess kann man auch als Wachstum bezeichnen. Laut Wikipedia bezieht sich Wachstum auf *„eine positive Veränderung der Größe, oft über einen bestimmten Zeitraum hinweg"*. Das wäre unser körperliches Wachstum. In geistiger Hinsicht kann *„Wachstum als Reifungsphase oder als Prozess hin zur Fülle oder Erfüllung"* auftreten. Ich habe das Gefühl, dass diese Definitionen in Bezug auf die HA-Recovery genau zutreffen. Zur Fortführung des mentalen Aspektes scheint es mir so, dass wir manchmal unsere Pläne und das Bedürfnis, etwas verstehen zu wollen und Gewissheit zu haben, loslassen müssen, um Wachstum zu erfahren. Das Leben ist voll von Momenten, in denen nicht alles verstanden werden kann. Nicht für alles wird es einen Plan geben (und sollte es auch nicht). Nicht für alles wird es eine Erklärung geben. Wachstum entsteht durch die Fähigkeit, diese Momente willkommen zu heißen, anstatt in den offenen Fragen und dem Nichtwissen zu ertrinken.

Um dir ein paar inspirierende Worte mit auf den Weg zu geben, haben wir die Menschen im Forum gefragt, welche Affirmationen ihnen dabei geholfen haben, zuzunehmen und wieder gesund zu werden.

Judith: „Das ist meine Reise und meine Reise ist anders."

Ami: „Was ist das Schlimmste, was passieren kann? Du nimmst zu und wirst schwanger?"

Abby: „Ich habe gelernt, behutsam mit mir umzugehen. Bis auf wenige Ausnahmen gebe ich mein Bestes. Ich werde mich nicht schuldig fühlen, weil ich mich um mich kümmere. Ich werde heute nicht hart zu mir sein."

Ich liebe und schätze alles an mir – auch die Eigenschaften, von denen ich dachte, sie seien nicht gut genug."

Rachel: Früher habe ich meine Angst vor einer Gewichtszunahme damit bekämpft, dass ich einfach dachte: „Genau darum geht es ja."

Laurie: „Es ist NICHTS FALSCH an deinem Aussehen"

Amanda M: „Ich bin stärker als HA. Ich muss jetzt essen und mich ausruhen, um die Jahre der Unterernährung und des Übertrainings auszugleichen."

Natalie: Ich habe mich selbst eher mit „tough love" behandelt – ich musste mir immer wieder vor Augen führen, wie eitel und oberflächlich ich mich verhielt und dass die Menschen, die mich liebten, mich nicht wegen meines Aussehens liebten (und dass es ihnen auch nicht auffiel, wenn ich ein bisschen fülliger war)

Sheeza: Ich habe immer gesagt, dass unsere Bäuche wie Hotels sind. Wenn wir uns gut ernähren würden, hätten unsere Babys Fünf-Sterne-Suiten und würden sich bei ihrem Aufenthalt sehr wohl fühlen. Unterernährte Babys würden in einem hässlichen Motel wohnen... Das ist nicht fair.

12
Der HA-Recoveryplan: Bewegungsverhalten ändern

WENN DU WIRKLICH MÖCHTEST, dass dein Menstruationszyklus wiederkehrt (und du, falls gewünscht, die besten Chancen auf eine Schwangerschaft haben möchtest), ist ein mehrgleisiger Ansatz optimal. Der erste Teil des HA-Recoveryplans besteht darin, mehr zu essen, wie wir bereits besprochen haben. Und was ist der zweite Teil?

Treibe weniger Sport. Oder gar keinen.

Einfach, oder? Sicher, aber das widerspricht allem, was man uns seit Menschengedenken gesagt hat. Warum um alles in der Welt raten wir dir, deine sportliche Betätigung einzuschränken oder sogar ganz einzustellen? Zunächst einmal aus denselben Gründen, aus denen du mehr essen musst. Im Moment sagt dir dein Körper, dass du ihm zu viel abverlangst. Der beste Weg, um wieder fruchtbar zu werden, ist, *alles mögliche zu tun, um dich auszuruhen und zu erholen.* (Wenn du vorher keinen Sport getrieben hast, aber das Gefühl hattest, dass du vielleicht ein paar Trainingseinheiten einschieben solltest, um die zusätzliche Nahrungsaufnahme auszugleichen, sagen wir dir ganz klar, dass jetzt nicht der richtige Zeitpunkt dafür ist). „Alles mögliche zu tun" bedeutet, mehr zu essen und weniger Sport zu treiben (wahrscheinlich viel weniger oder gar keinen) und währenddessen Stress abzubauen. Die gleichzeitige Arbeit an allen drei Variablen bedeutet, dass die ess- und energiebezogenen Hormone ansteigen und die stressbezogenen Hormone abnehmen (sowohl durch den verringerten mentalen Stress als auch durch den verringerten körperlichen Stress). Du erhältst einen größeren Nutzen für deinen Einsatz – die gleichzeitige Umkehrung mehrerer Signale hilft, dein Fortpflanzungssystem schneller wieder in Gang zu bringen.

Besonders für diejenigen unter uns, die süchtig nach Bewegung sind, ist es schwierig, mit dem Training aufzuhören. Wir haben uns an das Adrenalin, den „Stressabbau", die Endorphine und den Nervenkitzel, einen persönlichen Rekord zu brechen, gewöhnt. Oft gibt es nichts anderes in unserem Leben, das uns das gleiche Gefühl der Erfüllung vermittelt wie unsere körperlichen Leistungen. Es ist im Allgemeinen schwieriger, mit dem Sport aufzuhören, als mehr zu essen; dies ist die Erfahrung vieler, die den Recoveryplan befolgt haben.

Du wirst nicht mehr so viel schwitzen wie früher und das wirst du wahrscheinlich eine Zeit lang vermissen, aber gleichzeitig können langsamere Aktivitäten genauso gut für dein Herz und deine allgemeine Gesundheit sein, wenn nicht sogar besser. Denke daran, dass es sich hierbei um eine Entscheidung für den Moment handelt; du kannst in Zukunft zu anstrengenderen Aktivitäten zurückkehren, wenn du sie besser in dein Leben integrieren kannst. Das wirklich Wunderbare an der Entscheidung, das Training zu reduzieren oder gar einzustellen, ist, dass sich deine *wahre* Stärke durch den täglichen, willentlichen Akt des Loslassens offenbart. Vertraue darauf, dass dein Körper das tut, wofür er geschaffen wurde, und dass er sich vollständig heilen wird und dir eine bessere Gesundheit, eine Periode und, wenn du willst, ein oder mehrere Kind/er beschert.

Carly: Ich kann nicht einmal ansatzweise erklären, wie wichtig es ist, *mit jeglichem Sport aufzuhören.* Sport mit geringer Intensität (z. B. Walking oder Yoga) kann in Ordnung sein, solange du nicht stundenlang oder mit maximaler Steigung trainierst, um den Wegfall deiner langen Läufe, stundenlangen Krafttrainingseinheiten usw. auszugleichen. Ich hatte ein sehr gesundes Gewicht, als ich mit Clomifen anfing, aber ich trainierte meistens 1,5 bis 2 Stunden pro Tag und ich reagierte kein bisschen, bis ich das Training einstellte. Wenn du dich auch nur fragst, ob du dich zu viel bewegst… dann machst du es! Ich meine es ernst. Geh „all in"! Als ich schließlich meinen positiven Schwangerschaftstest bekam, machte ich nur noch ein- oder zweimal pro Woche Yoga. *Das war's!*

Amy S: Du *kannst* es schaffen – mach weniger Sport, dann klappt es auch. Glaub mir, ich hätte nicht im Traume daran gedacht, dass ich zunehmen und gleichzeitig meinen Sport reduzieren könnte. Niemals!!! Das sind die Gedanken, die mir dabei geholfen haben: (1) Ich will lieber ein Baby als dünn zu sein; (2) ich hatte sehr schlechte Knochendichte-Ergebnisse aufgrund des Östrogenmangels, den ich über die Jahre in meinem Körper hatte (mein niedrigster E_2-Wert war 2 pg/ml!) – als ich das herausfand, dachte ich: „Mist, ich will ein Baby, aber ich will/muss auch gesund sein. Was nützt es mir, dünn zu sein, wenn ich mir schon in jungen Jahren alle Knochen breche? Und wer weiß, was passiert, wenn ich älter werde?" Sogar meine Mutter, eine Ernährungsberaterin, die an Konferenzen über Osteoporose teilnimmt, setzte sich mit mir zusammen und sagte: „Amy, ich weiß, dass du Kinder haben möchtest, und auch ich wünsche mir, dass du welche bekommst. Aber was ich mir am meisten für dich wünsche, ist, dass du gesund bist. Willst du das nicht auch für dich selbst?"; (3) ich dachte – wenn ich eine Tochter hätte und *alle* ihre Ärzte ihr sagten, dass das Ausbleiben ihrer Periode wirklich schlecht für ihre Gesundheit sei und dass der Weg, das zu beheben, darin bestünde, zuzunehmen und weniger Sport zu treiben – ich wäre so traurig, wenn sie das Dünnsein darüber stellen würde; und schließlich (4) dachte ich, wenn ich das für meine Tochter oder sogar für meine Freunde will, warum in aller Welt kann ich das dann nicht auch für mich wollen? Ich bin es mir selbst schuldig. Und um das Ganze etwas aufzulockern: Hey, ich mag es, wenn ich ab und zu eine Pause vom Sport einlegen kann und das essen kann, was ich will. Und nicht hungrig zu sein.

Wie kannst du es schaffen, dass der Sport von einem festen Bestandteil, den du in deinem Leben *brauchst*, zu einem von vielen Bestandteilen deines Lebens wird? Der Weg ist für jeden anders. Manche sind so verzweifelt auf der Suche nach einer Lösung für ihr Problem (was in der Regel auf den brennenden Wunsch nach einem Baby zurückzuführen ist), dass sie von Anfang an „all in" gehen und alle hochintensiven sportlichen Aktivitäten auf einmal aufgeben. Allerdings ist es für die meisten von uns nicht so einfach. Also lassen wir es ein wenig langsamer angehen, reduzieren die Trainingszeit ein wenig und warten ab, was passiert. Aber je länger wir ohne Ergebnisse warten, desto mehr stellen wir fest, dass sogar unsere Fünf-Kilometer-Läufe (die früher viel mehr waren) unserer Recovery im Wege stehen. Dann wird es einfacher, mit dem Laufen oder dem Sport ganz aufzuhören.

> *Jennifer C*: Heute war der erste Tag seit 17 Jahren, an dem ich tatsächlich kein Training gemacht habe, und es ging mir gut. Ich war weder extrem unruhig noch bin ich aus der Haut gefahren. KEINE schlechte Laune. Nach der Arbeit habe ich sogar ein paar Stunden mit meinen Eltern verbracht und mich einfach nur mit ihnen unterhalten. Meine Mutter war in Tränen aufgelöst, weil sie ihre Tochter wieder hat. Ich fühle mich klar und stark. Ich habe die meiste Zeit meines Lebens den Eindruck gehabt, ich müsste jeden Tag trainieren und würde mich selbst sonst hassen. Diejenigen unter euch, die ähnliche Gefühle haben, sollten einfach loslassen. Ihr habt es verdient, euch gut zu fühlen. Niemand kann euch das nehmen. Was mir hilft, ist, dass ich jeden Tag so nehme, wie er kommt. Kein Morgen und kein Gestern. EINFACH nur die Gegenwart. Lebe im Augenblick. Ich habe ein ganzes Jahr gebraucht, um wirklich daran zu arbeiten, aber ich bin so nah dran, dass meine Träume wahr werden. Ich habe erkannt, dass man, wenn man etwas unbedingt will, auch bereit ist, an den Dingen zu arbeiten, die einem im Weg stehen.

Trainingsplan

> *Amanda S*: Meine Periode kam heute!!! Es ist über drei Jahre her, dass ich die Pille abgesetzt habe und erfuhr, dass ich HA habe. Ich habe im letzten Jahr zugenommen, aber das Einzige, was sich in letzter Zeit geändert hat, war mein Sport. Ich war seit über einem Monat nicht mehr im Fitnessstudio, weil ich mit Schule und Arbeit sehr beschäftigt war. Ich bin so glücklich und erleichtert, dass mir zum Weinen zumute ist.

Wir brauchen beinahe nur einen kleinen Abschnitt für dieses Thema, denn es ist ein ganz einfacher Plan. Der schnellste Weg zur Recovery besteht darin, alle intensiven Sport auszulassen und sich entweder eine Weile auf die Couch zu setzen oder weniger anstrengende Formen der Bewegung zu wählen. Im Allgemeinen schonen Gehen (nicht Power Walking), Yoga (kein anstrengendes) und ähnliche Aktivitäten deinen Körper und du kannst dich dabei weiterhin aktiv fühlen (falls du das möchtest). Aber in gewisser Weise wird dein Problem durch das psychologische Bedürfnis, Sport zu treiben, noch verschlimmert. Wenn du eine Zeit lang ganz mit dem Sport aufhörst, fällt es dir vielleicht leichter, die Sucht zu überwinden, da du lernst, wie dein Leben ohne den Zwang zu ständiger Bewegung aussehen kann. In unserer Umfrage gab es drei Faktoren, die mit der Rückkehr zum Zyklus in Verbindung gebracht wurden:

- Verringerung der Trainingsintensität
- Verringerung der Trainingsdauer
- sofortiger „kalter Entzug" statt schrittweiser Reduzierung der körperlichen Betätigung

Wie in Kapitel 3 beschrieben, hatten wir die Teilnehmerinnen unserer Umfrage nach der Intensität ihres Trainings zu verschiedenen Zeitpunkten auf einer Skala von 0 bis 10 befragt. Der Durchschnittswert während HA lag bei 7; bei denjenigen, die ihre natürlichen Zyklen wiedererlangten, sank dieser Wert auf 3,5. Ein Wert von 7 entspricht einem schnellen Lauf mit einer Herzfrequenz zwischen 160 und 169 Schlägen pro Minute (bpm), sehr schwerer Atmung und gebrochenen Sätzen beim Sprechen. Bei einem Wert von 3,5 würdest du nicht ins Schwitzen kommen und leicht bis mäßig atmen. Das ist ein großer Unterschied.

Der zweite Faktor war die Verringerung der Dauer der körperlichen Betätigung, wobei der übliche „hochintensive" Sport (Laufen, Radfahren, Aerobic, Fitnessgeräte, Gewichtheben) auf weniger als drei Stunden pro Woche bei verringerter Intensität reduziert wurde. Der letzte Faktor, der mit der Rückkehr der Zyklen in Verbindung gebracht wird und am schnellsten zu diesem Ziel führt, ist die sofortige Verringerung der sportlichen Betätigung. Unsere Daten zeigen, dass die Wahrscheinlichkeit, schnell gesund zu werden, viel höher ist, wenn man sofort „all in" geht – d.h. während der Recoveryphase das Training mit hoher Intensität vollständig einstellt – anstatt das Training schrittweise zu reduzieren. Die Untersuchungsergebnisse werden dadurch verkompliziert, dass viele der Befragten versuchten, schwanger zu werden, und daher eine Fruchtbarkeitsbehandlung begannen. Die Daten beschreiben also die Rückkehr des natürlichen Zyklus vor einer Schwangerschaft oder den Beginn einer Fruchtbarkeitsbehandlung. Bei 61 % derjenigen, die ihre sportliche Betätigung sofort reduzierten, setzte der Zyklus vor der Schwangerschaft wieder ein. Von denjenigen, die ihre sportliche Betätigung schrittweise reduzierten, kehrten die Zyklen nur bei 46 % zurück, obwohl sie ähnlich lange gewartet hatten ($p < 1 \times 10^{-3}$) Für diese Diskrepanz gibt es eine Reihe von möglichen Gründen:

- Es könnte sein, dass ein gewisser Kalorienüberschuss erforderlich ist, der nicht erreicht wird, wenn das hochintensive Training fortgesetzt wird.

• Vielleicht unterdrückt aber auch schon eine geringe Menge Cortisol aus hochintensivem Training den Hypothalamus.

Daher kann der Recoveryprozess bei vielen Menschen erst dann beginnen, wenn der hochintensive Sport vollständig eingestellt wird. Das soll nicht heißen, dass dein Zyklus bei einer allmählichen Reduzierung der sportlichen Betätigung nicht wiederkehren wird, aber es wird wahrscheinlich insgesamt länger dauern. Bei den Umfrageteilnehmerinnen, deren Zyklus zurückkehrte, dauerte es bis zu dieser Rückkehr im Durchschnitt zwei Monate länger, wenn sie ihre sportliche Betätigung schrittweise reduzierten. Dies ist ein weiterer Grund dafür, *jetzt „all in"* zu gehen.

> **Steph:** Ich weiß nicht, wie es bei dir ist, aber wenn mir jemand sagt, dass ich weniger anstrengenden Sport machen soll, möchte ich *genau* wissen, was er meint. Ich persönlich, würde „weniger anstrengend" vielleicht so definieren, dass ich nicht außer Atem bin. Aber ich will ganz ehrlich sein. Das mag wie eine Wiederholung des Gesagten klingen, aber wenn es dir so geht wie mir, musst du dir das wieder und immer wieder anhören. Wenn wir sagen, dass wir mit allen intensiven Übungen aufhören sollen, meinen wir damit, keine Aerobic-Kurse mehr (z. B. Step, Kickboxen, Cross-Fit, Spinning), kein Laufen, kein Schwimmen, kein Teamsport (z. B. Fußball oder Basketball) und kein Krafttraining mehr. Weniger anstrengend bedeutet stattdessen *entspannendes* Yoga, Pilates oder Walking. Du solltest dabei nicht rot werden, nicht kurzatmig sein und nicht schwitzen.

> **Deborah:** Ich hoffe auf einen kleinen Perspektivwechsel. Ich vermute, dass ich die Antwort schon weiß, aber ich brauche nochmal eine Bestätigung. Als ich über die „Workouts" las, die ihr anderen macht, habe ich mein „reduziertes" Trainingsprogramm überdacht. Es stimmt, ich mache VIEL weniger und hebe überhaupt keine Gewichte mehr. Wenn ich jedoch lese, dass ich „drei- bis viermal pro Woche spazieren gehe", übersetzt mein Gehirn das in „mich in Windeseile eine 12%ige Steigung hinaufquälen" – was, offen gesagt, weitaus anstrengender ist als leichtes Joggen... aber dann kann ich mir einreden, ich sei nur „spazieren gegangen".
>
> Was das Pilates angeht, ist es so: Der Kurs, den ich gerne besuche, wird von einem unglaublich witzigen Typen geleitet, aber er ist hart. Ich bin da drin am Sterben. Wir bewegen uns bis in die „100er"... und trainieren unsere Arme bis zum Gehtnichtmehr... und 60 Minuten lang schreit jeder Zentimeter meines Körpers vor Erschöpfung und Schmerz „ich kann nicht mehr!" (Ich dachte, ich sei in Form – aber Pilates trainiert offenbar eine ganze Reihe neuer Muskeln, von denen ich gar nicht wusste, dass ich sie habe). Während also ein schöner Entspannungs- und

Straffungskurs wahrscheinlich sehr wohltuend ist, habe ich festgestellt, dass meine Sportkurse mich tatsächlich gestresst haben und mein Hintern und mein Bauch danach so wehtaten, dass ich kaum mehr lachen konnte! Da ich mich nicht besonders gut entspannen kann, erschien es mir unklug, so weiterzumachen. Also werde ich wohl auf Yoga umsteigen. Ich bin mir sicher, dass Pilates sehr gut kräftigt und Menschen im Allgemeinen guttut, aber für mich persönlich ist es vielleicht nicht das Beste. Jedenfalls versuche ich gerade herauszufinden, wie eine reduzierte Trainingswoche aussehen könnte, weil mein Bewertungsradar ziemlich schief zu sein scheint!

Von allen anstrengenden Sportarten, die wir betreiben, scheint das Laufen die größten negativen Auswirkungen für Menschen mit HA zu haben; nur sehr wenige konnten ihren Zyklus wiederherstellen, während sie weiter Laufen gingen. Wenn du also laufen gehst, solltest du zumindest auf leichtes Training (mit dem Ziel, sich währenddessen unterhalten zu können; Nico nutzt ihre Trainingszeit jetzt, um Anrufe zu erledigen), Gehen oder leichtes Radfahren umsteigen. In Kapitel 14 findest du weitere Tipps, wie du dein Laufpensum einschränken und reduzieren kannst.

Ellie: Der beste Rat, den ich bekommen habe (und der, der am schwersten zu akzeptieren war), war der, den Sport komplett aus meinem Leben zu streichen und mich abwechslungsreicher zu ernähren. Natürlich ist es in Ordnung, spazieren zu gehen oder Fahrrad zu fahren, wenn man es zum Vergnügen tut, und wenn das zu schwierig ist, ist es in Ordnung, sporadisch leichte Übungen zu machen (dabei sollte die Herzfrequenz niedrig gehalten werden). Aber in unserer Gesellschaft hat sich offensichtlich ein hochintensives Intervalltraining etabliert. Und das ist genau das, was unser Körper *nicht braucht*, wenn wir versuchen, schwanger zu werden. Lange Strecken zu laufen und Übungen zu machen, die die Herzfrequenz hochhalten, sind ebenfalls hinderlich, wenn man versucht, mit HA schwanger zu werden. Zudem heizt der Verzehr von kalorienarmen Lebensmitteln das Feuer nur noch weiter an. Dein Körper ist unterernährt und überanstrengt. Das ist gleichbedeutend damit, dass er *gestresst* ist. Je mehr Stress dein Körper ausgesetzt ist, desto geringer sind deine Chancen, schwanger zu werden.

Nico: Als ich mit HA diagnostiziert wurde, wurde mir klar, dass ich meine körperlichen Betätigungen *sehr stark* einschränken musste. Also schloss ich einen Pakt mit mir selbst ab, dass ich jeden Tag nur eine Form von Sport treiben würde, statt wie üblich zwei oder sogar drei. Und zwar bedeutete das nicht, dass ich erst Eishockeytraining und dann ein Spiel spielen, sondern nur entweder das eine oder das andere machen würde. *Und* ich musste zwei Ruhetage pro Woche einlegen. Ich habe das sogar in meinem Blog festgehalten, damit ich eine gewisse Verantwortung habe und mich wirklich an meinen Plan halten kann. Diese Reduktion kam mir damals sehr viel vor, aber später stellte sich heraus, dass selbst dieser moderatere Trainingsplan meinen Eisprung und meine Periode verhinderte.

Stützende Beweise

Es gibt keine klinischen Studien, die sich speziell mit der Frage befasst haben, wie viel Sport im Hinblick auf die HA-Recovery sinnvoll ist. Es gibt jedoch zahlreiche Belege, die unsere Ratschläge diesbezüglich stützen. Die aussagekräftigste Tatsache liefert die bereits erwähnten Studie, in der zwei Gruppen von Frauen mit normalem Zyklus, die zuvor viel saßen, mit einem Laufprogramm begannen. Die erste Gruppe (12 Frauen) erhöhte den Kalorienverbrauch, um die sportliche Betätigung zu kompensieren (sie liefen durchschnittlich 11 km pro Tag an fünf Tagen in der Woche); die zweite Gruppe (16 Frauen) tat dies nicht und verlor etwa ein halbes Kilo pro Woche. Die Teilnehmerinnen wurden zwei Monate lang beobachtet. Bemerkenswerterweise hatten selbst in der Gruppe, die theoretisch genügend Kalorien zu sich nahm, nur zwei Teilnehmerinnen einen normalen Eisprung; die übrigen hatten einen anovulatorischen Zyklus oder eine Störung der Lutealphase (Kapitel 19) (die Lutealphase ist der Teil des Zyklus nach dem Eisprung). In der kalorienreduzierten Laufgruppe (Gruppe 2) hatte nur eine Person im ersten Monat des Trainings einen normalen Zyklus.

Im zweiten Monat hatte niemand mehr einen normalen Zyklus. Tatsächlich waren 75 % der Zyklen anovulatorisch mit verzögerten Perioden, was auf eine Amenorrhö hindeutet (die Studie war nicht lang genug, um eine Amenorrhö zu bestätigen). Am Ende der Studie wurden die Patientinnen weitere sechs Monate lang beobachtet; alle 28 hatten sechs Monate später wieder einen normalen Eisprung, allerdings nur, nachdem sie ihr Training reduziert hatten[1]. Leider wurden keine näheren Angaben über die Rückkehr normaler Zyklen gemacht, außer dass sie nach einer Reduzierung des Laufens auftraten. Die abnormalen Zyklen, selbst bei Personen, die theoretisch ausreichend mit Energie versorgt waren, deuten stark darauf hin, dass intensives Training wie Laufen schädlich ist – daher ergibt es Sinn, dass eine Fortsetzung des intensiven Trainings die Recovery behindert.

Der hohe Grad an abnormalen Zyklen bei Sportlerinnen, selbst bei ausreichender Ernährung, wurde auch in anderen Studien nachgewiesen. Beispielsweise wurde in einer Studie festgestellt, dass bei 24 Läuferinnen, die im Durchschnitt 30 km pro Woche zurücklegten, 55% der Zyklen entweder anovulatorisch waren oder einen LPD[3] aufwiesen. Ein Jahrzehnt später zeigte eine ähnliche Studie, die viele verschiedene Sportarten umfasste, dass 50% der Zyklen bei Studienteilnehmerinnen Anomalien aufwiesen[4]. *Diese Daten deuten stark darauf hin, dass intensive sportliche Betätigung dem Menstruationszyklus abträglich ist und seine Rückkehr verhindert, egal wie viel wir essen.*

Menstruationsstatus bei Frauen, die ein Laufprogramm beginnen[2]

		Laufen + extra Kalorien (Gruppe 1, 12 Frauen)	Laufen + eingeschränkte Kalorien (Gruppe 2, 16 Frauen)
		Anzahl der Frauen in jeder Kategorie (% in Klammern)	
1. Monat	**Normale Zyklen**	2 (17%)	1 (6%)
	LPD*	4 (33%)	10 (63%)
	Anovulatorisch	3 (25%)	5 (31%)
	Abnormale Blutungen	5 (42%)	3 (19%)
	Verspätete Periode	0 (0%)	1 (6%)
2. Monat	**Normale Zyklen**	2 (22%)	0 (0%)
	LPD	4 (44%)	2 (13%)
	Anovulatorisch	3 (33%)	12 (75%)
	Abnormale Blutungen	4 (44%)	6 (38%)
	Verspätete Periode	1 (11%)	12 (75%)

In dieser Tabelle werden die Menstruationszyklen von Läuferinnen, die zusätzliche Kalorien zu sich nehmen, um die während des Trainings verbrannten Kalorien auszugleichen, mit denen von Läuferinnen verglichen, die sich zur Gewichtsabnahme unterernährten. Die Anzahl und der Prozentsatz der normalen Zyklen im Vergleich zu den Zyklen mit verschiedenen Anomalien werden für die beiden Gruppen auf der rechten Seite verglichen; der erste Monat des Trainings ist oben, der zweite Monat unten dargestellt. Die Prozentsätze addieren sich nicht zu 100, da Personen in mehr als eine Kategorie fallen können. *LPD = Lutealphasendefekt

Nico: Ich habe jetzt insgesamt über 40 Menstruationszyklen verfolgt, nachdem jedes meiner Kinder geboren wurde. Meine Lutealphase scheint stark davon abhängig zu sein, wie viel ich Sport treibe. Ich kann nicht mit Sicherheit sagen, dass meine Ernährung konstant war, aber das wäre meine Vermutung, da mein Gewicht nach jeder Schwangerschaft stabil war, bis ich wieder meine Periode bekam. Hier sind die Daten:

Du kannst sehen, dass meine LP nach der Geburt von #3 zunächst viel länger war als nach meinen ersten beiden Schwangerschaften und sich sogar noch weiter steigerte, bis zu meiner längsten natürlichen LP überhaupt (12 Tage). Ich wette, du kannst dir denken, was der Unterschied ist – sehr wenig Bewegung! Nach der Geburt von #1 und #2 spielte ich noch zwei- bis dreimal pro Woche Eishockey, fuhr ein paar Tage pro Woche mit dem Fahrrad zur Arbeit und hob zweimal pro Woche Gewichte. Nach der Geburt von #3 konnte ich nur noch einmal pro Woche Fahrrad fahren und einmal pro Woche Eishockey spielen und die Kinder herumjagen.

Nach meiner 12-tägigen LP nach #3 (Zyklus 5) begann ich, jeden Tag Bauchmuskelübungen zu machen, um meine Diastase (Trennung zwischen den Bauchmuskeln, die von der Schwangerschaft herrührt) zu verringern, und spielte außerdem zwei- bis dreimal pro Woche hoch-intensives Eishockey. Die Länge meiner LPs ging sofort zurück (und das bei einer Gewichtszunahme von ein paar Kilos, d.h. ich litt nicht unter einem Energiedefizit). Ich bin mir also ziemlich sicher, dass Sport allein, auch ohne Energiedefizit, einen Einfluss auf meine Zyklen hat.

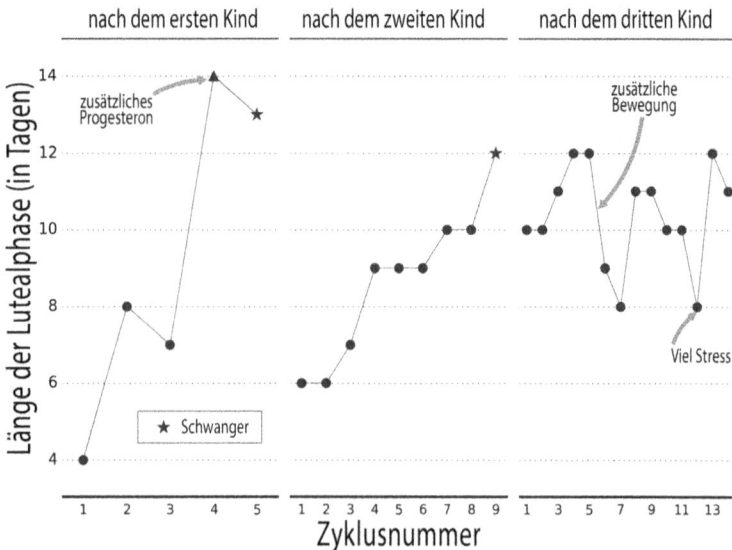

Lutealphase und Sport. Dargestellt ist die Länge der Lutealphase (LP) nach dem Wiedereinsetzen meines Menstruationszyklus nach jeder Schwangerschaft. Nach #1 (links) wurde ich in meinem vierten Zyklus wieder schwanger. Nach #2 (Mitte) wurde ich im 9. Zyklus schwanger und nach #3 (rechts) war ich fertig! Der Pfeil zeigt an, wann ich nach #3 meine sportliche Betätigung erhöht habe, und du kannst die Auswirkungen sehen – meine LP verringerte sich von 12 auf 8 Tage. Zusätzlicher Stress ein paar Monate später (ein Kleinkind mit gebrochenem Bein) hat sich ebenfalls auf meine LP ausgewirkt.

In einer Beobachtungsstudie, in der zwei Frauen ein Jahr lang beobachtet wurden, in dem sie mehr aßen, um ihre Amenorrhö zu beseitigen (aber weiterhin Sport trieben), traten ebenfalls anhaltende Zyklusanomalien auf. Beide Frauen erhöhten ihren BMI und erlangten ihren Zyklus wieder, indem sie einfach mehr aßen, aber ihre Zyklen waren unregelmäßig, anovulatorisch und/oder hatten LPD[5]. Diese Daten stützen die These, dass der Menstruationszyklus allein durch eine zusätzliche Kalorienzufuhr wiederhergestellt werden kann; die weiteren Zyklen sind jedoch oft nicht normal und gehen daher mit niedrigeren Schwangerschaftsraten einher.

Weiterhin stützt eine prospektive Studie, die in Dänemark durchgeführt wurde, die These, dass sich intensives Training negativ auf den Zyklus auswirken und bei einigen Frauen die Zeit bis zum Eintritt einer Schwangerschaft verlängern kann. Eine Gruppe von 3.628 regelmäßig trainierenden Frauen, die schwanger werden wollten, wurde ein Jahr lang (12 Zyklen) oder bis zur Empfängnis beobachtet. Es zeigte sich ein deutlicher Zusammenhang zwischen einem erhöhten Maß an intensiver körperlicher Betätigung (z. B. Laufen, schnelles Radfahren, Aerobic, Gymnastik oder Schwimmen) und einer längeren Zeit bis zur Schwangerschaft, insbesondere bei Frauen mit einem BMI unter 25. Im Durchschnitt dauerte es zwei Zyklen länger, bis eine Schwangerschaft eintrat, wenn mehr als fünf Stunden pro Woche intensiv trainiert wurde, und jede Art von intensivem Training war mit einer längeren Zeit bis zur Empfängnis verbunden. Moderater Sport (z. B. zügiges Gehen, gemächliches Radfahren, Golfen oder Gartenarbeit) bis zu fünf Stunden pro Woche wurde dagegen mit einer kürzeren Zeit bis zur Schwangerschaft in Verbindung gebracht[6].

Diese Studien untermauern unsere Behauptung, dass hochintensive sportliche Betätigung für das Fortpflanzungssystem schädlich sein kann. Mit anderen Worten: Wenn Sport den Zyklus von Frauen, die sich ausreichend ernähren, durcheinanderbringt, dann kann man sich vorstellen, wie schwierig es für ein Fortpflanzungssystem ist, das unterversorgt und folglich heruntergefahren wurde, unter diesen Bedingungen neu zu starten*.

Bei unseren Umfrageteilnehmerinnenhaben wir ähnliche Ergebnisse gefunden. Bei denjenigen, die weiterhin „hochintensiven" Sport trieben (z. B. Laufen, Zirkeltraining, Stairmaster, Mannschaftssportarten, Aerobic, Radfahren/Spinning), selbst bei reduzierter Intensität, war die Wahrscheinlichkeit geringer, dass der natürliche Zyklus wieder einsetzt. Bei denjenigen, die mehr als drei Stunden pro Woche diese Art von Sport

---

* Siehe Kapitel 21 für eine Diskussion über Sport nach der Recovery.

trieben, kehrten die Zyklen nur bei 30 % zurück, verglichen mit 54 % bei denjenigen, die weniger als drei Stunden mit reduzierter Intensität trainierten. Das ist eine Verringerung der Wahrscheinlichkeit, seinen natürlichen Zyklus wiederzuerlangen, um fast die Hälfte.

> *Lisa*: Oh Mann. Früher habe ich definitiv geglaubt, dass ich in der Minderheit bin, dass ich nicht zunehmen und mich weniger bewegen muss. Und wenn ich von diesen kleinen 30 % gelesen hätte, hätte ich diese Hoffnung sicher bis zu meinem Tode gehegt. Verdammt, ich hätte es fast getan. Wie üblich musste ich es auf die harte Tour herausfinden. Ich machte noch zwei Jahre lang mit hochintensiven Training weiter, bis ich schließlich erkannte, dass ich NICHT zu diesen besonderen 30 % gehörte und meine hochintensiven Sport vorübergehend reduzieren musste. Hätte ich mich früher dazu entschlossen, hätte das zu einer früheren Recovery geführt… genau wie du es jetzt tust! :)

Darüber hinaus haben Forschende, die die Veränderungen des Cortisolspiegels und anderer Stresshormone untersuchten, festgestellt, dass ein Training ab 60 % der maximalen Intensität den Cortisolspiegel signifikant erhöht[7], was wiederum den Hypothalamus unterdrückt. Bei 40 % der maximalen Intensität wurden keine Veränderungen des Cortisolspiegels festgestellt. Wir empfehlen daher, die Herzfrequenz (ein Maß für die Intensität) auf etwa 100 Schläge pro Minute oder weniger zu begrenzen, was etwa 50 % der maximalen Intensität für eine durchschnittliche Person in ihren 20ern oder 30ern entspricht.

> *Robyn Nohling, FNP, RD, MSN**: Du musst nicht bei jedem Training ein Herzfrequenzmessgerät tragen. Das wäre viel zu umständlich! Das Ziel ist ein sanftes, intuitives Verhältnis zum Sport, das die geistige und körperliche Gesundheit deines Körpers sowohl während des Recoveryprozesses als auch danach unterstützt. Eine gute Faustregel, um deine Herzfrequenz unter 100 Schlägen pro Minute zu halten, ist, dass du den Text deines Lieblingssongs während der gesamten sportlichen Betätigung laut mitsingen kannst. Wenn du dabei kurzatmig wirst, verlangsamst du das Tempo, bis du ohne Probleme singen kannst.

Wenn du mit hochintensiven Übungen weitermachen möchtest, solltest du dir ernsthaft überlegen, ob sich die möglichen Kosten dafür lohnen. Wir raten dir dringend, diese Art von Sport vorerst zu unterlassen; längerfristig kannst du Aktivitäten wie Laufen sicherlich wieder in dein Repertoire aufnehmen.

---

* Family Nurse Practitioner, Registered Dietitian, Master of Science in Nursing

Angenommen, du beißt in den sauren Apfel und folgst unserer Empfehlung (wenn Spitzenläuferin Tina Muir das kann, kannst du das auch!). Ohne intensive sportliche Betätigung sind die Raten der Wiedererlangung des Menstruationszyklus gleich hoch (ca. 54 %), egal ob du keinen Sport treibst oder leichte Aktivitäten wie Walking und Yoga durchführst. Das bedeutet, wenn du Lust auf einen gemütlichen Spaziergang hast (erinnere dich, eine Stunde langes Powerwalking mit einer Steigung von 12 % ist nicht das Richtige), dann geh ruhig los.

Beachte, dass es durchaus Frauen gibt, die regelmäßig und viel Sport treiben und einen normalen Menstruationszyklus haben[8]. Es gibt jedoch *keine Belege* für intensives Training und die *Wiedererlangung* normaler Menstruationszyklen.

> **Stacey H**: Es ist bei jedem anders, wann der Zyklus wiederkehrt. Ich begann im Juni 2012 zuzunehmen, indem ich langsam die Kalorienzufuhr erhöhte und dann langsam den Sport reduzierte. Fünf Monate später beschloss ich, mit dem Sport ganz aufzuhören. Etwas mehr als einen Monat später hatte ich meinen Eisprung. Konkret: Wenn ich nicht trainierte, tat ich buchstäblich mein Bestes dafür, um meinen Hintern auf dem Sofa zu parken. Ich war sogar nervös, wenn ich die 10 Minuten bis in die Stadt lief, weil ich meinen Körper nicht verrückt machen wollte. Ja, dein Körper braucht so viel Ruhe! Ich glaube, ich hätte meinen Eisprung früher gehabt, wenn ich früher mit dem Sport aufgehört hätte.

Erinnere mich daran, warum ich das tue

Ob du es glaubst oder nicht (und du wirst es wahrscheinlich nicht glauben, bis du es selbst erlebt hast), du wirst dich wahrscheinlich körperlich besser fühlen, wenn du weniger Sport treibst (mental ist das eine ganz andere Geschichte, zu der wir gleich kommen werden), oder du wirst dich zumindest nicht schlechter fühlen. Dein Körper wird es dir danken, dass du dir eine Auszeit genommen hast, um dich zu erholen und auszuruhen. Die lästigen Verletzungen werden heilen, du wirst dich weniger müde und energiegeladener fühlen und dann, wenn deine Hormone ansteigen, wirst du all die positiven Auswirkungen von mehr Östrogen spüren, die wir in Kapitel 10 beschrieben haben. Ach ja, und du wirst anfangen zu bluten und/oder besser auf eine Fruchtbarkeitsbehandlung anspringen. (Es kann sein, dass du dich, wie wir in Kapitel 10 besprochen haben, eine Zeit lang so fühlst, als wärst du von einem Lastwagen überfahren worden, noch schmerzender und lethargischer. Währenddessen nutzt dein Körper die neu gewonnene Energie und die Ruhe, um Zellen und Organe zu reparieren, die im Laufe der Zeit geschädigt worden sind.)

Zwischendurch wird es mit Sicherheit Tage geben, an denen sich das, was wir verlangen, *unmöglich* anfühlt. Vor allem am Anfang, wenn einige oft den Fehler machen, doch Laufen oder ins Fitnessstudio zu gehen. Keine Sorge, eine einzige Trainingseinheit wird deine Recovery nicht zunichte machen. Gönn dir zum Ausgleich eine Extraportion Eiscreme und lass es am nächsten Tag besonders ruhig angehen. Kapitel 13 enthält weitere Tipps, die dir den Übergang vom deinem alten „Sportfanatiker-Ich" zum deinem neuen „Working-on-Recovery-Ich" erleichtern.

Wenn du die Vorteile von der Reduzierung deiner Bewegung anerkennst und unsere Empfehlungen in die Praxis umsetzt, wirst du eine Freiheit erleben, von der du nicht wusstest, dass du sie vermisst. Wenn du andere Aktivitäten aufnimmst, wirst du vielleicht feststellen, dass du es genießt, nicht mehr an das Fitnessstudio oder deine Laufschuhe gebunden zu sein. Du musst deinen Wecker nicht mehr so früh stellen, um dein Training zu absolvieren. Du wirst mehr Zeit haben, die du mit den Menschen verbringen kannst, die dir wichtig sind, um Aufgaben zu erledigen, die du in letzter Zeit vernachlässigt hast, und um dich einfach zu entspannen und die wunderbare Welt um dich herum zu genießen. Auch dein Partner, deine Familie und deine Freunde werden sich über dein neues, entspannteres Ich freuen!

Wie bereits zu Beginn dieses Kapitels erwähnt, solltest du dir vor Augen halten, dass das reduzierte Training deiner Recovery dient. Sobald du zu bluten beginnst oder schwanger wirst, kannst du den Sport (langsam!) in dein Leben reintegrieren. Alle ehemaligen HAler, die nach der Recovery oder der Schwangerschaft weiter Sport treiben wollten, haben dies geschafft, die meisten von ihnen, während sie weiter bluteten. Nach der Recovery steht der Sport jedoch an zweiter Stelle hinter dem Rest unseres Lebens. Da ist weniger der Zwang, jeden Tag Sport treiben zu müssen, sondern mehr die Erkenntnis, dass moderate Bewegung ein paar Mal pro Woche gesund ist (wahrscheinlich sogar gesünder als die tägliche körperliche Betätigung, die die meisten von uns vor der Recovery betrieben haben).

> *Helen:* Jetzt, wo die Festtage näher rücken und ich in einem Café mit einem Pralinen-Cappuccino sitze, möchte ich mich bei diesem Forum von ganzem Herzen dafür bedanken, dass ihr mir die Freude an dieser besonderen Zeit des Jahres zurückgegeben habt! Während ich HA hatte, habe ich mir panische Gedanken darüber gemacht, wie ich es vermeiden könnte, während der Feiertage zu essen und wann ich mein Training

absolvieren könnte. Heute morgen, als ich den Regentropfen lauschte, die an unseren Fenstern abprallten, während ich mich mit meinen beiden Mädchen unter eine Bettdecke kuschelte, statt draußen auf den Bürgersteigen herum zu stapfen, dachte ich an euch alle und daran, wie gesegnet ich bin, dass ich diese zweite Chance im Leben habe.

Zusammenfassung

Der zweite Schritt unseres HA-Recoveryplans besteht darin, deinem Körper kurzfristig weniger abzuverlangen, indem du deine sportlichen Aktivitäten einschränkst oder ganz einstellst. Lass die zusätzliche Nahrung, die du zu dir nimmst, deine körpereigenen Systeme auffüllen und ihre Funktionen wiederherstellen, die so lange auf Sparflamme gelaufen sind. Je mehr du dich ausruhst, desto schneller können die Reparaturen erfolgen und desto schneller wird sich dein System wieder normalisieren. Dein Körper will sich fortpflanzen – das ist der biologische Imperativ unserer Spezies – gib ihm also die Chance, sich auszuruhen und zu reparieren, sich zu regenerieren und wiederherzustellen, bevor du ihm mehr abverlangst, sei es in Form einer Schwangerschaft oder durch laufende Menstruationszyklen PLUS Sport.

Um es noch einmal zu wiederholen, unsere Empfehlungen für die nächste Zeit lauten:

- Verzichte auf hochintensives Training wie Laufen, Aerobic-/Spin-Kurse und andere Aktivitäten, die deine Herzfrequenz auf über 100 Schläge pro Minute ansteigen lassen.
- Betreibe stattdessen Sport mit geringer Intensität (z. B. Walking, Yoga) oder gar keinen Sport.
- Wenn du trotz allem, was wir dir in diesem Kapitel gezeigt und erklärt haben, weiter trainieren willst, nimm für jede Kalorie, die du während des Trainings verbrauchst, etwa zwei zusätzliche Kalorien zu dir, während du an der Recovery arbeitest.

Vorübergehende Ruhe und Reparaturen, zusammen mit der Suche nach anderen Möglichkeiten, dein Leben zu bewältigen und zu genießen (Kapitel 13), werden dir dabei helfen, dein Endziel zu erreichen: *die Wiederherstellung deiner Gesundheit und Fruchtbarkeit*. Wir hoffen, dass auch du in dieser Zeit mehr Freiheit erlangen wirst: Sie entsteht dadurch, dass du dich bewusst für dein Training entscheidest, anstatt von ihm kontrolliert zu werden. Langfristig haben unsere genesenen HA-Teilnehmer festgestellt, dass sie

- eine sorglosere und entspanntere Einstellung zum Sport haben – sie können ein oder zwei Tage, ja sogar eine ganze Woche ohne Sport auskommen, ohne durchzudrehen;
- verstehen, wie wichtig es ist, bei Verletzungen eine Pause einzulegen;
- es vorziehen, Zeit mit Freunden und/oder der Familie zu verbringen, anstatt ein Workout zu machen;
- Sport in ihr Leben einzubauen, anstatt das Leben um den Sport herum zu gestalten.

Lisa: WOW! Ich liebe dieses Kapitel (obwohl ich es am tiefsten Punkt Punkt meiner HA gehasst hätte!). Du kennst ja das alte Sprichwort: „Die Wahrheit tut weh". Ich kann nur für mich selbst sprechen, aber wenn ich, als ich mitten in der HA war, die Optionen „weniger oder gar nicht mehr trainieren" und „ein oder zwei Tage ohne Sport auskommen" zum Wohle meiner Gesundheit gelesen hätte, wäre mir ein Schauer über den Rücken gelaufen. Zu dieser Zeit fühlte ich mich WIRKLICH wohl und genoss langes, intensives Training. Ich habe nicht an Mäßigung gedacht und hatte erst recht kein Bedürfnis nach „freien Tagen", selbst dann nicht, wenn ich verletzt war. Bist du auch zusammengezuckt oder hattest das Gefühl, ausflippen zu wollen, als du dieses Kapitel mit den Empfehlungen zum Sport gelesen hast? Wenn ja, dann bist du in guter Gesellschaft. Wie die meisten von uns, wirst auch du sehr viel Selbstdisziplin aufbringen und viele alte Verhaltensweisen von dir ablegen müssen, um das für die Recovery notwendige Trainingskonzept umzusetzen.

Dass ich Personal Trainerin bin, hat mir diese Herausforderung nicht gerade erleichtert. Denk einmal darüber nach. Wie viele Personal-Trainer oder -Trainerinnen kennst du, die zugenommen haben und nicht mehr trainieren? Deswegen musste ich mir eine Menge mentaler Tricks einfallen lassen, um den Weg zur Recovery nicht zu verlassen. Noch wichtiger war, dass ich jeden Tag sehr zielstrebig in meinen Entscheidungen und Handlungen war. Es war HART, Frauen anzuleiten und ihnen ein Killer-Training zu bieten, während ich absichtlich auf einer Bank saß (zu sitzen und Flipflops zu tragen war ein Weg, meine Aktivität während des Trainings zu verringern). Es fühlte sich an, als würde ich gefoltert werden (LOL). Ich erinnerte mich immer wieder daran (und tue es immer noch), dass meine körperliche Erscheinung und meine Unfähigkeit, mich im Kraftraum oder auf der Laufbahn zu verausgaben, nicht meine Fähigkeiten schmälerten, eine hervorragende Ehefrau, beste Freundin oder kompetente Trainerin zu sein. Nur weil sich mein Körperbau veränderte, bedeutete das nicht, dass mein Gehirn plötzlich aus dem Kopf fiel oder dass ich ein schlechterer Mensch war, oder?

Ich denke, dieser Gedankengang lässt sich auf jeden Bereich unseres Lebens übertragen. Wir sind weit mehr als unser Aussehen und unsere körperlichen Fähigkeiten und doch zwängen wir uns immer wieder in diese starre, enge, selbstdefinierende Box.

13
Es gibt mehr im Leben als nur Sport

WENN SICH DEIN LEBEN um Sport dreht, scheint es beinahe unmöglich, sich eine Welt ohne ihn vorzustellen. Du lebst in einem Universum, in dem der Tag nicht beginnt oder nicht vollständig ist, bevor du trainiert hast. Sport ist deine Zeit, ein Weg, um fit zu bleiben, negative Emotionen auszuschalten und Stress abzubauen. Du läufst, schwimmst, fährst Rad, besuchst Kurse, machst einen Mannschaftssport, oder übst andere Sportarten aus, weil es dir Spaß macht, du deine Ziele erreichen oder Wettkämpfe gewinnen möchtest. Bewegung ist nicht einfach nur ein Teil deines Lebens, sie ist dein Leben. Wenn du dich zumindest teilweise über deine sportlichen Aktivitäten definierst, kann es sich unerträglich anfühlen, wenn du dazu aufgefordert wirst, diese Aktivitäten aufzugeben. Vielleicht kannst du dich damit abfinden, ein paar Sitzungen ausfallen zu lassen oder die Trainingszeit (ein wenig) zu verkürzen, aber ganz aufhören? Auf keinen Fall! Oder noch schlimmer, wenn jemand stattdessen Walking, Yoga oder Pilates vorschlägt?! Das ist einfach übertrieben – wie kann man diese Aktivitäten überhaupt gleichsetzen? Nein, nein, das ist alles verrücktes Gerede. Du kannst und wirst das nicht tun; du bist anders und du wirst eine andere Möglichkeit finden. Das kann nicht Teil des Rezepts zur Wiedererlangung der Fruchtbarkeit sein.

Ist dir einer dieser Gedanken schon einmal durch den Kopf gegangen? Uns auf jeden Fall. Aber während wir auf das ultimative Ziel der HA-Recovery hinarbeiteten, vollzogen wir eine geistige und körperliche Veränderung. Wir wurden zu Menschen, die sich Zeit für einen lockeren Spaziergang mit einer Freundin nehmen konnten, nur um zu plaudern; wir schliefen aus, anstatt für unser tägliches Training extra früh aufzustehen; wir waren abends länger unterwegs, weil wir mehr Energie hatten (und nicht mehr früh aufstehen mussten); man könnte sagen, dass wir unser Leben genug entschleunigt haben, um die Schönheit des Lebens wahrzunehmen. Wir erkannten und akzeptierten, dass es im Leben nicht darum geht, wie viele Kalorien man verbrennt oder wie schnell man läuft; vielmehr geht es um Zufriedenheit, Gesundheit und Beziehungen. Auch wenn es sich im Moment unmöglich anfühlt, kann und wird diese Veränderung auch für dich eintreten.

> *Megan:* Es gibt so viele erstaunliche Dinge, die ich durch diese HA-Reise gewonnen habe, dass ich fast dankbar für das bin, was mir passiert ist. Hör mir zu: Zusätzlich zu all den gesundheitlichen Problemen, die sich im Wesentlichen umgekehrt haben (trockene Nägel, hohe Herzfrequenz, Verstopfung, trockene Haut, nächtliche Schweißausbrüche, Müdigkeit, Amenorrhö und so weiter), haben mich diese vier Monate Geduld gelehrt; sie haben mir gezeigt, dass es mehr im Leben gibt, als sich im Fitnessstudio kaputt zu machen, und meine Beziehung zu meinem Partner enorm verbessert (sowohl emotional als auch sexuell) – wir sind uns näher als je zuvor. Ich habe gelernt, mehr Mitgefühl für andere aufzubringen, verständnisvoller zu sein, und ich bin ruhiger als je zuvor in meinem ganzen Leben.

> *Tania:* Ich glaube (und das ist nur meine Meinung), dass dieser „Prozess" uns lehren soll, wie wir uns entspannen und mit Stress umgehen können, ohne ihn wegzutrainieren… Ich glaube, das ist der Grund, warum ich jetzt mit dieser Achterbahnfahrt der Gefühle (Hormonen!) zu tun habe, mit der ich vorher nicht wirklich zu tun hatte. Ich denke, dass wir alle erkennen werden, dass es in Ordnung ist, Zeit zu Hause mit unseren Babys zu verbringen und zu erkennen, dass unser Körper und Sport nicht das A und O sind… das lerne ich jedenfalls gerade.

Wie kommt man also an einen Punkt, an dem man sich damit abfinden kann, den Sport vorerst zu reduzieren oder zu streichen? An dem du nicht jeden Menschen, der an dir vorbei rennt, mit Blicken töten willst und dich nicht mehr darüber aufregst, dass du dich dafür „entschieden" hast, einen Tag, eine Woche oder sogar einen Monat lang nicht zu trainieren? Aaaaaaah! Manchen fällt es leichter als anderen, was mal wieder zeigt, dass wir alle einen unterschiedlichen Weg gehen. Einige von uns finden schnell den Punkt, an dem sie nicht mehr an ihr Trainingsprogramm gebunden sind. Andere brauchen etwas mehr Zeit, um ihre neuen Möglichkeiten zu entdecken und zu genießen; sie vermissen ihr Training immer noch, aber sie schaffen es, sich für den Moment zurückzulehnen und zu erkennen, dass dies eine bewusste und vorübergehende *Entscheidung* ist. Das ist keine Trainingssaison, sondern es ist eine Saison, in der du dich auf deine Gesundheit, deine Fruchtbarkeit und deine mögliche zukünftige Familie vorbereitest. Unabhängig davon, für welchen Weg du dich entscheidest, wird diese Auszeit von deiner regulären Trainingsroutine letztendlich deine Gesundheit und dein Wohlbefinden verbessern. Es ist nicht immer einfach, aber es lohnt sich zu 100%.

> *Helen*: Ehrlich, ehrlich, das mit dem Sport wird besser. Es ist ein ständiger Kampf, aber wenn du erst einmal merkst, wie viel Spaß das Leben macht, wenn es nicht mehr von allem rund ums Training bestimmt wird, dann fühlst du dich nicht mehr so deprimiert! Meine Reise begann vor ein paar Jahren, aber erst in den letzten drei Monaten ist es normaler geworden, nicht zu trainieren. Ich habe Schränke voller Trophäen und vollgeschriebene Seiten mit ziemlich guten Zeiten, aber das ist bedeutungslos. Es gibt immer jemanden da draußen, der härter trainiert und bessere Leistungen erbringt, und ich verspreche dir, dass du eines Tages erkennen wirst, dass Gewinnen, Trainieren und eine bestimmte Leistung zu erbringen keine wirklichen Erfolge im Leben sind. Eltern zu sein, Ehepartner zu sein und wieder ein „normaler" Mensch zu sein, das ist es, was uns ausmacht. Ich habe das Glück, eine Tochter zu haben, die ich abgöttisch liebe, aber selbst in ihrem ersten Lebensjahr war ich so sehr darauf konzentriert, wieder Wettkämpfe zu bestreiten, dass ich die wahre Bedeutung des Lebens aus den Augen verlor. In den letzten Monaten ist mir klar geworden, dass das Training, das Dünnsein und das Ausreizen meiner Grenzen nicht darüber entscheiden sollten, ob ich ein guter Mensch bin. Das wahre Glück besteht darin, in die Augen deines Kindes zu schauen und diese Liebe zu erwidern.

Wir wissen, dass du vielleicht noch mehr Ermutigung dazu brauchst, wenn du versuchst, dich mit dem Gedanken an ein Leben ohne Sport anzufreunden und zu lernen, dich mit den Veränderungen wohlzufühlen. Im Folgenden bieten wir dir einige Strategien an, die dir dabei helfen, den Übergang zu deinem neuen Alltag zu bewältigen.

Tag für Tag. Die bloße Vorstellung, mit dem Sport aufzuhören, mag entmutigend und beunruhigend erscheinen. Selbst bevor du mit dem Sport aufhörst und die Welt der Entspannung erlebst, kann es sein, dass du eine Vielzahl von Gefühlen empfindest. Aber solange du nicht tatsächlich auf den Sport verzichtet hast, kannst du nicht wirklich sagen, wie du dich dann fühlen wirst. Also los, probiere es aus. Mach dir keine Gedanken über die nächsten Tage, Wochen oder Monate; sondern nimm dir stattdessen einen Tag vor. Entscheide dich heute dafür, nicht zu trainieren. Gönne deinem Körper Zeit, um sich auszuruhen und zu reparieren. Plane, diese freie Zeit in andere sinnvolle Aktivitäten zu investieren: Geh mit Freunden in die Stadt, lies ein gutes Buch, beginne mit einem neuen Hobby, oder denk vielleicht sogar darüber nach, dich auf die Couch zu setzen, wenn du möchtest (das ist schwieriger, als es klingt, aber machbar). Und wenn der nächste Tag kommt, nimm dir noch einen Tag frei. Wenn du dich übermäßig ängstlich fühlst (wie ein Dampfkochtopf), beginne erstmal damit, „aktive Ruhetage" mit einem Spaziergang, Yoga oder Pilates einzulegen.

Isla: Zumindest hast du nichts zu verlieren, wenn du zwei Wochen Pause machst. Selbst die intensivsten Spitzensportler machen das in ihrer trainingsfreien Saison… Warum können wir uns nicht verzeihen, wenn wir das für ein paar Wochen/Monate tun, um unseren Körper zu heilen oder um uns auf eine Schwangerschaft vorzubereiten???

Lauren: Im Herbst 2013 hatte ich bereits zwei Jahre lang keine Periode mehr. Ich erfuhr, dass HA auch negative Auswirkungen auf unsere Herz-, Knochen- und Stoffwechselgesundheit hat. Ich wusste, was ich zu tun hatte, *aber ich konnte einfach nicht aufhören.* Ich betete und betete um Antworten und schließlich gab Gott mir meine. Weißt du, was er getan hat? Er stellte mir eines Tages ein Bein: Als ich bei der Arbeit die Treppe hinunter ging, verstauchte ich mir den Knöchel! Ich lache, weil Nico immer sagte: „Wenn du dich am Bein verletzt hättest, würdest du nicht versuchen, damit zu trainieren; du würdest ihm Zeit geben, zu heilen." Nun, als Verrückte habe ich versucht, mit meinem verstauchten Knöchel zu trainieren, aber ich merkte, dass ich damit mehr Schaden anrichtete als alles andere. Schließlich erkannte ich es als das an, was es war: ein Zeichen dafür, dass es Zeit war, zu heilen – meinen Knöchel, mein Fortpflanzungssystem, meinen Stoffwechsel usw. Es war sehr schwer, aber die Unterstützung im Forum hat mir geholfen, es durchzustehen. Zuerst sagte ich mir, dass ich einfach einen Monat lang keinen Sport treiben würde, und wenn ich nach einem Monat nicht wieder geheilt wäre, könnte ich zu meinen alten Gewohnheiten zurückkehren. Aber weißt du was? Nach diesem ersten Monat WOLLTE ich nicht mehr zu meinen alten Gewohnheiten zurückkehren. Ich war so inspiriert und ernsthaft glücklicher, als ich es je in meinem Leben gewesen war, also blieb ich dran. Zwei Monate später hatte ich meinen Zyklus wieder.

Konzentrier dich auf das Positive. Mache am Ende deines Ruhetages eine Liste mit all den Dingen, die du machen konntest, anstatt zum Sport zu gehen. Oder noch besser: Füge noch weitere Dinge zu der Liste hinzu, die du in deiner zusätzlichen Zeit gerne tun würdest. Wenn du den Drang verspürst, wieder zu trainieren, erinnere dich anhand deiner Liste an die Vorteile deiner Ruhephase. Um dich selbst noch mehr zu ermutigen, kannst du auch auflisten, was dir an deinem extremen Trainingsplan nicht gefallen hat: Laufen bei −10°C Außentemperatur, wobei deine Lungen von der kalten Luft brennen und deine Nase erfriert, extrem spätes Abendessen, weil du so lange im Fitnessstudio warst, jeden Tag den ganzen Tag lang schmerzende Beine vom Training, chronische Verletzungen und verpasste Zeit mit Freunden und Familie, das sind nur Beispiele. Oder, wenn du noch einen anderen Blick auf die Sache werfen möchtest, kannst du auch alle Gründe aufschreiben, warum es im Moment nicht gut für dich ist, Sport zu treiben: Mein Körper ist gestresst und Laufen bei Minusgraden ist noch belastender für ihn; mein Körper ist müde, Sport nach fünf Stunden Schlaf verstärkt den Stress für meinen Hypothalamus usw.

> Vanessa A: Früher bin ich, wenn ich mir in meinem Kopf dieses Ziel gesetzt hatte, um 5 Uhr morgens aufgestanden und laufen gegangen – auch wenn mein Körper keine Lust hatte. Ich habe es auf jeden Fall getan, egal was dagegen gesprochen hat. Eine Erkältung oder Grippe hat mich nicht aufgehalten. Etwa drei Jahre lang hatte ich ein schlechtes Gewissen, wenn es Sonntagnachmittag war und ich meine 30 bis 40 Kilometer am Morgen nicht gelaufen war! Aber es ist so schön, aufzuwachen und mich zu fragen, ob ich laufen will, und wenn ich nicht will, dann ist das auch OK! Ich habe sogar festgestellt, dass mir das Laufen jetzt mehr Spaß macht, denn ich mache es nicht mehr, weil ich das Gefühl habe, dass ich es muss. Außerdem ist mir klar geworden, dass ich, auch wenn ich nicht jeden Tag trainiere, nicht zu einem Kandidaten bei „The Biggest Loser" werde. Ich bin erstaunt, wie sich mein Gewicht stabilisiert hat, obwohl ich viel weniger Sport treibe und immer noch mehr Süßigkeiten esse als früher.

Genieße achtsames Training. Vielleicht willst du anfangs nichts vom Konzept des „achtsamen Trainings" hören. Während wir tief in der HA stecken, geht es für viele von uns bei sportlicher Betätigung darum, wie viele Kalorien wir verbrennen oder wie weit, wie hart und wie schnell wir gehen können. Es gibt jedoch eine Alternative, die darin besteht, die Gründe aus denen du Sport treibst, zu ändern. Anstatt dich auf Kalorien und Intensität zu versteifen, solltest du dich auf das Hier und Jetzt sowie die Freude an der Bewegung deines Körpers konzentrieren, auch wenn du langsamer oder weniger lange trainierst. Eine bewusste Änderung deiner Einstellung zum Sport kann sowohl für dein körperliches als auch für dein geistiges Wohlbefinden einen großen Unterschied machen. Wenn dir zum Beispiel nach Laufen zumute ist, entschleunige es und gehe lieber spazieren. Achte darauf, was du siehst und hörst. Streng dich an, deine Umgebung zu erkunden, anstatt an ihr vorbei zu rasen. Wenn du Kickboxen machst oder Aerobic-Kurse besuchst, probiere stattdessen vielleicht Yoga oder Pilates aus und konzentriere dich darauf, wie gut sich dein Körper und dein Geist bei diesen Aktivitäten fühlt. Wenn du einen Teamsport treibst, suche vielleicht nach einer Trainertätigkeit oder einer ehrenamtlichen Tätigkeit, bei der du anderen von Nutzen sein kannst, anstatt selbst mitzumachen. Wenn du dich nach einem intensiven Spinning-Kurs sehnst, nimm dein Fahrrad mit nach draußen – genieße die Wärme der Sonne auf deiner Haut und nimm die Umgebung in dir auf; mache eine gemütliche Fahrt mit einem Freund und genieße eure Unterhaltung.

> **Anna:** Anstatt zu versuchen, meinen Körper mit einer gewissen Menge X an Sport und Essen pro Tag zu kontrollieren, bemühe ich mich ganz besonders darum, meinem Körper die Entscheidung zu überlassen, wann er genug gegessen hat oder ob er wirklich Lust auf Sport hat. Ich bin die Erste, die zugibt, dass das leichter gesagt als getan ist, vor allem, weil ich mein Denken so lange darauf trainiert hatte, aktuelle Tätigkeiten so lange weiterzuführen, bis ich mein Ziel erreicht habe. Ich glaube, ich habe eine ziemlich starke Ausdauer und ein gutes Durchhaltevermögen; jetzt muss ich diese Eigenschaften neu ausrichten. Gerade bin ich vom Schwimmen zurückgekommen. Anstatt Runden zu zählen und auf die Zeit zu achten, um mir zu versichern, dass ich „genug" geschwommen bin, habe ich die Gelegenheit genutzt, um gründlich nachzudenken (vor allem darüber, wie wir die HA-Botschaft universell verbreiten können) und habe mich sogar zwischen den Runden mit einem netten alten Mann unterhalten, der wie eine Schildkröte schwamm. Früher wäre ich (stillschweigend) mürrisch geworden, weil er meinen Rhythmus unterbrochen hat. Es ist schön, das Tempo des Lebens zu verlangsamen und innezuhalten, um die kleinen Dinge des Lebens wertzuschätzen – verrückt, aber wahr, denke ich!

Unterstützung. Das wurde schon oft gesagt, aber es lohnt sich, es zu wiederholen – suche dir ein starkes Unterstützungssystem, sei es in diesem Buch, in einer Online-Community, auf spiritueller Ebene oder durch Freunde, Familie oder Fachleute. Du musst das nicht allein durchstehen. Wenn du das Gefühl hast, dass du deine eigenen Verpflichtungen nicht mehr einhalten kannst, dann ist das der Moment, in dem wir dich dazu ermutigen, deine Ressourcen zu nutzen. Ruf einen Freund, eine Freundin oder deinen Therapeuten bzw. deine Therapeutin an, oder gehe online und lese einen Blogartikel. Schlage dieses Buch auf und lese einige inspirierende Geschichten von Menschen, die ähnliche Probleme hatten. Suche dir Menschen, die dir Halt geben und dich daran erinnern, warum du so hart arbeitest. Es gibt so viel mehr da draußen, das auf dich wartet!

Jessica: Ich habe angefangen, im Forum zu posten, und die Liebe, die Unterstützung und die soliden Informationen, die ich erhielt, waren mehr, als ich mir je hätte vorstellen können. Die wunderbaren Menschen, die jeden Tag da waren, haben mich ermutigt, mir die Hand gehalten, waren geduldig mit mir und haben mir geholfen, die Kraft und den Mut zu finden, Veränderungen vorzunehmen und durchzuhalten. Ende Oktober 2013 hörte ich komplett auf, Sport zu treiben, bis auf langsames Walking und sanftes Yoga. Außerdem habe ich meine Ernährung langsam umgestellt, hauptsächlich auf gesunde Fette (und Eiscreme!).

Lisa: Ich bin ein großer Befürworter von Unterstützungssystemen während der Recovery. Nicht, weil wir dabei Hilfe brauchen, sondern weil es Energieverschwendung ist, den Prozess allein zu bewältigen. Meine Unterstützung bestand aus den folgenden Elementen:

- **Gott/Gebet:** Ein persönliches Glaubenssystem an Gott und regelmäßige Gebetszeiten lenkten meine Gedanken auf das, was gut, wahr und schön ist. Ich meditierte über die Kraft für die Recovery, die Hoffnung und den Glauben an die Recovery. Selbst wenn mein Glaube nur die Größe eines Senfkorns hatte, konnte ich mir sicher sein, dass es einen Sinn gibt, der über das hinausgeht, was ich vermasselt habe.

- **HA-Community:** Ich könnte mir meine Reise ohne diese Unterstützung nicht vorstellen. Sie hörten zu, teilten verschiedene Perspektiven, waren verlässlich und einfallsreich, entscheidend für meine Recovery und wurden wie Geschwister (oder Adoptivkinder… viele sind viel jünger!) für mich.

- **Mein Mann:** Er hat mich angefeuert, humorvoll unterstützt, ermutigt und mich, wenn ich mich über mein Dicker-werden beschwerte, (mit einem stolzen Grinsen) scherzhaft daran erinnert, dass ich „seine kleine Zunehm-Machine" sei.

• **Therapie:** Es ist interessant, denn wenn ich Menschen eine Therapie vorschlage, spüre ich oft Widerstand gegen den Ratschlag, einen „Profi" aufzusuchen (was wahrscheinlich mit dem Stigma zusammenhängt). Ich erinnere meine Freunde daran, dass wir nicht deswegen Rat suchen, weil wir schwach oder kaputt sind. Vielmehr wollen wir uns besser für diesen Weg wappnen und die Herausforderungen, mit denen wir konfrontiert werden und die wir bewältigen müssen, vielleicht erleichtern. Wenn ich zurückblicke, wird mir klar, dass ich schon in jungen Jahren begonnen habe, ungesunde Bewältigungsstrategien (z. B. die Kontrolle über das Essen) anzuwenden, um mit den Stressfaktoren meines Lebens umzugehen, und dass ich aufgehört habe, gesunde Methoden zu entwickeln. Ich habe nie gelernt, wie ich mit Stress, Wut, Traurigkeit, Angst und einer Vielzahl anderer Emotionen umgehen kann. Der Erwerb neuer Bewältigungsstrategien jenseits von Nahrungsmitteleinschränkung und Übertraining ist ein Prozess und der richtige Therapeut kann dabei eine große Hilfe sein. Meiner war das auf jeden Fall.

Unterstützungssysteme sind gesund, werden für den Rest unseres Lebens genutzt und haben sicherlich einen positiven Einfluss auf unsere Reise.

Lerne neue Fähigkeiten. Bewegung hat wahrscheinlich einen großen Teil deines Lebens ausgemacht. Wenn du damit aufhörst, fragst du dich vielleicht: „Und was jetzt?" Der Sport hat dir eventuell dazu gedient, dich in einem Bereich auszeichnen zu können, Zeit für dich selbst zu haben oder einfach nur ein eigenes Hobby zu haben. Es gibt keinen Grund, warum du nicht neue Fähigkeiten in einem anderen Bereich erlernen kannst, um dieselben Bedürfnisse zu erfüllen. Es mag anfangs schwierig erscheinen, aber mit der Zeit wirst du Freude daran finden und möglicherweise eine neue Leidenschaft entdecken. Ein Kuchen- oder Plätzchendekorationskurs kann beispielsweise eine hervorragende Möglichkeit sein, eine neue Fähigkeit zu erlernen und gleichzeitig ein paar Kalorien in den Tag zu integrieren. Stricken oder Häkeln könnten sich als nützlich erweisen, um Babykleidung oder neue Mode für dich selbst zu nähen. Denk über dein Leben und andere Aktivitäten nach, die dir in der Vergangenheit Spaß gemacht haben. Wie kannst du diese Interessen heute in dein Leben integrieren? Warst du mal bei den Pfadfindern? Vielleicht wärst du daran interessiert, eine Pfadfindergruppe zu leiten. Hast du gerne geschrieben? Beginne vielleicht einen Blog. Nutze die Energie und den Ehrgeiz, die du für den Sport aufgebracht hast, für ein anderes Hobby oder eine ehrenamtliche Tätigkeit.

Brittney: Ich weiß, dass Sport mich von meinem Stress befreit hat, aber ich habe gelernt, mit Stress anders umzugehen. Lange, gemütliche

Spaziergänge mit meinem Hund helfen. Und ich habe eine entspannende Yoga-DVD, die den Stress ebenfalls wegschmelzen lässt.

Nico: In meiner HA-Hochphase habe ich fast meine gesamte Freizeit damit verbracht, Sport zu machen – mindestens zwei Stunden pro Tag. Als ich dies reduziert habe, um gesund zu werden, nahm ich eine Kreuzstich-Vorlage für das Beatrix-Potter-Alphabet in die Hand, mit dem ich ein paar Jahre zuvor begonnen hatte. Ich war nur bis zum Buchstaben H gekommen, bevor ich es zugunsten anderer Beschäftigungen aufgegeben hatte. *Für jeden Buchstaben* habe ich etwa 26 Stunden gebraucht – aber das Ziel zu haben, es fertig zu stellen, ermöglichte mir, etwas zu tun zu haben, was viel entspannender und gesünder für meinen Körper war, trotzdem konnte ich gleichzeitig meinen Wettbewerbsgeist befriedigen. Jetzt ist es fertig und hängt stolz im Zimmer meines Babys.

Spüre Emotionen. Der Sport war vermutlich deine Befreiung oder Ablenkung von unangenehmen Gefühlen, die jetzt an die Oberfläche kommen; oder du erlebst eine Vielzahl anderer Gefühle der Unzulänglichkeit oder des Selbsthasses, die während der HA-Recovery überwältigend erscheinen können. Aber jetzt ist es an der Zeit, deine Gefühle zu erkennen und sie zu verarbeiten, anstatt ihnen aus dem Weg zu gehen. Die kognitive Verhaltenstherapie (KVT) oder ihre praktischere Cousine, die dialektische Verhaltenstherapie (DVT), sind zwei (von vielen) Therapieoptionen, die dir nützliche Werkzeuge für eine Änderung deiner Denkweise bieten können. Wenn du in dieser Zeit mit deiner emotionalen Gesundheit zu kämpfen hast, solltest du unbedingt professionelle Hilfe von einer Person aufsuchen, die in einer dieser Methoden geschult ist; eine individuelle Therapie kann eine große Hilfe sein, um mentale Veränderungen herbeizuführen, die dich von deinen Ess- und Bewegungszwängen befreien. Insbesondere die DVT[1] bietet eine Vielzahl von Möglichkeiten, mit diesen Emotionen umzugehen:

- Verstehen der Emotionen: Identifiziere sie und verstehe, was sie mit dir machen.
- Verringerung der emotionalen Verletzlichkeit: verringere negative Emotionen und erhöhe die positiven Emotionen.
- Verringerung des emotionalen Leidens: Loslassen schmerzhafter Emotionen durch Achtsamkeit und Veränderung schmerzhafter Emotionen durch entgegengesetzte Handlungen.

Es ist wichtig, dass du deine Emotionen nicht ignorierst. Wende dich ihnen zu und verarbeite sie, damit du vorankommen kannst.

Steph: DVT war für mich ein großer Lebensretter. Ich lernte sie zum ersten Mal kennen, als ich meine Magersucht bekämpfte, und wende sie immer noch in meinem Alltag an. Eine meiner liebsten DVT-Fertigkeiten ist die Ablenkung. Wenn ich zum Beispiel Angst vor einer Gewichtszunahme habe, gehe ich zu meinem Gefrierschrank und nehme eine gefrorene Orange (jede Zitrusfrucht funktioniert) heraus. Es hört sich wahrscheinlich bizarr an, aber probiere es einfach aus. Ich halte die Orange in der Hand und spüre sie in diesem Moment – ihren Geruch, ihre Beschaffenheit und ihre Temperatur. Es ist eine erdende Technik, die zu mehr Ruhe und Gelassenheit verhilft. Anstatt mich auf eine mögliche Gewichtszunahme zu konzentrieren, kann ich mich durch die Konzentration auf die Empfindungen rund um die Orange entspannen und in die Gegenwart zurückkehren.

Ich benutze meine Orange immer dann, wenn ich verzweifelt bin. Sobald ich mich beruhigt habe, kann ich die anderen Fähigkeiten, die ich gelernt habe, einsetzen, um meine Gefühle zu erkennen, zu verstehen und zu erleben. Ich erinnere mich besonders an eine Zeit, als ich einige Wochen nach meiner Recovery an meinem Schreibtisch saß und versuchte, zu arbeiten. Plötzlich begann mein Herz zu rasen, ich konnte mich nicht konzentrieren und hatte das Bedürfnis, zu fliehen. Früher hätte ich dieses Gefühl verdrängt, indem ich mich geweigert hätte, etwas zu essen, oder mich gezwungen hätte, spazieren zu gehen. Stattdessen konnte ich mit Hilfe der DVT einen Schritt zurücktreten. Ich beobachtete die körperlichen Empfindungen, die in meinem Körper auftraten (z. B. Herzrasen, Kurzatmigkeit), dachte über die möglichen Emotionen, die ich erleben könnte, nach und stellte fest, dass ich Angst hatte. Ich atmete tief durch und fragte mich, warum ich ängstlich war – da wurde mir klar, dass das Gefühl einen Zweck erfüllte. Es sagte mir, dass ich aufpassen sollte, weil ich gerade kritische Arbeit leistete. Nachdem ich das erkannt hatte, nutzte ich meine DVT-Fähigkeit des tiefen Atmens, um die körperlichen Symptome zu beseitigen, und sagte mir dann, dass ich eine Pause einlegen und gleich wieder zur Arbeit zurückkehren würde. Dann ging ich mir tatsächlich meine Nägel hübsch machen. Ich wusste, dass ich genug Zeit hatte, um meine Aufgabe zu beenden, und dass ich sie schneller und besser erledigen würde, wenn ich meinem Körper gegenüber freundlich bin und mir Zeit zur Erholung nehme.

Zusammenfassung

In diesem Kapitel wurden einige Tipps zur Umsetzung des HA-Recoveryplans in Bezug auf Bewegung sowie der mentalen und emotionalen Anpassung an die Veränderungen gegeben:

- Anstatt zu denken, dass du den Rest deines Lebens ohne Sport auskommen müsstest, nimm es lieber Tag für Tag; was kannst du heute tun, damit dein Körper sich erholt?
- Achte während dieses Prozesses auf die positiven Dinge; schreibe auf, wofür du jetzt Zeit hast.
- Wenn es schwierig wird, probiere neue Aktivitäten aus und scheue dich nicht, um Unterstützung zu bitten.
- Verstecke dich nicht vor deinen Gefühlen. Finde geeignete Methoden, sei es durch KVT/DVT oder auf anderen Wegen, um die Gefühle auf gesunde Weise zu erforschen und zu bewältigen.

Lisa: Entschleunigung ist ein unglaublich schwer zu fassendes Konzept. Ich wollte mein Leben NICHT entschleunigen, an Gewicht zunehmen oder meine sportlichen Aktivitäten einschränken. Was ich eigentlich vermeiden wollte, war die Erfahrung von Unbehagen. Ursprünglich dachte ich, dass ich mit ein paar mickrigen Pfunden und ein bisschen weniger Sport meine Periode zurückbekommen würde, und überging dabei den Teil mit dem Unbehagen. Viele andere haben diesen Weg ebenfalls erfolglos ausprobiert. Wie lautet das alte Sprichwort: „Manchmal gewinnt man und manchmal lernt man"? So war es bei mir. Nach diesem gescheiterten Versuch ließ ich meinen „idealen" Körper los, erreichte einen BMI, der über dem lag, was ich erwartet hatte, und verringerte meine sportliche Betätigung erheblich – mit dem Ergebnis, dass ich lernte, mich mit dem Unbequemen anzufreunden. Fünf (beschissene) Monate mit DIESER Einstellung brachten mich dorthin, wo ich jetzt bin – recovered.

14
Laufen in Richtung Recovery

WÄHREND UNSERER ZEIT im Forum ist uns aufgefallen, dass die Läufer und Läuferinnen in der HA-Gruppe etwas Besonderes sind. Es scheint schwieriger zu sein, das Laufen aufzugeben oder die Intensität davon deutlich zu reduzieren, als es bei jeder anderen Sportart ist. Deswegen dachten wir, dass ein Kapitel über die Recovery von Läufern bzw. Läuferinnen nützlich sein könnte. Es richtet sich an alle, die sich selbst als solche bezeichnen. Steph war viele Jahre lang eine Läuferin und hat ihr Laufpensum erst reduziert und schließlich ganz aufgegeben, um schwanger zu werden. Im Folgenden berichtet sie über ihre Erfahrungen, einschließlich der Details, wie sie es geschafft hat, das Laufen für eine Weile aus ihrem Leben zu verbannen. Tina Muir ist eine britische Eliteläuferin, die unseren Recoveryplan befolgte und mit dem Laufen aufhörte, um ihren Zyklus wiederherzustellen und schwanger zu werden. Am Ende des Kapitels findest du einige weise Worte von ihr, die dir weiterhelfen sollen, wenn du damit zu kämpfen hast, deine Leidenschaft vorerst aufzugeben.

〰〰〰

Ich bin eine Läuferin. Ich liebe das Laufen. Ich liebe alles am Laufen. Es ist meine Leidenschaft. Ich liebe es, zum Spaß zu laufen. Ich liebe es, Zeit mit Freunden zu verbringen, die Straße zu erkunden und stundenlang zu plaudern, während wir Kilometer nach Kilometer hinter uns lassen. Außerdem liebe ich es, kompetitiv zu laufen. Egal, ob es sich um einen Trainingslauf oder ein Wettrennen handelt, ich will besser werden, mich pushen und meine persönlichen Ziele erreichen. Die Zeit, die ich für einen Lauf brauche, und das Tempo, mit dem ich ihn absolviere, sind mir wichtig. Ich trainiere hart. Ich tue, was getan werden muss. Es ist keine Wahl; es ist eine Lebenseinstellung. Ohne mein Laufen werde ich ein wenig verrückt und ich hasse es, geplante Trainingseinheiten oder Läufe zu verpassen. Ich bin süchtig nach dem Laufen. Ich könnte mir ein Leben ohne Laufen nicht vorstellen. Als ich vor die Frage gestellt wurde, ob gerade Laufsaison oder Babyzeit ist, war ich verwirrt. Es ist *immer* Laufsaison, dachte ich. Jetzt ist zufällig *auch* Babyzeit. *Richtig?!*

Wenn du HA hast, wirst du leider feststellen, dass nicht beides gleichzeitig geht: Lauf- und Babysaison. Oder, um genau zu sein, Laufsaison und die Zeit, in der du deine Periode zurückgewinnst. Das Laufen wird warten müssen. Stattdessen musst du Nichtstun und mehr essen. Ich kann nicht vorhersagen, wie du reagieren wirst, wenn man dir sagt, dass du mit dem Laufen aufhören sollst, um deine Periode wiederzubekommen (oder um gut auf eine Kinderwunschbehandlung anzusprechen), aber bei mir war es in etwa so: „*Verdammt, nein!!!!!*".

Als bei mir HA diagnostiziert und mir gesagt wurde, ich solle mit dem Laufen aufhören, habe ich sofort einen Streit mit dem Arzt in seinem Büro angefangen. Ich verhandelte, flehte und benahm mich ihm gegenüber regelrecht gemein und unhöflich. Hier war ein Fachmann, der mir die Antwort auf mein Problem gab, und ich streckte ihm geradezu die Zunge heraus. Es stellte sich heraus, dass der Arzt zufällig Recht hatte: Ich konnte nicht gleichzeitig laufen gehen und schwanger werden. Aber glaubst du wirklich, dass ich meine Laufschuhe so schnell an den Nagel gehängt habe, nach allem, was ich dir gerade über meine Liebe und Besessenheit vom Laufen erzählt habe? Nein. Weit gefehlt.

Also tat ich, was jeder andere Läufer in dieser Situation tun würde: Ich bin weitergelaufen. Meine Zeiten wurden jeden Tag langsamer, als ob mein Körper mir damit sagen wollte, dass keine Laufsaison mehr ist. Aber so frustrierend das auch war, es war mir egal – ich hatte einen Marathon zu absolvieren und ich wollte nicht aufhören, dafür zu trainieren. Ich hatte Ziele und Bestrebungen. Ich musste an meinem Plan festhalten. Ich begann mit der Einnahme von Clomifen bei einer anderen Ärztin und erzählte ihr, dass ich mein Lauftraining reduzieren und auf 24 Kilometer pro Woche beschränken würde. Für mich bedeutete das 3 Kilometer unter der Woche, 21 am Wochenende und zwischendurch ein paar harte Zirkeltrainingseinheiten. Nun, weder meine Ärztin noch meine Follikel hielten das für eine gute Idee. Meine Ärztin sagte mir einfach, dass ich beim Laufen nicht schwanger werden würde; meine Follikel zeigten es mir, indem sie nicht mit einer „normalen" Geschwindigkeit wuchsen. Als Reaktion darauf hatte ich ein paar Wutanfälle, gefolgt davon, dass ich faulenzte und mit Oreo gefüllte Schoko-Cookies aß (die waren lecker), bis ich schwanger wurde. Eigentlich hatte ich Glück und wurde ziemlich schnell schwanger, nachdem ich mit dem Laufen aufgehört hatte.

Und heute, wo ich selbst ein Kind habe, laufe ich wieder. Es ist immer noch meine Leidenschaft. Ich genieße mein Training, ich mag es, mich so sehr auszupowern, wie ich kann, und ich mag es, neue Bestzeiten aufzustellen. Ich liebe es immer noch, Marathons zu laufen. Seit der Geburt meines Sohnes habe ich das Glück gehabt, vier Marathons zu laufen. Meine Zyklen waren bei jedem von ihnen regelmäßig. Weil ich jetzt weiß, wie ich meinen Körper und mein Training angemessen versorge. Ich weiß, dass ich meine Zeiten nicht immer verbessern kann, dass ich mich nicht immer an den Plan halten kann und, dass ich, wenn ich eines Tages ein weiteres Baby haben möchte, vielleicht die Babysaison der Laufsaison vorziehen muss*. Der Verzicht auf das Laufen war beim ersten Mal nicht einfach und ich erwarte nicht, dass es ein Kinderspiel sein wird, wenn ich es nochmal tun muss. Warum ist es immer noch nicht einfach für mich?! Ich bin recovered. Ich ernähre meinen Körper. Ich nehme mir so viele Ruhetage, wie ich brauche. Warum ist es also ein so großes Problem für mich, eine Zeit lang mit dem Laufen aufzuhören? Um das herauszufinden, sollten wir uns ansehen, warum Menschen so verliebt (oder besessen) vom Laufen sind.

Die Liebe zum Spiel. Wir lieben das Laufen wegen der Kraft, der Stärke, des Adrenalins und der Aufregung, die es mit sich bringt. Mit Freunden für einen Lauf zu trainieren, an die Grenzen zu gehen, wie wir es nie für möglich gehalten hätten, und Bestzeiten zu erreichen, die unsere kühnsten Träume übertreffen, gibt uns ein Hochgefühl, das man in anderen Lebensbereichen nur selten findet. Laufen befreit uns. Es hilft uns, uns zu entspannen, wenn wir wütend oder gestresst sind, und verwandelt eine miese Stimmung in eine gute. Es gibt so viele Gründe dafür, das Laufen zu lieben.

---

* Ich habe diesen Bericht einige Monate später überarbeitet und kann dir inzwischen sagen, dass ich beim zweiten Mal nicht mit dem Laufen aufhören musste und zwei Wochen vor meinem vierten Marathon schwanger wurde.

Identität. Identifizierst du dich über das Laufen? Definiert es, wer du bist? Wäre es so, als ob du einen Teil von dir selbst oder dein ganzes Selbst verlieren würdest, wenn du es aufgibst? Als ich wegen meiner Essstörung in Behandlung war, schrieb ich in mein Notizbuch: „Ich bin mehr als nur eine Läuferin." Das war eine wirklich GROßE Sache für mich, denn bis zu diesem Zeitpunkt waren das Laufen und ich ein und dasselbe. Ich liebte und liebe immer noch die Aufmerksamkeit, die ich durch das Laufen erhalte, sei es, dass mir jemand zu einem Wettlauf gratuliert, von meiner Geschwindigkeit oder Distanz beeindruckt ist oder mir Fragen über das Laufen stellt, zum Beispiel wie man damit anfangen kann. Es ist etwas, an dem ich hart arbeite, und es ist etwas, in dem ich gut bin. Dadurch fühle ich mich besonders.

Laufen, um das Körpergewicht zu kontrollieren. Bei HAlern ist es oft der Fall, dass das Laufen von etwas, das man tun kann, zu etwas wird, das man tun muss. Als ich mitten in meiner Essstörung steckte, war Laufen zu 100 % etwas, das ich tun musste, egal, ob ich krank, müde oder hungrig war. Laufen stand an erster Stelle, denn Laufen war die Antwort auf alles – emotionale Befreiung, Kontrolle, Erfüllung und vor allem die Möglichkeit, mein Gewicht auf meiner selbst auferlegten „magischen Zahl" zu halten. Als bei mir HA diagnostiziert wurde, dachte ich, dass ich das alles hinter mir hätte. Ich war von der Essstörung genesen und war zwischendurch monatelang nicht gelaufen. Aber als mir gesagt wurde, dass ich zunehmen und mit dem Laufen aufhören müsse, kamen all diese Gedanken wieder hoch und brachten mich dazu, mich zu fragen, ob ich jemals wirklich genesen war. Ich dachte: „Sollte ich nicht dazu fähig sein, mit dem Laufen aufhören zu können?" und: „Ich laufe nicht, um zu essen; ich esse, um zu laufen." Aber so einfach war es eben nicht. Ich musste laufen, sonst… sonst würde ich zunehmen und die Welt würde laut der verkorksten Gesellschaft, in der wir leben, außer Kontrolle geraten.

Wenn Laufen (oder andere sportliche Betätigung) etwas ist, das du tun *musst*, ist das ein Zeichen dafür, dass du deinen Körper misshandelst, und es ist Zeit für einen Weckruf. Laufen sollte vielmehr etwas sein, das du tun *willst* oder *darfst*. Wenn du läufst, um das, was du gegessen hast, abzuarbeiten, und du HA hast, ist es sehr wahrscheinlich, dass du eine ungesunde Beziehung zum Essen und zum Laufen hast. Das Laufen ist wahrscheinlich zu einem Mittel geworden, mit dem du „zu dünn für dich" bleiben kannst, und schadet deinem Geist und deinem Körper. Wenn es dir so geht, ist es sehr wichtig, mit dem Laufen aufzuhören, nicht nur um ein Baby bekommen zu können, sondern auch, um wieder gesund zu werden.

Und was nun? Gerade habe ich die Gründe dafür genannt, warum es so schwer ist, mit dem Laufen aufzuhören, aber was nützt das schon? Wahrscheinlich hast du dadurch jetzt sogar das Bedürfnis, aufzustehen und laufen zu gehen, was bedeutet, dass ich meine Aufgabe noch nicht wirklich erfüllt habe. Also, weiter geht's. Nachdem du nun herausgefunden hast, warum es dir so schwerfällt, mit dem Laufen aufzuhören, können wir dir Ratschläge geben, wie du es schaffen kannst, es vorerst sein zu lassen. Wenn du möchtest, kannst du auf jeden Fall irgendwann wieder mit dem Laufen beginnen – vielleicht, wenn du wieder eine regelmäßige Periode hast (aber wir empfehlen, drei Zyklen abzuwarten, bevor du dein Training steigerst), sofern du sicherstellst, dass du die für das Laufen nötige Energie zu dir nimmst und auf jegliche Auswirkungen auf deinen Zyklus achtest. Einige Forumsmitglieder haben nach Beginn der Schwangerschaft langsam wieder mit dem Laufen begonnen; andere haben nach einigen Wochen oder Monaten nach der Geburt ihres Babys wieder mit dem Laufen angefangen. Aber jetzt? Jetzt ist Zeit für die Recovery.

Wenn du das Laufen liebst. Du kannst das Laufen immer noch lieben, auch wenn du es vorerst beiseitelegen musst. Es wird immer noch da sein, wenn du wieder gesünder bist und wieder in der Lage bist, es genießen können. Du kannst, wenn du möchtest, irgendwann in der Zukunft zum Laufen zurückkehren. Aber es kann sein, dass dieses Wissen dir jetzt gerade nicht ausreichend weiterhilft. Du bist todtraurig und möchtest jetzt Trost bekommen! Frag dich also: Warum liebst du das Laufen? Liebst du es, weil es dir Spaß macht, dir ein Ziel zu setzen und es zu erreichen? Wenn ja, was kannst du sonst noch tun, um diesem Wunsch nachzukommen? Kannst du dich auf deine Arbeit stürzen? Kannst du stattdessen intellektuell anregende Spiele spielen? Kannst du einen Kurs im Backen, Dekorieren von Kuchen oder im Spielen eines Instruments belegen? Kannst du ein 2.000-Teile-Puzzle fertigstellen? Nein, diese Dinge sind nicht dasselbe, wie laufen zu gehen. Vielleicht werden diese Dinge dir nie dieselbe Befriedigung geben, die du durch das Erreichen eines Laufziels erhältst, aber wenn sie dir gerade genug geben, um deinen Geist zu beschäftigen, oder das Nichtlaufen etwas weniger schwierig erscheinen zu lassen, kann das schon ausreichen.

Was ist, wenn du es liebst, zur Entspannung zu laufen? Du hast Glück, denn neben dem Laufen gibt es noch viele weitere Stressbewältigungsstrategien. Wenn du wütend bist, nimm eine heiße Dusche. Wenn du traurig bist, mach es dir gemütlich oder lade jemanden ein und seht euch einen Gute-Laune-Film an. Wenn du gestresst bist, lass dich massieren, geh zur Akupunktur, mache einen Spaziergang oder genieße einen Abend mit den Menschen, die du gerne hast. Es gibt viele Möglichkeiten, mit Stress zurechtzukommen. Das Laufen mag dir wie die beste und einzige Möglichkeit erscheinen, aber in Wahrheit gibt es auch viele andere Optionen. Vielleicht gefallen sie dir nicht ganz so gut wie das Laufen, aber vielleicht gefallen sie dir sogar noch viel besser!

> *Ashley:* Ich fühle mich sogar weniger gestresst und entspannter als zu der Zeit, in der ich ständig laufen gegangen bin. Ich glaube, das liegt daran, dass ich nicht den Stress/Druck habe, jeden Tag laufen zu gehen oder trainieren zu müssen. Wenn ich Lust habe, einen schönen Spaziergang zu machen, tue ich das, ansonsten mache ich mir keine Gedanken darüber!

Wenn das Laufen ein Teil deiner Identität ist. Es ist nichts falsch daran, sich als Läufer oder Läuferin zu bezeichnen. Wenn du eine Person, die leidenschaftlich Basketball spielt, fragst, wer sie ist, würde diese ihre Identität wahrscheinlich auch über das Basketballspielen definieren. Genauso gut könnte sie aber auch antworten, dass sie ein Mann, eine Frau oder nicht-binär, ein Lehrer oder eine Lehrerin, ein Unternehmer oder eine Unternehmerin, ein Freund oder eine Freundin oder was auch immer ist. Der Punkt ist, dass du nicht nur ein Läufer oder eine Läuferin bist. Es steckt mehr in dir. Zwinge dich, dich daran zu erinnern. Beginne mit den Grundlagen. Was ist dein Beruf? Hast du Geschwister? Denke an so viele verschiedene Dinge, die dich ausmachen, wie du kannst. Es kann dir dabei helfen, zu erkennen, dass das Läufer-Dasein zwar ein Teil von dir ist, aber eben nur ein Teil. Dieser Teil ist nicht verschwunden. Nur weil du jetzt gerade nicht laufen kannst, heißt das nicht, dass du kein Läufer bzw. keine Läuferin bist. Du bist immer noch ein Läufer bzw. eine Läuferin, genauso wie du auch noch Millionen andere Dinge bist. Du hast keinen Teil deiner Identität verloren, du machst nur eine Pause. Und vielleicht ist es jetzt an der Zeit, die Liste zu ändern oder zu ergänzen und jemand zu werden, der oder die gerne backt, liest, schreibt oder bloggt. Deine Möglichkeiten sind grenzenlos.

> *Sophie:* Vielleicht wirst du dich selbst überraschen und feststellen, dass es wirklich schön ist, spazieren zu gehen und die Umgebung wahrzunehmen, anstatt an ihr vorbeizurennen. Hör auf deinen Körper! Wir alle haben unterschiedliche Körper, Wege und Bedürfnisse. Versuche, dies als Segen

zu betrachten – du kannst die Morgenstunden genießen, die Zeit mit deinen Liebsten. Du musst nicht mehr daran denken, zu jeder Zeit und bei jedem Wetter laufen zu gehen. Ich erinnere mich, dass ich bei einer solchen Kälte laufen gegangen bin, dass ich einen Eisbart bekam (was habe ich mir nur dabei gedacht?). Nie, nie, nie wieder. Und du hast so viele andere Qualitäten und Werte neben dem Laufen. Du wirst feststellen, dass ein Teil des Segens dieses Prozesses darin besteht, sich selbst, jenseits der Überzeugung, sportlich oder athletisch zu sein, wiederzuentdecken. Du wirst deine Lebensfreude wiederfinden und feststellen, dass es alle Läufe der Welt und noch mehr wert ist. Versuche, dich zu entspannen und zu genießen. Du wirst an Gewicht zunehmen. Es tut mir leid, doch das ist das, was du tun musst. Aber es gibt nichts zu befürchten. Du wirst Gesundheit, Glück, Lachen und auch Fruchtbarkeit gewinnen.

Gypsy: Ich glaube fest daran, dass ich wieder laufen gehen werde… aber ich glaube, im Moment sollte ich mich darauf konzentrieren, vollständig zu recovern, das Vertrauen meines Körpers zu erhalten und andere Wege zu finden. Ich muss verstehen, dass mein Körper nicht unter meiner Kontrolle ist, und egal wie sehr und wie oft ich versuche, die Kontrolle zu übernehmen (z. B. durch Laufen), kommt eine der unkontrollierbaren Situationen des Lebens zu mir zurück, um mich höflich daran zu erinnern, dass ich nicht die Kontrolle habe. Als ich mit der Recovery begann, hatte ich eine Phase, in der ich Herzrhythmusstörungen und Herzrasen hatte – ich glaube, das war einfach ein Ausgleich meines Herzens, das sich abmühte, mit dem Laufen Schritt zu halten, und jetzt lernte, was es an ruhigen, bewegungsfreien Tagen braucht. Mein Rat ist, sich selbst zu lieben und sich Zeit zu nehmen, um wirklich auf die Bedürfnisse und Wünsche seines Körpers zu hören. Es wird einige Zeit dauern, aber allmählich wirst du erkennen, an welchen Lebensbereichen du arbeiten solltest. Ich habe gelernt, dass ich mich darauf konzentrieren muss, ganz in der Gegenwart zu sein – nicht daran zu denken, was als Nächstes kommt oder was gerade passiert ist, sondern ganz im Hier und Jetzt zu sein. Ich hoffe, auch du kannst dir erlauben, heute Teile deines Körpers zu lieben.

Wenn du läufst, um dein Körpergewicht zu kontrollieren… wie kannst du damit aufhören? Zieh deine Schuhe aus und schau nicht mehr zurück. Das ist richtig, wir empfehlen dir einen kalten Entzug. Ich behaupte nicht, dass es dir anfangs gefallen wird (wahrscheinlich wirst du es sogar hassen), aber das ist es wert. Du musst lernen, essen zu können, ohne Sport zu treiben, und dass sich die wichtigen Eigenschaften an dir dadurch nicht ändern werden.

Selbst, als man mir sagte, dass ich am Ende glücklicher sein würde, konnte ich mir nicht vorstellen, dass es mir ohne das Laufen gut gehen würde. Ich liebte das Laufen, ich lief leidenschaftlich gern, aber ich war auch immer noch ziemlich nervös, weil sich mein Körper veränderte, wenn ich nicht mehr lief. In dieser Zeit war es für mich wichtig, mich an Folgendes zu erinnern. Das Gleiche gilt auch für dich.

- Wenn ich zunehme, ändert das nichts an meinem Wert in der Welt.
- Es ist im Moment gesünder, mich auszuruhen und zu essen, als intensiv Sport zu treiben, weil mich letzteres davon abhält, meinen Menstruationszyklus zu bekommen.
- Ich muss mein Laufen oder mein Essen nicht kontrollieren, um mich glücklich zu machen oder mir bei der Stressbewältigung zu helfen.
- Ich kann mit einem Leben glücklich sein, das sich nicht nur um Essen und Sport dreht.

Ich wiederholte diese Mantras immer wieder für mich. An manchen Tagen war es leichter als an anderen, aber sie halfen mir dabei, auch die schwierigsten Tage zu überstehen. Vielleicht reicht es für dich nicht aus, diese Mantras zu wiederholen. Versuche in diesem Fall, in den Kapiteln 11 und 13 weitere Möglichkeiten zur Stressbewältigung zu finden, sei es die Unterstützung eines Freundes oder einer Freundin, Gespräche mit einem Therapeuten bzw. einer Therapeutin oder die Erinnerung an dein Endziel.

Tina Muir: Der Rest der Welt weiß, dass wir Läufer und Läuferinnen verrückt sind. Das versuchen wir nicht zu verbergen, im Gegenteil, wir nehmen uns dem Laufen an… wir lieben unseren Sport, wir sind stolz darauf, uns als Läufer und Läuferinnen zu bezeichnen, und ich will gar nicht erst anfangen, von dem Nervenkitzel zu reden, den es bedeutet, sich in einem Wettlauf zu messen. Allerdings gibt es für einige von uns ein kleines (großes) Problem mit dem Laufen. Wenn du dieses Buch liest, bleibt deine Periode entweder ganz aus, oder du hast einen sehr unregelmäßigen Zyklus. Ich hatte neun Jahre lang keine Periode, während ich als professionelle Läuferin an Wettkämpfen teilnahm. Die ganze Zeit über wusste ich, dass das nicht gesund war, dass ich etwas dagegen tun musste, aber wie sollte ich mit dem Laufen aufhören? Gar nicht. Dann passierte es. Als mich ein Arzt nach dem anderen mit der Bemerkung, „Du musst einfach mit dem Laufen aufhören" abwimmelte, wurde ich immer wütender. Ich wollte es nicht wahr haben.

Nachdem ich Großbritannien und Nordirland bei einer Weltmeisterschaft vertreten hatte, was mein Lebensziel war, änderte sich etwas in mir. Ich war fest entschlossen, meine Periode zurückbekommen zu wollen. Ich war noch nicht ganz bereit dazu, mit dem Laufen aufzuhören, aber ich habe alles dafür getan, was ich konnte. Du weißt schon, all die Dinge, die Google dir empfohlen hat, bevor du die kluge Entscheidung getroffen hast, dir dieses Buch zu kaufen. Schließlich, etwa ein halbes Jahr später, hörte ich mit dem Laufen auf, nachdem ich „No Period. Now What?" selbst gelesen hatte. Kalter Entzug.

Und es war wirklich nicht so beängstigend, wie ich es mir vorgestellt hatte. Natürlich war es hart und ich kämpfte mit dem Gedanken, zuzunehmen, nachdem ich so viele Jahre lang versucht hatte, so auszusehen wie die anderen Eliteläuferinnen, mit denen ich konkurrierte, aber ich lernte so viel über mich selbst und wurde ein besserer Mensch.

Das Beste daran war, dass ich weniger als ein Jahr, nachdem ich mit dem Laufen aufgehört hatte, ein wunderschönes kleines Mädchen, Bailey, zur Welt brachte, für das es sich lohnen würde, nie wieder einen Schritt zu laufen... aber Freunde, ich laufe! Ich trainiere wieder, vielleicht nicht mit voller Leistung (das will ich auch gerade gar nicht), und ich habe immer noch meine Periode. Ich habe den Disney World Halbmarathon 2019 gewonnen, weniger als ein Jahr nach Baileys Geburt, und ich laufe 110 Kilometer pro Woche, stille immer noch und ich habe meine Periode! Und das verdanke ich zu einem großen Teil den Worten in diesem Buch. Hör auf sie, sie kennen sich hiermit aus. Als ich mit dem Laufen aufhörte, verbreitete sich meine Geschichte weit und breit und landete sogar in Zeitschriften! Ich wurde zwar als das Amenorrhö-Mädchen bekannt, aber ich war einfach froh, dass dieses Tabuthema die Aufmerksamkeit bekam, die es verdient. Wenn du mehr über meine Geschichte erfahren möchtest, habe ich ein Buch über meinen Weg zur Mutterschaft geschrieben und über alles, was ich auf dem Weg dorthin getan habe. Du findest es unter *Overcoming Amenorrhea: Get your period back. Get Your Life Back.* auf Amazon. Mit Hilfe dieses Buches kann ich deine beste Freundin sein, die dich anfeuert. Viel Glück, Freunde! Ich verspreche euch, es lohnt sich!

Zusammenfassung

Für viele von uns ist das Laufen ein Teil unserer Identität. Wir brauchen es, sei es für den Wettkampf, das flüchtige „Runner's High" oder, um fit und schlank zu bleiben. Wenn man jemanden, für den das Laufen ein Teil seiner Identität ist, bittet, das Laufen aufzugeben, bedeutet das, dass er oder sie ein Stück von sich selbst wegwirft. Aber wenn du von HA recovern möchtest, ist der Verzicht auf das Laufen ein notwendiger Teil des Puzzles für die nächste Zeit.

Um den Übergang zu erleichtern, raten wir dir dazu, stattdessen andere Aktivitäten aufzunehmen (z. B. Stricken, Spazierengehen, Yoga oder ehrenamtliches Engagement) und dich immer wieder auf dein eigentliches Ziel, die Recovery, zu besinnen. Wir fordern dich dazu auf, diesen Schritt zu wagen und eine Welt zu entdecken, in der du am glücklichsten sein kannst, ohne laufen zu gehen. Sobald du deine Gesundheit wiederhergestellt hast, *wirst* du (wenn du willst) wieder mit dem Laufen beginnen können. Aber zu diesem Zeitpunkt wirst du die Energie, die du verbrauchst, angemessen kompensieren, du wirst deinem Körper einige Tage Ruhe gönnen, um sich zu erholen und zu regenerieren, und dein Laufsport wird im Gleichgewicht zu dem Rest deines Lebens stehen und nicht dein Leben *sein*.

Lisa: Willst du wissen, was ich habe? Ich habe eine große grüne Plastikbox voller Medaillen und Trophäen, cooler Lisa-Lauffotos, toller Lauf-T-Shirts, persönlicher Rekorde und... ach, weißt du, was ich noch habe? Osteoporose und keine Kinder.

Ich bin seit über 30 Jahren „Läuferin". Das Laufen liegt mir im Blut und ich glaube, ich wurde geschaffen, um zu laufen und dabei die Gegenwart Gottes zu spüren. Ich weiß, das klingt ein bisschen dramatisch, aber ich möchte damit zum Ausdruck bringen, welch große Rolle das Laufen in meinem Leben spielt, denn ich wette, dass du meine Leidenschaft dafür nachempfinden kannst. Das Laufen war nicht das Problem, sondern die Leere und das Gefühl, dass es „das einzige Ventil" war, war das Problem. Würdest du mir glauben, wenn ich dir sagen würde, dass es relativ einfach war, mit dem Laufen aufzuhören, als ich schließlich den Entschluss fasste, mich ganz darauf einzulassen? Um ganz ehrlich zu sein, war es tatsächlich mein zweiter Versuch, „all in" zu gehen, und der ist mir leichtgefallen. Beim ersten Mal war es nicht ganz so einfach. Aber nachdem ich die Entscheidung getroffen hatte, war es ein Kinderspiel, und zwar aus mehreren guten Gründen:

1) Ich erkannte, dass ich mich buchstäblich umbrachte – eine langsame Selbstzerstörung. Die körpereigenen Systeme schalteten sich ab: Meine Knochendichte nahm ab, ich hatte chronische Trainingsverletzungen, gelegentliches Herzklopfen usw. Wenn das Laufen ein Faktor in meiner HA wäre, würde ich es für mein unmittelbares und langfristiges Wohlbefinden gerne aufgeben.

2) Ich wusste, dass die Entscheidung, mit dem Laufen aufzuhören, nur vorübergehend war. Im Großen und Ganzen waren sechs Monate bis ein Jahr für die Wiederherstellung meiner Gesundheit ein kleines Opfer.

3) Nachdem ich 30 Jahre lang ununterbrochen laufen gegangen bin, war der Verzicht auf das Laufen ein mentaler Test. Und weil ich beweisen

wollte, dass ich mich mental nicht unterkriegen lasse, habe ich die Herausforderung angenommen und sie gemeistert.

Versteh mich nicht falsch, es gab Zeiten, in denen ich einfach nur weinen wollte, z. B. wenn meine Freunde mir von ihren fabelhaften Läufen und Bestzeiten erzählten. Aber was bringt es mir, mich mit solchen Gedanken zu beschäftigen? Wen interessiert es schon, ob ich durchtrainiert bin und schneller laufen kann als jeder, der dieses Buch liest? Ha! Siehst du, ich wurde als „Läuferin" definiert, und zwar nicht nur in meinem eigenen Kopf, sondern auch von denen, die mich kannten (mein Mann, mein Vater, meine Freunde und Nachbarn). Es ist zwar nichts Falsches daran, den Ruf zu haben, gut in seinem Sport zu sein oder sich für ihn zu engagieren, aber es ist ein Problem, wenn man ihn trotz negativer Folgen weiter betreibt. Laufen/Training war zu einem Bedürfnis von mir geworden. Es gehörte mir und gleichzeitig hielt ich an ihm mit einem Todesgriff fest (wie in *Der Herr der Ringe*... „meinen Schatz"). Kannst du das nachvollziehen? Wenn nicht, umso besser, aber wenn du dich damit identifizieren *kannst* und trotzdem keine Änderungen vornehmen willst, empfehle ich dir, die Zitate in diesem Kapitel noch einmal zu lesen.

PS: Obwohl ich über ein Jahr lang eine Pause vom Laufen und Gewichtheben eingelegt habe, kann ich jetzt wieder laufen gehen und hart trainieren und meine Periode kommt wie ein Uhrwerk. Das Training besitzt mich nicht mehr; ich besitze es... und halte an ihm locker fest!

15
Partner in der Recovery*

WENN DU VERHEIRATET BIST, haben du und dein Ehepartner bei der Trauung wahrscheinlich ein Gelübde abgelegt, in dem es in etwa heißt: „In guten wie in schlechten Zeiten, in Krankheit und in Gesundheit". Nun, die Recovery von HA ist eine der Zeiten, in denen du und dein Partner euch stark auf dieses Gelübde verlassen könnt. Natürlich können diejenigen unter euch, die nicht verheiratet sind, ebenfalls von den Informationen in diesem Kapitel profitieren, da sie für alle Arten von Beziehungen gelten. Es ist eine weit verbreitete Überzeugung, dass erfolgreich gelöste Konflikte die Bindungen zwischen Menschen stärken. Nutze die Zeit während der HA-Recovery und die damit verbundenen Herausforderungen als Gelegenheit dafür, das Fundament deiner Beziehungen weiter zu festigen.

Im Laufe der Jahre gab es im Forum viele Diskussionen über die Rolle, die unsere Partner und Partnerinnen in unserer Recovery-Reise spielen. Während wir dieses Buch schrieben, haben wir über die Momente nachgedacht, in denen diese wohlwollenden Menschen einen positiven

---

* In diesem Kapitel verwenden wir aus Gründen der besseren Lesbarkeit an einigen Stellen nur die weibliche Form für die von HA Betroffenen und die männliche Form für Partner, schließen damit aber auch Betroffene anderer Geschlechtsidentitäten und nicht-heterosexuelle Beziehungen ein.

oder weniger positiven Einfluss auf unser Leben hatten. In dem Bemühen, die Sichtweise der Partner besser zu verstehen, haben wir 20 Fragen zusammengestellt, die wir die Partner unserer Umfrageteilnehmerinnen beantworten ließen. Einige aufschlussreiche und berührende Antworten findest du im weiteren Verlauf dieses Kapitels.

Die folgenden Informationen sind sowohl für dich (obwohl ein Großteil des ersten Abschnitts eine Wiederholung dessen ist, was du bereits in Kapitel 5 gelesen hast) als auch für deinen Lebenspartner, deine Lebenspartnerin oder andere Menschen, die dich unterstützen, gedacht. Vielleicht wollen sie dieses Buch sogar ganz oder teilweise lesen – wir empfehlen ihnen jedoch zumindest die Lektüre des nächsten Abschnitts, damit sie lernen, wie sie dich besser unterstützen und verstehen können. Der letzte Abschnitt wird dir helfen, die Perspektive deines Partners oder deiner Partnerin besser zu verstehen.

Unser Ziel ist es, Paaren, die an der HA-Recovery arbeiten, Ideen und Maßnahmen an die Hand zu geben, die hilfreich sein können, aber auch aufzuzeigen, welche vielleicht weniger zielführend sind. Nutze die Ideen als Ausgangspunkt, um Verständnis zu gewinnen und über das Thema zu sprechen. Von welchen Vorschlägen würdest du dir zum Beispiel wünschen, dass dein Partner oder deine Partnerin sie umsetzt? Gibt es Strategien, die einer von euch beiden nicht umsetzen möchte?

Auch wenn jeder von euch die Position des anderen nicht ganz versteht, wird mit Hilfe dieses Kapitels euer gegenseitiges Einfühlungsvermögen hoffentlich etwas gefördert, sodass eure Beziehung gestärkt wird, während du weiter an deiner Recovery arbeitest.

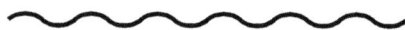

Partner, fangt hier an…

Die Perspektive eines Mannes, der das alles schon erlebt hat: Wenn du dies liest, gibt es offensichtlich ein Problem. Vielleicht isst deine Partnerin nicht genug, trainiert stundenlang, wird wütend, wenn sie ein Training verpasst, hatte seit Jahren nicht mehr ihre Periode und ist starr oder unflexibel, was Essen, Zeitpläne und/oder Aktivitäten angeht. Wenn deine Partnerin jemals Ausreden dafür gefunden hat, warum sie nicht auswärts essen, zu einer Einladung oder bei einem Ausflug mitkommen will, oder wenn sie häufig behauptet, krank zu sein oder sich unwohl zu fühlen – lies weiter. Wahrscheinlich hat sie ein Problem mit dem Essen (zu wenig), der Bewegung (zu viel) oder einer Kombination aus beidem.

Ich sage dir direkt zu Anfang, dass ich nicht so tun werde, als würde ich das ansatzweise verstehen; genauso wie es Dinge an uns gibt, die unsere Partnerinnen nicht verstehen werden. Viele von uns bevorzugen es, direkt Lösungen für Probleme zu finden, anstatt darüber zu sprechen. Wenn wir wissen, dass „X" in Ordnung gebracht werden muss, kümmern wir uns im Normalfall um die Lösung des Problems oder suchen jemanden auf, der sich damit auskennt. Die Ernährungs- und Bewegungsprobleme im Leben deiner Partnerin müssen behoben werden: Der Tribut, den sie für die Gesundheit und ihre Beziehungen fordern, ist hoch und wird mit der Zeit immer größer. Allerdings wird *sie* letztendlich entscheiden, ob und wann sie bereit dafür ist, ihre Gesundheit zu verbessern. Wenn sie sich für eine Veränderung entscheidet, kannst du eine wichtige Rolle in der Recovery spielen. Wenn sie sich weigert, das Problem jetzt anzuerkennen – warte einfach ab. Wenn sich Gesundheitsprobleme (Osteoporose, Verletzungen, Unfruchtbarkeit usw.) manifestieren, wird sie (hoffentlich) den Elefanten im Zimmer erkennen und beschließen, das Problem anzugehen. Wenn du dieses Buch liest, hat deine Partnerin höchstwahrscheinlich zugegeben, dass es ein Problem gibt und unternimmt Schritte, um es zu lindern. Hier kommst du ins Spiel. Die Autorinnen dieses Buches verfügen über ein enormes Erfahrungswissen und haben unzählige Stunden mit der Forschung an HA und ihrer Heilung verbracht. In diesem Kapitel geben sie dir einen kurzen Überblick über HA sowie praktische Ratschläge, wie du deiner Partnerin am besten helfen kannst. Ihr seid gemeinsam betroffen. Je schneller sie recovered ist, desto schneller könnt ihr euer Leben zusammen weiterleben und gemeinsam vorwärtskommen. Der körperliche Schaden ist höchstwahrscheinlich vollständig heilbar, und wenn ihr diese Reise hinter euch gebracht habt, wird eure Beziehung stärker sein. Denk langfristig und beginne jetzt. —
Jim Roberts, Ehemann einer genesenen HAlerin

Wie ihr alle wisst, bekommt eure Partnerin ihre Periode nicht. Euer Gegenüber will den fehlenden Menstruationszyklus wiederherstellen und sucht nach dem besten Weg, um dieses Ziel zu erreichen. In den vorangegangenen Kapiteln haben wir erklärt, dass das Ausbleiben der Periode wahrscheinlich auf eine Kombination von Stressfaktoren für den Körper zurückzuführen ist, und zwar sowohl auf körperliche als auch auf psychische Belastungen (Kapitel 1–3). Die körperliche Belastung ergibt sich aus einer Unterernährung und der Einschränkung bestimmter Nahrungsmittelgruppen, sowie durch den Sport. Weitere Ursachen sind viel Stress durch das Leben im Allgemeinen und durch die „Regeln", die mit der Einschränkung von Nahrungsmitteln und übermäßigem Sport verbunden sind. Auf der Grundlage unserer Erfahrung, die wir während der Recovery von HA von weit über 1.000 Menschen gesammelt haben, empfehlen wir, sowohl die Menge als auch die Vielfalt der verzehrten Lebensmittel zu erhöhen, die sportliche Betätigung mit hoher Intensität vorerst stark einzuschränken und andere allgemeine Stressfaktoren im Leben zu reduzieren (Kapitel 8–14). Die Bewältigung dieser Aufgaben kann sich als schwierig erweisen, zumal viele von uns HAlern das Gefühl haben, dass wir dann am attraktivsten sind und die Kontrolle über unser Leben haben, wenn wir „dünn" und fit sind. Wir müssen eine Menge Ängste überwinden, um die anstehenden Aufgaben zu bewältigen. Wir machen uns oft Sorgen darüber, was du und andere von uns denken werden, wenn sich unser Körper verändert und wir etwas von unserer Identität als „die Fitte" verlieren. Wir sind besorgt darüber, wie wir den Stress ohne Sport bewältigen sollen. Vor allem aber haben wir Angst, dass wir diesen ganzen Prozess durchmachen und am Ende nicht besser dastehen als zu Beginn, immer noch ohne Periode oder ohne Baby. Wir machen uns viele Sorgen. Das bringt uns in eine wenig beneidenswerte Lage. Eure Aufgabe in diesem Prozess ist es, euer Gegenüber bei den Herausforderungen zu unterstützen, die der Recoveryprozess mit sich bringt. Wahrscheinlich wirst du feststellen, dass deine Partnerin zusätzliche Streicheleinheiten benötigt und daran erinnert werden muss, wie sehr du sie liebst und wie sehr du für sie da bist, wie attraktiv sie für dich ist, sowohl geistig bzw. emotional als auch körperlich (wobei Ersteres viel hilfreicher ist), und wie wichtig dieses Unterfangen für ihre zukünftige Gesundheit und eure Familie ist.

Die Menschen geben sich ständig gegenseitig Ratschläge: „Welche Reifen soll ich kaufen?", „Kennst du einen guten Buchhalter, Mechaniker, Handwerker, Rasenservice, Anwalt?" und so weiter. Warum also nicht jemanden um Rat fragen, der den HA-Recoveryprozess als Partner miterlebt hat? Wir haben den Partnern derjenigen, die von der Krankheit genesen sind, eine Reihe von Fragen gestellt und sie haben uns ihre Gedanken und Ratschläge zu dieser Reise mitgeteilt. Wir haben einige Zitate aus dieser Umfrage in das Kapitel aufgenommen und mit einem „❖"-Symbol gekennzeichnet.

Das Ausbleiben der Periode verstehen

Viele der Lebensgefährten, die an unserer Umfrage teilgenommen haben, wussten nicht, dass Untergewicht (für den jeweiligen Körper), Unterernährung, Stress und/oder übermäßiger Sport zum Ausbleiben der

Menstruation und zu Unfruchtbarkeit führen können. Deshalb werden wir dir kurz die wissenschaftlichen Hintergründe dieser Zusammenhänge erläutern. Für ein tieferes Verständnis siehe Kapitel 5.

Die Fähigkeit des Körpers, sich selbst zu schützen, ist erstaunlich. Ein Großteil unserer Physiologie wird von einem kleinen Bereich des Gehirns, dem Hypothalamus, gesteuert. Dieser etwa mandelgroße Bereich nimmt Informationen aus dem gesamten Körper auf – wie viel Körperfett wir haben, wie viel wir essen (einschließlich der Menge an Fett, Eiweiß und Kohlenhydraten), wie viel Stress wir erleben und wie viel Energie wir verbrauchen – und er bestimmt, wie viel Energie verfügbar ist. Wenn genügend Energie vorhanden und die Stressbelastung gering ist, kann der Körper weiterhin alle relevanten Prozesse am Laufen halten. Wenn nicht genügend Energie vorhanden ist oder der Stress (einschließlich des Stresses durch Sport) hoch ist, schaltet der Hypothalamus verschiedene Systeme ab. Da sowohl die Fettspeicherung als auch die Fortpflanzung (d.h. der Menstruationszyklus) für das Überleben unnötig sind, werden sie zuerst abgeschaltet. Viele Frauen sind stolz darauf, ihr Körperfett zu reduzieren, weil uns die Gesellschaft den Gedanken eingeimpft hat, dass dies attraktiv sei. Durch die Reduzierung des Körperfetts verschwindet jedoch auch das, was allgemein als "weiblich" gilt: Unsere Brüste, unser Hintern und unsere Oberschenkel – und unsere Periode. Unser Körper will nicht, dass wir uns fortpflanzen, wenn die Energie knapp ist, und so kommt die Periode zum Stillstand.

Dieser Zustand hat aber weit mehr als nur das Ausbleiben der natürlichen Periode zur Folge. Der Hormonabfall bringt weitere Nebenwirkungen mit sich, wie z. B. eine Verringerung der Libido und der Fähigkeit, feucht zu werden (ja, das tut mir wirklich leid), der Temperaturregulierung (ist dir schon einmal aufgefallen, dass deiner Partnerin ständig kalt ist?), des Haar- und Nagelwachstums, der Knochendichte (was sich manchmal erst im späteren Leben bemerkbar macht) und vieles mehr, einschließlich einer verminderten sportlichen Leistungsfähigkeit[1]. Die Nebenwirkungen und gesundheitlichen Auswirkungen sind enorm.

Entgegen den Erwartungen kann all dies unabhängig vom Gewicht einer Person eintreten. Nochmal: Es ist bei **jedem** BMI möglich, seine Periode zu verlieren. *Ein andauerndes Energiedefizit, Sport und/ oder Stress können die Ursache sein, unabhängig vom tatsächlichen Gewicht.* Der Fachausdruck für all dies ist „hypothalamische Amenorrhö" (HA): Die Periode bleibt aus, weil der Hypothalamus (das Kontrollzentrum des Gehirns) die Kommunikation mit den Eierstöcken eingestellt hat. Diese sind daher nicht in der Lage,

Östrogen-produzierende Eizellen zu bilden, so wie sie es normalerweise tun sollten.

Also, was kann man dagegen tun? Je nach der speziellen Kombination von Faktoren, die die HA deiner Partnerin verursacht haben (Kapitel 1–3), müssen einige oder alle der folgenden Maßnahmen ergriffen werden, um ihren Zyklus und ihre Gesundheit wiederherzustellen:

- eine langfristige Erhöhung der Kalorienzufuhr, um den Hypothalamus davon zu überzeugen, dass kein Energiedefizit mehr besteht; dies wird höchstwahrscheinlich zu einer gewissen Gewichtszunahme führen;
- eine Verringerung von Trainingsumfang und -intensität;
- Beseitigung der wichtigsten Stressquellen;
- Verringerung restriktiver Gedanken und Verhaltensweisen in Bezug auf die Auswahl von Lebensmitteln und auf Bewegung, um den Gesamtstress zu verringern.

Beginnst du, zu verstehen, warum dies keine schnelle und einfache Reise ist?

Kannst du das beheben?

Als Unterstützer werden die meisten von euch das HA-Problem ihrer Partnerin beheben wollen. Genau darin liegt das Dilemma. Ihr könnt die HA eurer Partnerin nicht lösen, aber sie kann es mit Sicherheit. Wenn eure Partnerin sich bei euch über ihr Gewicht, ihre Ängste oder die Unannehmlichkeiten der Recovery beklagt, sucht sie in vielen Fällen nicht nach einer Lösung, sondern eher nach Mitgefühl. Oft reicht zur Beruhigung ein einfaches „Ja, das ist schlimm", „Das ist *nicht* fair" oder „Ich bin stolz auf dich" in Verbindung mit einer Umarmung aus. Du kannst auch etwas mehr sagen, wenn sich das für dich richtig anfühlt – zum Beispiel, dass du schätzt, was sie tut, oder dass du bemerkst, wie hart sie an der Recovery arbeitet. Aber wenn dein Gegenüber nicht ausdrücklich nach Ideen für das weitere Vorgehen fragt, solltest du vorsichtig damit sein, mehr als nur Unterstützung zu geben.

- ❖ Ich konnte es nicht in Ordnung bringen, „aber ich habe immer deutlich gemacht, dass ich da war, um ihr zu helfen!"
- ❖ „Das war der schwierigste Teil, da ich gerne Probleme löse und Menschen helfe, aber nur sie selbst konnte sich helfen."

❖ „Männer sind Problemlöser. Wir werden versuchen, unseren Frauen Ratschläge zu geben und ignorante Vorschläge zu machen, was sie tun sollen…"

❖ „Sei geduldig. Sie braucht dich, damit du ihr zuhörst und sie ermutigst. Versuch nicht, das Problem zu lösen, sie löst das Problem. Unterstütze sie bedingungslos, sie wird das Richtige tun."

❖ „Ich würde nicht versuchen, Lösungen vorzuschlagen, wenn sie sich ständig darüber beschwert, wie schwierig die Dinge sind. Ich würde einfach anerkennen, dass es schwierig ist."

Die „Skinny Jeans" werden nicht mehr passen

Damit eure Partnerin HA auf gesunde und realistische Weise beheben kann, wird sie wahrscheinlich etwas zunehmen, weil mehr gegessen werden muss, um die Körpersysteme wieder mit ausreichend Energie zu versorgen. Je nach Ausgangsgewicht kann die Gewichtszunahme beträchtlich sein, was angesichts der (unbegründeten und ungerechten) Abscheu unserer Gesellschaft gegenüber Menschen mit korpulenten Körpern beängstigend sein kann. Im Allgemeinen haben die Partner, die an unserer Umfrage teilgenommen haben, ihre Wertschätzung für die Gewichtszunahme ihrer Partnerinnen zum Ausdruck gebracht, aber in einigen wenigen Fällen wurden Bedenken geäußert, dass sie „zu weit gehen". Wir möchten diese Befürchtungen besänftigen. Unser Körper sind erstaunlich gut darin, ihr individuelles, optimales Gewicht selbst zu bestimmen. Wir können große Freiheit erreichen, wenn wir unserem Körper erlauben, uns zu führen, anstatt ihn in eine Form zu zwingen, die von Modelagenturen, Modedesignern und Photoshop festgelegt wurde. Wir können eine Figur haben, die von der Gesellschaft gelobt wird, oder auch nicht. Welche Form unser Körper am Ende der Recovery auch immer hat, wir haben die Erfahrung gemacht, dass aus Sicht der genesenen HAler, sowie deren Unterstützerinnen und Unterstützer, die Vorteile der Recovery die Nachteile weit überwiegen. Es ist auch wichtig zu erkennen, wie sehr die Fokussierung unserer Gesellschaft auf das Aussehen uns allen schadet – in finanzieller Hinsicht (indem wir dazu gebracht werden, Produkte zu kaufen, um unsere Mängel zu „beheben"), in emotionaler Hinsicht (indem wir uns aufgrund von Vergleichen mit anderen oder unrealistischen Maßstäben ständig schlecht fühlen) und natürlich in körperlicher Hinsicht (hypothalamische Amenorrhö für uns, Jo-Jo-Diäten und ihre negativen Folgen für Millionen andere).

Wie auch immer, deine Partnerin wird sich wahrscheinlich mit dem Gedanken, einen kräftigeren Körper zu bekommen, schwertun. Dies kann noch zusätzlich erschwert werden, wenn sie diese Reise mit einem Körper beginnt, der nicht sichtbar untergewichtig ist. Nicht nur, weil es sich so anfühlen kann, als wäre all die Arbeit umsonst gewesen, die man geleistet hat, um sein (bzw. das von der Gesellschaft) gewünschte Gewicht zu erreichen, sondern auch wegen der ständig wiederkehrenden Botschaften, dass wir nicht attraktiv/gesund/liebenswert seien, wenn wir nicht dünn sind. Deine Partnerin konzentriert sich vielleicht auf die Zunahme von Bauch- und Armfett, geht täglich auf die Jagd nach neuer Cellulite und sucht generell nach allen möglichen Makeln an ihrem Körper. Du und andere werden jedoch stattdessen positive Veränderungen bemerken, z. B., dass die Betroffene weniger geschafft, gesünder und lebendiger aussieht. In unserer Umfrage fragten wir die Teilnehmenden, ob ihre Partnerinnen mit HA es gut fanden, Feedback zu ihrer Gewichtszunahme zu erhalten. Die meisten Antworten zeigten, dass es denjenigen, die an ihrer Recovery arbeiten, schwerfällt, positives Feedback zu glauben, dass es ihnen aber dabei hilft, den Kurs zu halten. Allerdings gab es auch einige, die die gut gemeinten Kommentare negativ auslegten; andere zogen es vor, überhaupt keine Kommentare zu ihrem Aussehen zu erhalten. In solchen Fällen war eine allgemeinere Unterstützung bei der Änderung des Lebensstils und bei nicht-physischen Aspekten der Recovery hilfreich. Je mehr du betonen kannst, dass du deine Partnerin für viel mehr als ihr Aussehen schätzt, desto besser.

Ideen zur Unterstützung bei der Akzeptanz der Gewichtszunahme

Verbale Ermutigung in Form von gut gemeinten Komplimenten über körperliche Attribute kann verzerrt sein, daher empfehlen wir, sich auf immaterielle Qualitäten (willensstark, intelligent, zuverlässig, flexibel, motiviert) und Charaktereigenschaften (freundlich, selbstlos, vertrauenswürdig) zu fokussieren. In unserer Umfrage wollten wir herausfinden, ob es irgendetwas gibt, das die Partner von HAlern als besonders hilfreich empfinden, um bei den Herausforderungen der Gewichtszunahme Unterstützung gewährleisten zu können. Im Folgenden findest du ein paar Anregungen.

Positives Feedback. Eine absichtliche Gewichtszunahme bei gleichzeitiger Verringerung der körperlichen Aktivität kann unseren Geist mehr denn je mit kritischen Gedanken beschäftigen. Ermutigende Kommentare von dir, die sich nicht auf das Aussehen beziehen, können viel dazu beitragen, dieser negativen Stimmung entgegenzuwirken. Es kann sehr motivierend sein, die Veränderungen im Verhalten zu bemerken und zu würdigen, wie z. B. mehr Flexibilität, eine neue Auswahl an Lebensmitteln, neue Essenserfahrungen, mehr gemeinsame Zeit ohne Sport usw.… Je mehr du die Vorteile der Recovery betonst, desto wahrscheinlicher ist es, dass die neuen Gewohnheiten auf Dauer beibehalten werden. In unserer Umfrage gaben 80 % der Partner an, dass sie es als hilfreich empfanden, wenn sie ihre Wertschätzung für positive Veränderungen der Gewohnheiten zum Ausdruck brachten. Es könnte sich lohnen, etwas davon auszuprobieren und anhand der Reaktionen, die du erhältst, zu entscheiden, ob du damit weitermachst oder nicht.

❖ „Ich erinnere mich daran, dass ich ihr gesagt habe, dass sie während der Recovery öfter gelacht hat."

❖ „Ich habe immer wieder gesagt, dass ich sie lieben würde, egal wie viel sie wiegt oder wie sie aussieht, weil sie so viel mehr ist als ihr Erscheinungsbild."

❖ „Erzähl ihr von den guten Dingen, die sie für sich selbst und für euch beide als Paar tut. Wenn es so scheint, als habe sie einen Rückfall, frag nach dem Grund und versuche, darüber zu sprechen."

❖ „Jede Erwähnung, dass sie viel besser aussieht oder ein Kommentar zu ihren neuen Klamotten, bedeutete für sie, „zu dick" zu sein. Also habe ich versucht, ihre neuen, gesünderen Fitness- und Essgewohnheiten zu kommentieren."

❖ „Wenn ich den Recoveryprozess mit meiner Frau noch einmal durchmachen müsste, würde ich ihr immer wieder versichern, dass das, was sie tut, gesund ist!"

❖ „Sie mag es, wenn ich positive Veränderungen ihrer Gewohnheiten anerkenne."

Ermutigung beim Essen. Manchmal kann es schwer sein, „verbotene" Lebensmittel zu kaufen oder zu bestellen, die nicht auf unserem täglichen Speiseplan stehen. Wenn jemand anderes für uns Einkaufen geht oder einen Essensvorschlag macht, können wir anfangen, uns mit dem Gedanken zu beschäftigen, unsere Komfortzone zu verlassen und lernen, die neue Erfahrung zu genießen. Es kann vorkommen, dass deine Partnerin sich für ein bestimmtes Essen entscheidet oder sich damit einverstanden erklärt, aber im Geiste die Wahl noch in Frage stellt. Sei dir dieser Denkweise bewusst und versichere ihr immer wieder, dass sie eine gute Entscheidung trifft und es das Richtige ist. Weitere Ideen sind das gemeinsame Essen neuer Lebensmittel, der Besuch netter Restaurants, Ablenkungen vor, während und nach dem Essen und vielleicht sogar das Entfernen von Nährwertkennzeichnungen…

- ❖ „Ich habe vorgeschlagen, Milchshakes zu trinken und mehr Eiscreme zu essen. Mmmmh… Eiscreme. Ich bot ihr gerne an, ihre Recovery zu ertragen, indem ich mit ihr Eis esse."
- ❖ „Ich versorgte sie einfach mit allem, was für mich möglich war. Wenn sie ein Blizzard von DQ (eine Art Milchshake mit Eis von einem Laden einer Kette namens „Dairy Queen") wollte, wusste ich, dass es schwer für sie war, darum zu bitten… also erfüllte ich ihr ihren Wunsch, bevor sie ihre Meinung änderte."
- ❖ „Das war nicht einfach. Ich versuchte, sie daran zu erinnern, ein paar Dinge zu finden, die sie gerne isst und die normalerweise nicht auf ihrem Speiseplan stehen."

Unterstützung beim Kauf neuer Kleidung. Wenn der Bund einer zu engen Hose den ganzen Tag lang ins Fleisch schneidet, kann das eine ständige Erinnerung an das zusätzliche Gewicht sein. Der Kauf besser passender Kleidung macht es einfacher, sich wohlzufühlen, die Gewichtszunahme in den Hintergrund zu drängen und einfach in seinem Körper zu leben. Wir empfehlen dehnbare Hosen, Röcke und fließende Oberteile, die auch als Kleidung für das erste Trimester geeignet sind, wenn eine Schwangerschaft geplant ist. Den Kauf neuer Kleidung vorzuschlagen, kann allerdings heikel sein; vielleicht ist es besser, zu warten, bis deine Partnerin das Thema anspricht, und die Idee dann sanft zu unterstützen.

- ❖ „Meine Frau hasste die Vorstellung, dass ihre gesamte Garderobe ihr nicht mehr passen und sie nichts mehr zum Anziehen haben würde. Jeder Cent, der für neue Kleidung ausgegeben wurde, war hilfreich."
- ❖ „Oftmals wollte sie nichts davon hören, vor allem nicht von der Ermutigung zum Kauf von Kleidung. Sie hasste es, Kleidung für die Recovery zu kaufen, und wenn ich versuchte, sie zu unterstützen, zog sie es vor, gar nicht zuzuhören."
- ❖ „Ich habe ihr regelmäßig gesagt, wie gut sie aussieht, als sie wieder zugenommen hatte."
- ❖ „Ich ermutigte sie, shoppen zu gehen und Kleidung zu kaufen, die jetzt besser passte. Als sie zunahm, passte ihre Kleidung nicht mehr und sie fühlte sich unwohl. Als sie losging und Kleidung kaufte, die ihr wieder passte, schien sie sich besser zu fühlen."
- ❖ „Es war sehr, sehr schwer für sie, neue Kleidung in einer größeren Größe zu kaufen. Ich begleitete sie und half ihr dabei, viele Outfits

zu finden, in denen sie großartig aussah und, was noch wichtiger war, in denen sie sich wohlfühlte.“

Über die Endziele reden. Eine Schwangerschaft zu erreichen und die langfristige Gesundheit wiederherzustellen, sind so lohnende Ziele wie nur möglich. Manchmal hilft es, sich an den Zweck der getroffenen Entscheidungen zu erinnern, um die vorübergehenden Unannehmlichkeiten der Gewichtszunahme und des Sportverzichts zu akzeptieren. Erinnere deine Partnerin immer wieder an diese Ziele und lass sie regelmäßig wissen, dass sie eine unglaubliche Leistung erbringt, um diese Ziele zu erreichen.

❖ „Ich glaube, sie hat endlich begriffen, dass sie ihr Verhalten ändern muss, wenn sie ihr Wunsch-Leben haben möchte – dazu gehören auch großartige, gesunde Babys. Ich habe ihr auch immer wieder gesagt, dass es in Ordnung ist, wenn sie zunimmt, um sie darin noch mehr zu bestärken. Ich denke, letztlich ging es darum, dass sie wusste, sie würde ohne Gewichtszunahme keine gesunden Kinder haben, und das war weder ihnen noch ihr selbst gegenüber fair.“

❖ „Sie hörte zuerst auf, Sport zu treiben, und dadurch hatten wir mehr Zeit für uns. Dann begann sie langsam wieder, auswärts und bei Freunden zu essen, was unser soziales Leben erweiterte. Sie fing an, wieder fröhlich zu werden, als sie begann, mehr Kalorien zu essen. Es ist so viel angenehmer, mit ihr zusammen zu sein.“

❖ „Über das Endergebnis sprechen; sich darauf zu konzentrieren, ein Baby zu bekommen, etwas, das wir beide wirklich wollten.“

❖ „Sie hatte noch den Rest ihres Lebens Zeit, Sport zu treiben, aber jetzt war es an der Zeit, ihren Körper auszuruhen.“

❖ „Sobald meine Frau mehr von der Wissenschaft hinter dem Thema verstand, ließ sie sich auf die Konzepte ein und die Dinge liefen viel besser. Ich erinnerte sie regelmäßig daran, warum sie den Sport reduzierte – für ihre langfristige Gesundheit – und wie wichtig es war, unsere Familie mit Kindern zu beglücken.“

Herausforderungen bei der Verringerung der körperlichen Aktivität

Jeder HAler ist anders, aber für die meisten von uns, die Sport treiben, ist es schwieriger, das Training zu reduzieren, als mehr zu essen (auch wenn die Gewichtszunahme immer noch das schwierigste ist). In vielen Fällen nutzen wir Sport zum Stressabbau und manchmal auch, um uns zu „erlauben“, mehr zu essen und dadurch unser Gewicht zu kontrollieren. Es kann schwierig sein, die Trainingszeit oder -intensität zu reduzieren, denn viele von uns genießen wirklich die Art und Weise, wie Sport unseren Körper anregt und stärkt. Vielleicht werden wir auch von einem Wettbewerbsgeist angetrieben (selbst wenn wir nur gegen unsere eigenen Rekorde oder Ziele antreten) oder schätzen die Bewunderung, die wir von anderen dafür erhalten. Selbst wenn wir also wissen, dass eine Einschränkung unserer sportlichen Betätigung uns wahrscheinlich zu einer schnelleren Recovery verhelfen würde, kann es eine Weile dauern, bis wir uns mit dem Gedanken anfreunden, dass unsere sportliche Betätigung unsere Recovery behindern könnte. Wichtig für dich zu wissen ist, dass die Periode normalerweise nicht bei fortgesetztem hochintensivem Training wiederkehrt. Daher ist eine drastische Reduzierung oder vollständige Einstellung anstrengender körperlicher Betätigung während des Recoveryprozesses notwendig. Wie wir bereits gesagt haben, ist es schwer, dies in die Praxis umzusetzen. Deine Unterstützung kann wirklich dabei helfen, die Angst davor zu lindern. Einige Vorschläge dazu, was andere, die ihre Partnerinnen bei der Recovery von HA unterstützt haben, als hilfreich empfanden, sind:

Einfühlungsvermögen und Unterstützung ausdrücken. Wir haben bereits über den Vorschlag des positiven Feedbacks in Bezug auf die Gewichtszunahme gesprochen – dasselbe gilt für den Verzicht auf Sport. Auch wenn du nicht alles nachvollziehen kannst, solltest du deine Partnerin wissen lassen, dass du weißt, dass es sich hier um schwierige Veränderungen handelt, und ihr weiterhin deine Wertschätzung für ihr Engagement ausdrücken, damit sie sich mit dem reduzierten Sport wohler fühlt.

❖ „Ich habe ihr auf einfühlsame Weise zu verstehen gegeben, wie frustrierend es gewesen sein muss, nicht so trainieren zu können, wie sie es wollte, aber dass ich ihr Opfer sehr gut finde und wertschätze."

❖ „Ich sage ihr, wie stolz ich auf das Opfer bin, das sie für mich und unsere Familie bringt. Für Menschen, die nicht aktiv sind, ist Sport kein Vergnügen oder eine Last. Für diejenigen, die gerne aktiv sind – wie sie es war – ist es brutal hart, nicht zu trainieren."

❖ „Ich bin mit ihr spazieren gegangen, um eine alternative Form der Bewegung zu finden."

❖ „Ich nahm sie mit in den Urlaub, weg vom Fitnessstudio, und sorgte dafür, dass wir etwas „Aktives" machten, um sie dazu zu bringen, nicht ins Fitnessstudio zu gehen."

❖ „Ich habe sie wissen lassen, dass sie mehr ist als ihre Sportgewohnheiten."

Andere Wege finden, um Stress abzubauen. Viele nutzen Sport als Ventil, um Druck abzulassen, als Zeit, um das Hamsterrad der Gedanken in unserem Kopf abzuschalten und sich auf etwas anderes zu konzentrieren. Ohne Sport kann der kleine Hamster schwierig zu zähmen sein. Du kannst helfen, indem du deine Partnerin ermutigst, es mit leichteren Aktivitäten zu versuchen, und alles Mögliche zur Reduktion anderer Stressfaktoren tust – zum Beispiel durch gemeinsame Yoga- oder Meditationsübungen.

❖ „Sie erkannte, dass sie ohne das Laufen nur begrenzt Stress abbauen konnte, und suchte nach Möglichkeiten, Stress in anderen Bereichen zu reduzieren (ich konnte ihr zum Beispiel beim Abwasch, Putzen usw. helfen)."

❖ „Ich habe ihr gegenüber zum Ausdruck gebracht, dass ich möchte, dass sie sich gut fühlt, es aber ruhig angehen lässt, während sie versuchte, sich zu erholen. Ich habe sie ermutigt, auf dem Crosstrainer* zu trainieren, anstatt zu laufen. Laufen war zu anstrengend für ihren Körper."

❖ „Suche nach alternativen, weniger anstrengenden Arten, Sport zu treiben."

Mäßige deine eigene Aktivität. Egal, wie schwierig es für Menschen mit HA ist, ihre körperliche Aktivität zu reduzieren, es ist noch schlimmer, währenddessen dabei zusehen zu müssen, wie du ins Fitnessstudio oder zum Laufen gehst. Das heißt nicht, dass du nicht hingehen sollst, aber achte darauf, dass du nicht mit deinem Sport protzt. Überlege zum Beispiel, ob du deine Routine so anpasst, dass du zu anderen Zeiten gehst, damit deine Partnerin nicht mitansehen muss, wie du jeden Tag trainierst, während sie es nicht kann.

❖ „Ich habe sie einfach nicht dazu gedrängt, mit mir zu trainieren, und versucht, sie zu unterstützen, ohne sie damit zu nerven. Sie wollte ihre verminderte Aktivität nicht zum Thema machen, also habe ich versucht, keine große Sache daraus zu machen."

❖ „Sport war etwas, das wir oft zusammen gemacht haben. Dies nicht mehr zu tun, war hart, für sie viel mehr als für mich. Ich vermisse unsere Läufe und meine Trainingspartnerin, aber ich glaube, dass das, was wir jetzt tun, das Beste ist."

---

* Hinweis: Dies ist nicht unbedingt die Empfehlung der Autoren, es sei denn, das Training auf dem Crosstrainer ist von geringer Intensität, entsprechend einem Spaziergang.

Das Leben leben

Hier ist etwas, das du tun kannst. Je mehr du deine Partnerin aus dem Loch, in dem sie sich verstecken will, herausziehen kannst, desto besser. Verbringt mehr Zeit mit Freunden und unternehmt etwas zusammen. Deine Partnerin kann eine Menge lernen: Erstens, dass du dich nicht schämst, mit ihr gesehen zu werden (eine unlogische, aber manchmal dennoch vorhandene Angst), was das Selbstvertrauen stärken kann; zweitens, dass trotz ihres Gedankens, andere würden die Gewichtszunahme bemerken, die anderen in Wirklichkeit mehr mit dem Besuch oder mit sich selbst oder mit einer Millionen anderer Dinge beschäftigt sind als mit dem Aussehen anderer; drittens, dass es viele unterhaltsame, angenehme Aktivitäten gibt, die an die Stelle von Sport treten können; und schließlich, dass die Reise leichter wird, wenn man sich mit anderen Aktivitäten, die das Gewicht und den Sport in den Hintergrund rücken, ablenkt.

Einige Ideen für solche Aktivitäten könnten sein, euren Wohnort und die Umgebung etwas besser kennen zu lernen, einen Campingausflug zu machen, ein Instrument zu erlernen, zu singen, gemeinsam einen Kochkurs zu besuchen (mit dem zusätzlichen Vorteil, dass ihr die Gerichte ausprobieren könnt), örtliche Museen zu erkunden, in den Urlaub zu fahren und Freunde und Familie zu besuchen. Wenn ihr schon immer einmal etwas gemeinsam ausprobieren wolltet, ist jetzt ein guter Zeitpunkt dafür. Betrachte diese Zeit als eine Chance, die ihr erhalten habt, um wirklich Spaß zu haben, euch gemeinsam zu amüsieren und das Beste aus dem zu machen, was das Leben euch zu bieten hat.

- ❖ „Wir haben einen Urlaub gemacht, in dem sie feststellen konnte, dass sieben Tage ohne Fitnessstudio sie nicht „umbringen", wie sie vorher dachte! Nach diesem Urlaub ist sie nur noch spazieren gegangen."

- ❖ „Wir sind öfter in Restaurants gegangen. Wir hatten mehr gemeinsame Abende."

- ❖ „Wir gehen in Restaurants und lassen es uns gut gehen. Wir bestellen Vorspeisen, Nachtisch und eine Platte voller Rippchen. Bring sie zum Lachen. Erobert gemeinsam etwas. Wenn du den Fokus weg vom Äußeren nimmst, sondern stattdessen Spaß mit der Person, in die du dich verliebt hast, wird die Gewichtszunahme während der HA-Recovery zu einer unwichtigen Angelegenheit für euch beide."

Hilfe von außen suchen und ermutigen

Viele von uns sind stolz darauf, stark und leistungsfähig zu sein. Wir mögen es, zu wissen, dass wir alles schaffen können, was wir uns vornehmen. Meistens können wir das auch. Das führt aber auch dazu, dass wir uns schwertun, um Hilfe zu bitten, selbst wenn wir sie brauchen. Wenn du das Gefühl hast, dass die Unterstützung, die du deiner Partnerin bietest, nicht ausreicht, kannst du dich um zusätzliche Hilfe bemühen. Du kannst sie dazu ermutigen, Zeit mit Freundinnen und Freunden zu verbringen, die ihr bei der Bewältigung von Emotionen helfen können, oder sich an Online-Selbsthilfegruppen, auf Essstörungen und Unfruchtbarkeit spezialisierte Blogs oder einen Therapeuten bzw. eine Therapeutin zu wenden. Wenn ihr Schwierigkeiten habt, miteinander zu kommunizieren und euch gegenseitig zu verstehen, kann es helfen, eine Paarberatung aufzusuchen; es kann auch nur einer von euch beiden oder ihr beide getrennt hingehen. Hilfe zu brauchen, bedeutet nicht, dass einer von euch ein schlechterer Partner / eine schlechtere Partnerin oder Mensch ist, sondern dass ihr mit einer Situation konfrontiert seid, für deren Umgang ihr nicht geschult seid. Es ist oft eine kluge Entscheidung, sich von jemandem beraten zu lassen, der über eine entsprechende Ausbildung und Erfahrung verfügt.

❖ „Ziehe ihre Eltern oder Freunde hinzu. Sie wird schlechte Tage haben. Das wird schwer für dich sein. Du wirst nicht immer wissen, was du sagen oder tun sollst, und manchmal bleibt dir nichts anderes übrig, als zuzuhören. Sei dir darüber im Klaren, dass sie unter großem Stress steht und dass dies eine riesige Sache ist, die ihr große Angst einjagt. Wenn meine Frau einen schweren/ emotionalen Tag hatte, habe ich ihrer Mutter oder einer engen Freundin Bescheid gesagt, damit sie sie anrufen und für sie da sein konnten. Ich habe ihr nicht verraten, dass ich den Anruf veranlasst habe, aber es schien zu helfen, jemanden zu haben, besonders eine andere Frau, die zuhört und mitfühlt. Mütter können eine Frau viel besser verstehen, als Männer es je tun werden."

❖ „Sei geduldig, vergebend und unterstützend. Es ist wirklich schwer, sich das die ganze Zeit anzuhören, aber für unsere Partnerinnen ist es noch zehnmal schwerer, das durchzustehen. Ich würde dich auch dazu ermutigen, mit anderen darüber zu sprechen (nicht mit deiner Partnerin). Ich war überrascht, wie viele andere Männer ich kenne, die ähnliche Herausforderungen durchgemacht haben. Wir brauchen auch ein Ventil, sonst spürt unsere Partnerin die Frustration, und das wird ihr nicht bei der Genesung helfen."

❖ „Ermutige sie, Rat bei anderen zu suchen und Beziehungen zu anderen, die dasselbe durchmachen, aufzubauen. Das Forum und andere Anlaufstellen sind wichtig, um die letzte Hürde zu überwinden und zu erkennen, dass sie nicht allein ist und es Hoffnung gibt. So sehr wir als Partner auch da sein und helfen wollen, es gibt einige Dinge, die wir einfach nicht nachvollziehen können. Die emotionalen, physiologischen und hormonellen Hindernisse, die mit der Überwindung von HA verbunden sind, können von denjenigen, die sie nicht selbst erlebt haben, einfach nicht vollständig verstanden werden. Es ist wichtig, dass beide Seiten dies realisieren."

❖ „Es ist in Ordnung, wenn sie sich außerhalb eurer Beziehung Unterstützung sucht. Ärztinnen, Therapeutinnen und Sozialarbeiterinnen sind für die Behandlung von Problemen dieser Art ausgebildet. Lass sie wissen, dass du für sie da bist, bei jedem Schritt auf dem Weg.

Was du nicht sagen oder tun solltest...

Neben der Unterstützung und Hilfe, die du anbietest, kann es Zeiten geben, in denen weniger mehr ist. Leider gibt es Ansätze, die deine Partnerin entfremden und Keile des Unverständnisses zwischen euch treiben können. Dies passiert üblicherweise, wenn man die Gefühle seines Gegenübers entkräftet, indem man diese zurückweist, herabsetzt, verharmlost oder sogar ignoriert. Ob sie nun rational sind oder nicht, es ist schwer, unsere Emotionen zu kontrollieren, und wenn man uns sagt, dass wir dämlich seien, weil wir etwas Bestimmtes empfinden, werden unsere Gefühle nicht weniger; im Gegenteil, wenn wir kein Verständnis erhalten, wird die Frustration noch größer. Es ist wichtig, dir klarzumachen, dass es Zeiten geben kann, in denen deine Partnerin überwältigt, traurig oder verärgert ist – über Situationen oder wahrgenommene Gefühle, die du einfach nicht verstehen kannst. Sie könnte zum Beispiel davon sprechen, dass sie nach einer (für dich) scheinbar unbedeutenden Gewichtszunahme schlecht drauf ist. Verdeutliche dir, dass du den „Schalter", der diese Emotionen ausgelöst hat, vielleicht nicht verstehst, dass es aber ihre Art ist, das Problem zu verarbeiten. Ein Mann erzählte, er habe mal den Fehler gemacht, „ihr zu sagen, dass sie einfach essen soll. Ich wusste nicht, dass es komplizierter ist als das."

Generell kann es sein, dass deine Partnerin mehr Gefühle zeigt, als du es gewohnt bist, was deine Komfortzone überschreiten könnte. Das kann eine Folge der Hormone sein. Wahrscheinlicher ist jedoch, dass es sich um eine Reaktion darauf handelt, dass sie ihre negativen Gefühle nicht mehr durch Nahrungseinschränkungen und Bewegung bewältigen kann. Ohne diese Bewältigungsstrategien müssen wir nach neuen, gesunden Wegen suchen, um mit unterschiedlichen Stimmungen umzugehen. Sich den Gefühlen einfach mal hinzugeben gehört auch zu diesem Prozess.

Der lange Weg…

Der HA-Recoveryprozess kann langsam verlaufen (oder so wirken). In dieser Zeit kann es vorkommen, dass Menschen ungeduldig mit ihrer Partnerin und/oder der Recoveryreise werden. Mache keinen Fehler: Die Wiederherstellung der Gesundheit ist ein Marathon, kein Sprint. Denk ernsthaft an doppelte Überstunden und Extra-Runden. Deine Partnerin hat nicht über Nacht HA entwickelt und wird diese auch nicht über Nacht überwinden. Geduld ist eine Tugend, und die langfristige Einstellung ist entscheidend für die Überwindung der HA-Herausforderung. Erinnere dich daran, wenn sich (bei dir und deinem Gegenüber) Frustration einstellt. Erkenne an, dass du dich vielleicht schneller anpasst als deine Partnerin. Es ist immer einfacher, sich als Außenstehender an eine neue Situation zu gewöhnen. Deswegen kann es sein, dass du dich schnell an die neue Version deiner Partnerin gewöhnst, die weniger trainiert, mehr isst und einen etwas anderen Körper hat. Nur weil diese Veränderungen begonnen haben und für dich zur Normalität geworden sind, ist das für deine Partnerin vielleicht noch lange nicht der Fall. Es ist durchaus möglich, dass die Betroffenen zwar Dinge anders machen, sich aber in ihrem eigenen Körper wie ein Alien fühlen und noch an alten Gewohnheiten festhalten. Es kann sein, dass sich die Handlungen ändern, bevor der Verstand aufholt. Deine Partnerin kann neue Gewohnheiten bereits umsetzen, gleichzeitig jedoch extreme Angst und Schwierigkeiten damit haben. Sei geduldig. Sei tolerant. Sei freundlich. Und denke daran, dass es ein langer Weg sein kann. Es geht voran, auch wenn die Ziellinie möglicherweise noch ein ganzes Stück entfernt ist.

❖ „Ich hörte mir jeden Tag das Gejammer, ihre Ängste und Unruhe an. Es flossen viele Tränen. Jedes Mal erinnerte ich sie geduldig daran, warum sie auf diesem Weg ist, ich ermutigte und unterstützte sie. Ich musste die Stimme der Vernunft sein, denn während des Recoveryprozesses gab es so viel irrationale Angst. Verliere nicht die Beherrschung und sag ihr nicht einfach, sie soll ihre Sorgen vergessen und machen, was sie will.“

❖ „Viele Male wurde sie von der Angst überwältigt zuzunehmen, normalerweise an Tagen, an denen sie nicht ins Fitnessstudio ging. In Zeiten, in denen wir eigentlich Spaß haben sollten, fühlte sie sich schuldig und weinte, während wir aßen; ich nahm sie einfach in den Arm und hörte zu. Ich hörte ihr zu, wie sehr sie sich davor fürchtete, breiter zu werden. Auslöser waren Schuldgefühle, weil sie nicht trainierte, oder wenn sie auf der Waage sah, dass sie zugenommen hatte. Ich würde ihr sagen – ich würde ihr hoch und heilig schwören – dass sie es tun muss. Dass sie sich ausruhen muss. Sie brauchte ein Gegengewicht zu ihren Sorgen."

❖ „Die größte Herausforderung für einen Partner besteht darin, eine gesunde Beziehung aufrechtzuerhalten und gleichzeitig das kontrollierte Essen und den übermäßigen Sport nicht zu dulden. Es passiert leicht, um der Harmonie willen zu schweigen. Schweigen führt auf lange Sicht zu Unmut und Elend. Meiner Partnerin gegenüber ehrlich zu bleiben, hat gut funktioniert, wenn ich ihr zur Seite stehen und zeigen konnte, dass ich die Versuchungen und die Anziehungskraft der HA verstehe. Wir konnten dann langsam Änderungen an ihrem täglichen Essverhalten vornehmen. (Es ist meiner Meinung nach am wichtigsten, die täglichen Essgewohnheiten zu ändern und anzupassen). Ich brauchte auch Geduld. Veränderung geschieht langsam. Die Frau, die ich jetzt habe, ist viel liebevoller, aufmerksamer und kümmert sich mehr um andere Menschen, als sie es vorher getan hat. Wir haben ein wunderschönes Kind, und zu sehen, wie meine Frau aufblüht und eine so tolle Mutter wird, ist wirklich überwältigend. Meine Frau ist ein besserer Mensch, weil sie HA durchgemacht und überwunden hat. Ich danke Gott für HA und die Freunde und die Unterstützung, die sie erhalten hat, um davon zu genesen, und für die Person, die sie jetzt geworden ist."

Abschließende Gedanken für Partner

Das sind wahrscheinlich viel mehr Informationen, als du für nötig gehalten hast oder als du haben wolltest. Seien wir ehrlich, HA ist etwas, dessen sich viele von uns anfangs nicht einmal bewusst sind, das aber einen tiefgreifenden Einfluss auf unser Leben hat. Ich hoffe, die Autorinnen haben dir einen Einblick gegeben, was tatsächlich mit deiner Partnerin los ist und welche Rolle du in ihrer Recovery spielen kannst. Natürlich gibt es hier kein Patentrezept, sondern eher eine Reihe von Vorschlägen, wie du deine Partnerin bei der Wiederherstellung ihrer Gesundheit unterstützen kannst. Wir können nicht genug betonen, dass es sich um einen Prozess handelt, nicht um ein Ereignis. Ein Prozess, der, sobald er abgeschlossen ist, eure Beziehung für den Rest eures Lebens stärken und festigen wird.

— Jim Roberts, Ehemann einer HA-Genesenen

Für Menschen mit HA: Gedanken von deinem Partner oder deiner Partnerin

Nun zurück zu denjenigen, die tatsächlich von HA betroffen sind. Wir haben den Partnern der Betroffenen in Lisas Umfrage einige Fragen gestellt, die dich vielleicht interessieren. Die Umfrage war völlig anonym. Daher können wir sicher sein, dass die Antworten der Wahrheit entsprechen. Du hast möglicherweise Angst vor der Reaktion deines Partners auf deine nötigen Schritte zur Genesung. Wir hoffen, dass die Antworten dazu beitragen, deine Angst zu lindern und dich mehr darauf vertrauen lassen, dass deine Liebsten es wirklich ernst meinen, wenn sie dir Komplimente machen.

Do Ya Think I'm Sexy*?

Wenn sich Rod Stewart zu seiner Zeit über seine körperliche Anziehungskraft Gedanken gemacht hat, warum sollten wir das dann nicht auch tun, während wir uns von den Dingen trennen, von denen wir angenommen haben, dass sie uns attraktiv und sexy erscheinen lassen (Gewichtskontrolle und Sport)? In unserer Umfrage fragten wir: „Fandest du deine Partnerin mehr oder weniger attraktiv, als sie an Gewicht zulegte, um von HA zu recovern?" Diese Frage mag zwar oberflächlich klingen (und sie ist es auch), dennoch haben wir sie gestellt, weil dies eine häufige Sorge ist. Rational betrachtet wissen wir, dass unsere Attraktivität nicht von unserem Aussehen abhängt, aber unsere Kultur hat uns davon überzeugt, dass Größe X schön ist und alles, was größer ist, nicht; so verkorkst das auch ist. Jedenfalls waren die Antworten der Partner, denen wir diese Frage stellten, genau das, was wir erwartet hatten: Alle Umfrageteilnehmer wählten entweder „fand sie attraktiver" oder „die Frage ist lächerlich". Aber unsere Lieblingsantwort auf diese Frage war: „Meine eigentliche Antwort ist, dass ich sie genauso attraktiv finde wie vorher. Ernsthaft, warum gab es diese Antwortmöglichkeit nicht?" Die folgenden Kommentare stammen

---

*   Der Titel „Do Ya Think I'm Sexy?" wurde in Anspielung auf den Song https://noperiod.info/RodStewart nicht übersetzt und bedeutet auf Deutsch „Findest du mich sexy?"

von anderen, die ihre Gefühle bezüglich des Aussehens ihrer Partnerin während der HA-Recovery beschrieben haben:

❖ „Die (vielen) zusätzlichen Kilos fielen nicht auf und sorgten einfach für ein gesünderes Aussehen. Außerdem ist dies eine sexistische Frage, da Attraktivität nicht über das Aussehen definiert werden sollte. Ihre Persönlichkeit hat sich durch ihre Recovery von HA nicht verändert."

❖ „Sie ist attraktiver und hat meiner Meinung nach mehr Sinn für Humor."

❖ „Ich stehe auf Ärsche und mochte ihren größeren Po! Ihre Recovery hat sie dazu gebracht, einen Schritt zurückzutreten und zu erkennen, wie ungesund sie war, und sie hat dadurch eine bessere Denkweise bekommen."

❖ „Sie sah mit mehr Gewicht sooooooo viel besser aus. Das einzige Problem war, dass sie, sobald sie anfing, besser auszusehen, wieder abgenommen hat. So frustrierend!"

❖ „Sie hat eine Menge Gewicht verloren, als wir geheiratet haben. Ich war froh, als sie wieder zunahm."

Wir hoffen, du verstehst jetzt, worum es geht. Dein Partner/deine Partnerin macht sich *nicht* so viele Gedanken über deine Gewichtszunahme und dein Aussehen wie du. Er oder sie findet wirklich, dass du mindestens genauso gut aussiehst, wenn nicht sogar noch attraktiver.

Melli: Ich will nicht lügen: An manchen Tagen fällt es mir immer noch schwer, mein neues Ich im Spiegel zu sehen (das vergangene PMS-Wochenende, an dem ich mich so aufgebläht gefühlt habe, hat nicht gerade dabei geholfen!); aber ich merke langsam, dass ich etwas ganz anderes sehe als der Rest der Welt. Mein Mann und ich waren am Wochenende einkaufen und ich habe einen Mantel in einer Größe anprobiert, die für mich früher „groß" war – und bin fast ausgerastet, als er mir passte. Ich fing an zu schimpfen, wie demoralisierend das war, und mein netter, lieber, geduldiger, liebevoller Mann wurde tatsächlich wütend und ging weg. Das ließ mich innehalten. Ich entschuldigte mich dafür, dass ich so anstrengend war, und er sagte, er selbst sei nicht wütend, sondern „ich versuche nur, dich vor dir selbst zu schützen." Er kann nicht verstehen, was ich im Spiegel sehe und findet, wie viele unserer Partner, dass ich jetzt besser aussehe als vorher. Also... vertraut diesen weisen Menschen, denn sie sind so schlau (immerhin haben sie uns als Partnerinnen ausgewählt, nicht wahr?!), und sie lieben uns, auch wenn wir uns selbst gerade nicht mögen.

Weitere Aspekte der Recovery, die von unseren Partnern geschätzt werden

Nachdem du nun die vielen Zitate anderer Partner gelesen hast, fängst du vielleicht an, deinen Liebsten zu glauben, wenn du Komplimente erhältst. Und wie die meisten, die an unserer Umfrage teilgenommen haben, wird dein Partner wahrscheinlich auch zu schätzen wissen, dass du weniger Zeit im Fitnessstudio verbringst und weniger besessen vom Essen und Sport bist. Die anderen Veränderungen unserer Persönlichkeit, die oft mit der Lockerung unserer Regeln und Gewohnheiten einhergehen, werden ebenfalls wahrgenommen und wertgeschätzt. Während zum Beispiel unsere Fähigkeit, Zeitpläne, Routine und Ordnung aufrechtzuerhalten, oft bewundert wird, sind einige von uns HAlern bezüglich dieser Eigenschaften zu weit gegangen. Wir steigerten die Intensität des Ganzen – und die Struktur entwickelte sich zu starren Verhaltensweisen. Während der Recovery können wir diese starren Muster wieder etwas auflockern. Hier sind einige Worte unserer Partner darüber, was sie an diesen Aspekten der Recovery schätzen:

❖ „ALLES. Sie ist so ziemlich die Person, in die ich mich vor so langer Zeit (etwa 12 Jahren) verliebt habe. Sie scheint heute sogar ein besserer Mensch zu sein als damals, als ich sie kennenlernte; sie wirkt jetzt liebevoller und fürsorglicher auf mich und alle anderen Menschen in ihrem Leben, als sie es in den drei oder vier Jahre ihrer dunklen Tage war."

❖ „Sie ist glücklicher geworden und es macht mehr Spaß, mit ihr zusammen zu sein."

❖ „Ihre Vorstellung davon, was 'eine große Sache' ist, hat sich drastisch verändert. Es half ihr, all die anderen Dinge im Leben ins rechte Licht zu rücken. Sie wurde gelassener, was unserer Beziehung zugute kam."

❖ „Die sexuelle Anziehungskraft auf mich war besser, sie war so, wie damals, als wir uns das erste Mal trafen, bevor sie abgenommen hat. Ich glaube, sie ist netter geworden, wahrscheinlich weil sie nicht mehr ständig hungrig ist."

❖ „Die Lockerung ihrer 'Regeln' und die Rückkehr ihrer wahren Persönlichkeit."

❖ „Sie hatte mehr Energie und machte nicht mehr so viel Stress, wenn sie nicht ins Fitnessstudio ging oder über das, was sie gegessen hatte."

Aspekte, die Partner als frustrierend empfinden

Die Recovery ist kein Zuckerschlecken für uns, und dasselbe gilt auch für diejenigen, die uns dabei unterstützen. Ein Teil ihrer Verärgerung rührt von denselben Aspekten her, die auch uns verärgern; z. B., dass wir nicht wissen, wie lange der Prozess dauern wird. Und ja, es entsteht bei unserem Gegenüber auch eine gewisse Unzufriedenheit, wenn wir nicht dazu in der Lage sind, einige unserer HA-Gewohnheiten und -Tendenzen loszulassen. Was kannst du dagegen tun? Es ist hilfreich, sich dieser Probleme bewusst zu werden und sich vielleicht bewusst darum zu bemühen, anders zu reagieren oder zu handeln, jetzt, wo du weißt, wie diese Verhaltensweisen wahrgenommen werden.

Unbekanntes und Ungewissheit. Unsere Unterstützer und Unterstützerinnen würden uns gerne sagen können: „Wenn du X Kilo zunimmst, wird alles gut sein"; „In vier (oder fünf oder acht) Monaten wirst du wieder deine Periode haben"; und vor allem, wenn Kinder das Ziel sind, würden sie gerne sagen können: „Nächstes Jahr um diese Zeit bekommen wir ein Baby" – denn all das ist einfacher, wenn man weiß, dass es so klappt, wie man es sich erhofft. Leider weiß niemand von uns, was die Zukunft bringt, was für unsere Partner ebenso nervig sein kann wie für uns. (Wir sind jedoch zuversichtlich, dass unsere Statistiken über die Recovery und das, was du über das Schwangerwerden lesen wirst, dazu beitragen werden, dich hinsichtlich dieser offenen Fragen zu beruhigen.) Zu den geäußerten Frustrationen gehören:

❖ „Das Schwierige an HA ist, dass man nicht weiß, was die magische Zahl ist. Wenn sie zum Beispiel wüsste, dass sie genau 10 Kilo zunehmen muss, wäre das einfacher gewesen, denke ich. Aber nicht zu wissen, ob es 5 oder 10 oder 15 oder was auch immer sein werden, war wirklich schwierig. Zuerst versuchte sie, ganz langsam zuzunehmen. Erst als sie wirklich „all in" ging, begann sie, gesund zu werden. In Wirklichkeit war es nicht mehr viel Gewicht, was ihr fehlte, aber sie musste aufhören zu versuchen, es Kilo für Kilo zu kontrollieren, damit es funktionierte. Ich glaube, sie nahm oft ein paar Kilo zu, hörte auf und sagte: „Das ist wahrscheinlich genug; ich werde sehen, wie es läuft." Dann nahm sie wieder ein oder zwei Kilo zu und der Kreislauf begann von vorn. Es war schwer, diese Denkweise loszulassen, aber letztendlich war es notwendig, damit sie genesen konnte."

❖ „Ich wollte, dass die Recovery über Nacht eintritt. Ich habe eine Weile gebraucht, um zu akzeptieren, dass es ein Prozess ist."

❖ „Es war eine ängstliche Zeit voller Unsicherheit, ob die Gewichtszunahme zum Ziel führen würde. Die ständigen Fragen und Sorgen waren frustrierend, weil wir immer wieder die gleichen Gespräche führten."

Anhaltende HA-Tendenzen. Wie wir bereits erwähnt haben, lieben unsere Partner die neue Flexibilität und die Lockerung der Regeln in Bezug auf Essen und Bewegung, die oft mit der HA-Recovery einhergehen. Sie neigen dazu, sich zu ärgern, wenn wir manche dieser alten Gewohnheiten nur sehr schwer ablegen können – ein Grund mehr, „all in" zu gehen! Unsere Partner waren am meisten genervt von:

❖ „…wie schwer es mir fiel, zu verstehen, wie sie ihren Körper wahrnahm und, warum es ihr so schwer fiel, sich eine Gewichtszunahme zu erlauben. Ich bin zu 100 % mitfühlend, aber die Denkweise nicht zu verstehen, erschwerte es mir. Und ich war wütend auf unsere Gesellschaft, die ihr diese „Dünn-ist-gut"-Mentalität vermittelt hatte, mit der sie nun so kämpfte."

❖ „…sie sah die Recovery als Mittel zum Zweck – um schwanger zu werden. Die Recovery ging vorüber und war nicht für immer und ewig."

❖ „Ihre Kalorienzählerei. Zuerst wollte sie die App nicht weglegen, mit der sie ihre Kalorien zählte. Sobald die App weg war, war es einfach."

❖ „Sturheit bei der Auswahl von Lebensmitteln und mangelnde Bereitschaft, etwas Neues auszuprobieren."

❖ „Die Schwierigkeit, ihre Essgewohnheiten zu ändern, woran sich nicht wirklich etwas änderte, bis sie schwanger wurde."

Negatives Selbstbild und geringes Selbstwertgefühl. Unsere Partner haben sich in uns als ganze Menschen verliebt, nicht nur darin, wie wir aussehen/aussahen. Sie konzentrieren sich auch viel mehr darauf, wer wir als Menschen sind, als auf unser Aussehen – warum können wir unseren Fokus nicht auch darauf verlagern? Egal, wie sehr sich dein Körper verändert oder wie wenig du dich bewegst, du bist immer noch der Mensch, den dein Partner, deine Familie und deine Freunde lieben. Tu also dein Bestes, um dich selbst so sehr zu lieben, wie sie es tun. Es ärgert unsere Liebsten maßlos, wenn wir uns darauf fixieren, wie schlecht wir unserer Meinung nach aussehen, anstatt all die positiven Seiten an uns zu wahrzunehmen, die sie an uns schätzen. Wir haben deinen Liebsten geraten, dass es nicht hilfreich ist, deine Gefühle zu entkräften, indem sie dir unterstellen, dass sie albern oder irrational seien. Genauso, wie es sich für uns anfühlt, wenn unsere Gefühle nicht ernst genommen werden, fühlen unsere Gegenüber sich, wenn wir ihre Komplimente abtun und ihnen keinen Glauben schenken. Partnerinnen und Partner störten sich beispielsweise an folgendem:

- ❖ „Sie glaubte mir nicht wirklich, wie ich ihren Körper wahrnehme oder wie ich ihn mit meinen Augen sehe. Außerdem: Die mediale Bestärkung von Prominenten, die eindeutig an HA leiden, aber scheinbar „gesund" und „fruchtbar" sind. Photoshop ist des Teufels!"
- ❖ „Wie hart sie zu sich selbst war. Wie sie immer dachte, sie sei „fett" (und dass es „schlecht" sei, zuzunehmen) und wie sehr sie Angst davor hatte, ihre Bauchmuskeln und ihren Muskeltonus zu verlieren."
- ❖ „Das anfängliche Unvermögen, mir zu glauben oder zu vertrauen, wenn ich sagte, dass es mir egal sei, wenn sie Gewicht zunimmt."
- ❖ „Dass sie meine Komplimente nicht annahm oder sich selbst herabsetzte."
- ❖ „Ihre Besorgnis darüber, was andere Leute über ihren Körper denken würden. Sie hat nie an sich selbst geglaubt."

Beziehungssorgen. Schließlich sind unsere Partner und Partnerinnen, auch wenn wir vielleicht das Gegenteil denken, an ihrer Beziehung zu uns interessiert und legen Wert darauf, diese zu erhalten. Bei all dem ist es wichtiger denn je, als Paar zusammenzuhalten, vor allem, wenn du hoffst, schwanger zu werden. Denk daran, dass dein Partner oder deine Partnerin wahrscheinlich gut darin ist, seine oder ihre Gefühle zu verbergen, und vielleicht nicht weiß, wie er oder sie dir seine oder ihre Gefühle mitteilen soll. In einem Kommentar heißt es: „Mach dir klar, dass dein Partner so ziemlich jede Emotion, jeden Herzschmerz und jede Enttäuschung auf dem Weg zu einem Baby genauso empfindet wie du selbst." Besonders im Hinblick auf den Kinderwunsch wurde angemerkt: „Unfruchtbarkeit kann auch für Männer hart sein, obwohl wir es leichter haben als die Frauen. Ich glaube nicht, dass man irgendetwas tun muss, außer anzuerkennen, dass wir auch leiden." Eine tolle Anregung war:

- ❖ „Versuche mit deinem Partner oder deiner Partnerin darüber zu kommunizieren, wie er oder sie dich unterstützen kann. Erkläre behutsam, wenn Unterstützungsversuche nicht funktionieren und nicht hilfreich sind."

Abschließende Gedanken

Warum sind wir so unfähig, uns selbst zu lieben und zu akzeptieren? Warum sollte die Gesellschaft den Standard vorgeben, den wir einhalten müssen, um liebenswert zu sein? Und warum vergleichen wir uns weiterhin, anstatt die Wahrheiten derer zu respektieren und anzuerkennen, die uns lieben? Diese Haltungen rauben uns die Freude und die Fähigkeit zur Selbstliebe. Wir bestehlen nicht nur uns selbst, sondern auch unsere Partner oder Partnerinnen. Diese wunderbaren Menschen lieben uns wirklich über das Körperliche und unser Können, über das Sichtbare hinaus. Jetzt ist es an der Zeit, dass wir dasselbe tun: uns selbst lieben und wertschätzen.

16
Immer noch keine Periode?!

DA HAST DU ES : Du hast den HA-Recoveryplan befolgt, du fühlst dich „normal" (vielleicht sogar gesund und glücklich), du isst, entspannst dich und nimmst am Leben teil. Aber trotz alledem hat sich die Periode noch nicht blicken lassen. Vielleicht bekommst du Gedanken in die Richtung: „Dieser Recoveryplan bringt nichts! Alles was passiert ist, ist, dass ich nun dicker, außer Form und immer noch unfruchtbar bin."

WARTE! Bevor du einen Marathon läufst, gib dir noch ein wenig Zeit. Es ist noch nicht alles verloren. Du bist auf dem richtigen Weg.

Der HA-Recoveryplan funktioniert. Aber warum hat er es bei dir nicht? Wo ist dein monatlicher Besuch? Es gibt ein paar Möglichkeiten, warum sich „da unten" noch nichts tut, auf die wir im Folgenden genauer eingehen werden. Aber bevor wir das tun und bevor du dieses Buch als deine neue Fußbank benutzt, lass uns die Situation eingehender betrachten. Wir sind bereit dazu, mit dir darum zu wetten, dass sich mehr tut, als dir vielleicht bewusst ist.

Signale der Recovery

Nimm dir einen Moment Zeit, um über deinen Körper nachzudenken. Hast du mehr Zervixschleim bemerkt? Sind deine Brüste größer geworden oder spannen sie manchmal? Ist dein Haar voller? Hast du viel eher Lust dazu, mit deinem Partner oder deiner Partnerin ins Bett zu hüpfen? All dies sind Anzeichen dafür, dass sich dein Körper auf das große Ereignis vorbereitet. Ehe du dich versiehst, bist du bereit, die vertraute Tampon-Schachtel hervorzuholen und abzustauben (oder vielleicht über eine Menstruationstasse nachzudenken, um die Umwelt zu schonen).

Neben den körperlichen Anzeichen gibt es noch einige andere Möglichkeiten, um deinen Fortschritt abzuchecken. Die erste besteht darin, deinen Arzt oder deine Ärztin aufzusuchen und eine Blutuntersuchung durchführen zu lassen. Ärzte überprüfen häufig den Östrogenspiegel (E_2), aber wir stellen fest, dass sich der E_2- (oder FSH-Spiegel) nach der Recovery im Allgemeinen nicht stark verändert. Also sei bitte nicht entmutigt, falls dein E_2-Wert sich kaum vom Fleck gerührt hat. In Übereinstimmung damit lag der durchschnittliche E_2-Wert bei unseren Umfrageteilnehmerinnen zum Zeitpunkt der HA bei 19 pg/ml (70 pmol/L) und erhöhte sich bis zum Zeitpunkt nach der Recovery nur auf 22 pg/ml (81 pmol/L). LH scheint ein besserer Indikator dafür zu sein, wie gut dein Körper auf die von dir vorgenommenen Veränderungen reagiert, und steigt oft während der HA-Recovery an.

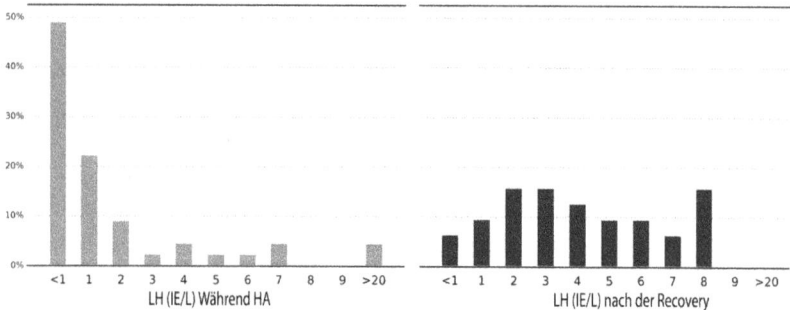

LH während und nach der HA. (*Links*) LH-Werte zu dem Zeitpunkt, als bei den Befragten HA diagnostiziert wurde (40 Frauen). Die LH-Werte lagen bei 69 % unserer Umfrageteilnehmerinnen unter 2 IE/L (der Normalbereich liegt bei 2–12 IE/L). (*Rechts*) LH-Ergebnisse nach der Arbeit hin zur Recovery; hier hatten nur 9 % einen LH-Wert von weniger als 2 IE/L.

Der durchschnittliche LH-Wert unserer Umfrageteilnehmerinnen, die dazu Angaben machten, stieg von 1,0 IE/L während der HA auf 3,1 (mehr als das Dreifache!) nach der Recovery. Der LH-Wert steigt, weil dein Hypothalamus wieder zu arbeiten beginnt und GnRH-Impulse aussendet. Ein höherer LH-Spiegel ist ein hervorragendes Zeichen dafür, dass dein Reproduktionssystem langsam erwacht.

Eine weitere Möglichkeit, ein Gefühl für den Fortschritt deiner Recovery zu bekommen, ist die Durchführung einer Provera-Challenge. Vielleicht hast du dies bereits bei der Erstdiagnose versucht; du nimmst Provera (oder ein anderes Progesteron-Äquivalent) fünf bis zehn Tage lang ein und wartest dann ab, ob du eine Blutung bekommst. Die meisten sprechen darauf nicht an, solange die HA in vollem Gange ist. Wenn du die Provera-Challenge jedoch erneut versuchst, nachdem du deinen Lebensstil geändert hast, und du tatsächlich blutest, bedeutet dies, dass die Gebärmutterschleimhaut genug Östrogen erhalten hat, um auf mindestens 4 mm zu wachsen. Eine Blutung als Reaktion auf Provera ist ein großer Schritt in die richtige Richtung und ein gutes Zeichen dafür, dass du entweder bald wieder deinen natürlichen Zyklus haben oder gut auf Fruchtbarkeits-Behandlungen ansprechen wirst.

Zeit und Geduld

Leslie: Das ist ein wirklich harter Kampf, den wir alle führen, und wenn man das Gefühl hat, dass man alles gibt und keine Ergebnisse sieht, dann macht es das noch schwieriger. Hast du wirklich mit jeder Art von Sport aufgehört? Ich schwöre, dass dies bei den meisten mit HA zu den besten Ergebnissen zu führen scheint. Kopf hoch und kämpfe weiter, denn du wirst HA besiegen. Es kann ein paar Kilos mehr oder mehr Zeit brauchen, aber du wirst es schaffen.

Wenn du den HA-Recoveryplan mehrere Monate lang befolgt hast und immer noch sehnsüchtig auf den ersten Blutstropfen wartest, kann die Versuchung groß sein, aufzugeben. Du könntest dir denken, dass dieser Plan, wenn er bis jetzt nicht funktioniert hat, auch nie funktionieren wird, also solltest du vielleicht lieber einfach zu deinen alten Gewohnheiten zurückkehren. Doch das ist sicherlich nicht hilfreich. Es ist unglaublich schwierig, während dieses Prozesses geduldig zu sein, aber unsere Körper können nicht über Nacht heilen. Überleg einmal, wie lange du deinen Körper vernachlässigt hast, wie wenig Kalorien du gegessen hast, wie intensiv du trainiert hast und/oder wie hoch dein Stresspegel war. Es wird ganz sicher nicht genauso lange bis zu deiner Recovery dauern (unser Körper ist unglaublich widerstandsfähig), andererseits gibt es auch vieles, was dein Körper reparieren muss. Geduld ist eine wichtige Voraussetzung dafür.

Stell dir die Recovery von HA wie die Recovery von einer größeren Operation oder einem Unfall vor: Du wirst kleine Veränderungen bemerken, während dein Körper heilt, aber die vollständige Recovery kann oft länger dauern, als du erwartest oder es dir erhoffst. Dein Körper braucht Zeit, Nährstoffe und Ruhe, um sich geistig und körperlich zu erholen. Wie wir bereits erwähnt haben, hatten 60% unserer Umfrageteilnehmerinnen innerhalb von sechs Monaten nach Beginn des Recoveryprozesses einen Eisprung. Das war, bevor wir die Grundsätze für „all in" genau erklärt haben. Diese sechs Monate kommen einem wie eine Ewigkeit vor, wenn man (am liebsten gestern) seine Periode zurückhaben will. Aber im Großen und Ganzen sind sechs Monate eine kleine Investition im Vergleich zu dem, was du gewinnen wirst, wenn du dich rundum wohl fühlst, deine Periode bekommst (und wenn du möchtest, schwanger wirst). Das ist kein Verlust. Vielleicht hast du die sechs Monate überschritten und hast deinen Zyklus immer noch nicht. Dann kannst du im Rest dieses Kapitels erfahren, wie du sicherstellen kannst, dass du alles dir Mögliche tust, um ein Ei in deine Eileiter zu locken. Außerdem geht es darum, welche Schritte du als nächstes unternehmen kannst, wenn du mit deiner Geduld am Ende bist. Vielleicht ermutigt dich das Folgende: Von den Teilnehmerinnen unserer Umfrage, die ihren natürlichen Zyklus wiederhergestellt haben, taten 86% dies innerhalb eines Jahres, nachdem sie begonnen hatten an ihrer Recovery zu arbeiten, obwohl viele nicht die ganze Zeit über „all in" waren. Die Gesamtzeit bis zur Recovery wäre wahrscheinlich kürzer, wenn die Frauen von Anfang an „all in" gegangen wären.

> **Meg:** Ich hatte vier Jahre lang an meiner Recovery „gearbeitet", bevor ich auf natürliche Weise zu bluten begann. Bevor ich das Forum fand, hatte ich nur bis zu einem BMI von 19,5 zugenommen, weil das laut meiner Ärzte mein optimales Gewicht war. Nachdem ich so weit gekommen war, ohne meine Periode zu bekommen, sagten sie, dass es so aussähe, als wäre mein Gewicht nicht das Problem und dass es an der Uni liegen müsse, am Stress, bla, bla, bla. Aber dann habe ich mein Studium abgeschlossen und geheiratet und war so viel weniger gestresst. Und immer noch keine Periode. Dann habe ich das Forum gefunden und ihr alle habt mich davon überzeugt, dass ich sehen sollte, was mit ein bisschen mehr Gewicht passiert. Das hat geholfen, obwohl es einige Zeit gedauert hat. Ich glaube, ich habe etwa zu dem Zeitpunkt zugenommen, als ich anfing, Beiträge zu schreiben, also ungefähr sechs Monate lang *wirkliche* Recovery, bevor ich meinen Eisprung hatte.

> **Amanda M:** Ich bin 35 und die Zeit ist nicht auf meiner Seite, also begann ich mit der Fruchtbarkeitsbehandlung, während ich zunahm und mich ausruhte. Zwischen November 2013 und Mai 2014 habe ich zwei

Zyklen Clomifen und vier Zyklen Injektionen gemacht; dann wollte mein RE einen chirurgischen Eingriff vornehmen, weil um meinen rechten Eierstock herum Flüssigkeit gefunden wurde. Ich war SO deprimiert und frustriert!!! Aber ich hatte keine Wahl, also lehnte ich mich zurück und wartete.

Nun, anscheinend tut es dem Körper gut, wenn man sich ausruht, denn etwa einen Monat später bekam ich meine erste natürliche Periode seit 10 Jahren!! Ich war schockiert... ich bin es immer noch. Ehrlich gesagt dachte ich, es würde nie passieren. Ich vertraute auf den Prozess des Zunehmens und der Ruhe und ich wusste, dass es funktionieren kann. Aber manchmal zweifelte ich daran, ob es bei MIR funktionieren würde. Aber es hat funktioniert. Ich habe meinen Körper schließlich so weit gebracht, dass er mir wieder vertraut. Es dauerte drei bis vier Monate, in denen ich zunahm, und etwa weitere sechs Monate lang, in denen ich auf dem höheren Gewicht blieb. Ich habe insgesamt etwa 10 kg zugenommen.

Jetzt, da ich meine Periode wieder habe und über meine Reise bis zu diesem Punkt nachdenken kann, stelle ich fest, dass mein Körper sogar schlauer ist, als ich dachte. Ich hatte es so eilig, schwanger zu werden, zum einen, weil ich ein Baby will, zum anderen aber auch, weil ich wollte, dass dieser ganze unangenehme Prozess so schnell wie möglich vorbei geht. Aber mein Körper wusste, dass ich noch viel zu lernen hatte, und so ließ er sich Zeit mit der Heilung, damit mein Verstand aufholen konnte. Versteh mich nicht falsch – ich bin immer noch nicht ganz fertig. Aber ich habe einen neuen Respekt und eine neue Wertschätzung für meinen Körper und seine Fähigkeit, sich zu heilen, entwickelt. Ich werde ihn nie wieder so missbrauchen, wie ich es so viele Jahre lang getan habe. Ich habe gelernt, so viele Annehmlichkeiten des Lebens zu schätzen: von kleinen Dingen wie Ausschlafen am Wochenende (statt um 5 Uhr morgens aufzuwachen, um mein zweistündiges Workout in meinem Tagesplan unterzubekommen) bis hin zu größeren, wichtigeren Dingen wie mehr Zeit für Freunde und Familie zu haben und diese Zeit optimal zu nutzen, anstatt ständig gereizt und müde zu sein, weil ich zu wenig gegessen und zu viel Sport gemacht habe.

Die nächste Frage, die du dir stellen solltest, wenn du deinen Zyklus noch nicht wiedererlangt hast, lautet: Bist du wirklich „all in" gegangen und hast dich vollkommen auf den HA-Recoveryplan eingelassen? Wenn nicht, ist das wahrscheinlich der Grund, warum du noch keine Ergebnisse siehst.

Auf keinen Fall ist es einfach, „all in" zu gehen. In Wirklichkeit ist es sogar so, dass du zwar manchmal glaubst, dass du „all in" bist, aber du setzt dir immer noch Grenzen und Einschränkungen, die eine Recovery verhindern könnten. Schaue die Kapitel 8 und 12 noch einmal durch, lies unsere Empfehlungen und frage dich, ob du wirklich das tust, was wir vorschlagen. Treibst du noch Sport? Wenn ja, was machst du? Läufst du mehrmals pro Woche (das wird nicht helfen) oder machst du ein paar langsame Spaziergänge (die dich viel eher zur Recovery führen)? Denk über deinen BMI und/oder dein Gewicht nach – hast du dir eine Grenze gesetzt, die du nicht überschreiten willst? Jeder Mensch hat ein anderes Gewicht oder einen anderen Set-Point (der Sollwertbereich, siehe auch Kapitel 10), und wenn du deinem Körper nicht erlaubst, dieses Ziel zu erreichen, ohne dass du dich einmischst, ist die Wahrscheinlichkeit geringer, dass du die Recovery schaffst. Und wie sieht es mit dem Essen aus? Kontrollierst du immer noch, was in deinen Mund kommt? Gibt es Lebensmittel, die du nicht isst, weil sie „ungesund" sind, und schränkst du dadurch (vielleicht auch ungewollt) deine Kalorienzufuhr ein? Isst du dich immer noch an Obst und Gemüse satt? Wenn du eine oder alle diese Fragen mit „Ja" beantworten kannst, ist dies ein guter Zeitpunkt, um sich genau anzuschauen, was deine Prioritäten sind und wie sehr du deine Ziele erreichen willst. Bist du bereit, einige Unannehmlichkeiten in Kauf zu nehmen, um dafür die Früchte zu ernten? Wir ermutigen dich, weiterzumachen, da du nun besser weißt, welche Arbeit zu tun ist.

> *Tara R*: Halte durch! Du schaffst das! Eines Tages wird es sich lohnen. Dieses Mal ist das dritte Mal, dass ich dachte, ich hätte einen Eisprung gehabt und eine Woche später (nachdem meine Hoffnungen immer größer wurden) stellte ich fest, dass ich in Wahrheit gar keinen Eisprung hatte. Ich dachte mir: „Ich kann so nicht weitermachen. Ich kann mich nicht jeden Tag bis zum Verrücktwerden vollstopfen, jeglichen Sport aufgeben, den ich liebe, mich in all meiner Kleidung schrecklich fühlen und IMMER NOCH keinen Eisprung haben. Ich kann nicht, ich kann nicht, ich kann nicht!" Aber wenn ich lese, dass andere Menschen genauso hart kämpfen, werde ich mir bewusst, dass ich nicht allein bin. Wir schaffen das!! Wir müssen nur konzentriert und geduldig bleiben und uns daran erinnern, wie viele Dinge wir, abgesehen von allem rund um die Recovery, haben, die uns Spaß machen. Ich habe vor, mir weiterhin witzige Ideen zu überlegen, wie ich meinen Kopf anderweitig beschäftigen kann (letzte Woche habe ich einen Kurs zur Schmuckherstellung besucht). (*Tara wurde auf natürliche Weise schwanger, weniger als einen Monat später.*)

Stress

Steph: Ich begann im November 2011 damit, zu versuchen, meine Recovery von HA anzugehen. Als meine Periode im Februar 2012 immer noch ausblieb, hatte ich die Nase gestrichen voll. (Ja, ich bin nicht der geduldigste Mensch der Welt.) Erst im Februar 2012 bin ich tatsächlich „all in" gegangen. Aber zwischen der Feststellung, dass ich HA habe, der Erkenntnis, dass ich einige Dinge in meinem Leben verändern muss, und der ausbleibenden Schwangerschaft war ich traurig, wütend, aufgebracht und gestresst. Alle sagen: „Man muss sich einfach nur entspannen, dann wird man schwanger." Zu mir sagten sie das Gleiche. Warum sagen die Leute sowas?! Wie soll man sich entspannen, wenn man sich so sehr danach sehnt, ein Baby zu bekommen und alles dafür tut, aber nichts passiert? Naja, es stimmt, dass sich Stress darauf auswirkt, wie gut du genesen kannst, und zwar nicht nur psychologischer Stress, wie wir ihn uns normalerweise vorstellen, sondern auch körperlicher Stress (z. B. durch Bewegung). Wenn du also wirklich alle Ernährungs- und Bewegungsempfehlungen umgesetzt hast und trotzdem keine Veränderungen hinsichtlich deiner Fruchtbarkeit feststellst, kann es sein, dass Stress die Hürde ist, die du überwinden musst.

Vielleicht hast du schon davon gehört, dass bei manchen die Periode in stressigen Monaten ausblieb und dann wieder einsetzte, als sich die Lage beruhigt hatte, oder davon, dass manche nach vielen vergeblichen Versuchen letztendlich im Urlaub schwanger wurden. Warum hören wir diese Geschichten? Es geht nicht darum, sich über dich lustig zu machen; solche Geschichten kommen tatsächlich vor und zeigen, wie sich die Verringerung des Stresses darauf auswirken kann, wie schnell du recoverst.

Das ist ja alles schön und gut, aber dann stellt sich natürlich die Frage: Wie soll man während man diesen schwierigen Prozess durchmacht, auch noch Stress abbauen? Es gibt eine ganze Reihe von Möglichkeiten, die sich bei anderen bewährt haben und die auch für dich hilfreich sein könnten. Zugegeben, diese Vorschläge lösen vielleicht nicht alle Probleme mit Stress, aber sie können sich auf deine Fähigkeit auswirken, auf gesunde Weise damit umzugehen. Wir haben bereits erwähnt, dass manche im Urlaub schwanger werden; eine Auszeit von all deinen alltäglichen Verpflichtungen (und die Lockerung deiner restriktiven Essgewohnheiten und deines Sportprogramms) passt perfekt in den HA-Recoveryplan. Denk über andere Möglichkeiten nach, wie du die Stressoren in deinem Leben reduzieren kannst: Wenn du in deinem Job unter Druck stehst, könntest du in Betracht ziehen, Grenzen zu setzen bzgl. wann und wo du arbeitest, und dir Zeit für dich selbst nehmen, egal ob du zu Hause oder im Büro bist. Wenn es deine Umstände zulassen, solltest du vielleicht eine neue Stelle oder einen Berufswechsel in Erwägung ziehen. Wenn die Familie dir ständig Sorgen bereitet, überlege dir gemeinsam mit deinem Partner oder deiner Partnerin bzw. einem Freund oder einer Freundin Strategien, wie du diese Ängste oder andere unangenehme Gefühle abbauen kannst.

Eine weitere Option besteht darin, sich eine Pause von der ständigen Fokussierung auf deine Periode zu gönnen. Das bedeutet nicht, dass du aufhören sollst, den Recoveryplan zu befolgen, sondern dass du nach zusätzlichen anderen Aktivitäten Ausschau halten solltest, mit denen du deine Zeit vertreiben und deine Gedanken beschäftigen kannst. Zu den weiteren Möglichkeiten Stress abzubauen, zählten die Teilnehmerinnen unserer Umfrage Gebete, Meditation, Zeit mit der Familie und mit Freunden, Lesen, Kochen oder Backen sowie sich online Unterstützung zu suchen oder eine Akupunkturbehandlung.

Akupunktur wird tatsächlich ziemlich oft als Vorschlag zur Reduktion von Stress und zur Wiederherstellung der Periode genannt. Eine Akupunktur-behandlung kann eine gute Möglichkeit sein, sich zu entspannen und Stress abzubauen (aber wir konnten nicht feststellen, dass Akupunktur und Kräuter den Recoveryplan ersetzen können).

> *Steph*: Mir persönlich hat die Akupunktur gut gefallen. Ich habe die Zeit währenddessen damit verbracht, mir mein zukünftiges Kind vorzustellen und mit ihm zu sprechen. Ich fühlte mich spirituell und verbunden. Ob ich glaube, dass das der Grund dafür ist, dass ich heute ein Baby habe? Nein. Aber es hat meinem geistigen Wohlbefinden geholfen.

Wenn du glaubst, dass dir eine Akupunkturbehandlung helfen könnte, dann probiere es aus. Allerdings solltest du dir darüber im Klaren sein, dass Akupunktur allein, ohne Änderungen deiner Lebensgewohnheiten, wahrscheinlich nicht zur Wiedererlangung des Zyklus führen wird. Wenn du jedoch bereits Zeit und Mühe in deine Recovery investiert hast, könnte die Akupunktur beim letzten Schritt, dem Stressabbau, hilfreich sein.

> *Lauren*: Ich glaube nicht, dass die Akupunktur der Grund dafür ist, dass ich dieses Mal meine Periode hatte. Ich denke, es war, dass ich mehr gegessen und weniger Sport getrieben habe. Aber ich denke, dass die Akupunktur (alle zwei Wochen), zusätzlich zu Acetyl-L-Carnitin (Nahrungs-ergänzungsmittel) und mehr Schlaf, meine Lebensstiländerungen unterstützt hat und bei mir vielleicht bewirkt hat, dass ich meinen Zyklus

früher bekommen habe, als ich es sonst getan hätte. Viele Frauen sind auch ohne Akupunktur recovered, es ist also nicht zwingend notwendig – ich würde dein Erspartes nicht dafür ausgeben, wenn du es dir nicht leisten kannst. Mach einfach so weiter wie bisher!

Bist du an weiterer Unterstützung und der Erweiterung deiner Recovery-Tools interessiert? Studien haben gezeigt, dass sowohl die kognitive Verhaltenstherapie (KVT) als auch Hypnose, insbesondere bei Personen mit einem gesunden BMI (im Allgemeinen 22 oder höher), bei der der Wiederherstellung des Zyklus helfen können. In der bereits erwähnten Studie, in der eine KVT zur Behandlung von HA untersucht wurde, bekamen sieben von acht Personen der KVT-Gruppe, im Vergleich zu zwei von acht Personen der Kontrollgruppe, ihren Eisprung wieder[1].Auch in der Studie, in der Hypnose zur Behandlung von HA eingesetzt wurde, kam es nach einer einzigen Sitzung bei 9 von 12 Teilnehmerinnen innerhalb von 12 Wochen nach der Behandlung zu mindestens einem Eisprung[2]. Die Studie enthält eine detaillierte Beschreibung der angewandten Methode, sodass ein kompetenter Hypnoseexperte in der Lage sein sollte, die Behandlung wirksam zu wiederholen. Schließlich haben einige HA-Patientinnen ihren Zyklus wiedererlangt, nachdem sie mit der Einnahme von verschreibungspflichtigen Medikamenten gegen Angstzustände begonnen hatten. Wenn im Gehirn die Nervenbahn aktiviert ist, die Stress wahrnimmt, kann dies dazu führen, dass der Hypothalamus unabhängig von der Energiebilanz abgeschaltet wird und die Wiederherstellung eines natürlichen Zyklus behindert[3]. In einer Studie an Affen wurde nachgewiesen, dass Östrogen und Progesteron bei „stressempfindlichen" Tieren nach einer Behandlung mit Citalopram auf ein normales Niveau ansteigen[4] (wahrscheinlich aufgrund eines Anstiegs des LH[5]). Es gibt einige Bedenken hinsichtlich der Einnahme dieser Medikamente während einer Schwangerschaft. Informiere daher deinen Arzt oder deine Ärztin, wenn du versuchst, schwanger zu werden; in diesem Fall ist ein anderer Weg möglicherweise die bessere Wahl.

Leah: Ich habe gerade meine Periode bekommen, eine richtige Periode mit starkem Ausfluss und Krämpfen. Die erste richtige seit HA!! Als ich darüber nachdachte, warum ich nach all der Zeit mit HA plötzlich meine Periode bekam, wurde mir klar, dass meine Ärztin vor ein paar Wochen meine Effexor-Dosis deutlich gesteigert hatte. Sie meinte, dass diese höher sein müsse, um bei Angstzuständen wirksam zu sein. *(Leahs Zyklen setzten ein paar Wochen nach Erhöhung ihrer Dosis an Antidepressiva wieder ein,*

25 Monate nach dem Abstillen, 52 Monate nach der Entbindung. Seitdem sind sie regelmäßig.)

Anna F: Ich bin seit einiger Zeit immer mal wieder in diesem Forum und ich habe schon seit einiger Zeit Osteoporose, aber ich hatte es trotzdem noch nicht kapiert! Ich war schon immer zierlich und musste auch jetzt gar nicht so viel zunehmen. Stattdessen musste ich aufhören, Salat zu essen und dafür stärkehaltige Kohlenhydrate und Fette zu mir nehmen, um meinem Körper echten Brennstoff zu geben. Außerdem musste ich ernsthaft etwas gegen meine Ängste unternehmen; wenn du unter Ängsten leidest, solltest du wissen, dass sich das auch auf die Wiederherstellung deines Zyklus auswirken kann, und zwar nicht auf eine gute Art. Damals dachte ich immer: „Naja, mein HA ist anders. Ich treibe nie Sport und denke, dass Laufen nur dann sinnvoll ist, wenn ich gejagt werde" – ich kann gar nicht beschreiben, wie es sich angefühlt hat, meine Periode zum ersten Mal zu bekommen, und das von ganz allein. Wir machen uns so viele Gedanken über die kleinen Dinge, die wir nicht kontrollieren können, und am Ende ist das gar nicht so wichtig. Wenn mich jemand daran erinnern könnte, wenn ich das nächste Mal einen Wutanfall bekomme, wäre das großartig. *(Anna hat mehr als fünf Jahre lang an ihrer Recovery gearbeitet, von Mai 2008 bis Dezember 2013. Es war ein langsamer Prozess und am Ende brauchte Anna Medikamente gegen Angstzustände und Clomifen, um ihren Zyklus wiederzubekommen. Im Dezember 2013 bekam sie ihre Periode und wurde im vierten Zyklus danach schwanger. Ihre Zyklus kehrten acht Wochen nach dem Abstillen zurück.)*

Ergänzungen zur Recovery

Manche beginnen zu zweifeln, wenn sie seit gut sechs Monaten „all in" sind und immer noch keine Periode haben. Je nachdem, wie sehr du dich unter Druck gesetzt fühlst, deinen Zyklus aus gesundheitlichen Gründen wiederherzustellen, kannst du noch etwas abwarten (und dir vielleicht Unterstützung von anderen, die sich in einer ähnlichen Situation befinden, suchen) oder dich nach anderen Möglichkeiten erkundigen, um dem Eisprung eine Starthilfe zu geben. Dazu gehören einige Ideen, die wir bereits erwähnt haben: KVT, Hypnose und Medikamente gegen Angstzustände. Es gibt auch Nahrungsergänzungsmittel und Lebensmittel, die nachweislich die Wiedergewinnung des Zyklus unterstützen: Acetyl-L-Carnitin (kurz ALC, welches aus den beiden Aminosäuren Lysin und Methionin hergestellt wird und wichtig für die Fettverarbeitung und

Energiegewinnung ist), geschrotete Leinsamen und Soja-Isoflavone. Wir werden auf diese Ergänzungen zur Ernährung im Folgenden genauer eingehen.

Es gibt auch eine Vielzahl von Nahrungsergänzungsmitteln, die von anderen Therapeuten oder im Internet empfohlen werden, die entweder nicht zur Recovery beitragen oder sogar schädlich sein können, wie z. B. Vitex.

Die Nahrungsergänzungsmittel, für die es Belege für die Recovery der HA gibt, werden im Folgenden beschrieben. Für andere Nahrungsergänzungsmittel gibt es keine spezifischen Beweise für einen Nutzen zur Wiedererlangung einer ausbleibenden Periode, und sie sind wahrscheinlich nicht empfehlenswert. Dies gilt insbesondere für Präparate, die mit mehreren Inhaltsstoffen das „hormonelle Gleichgewicht" wiederherstellen sollen. Oft sind diese Präparate so dosiert, dass ihre Wirksamkeit unwahrscheinlich ist, es gibt keine Studien über die Wechselwirkungen zwischen den Inhaltsstoffen, und die Mechanismen haben nichts mit HA zu tun.

Es ist auch wichtig, darauf hinzuweisen, dass viele Ärzte Antibabypillen, Hormonersatztherapien oder Utrogest/Provera/Duphaston vorschlagen, um den Zyklus wieder „in Gang zu bringen". Unserer Erfahrung nach funktionieren diese nicht. Alle drei liefern Östrogen- oder Progesteronspiegel, die die FSH- und LH-Produktion der Hypophyse unterdrücken. Nach dem Absetzen der Medikamente kommt es zu einem leichten Anstieg des FSH- und LH-Spiegels, der möglicherweise ausreicht, um den Follikelwachstumsprozess zu starten[6]. Da dies jedoch nur selten funktioniert, gehen wir davon aus, dass dieser Wiederanstieg sehr kurzlebig ist oder nicht hoch genug ist, um den Follikelwachstumsprozess tatsächlich in Gang zu setzen und aufrechtzuerhalten. Es gibt keine uns bekannten Hinweise darauf, dass die Menstruation nach Einnahme der Pille, einer Hormonersatztherapie oder Provera bei einer Patientin mit HA einsetzt. Die im Folgenden beschriebenen medizinischen Optionen funktionieren anders und führen nachweislich zu anhaltenden Menstruationszyklen.

Helfen Nahrungsergänzungsmittel nicht, wären Arzneimittel, die dir dein Arzt oder deine Ärztin verschreibt, der nächste Schritt. Wenn eine Schwangerschaft im Moment nicht das Ziel ist, sind orale Fruchtbarkeitsmedikamente zusammen mit einigen anderen Medikamenten, die auf verschiedene Mechanismen der hormonellen Signalweitergabe abzielen, eine Möglichkeit zur Wiederherstellung des Zyklus, wie wir weiter unten erläutern werden. Bitte beachte, dass diese Optionen nur *zusätzlich* zum HA-Recoveryplan eingesetzt werden sollten. In anderen Worten: nur dann, wenn dein Zyklus mit ausreichender Nahrungsaufnahme, weniger Sport und Stressabbau (plus Zeit) nicht wieder in Gang gekommen ist. Diese Medikamente sind kein Ersatz für Nahrungsaufnahme und Erholung. Außerdem solltest du, *bevor du mit der Einnahme von Medikamenten oder Nahrungsergänzungsmitteln beginnst*, deinen Arzt oder deine Ärztin konsultieren und dich über mögliche Nebenwirkungen und Wechselwirkungen informieren. Von der Einnahme von ALC wird beispielsweise abgeraten, wenn man in der Vergangenheit unter Krampfanfällen gelitten hat. Zudem kann es mit Coumadin und Sintrom wechselwirken[7].

Wenn du eine Schwangerschaft anstrebst, würde der Weg in ähnlicher Weise mit oralen Medikamenten zur Förderung des Eisprungs beginnen. Hast du damit keinen Eisprung, ist der nächste Schritt in der Regel die Injektion von Hormonen (oder eine GnRH-Pumpe, falls verfügbar), um den Eisprung auszulösen und eine Schwangerschaft zu ermöglichen. Wenn auch diese Optionen nicht zum Erfolg führen, ist schließlich die In-vitro-Fertilisation (IVF) eine gute Option (Band 2). *Falls die oralen Medikamente keinen Eisprung auslösen, würden wir dir raten, der Recovery noch etwas mehr Zeit zu geben.*

Nahrungsergänzungsmittel

Wenn du an Nahrungsergänzungsmitteln interessiert bist, solltest du zuerst ALC in Betracht ziehen. Es gibt Hinweise aus drei kleinen Studien, dass die Einnahme von ALC, das rezeptfrei erhältlich ist, bei der Genesung helfen kann. Probandinnen wurden anhand ihres LH-Spiegels in zwei Gruppen eingeteilt: diejenigen mit einem LH-Wert von weniger als 3 IE/L und diejenigen mit einem LH-Wert von mehr als 3 IE/L[8]. Bei den Teilnehmerinnen mit einem höheren LH-Wert hatte ALC nur geringe Auswirkungen auf den Hormonspiegel, während bei den Teilnehmerinnen mit einem niedrigeren LH-Wert sowohl der LH- als auch der E_2-Spiegel deutlich anstieg, was auf eine Reaktivierung des Hypothalamus hinweist. In den drei Studien hatten etwa 60 % der Teilnehmerinnen in der Gruppe mit niedrigem LH-Wert und 40 % in der Gruppe mit normalem LH-Wert nach dreimonatiger täglicher Einnahme von ALC mindestens einen Eisprung[9]. Die empfohlene Dosierung für ALC auf der Grundlage dieser Studien ist 1 g pro Tag, 500 mg morgens und 500 mg abends. Die Recovery wurde durch eine höhere Dosierung nicht verbessert.

Ein weiteres „Nahrungsergänzungsmittel", das wir für die HA-Recovery empfehlen, sind gemahlene Leinsamen. Diese Empfehlung basiert auf der Erforschung von „Seed Cycling", das oft online und von Heilpraktikerinnen und Heilpraktikern empfohlen und diskutiert wird, um „Hormone auszugleichen". Beim „Seed Cycling" sollen in der ersten Hälfte des Zyklus (während der Follikelphase oder, wenn du keinen Zyklus hast, von Vollmond bis Neumond) Leinsamen und Kürbiskerne eingenommen werden. Sesam und Sonnenblumenkerne sollen während der Lutealphase oder, wenn du keinen Zyklus hast, zwischen Neumond und Vollmond, eingenommen werden. Es gibt keine wissenschaftlichen Beweise, die dieses Protokoll unterstützen. Betrachtet man jedoch die einzelnen Samen, so findet man insbesondere bei Leinsamen eine Reihe von potenziellen Vorteilen:

- weniger anovulatorische Zyklen bei Frauen mit normalem Zyklus[10];
- längere Lutealphase mit höherem Progesteron/Östradiol-Verhältnis[11];
- Verringerung der Stresshormone und des Stressempfindens[12];
- eine Reihe allgemeiner gesundheitlicher Vorteile, einschließlich eines verbesserten Lipidprofils, einer Verringerung des Risikos von Herz-Kreislauf-Erkrankungen, einer Senkung des Blutzuckerspiegels bei Typ-II-Diabetikern und möglicherweise einer Krebsprävention[13].

Wir empfehlen daher, den täglichen Verzehr von gemahlenem Leinsamen als Ergänzung zur Recovery zu erwägen. Die empfohlene Menge beträgt 10 g (etwa 1,5 Esslöffel) pro Tag, basierend auf der Menge, die in der Studie zur Untersuchung des Eisprungs und der Länge der Lutealphase verwendet wurde[14]. Ein zusätzlicher Vorteil des täglichen Verzehrs von Leinsamen sind die Energie und das Fett, das sie enthalten.

Soja-Isoflavone (SI) sind eine weitere Ergänzung, die den Zyklus NACH der Normalisierung des Hypothalamus mit einer Erfolgsquote von etwa 50 % bei Frauen mit normalisiertem Hypothalamus wieder in Gang bringen kann. Anekdotisch gibt es in diesem Fall eine Erfolgsquote von etwa 50 %, was einfach nur Zufall sein könnte. Es gibt keine Forschungsstudien, die die Verwendung von Soja-Isoflavonen für diese Anwendung untersuchen. Auch die SI funktionieren NICHT, wenn du dich in einem frühen Stadium der Recovery befindest, und werden daher auch in dieser Phase nicht empfohlen.

Die Isoflavone binden sich an die Östrogenrezeptoren in deinem Gehirn und aktivieren diese, sodass dein Hypothalamus einen höheren Östrogenspiegel wahrnimmt[15]. Du nimmst die Isoflavone fünf Tage lang ein, damit dein Gehirn diesen höheren Östrogenspiegel wahrnimmt, und hörst dann auf, woraufhin dein Gehirn einen Rückgang des Östradiolspiegels feststellt. Dies entspricht dem, was in einem natürlichen Menstruationszyklus passiert, wenn sich der Gelbkörper abbaut (Kapitel 5). Wenn dein Hypothalamus nicht mehr unterdrückt wird, kann dies den Follikelwachstumsprozess in Gang setzen. Der Rest des Zyklusgeschehens wird von deinem eigenen Körper hormonell gesteuert. Wenn du einen Eisprung hast, wird dieser wahrscheinlich etwa 7–14 Tage nach der letzten Einnahme von SI stattfinden. Wenn du keinen Eisprung hast, empfehlen wir dir, 28 Tage nachdem du mit der ersten Einnahme von SI begonnen hattest, eine weitere Runde zu versuchen. Wenn das immer noch nicht klappt, brauchst du entweder mehr Recoveryzeit oder vielleicht ein stärkeres Mittel (siehe unten).

Die empfohlene Dosierung beträgt 200–250 mg *aktives* SI pro Tag (normalerweise Genistein und Daidzein) für fünf Tage. Achte beim Kauf auf die Inhaltsstoffe; auf manchen Präparaten steht z. B. „100 mg Isoflavone", aber wenn du dir das Kleingedruckte anschaust, sind es nur 13,8 mg aktive Isoflavone. Bitte beachte auch, dass einige Personen in letzter Zeit berichtet haben, sie hätten sich während der Einnahme von Soja-Isoflavonen deprimiert gefühlt. Wenn dies bei dir der Fall ist, solltest du dir darüber im Klaren sein, dass dies wahrscheinlich auf die SI zurückzuführen ist und Berichten zufolge schnell wieder verschwindet. Dann solltest du die Einnahme der Isoflavone lieber beenden (und nicht wieder ausprobieren). Wenn du Bedenken hast oder unter Depressionen leidest, die dein tägliches Funktionieren beeinträchtigen, solltest du mit einer Expertin / einem Experten für psychische Gesundheit besprechen, wie du mit den depressiven Symptomen umgehen kannst.

Eine Supplementierung mit echtem Östradiol könnte möglicherweise auf ähnliche Weise helfen wie die Einnahme der SI. Eine kurze fünftägige Östrogenkur könnte vielleicht auch bewirken, dass dein Hypothalamus anschließend einen Östrogenabfall wahrnimmt und dann den Follikelwachstumsprozess in Gang setzt, aber das ist reine Spekulation. Die kurze Kur unterscheidet sich von einer Hormonersatztherapie, bei der man Östrogen konsequent über 21+ Tage einnimmt, möglicherweise mit zusätzlicher Gabe von Progesteron.

Medizinische Optionen

Die nächste Möglichkeit, die Periode auszulösen, sind Medikamente, die von deiner Ärztin oder deinem Arzt verschrieben werden müssen (obwohl sie in einigen Ländern auch ohne Rezept erhältlich sind). Dazu gehören die oralen „Ovulationsinduktionsmittel" Clomifen, Letrozol oder möglicherweise Tamoxifen. Jedes dieser Medikamente bewirkt, ebenso wie die SI, dass dein Gehirn einen Abfall des Östradiolspiegels wahrnimmt, was dazu führt, dass dein Hypothalamus den Follikelwachstumsprozess einleitet.

Clomifen und Tamoxifen binden sich an die Östrogenrezeptoren in deinem Gehirn und verhindern so die Bindung von natürlichem Östradiol, aktivieren aber nicht die Rezeptoren selbst[16]. Dein Gehirn nimmt dann einen Östrogenabfall wahr und setzt den Follikelwachstumsprozess in Gang. Letrozol blockiert die Umwandlung von Testosteron in Östradiol, wodurch der tatsächliche Östradiolspiegel sinkt und der Follikelwachstumsprozess gestartet wird. In diesem Kapitel wird nur auf Clomifen eingegangen, da hierfür die meisten Belege vorliegen, dass es die Wiedergewinnung des Zyklus unterstützen kann. Weitere Informationen über Letrozol und Tamoxifen findest du in Band 2.

Der Nachweis, dass Clomifen nützlich ist, um den Menstruationszyklus wieder in Gang zu bringen, findet sich in einer kleinen Studie, die im Jahr 2007 veröffentlicht wurde. Ein neues Clomifen-Schema, das so genannte „erweiterte Protokoll (EP)", wurde verwendet, um Menschen mit HA bei der Recovery ihres Zyklus zu helfen[17]. Es gab nur acht Teilnehmerinnen, aber alle acht hatten ihre Menstruationszyklen wiedererlangt und hatten auch sechs Monate später noch ihren Zyklus. Der Grund dafür ist, dass der Menstruationszyklus wie ein Perpetuum mobile funktioniert; jeder Schritt im Zyklus wird durch den vorhergehenden angetrieben (Kapitel 5). Sobald der Hypothalamus nicht mehr unterdrückt wird und der Hormonzyklus beginnt, setzt er sich in der Regel fort, es sei denn, du nimmst wieder zu wenig Nahrung zu dir und/oder powerst dich zu sehr aus.

Molly S: Ich habe meine Periode noch nicht bekommen, aber ich habe bemerkt, dass ich immer wieder „monatliche" Symptome habe… Immer wieder etwa zur gleichen Zeit im Monat unreine Haut, viele Fruchtbarkeitsanzeichen… aber dann nichts. Ich habe mich mit der Tatsache abgefunden, dass mein Körper vielleicht einen zusätzlichen Anstoß braucht, und ich hoffe, dass ich mich nun an einem geeigneteren Punkt als letztes Jahr befinde, um mit den Medikamenten zu beginnen. *(Molly wurde bei ihrem nächsten Injektionszyklus mit Zwillingen schwanger.)*

Laure: Ende Juni kam meine Periode nach drei Monaten mit Clomifen wieder. Ich habe geweint, so glücklich war ich. Dann, Ende Juli, bekam ich wieder eine Periode, ohne Clomifen. Und gestern habe ich wieder geblutet. Wieder ohne eine zusätzliche Unterstützung! Ich bin so, so, so glücklich. Mein Körper funktioniert wieder! Meine Zyklen waren einmal 35 und einmal 36 Tage lang, also fast normal.

Es gibt zwar keine vergleichbaren Studien, in denen Femara oder Tamoxifen bei Frauen mit HA eingesetzt wurden, aber es ist naheliegend, dass erweiterte Protokolle für beide Medikamente zum gleichen Ergebnis führen würden, da der Hypothalamus auf dieselbe Weise stimuliert wird wie durch Clomifen. Ohne die unterdrückenden Signale, die durch eine energiereduzierte Ernährung oder ein Sportprogramm gesendet werden, gibt es unserer Meinung nach keinen Grund dafür, dass der Zyklus der Menstruationshormone, nachdem er durch die Medikamente einmal in Gang gesetzt wurde, wieder zum Stillstand gebracht wird[18]*.

Eine weitere Möglichkeit beruht auf Studien aus den frühen 1990er Jahren, in denen ein anderes orales Medikament namens Naltrexon verwendet wurde, um bei Teilnehmerinnen mit HA einen Eisprung auszulösen. Naltrexon blockiert den Opioidrezeptor im Gehirn. Opioide wie Oxycodon, Morphin und andere ähnliche chronische Schmerzmittel wie Codein und Tramadol, die den Opioidrezeptor aktivieren, reduzieren nachweislich die GnRH-Sekretion[19] und unterbrechen somit den Menstruationszyklus. Daher wurde zunächst nachgewiesen, dass Opioidantagonisten, die das Gegenteil bewirken, die GnRH-Signalisierung verstärken und den Eisprung bei drei Frauen auslösen[20].

Die Ergebnisse von zwei größeren Folgestudien sind auf der nächsten Seite dargestellt. Etwa 75 % der für diese Studien rekrutierten Personen hatten unter der Naltrexon-Behandlung einen Eisprung; Remorgida et al.[21] verfolgten die Patientinnen danach weiter und stellten fest, dass die Menstruationszyklen auch weiterhin stattfanden. Wie bei den Studien zu ALC unterteilten Genazzani et al.[22] die Probandinnen in solche mit niedrigem LH-Spiegel und solche mit normalem LH-Spiegel (> 3 IE/L). Ähnlich wie bei ALC wurde ein Anstieg des LH-Spiegels nur bei Frauen mit niedrigem Ausgangs-LH-Spiegel beobachtet, der Eisprung fand jedoch in beiden Gruppen statt. Wir empfehlen Naltrexon nicht als die erste Behandlungsoption, da diesbezüglich seit 1995 keine Studien bei HAlern durchgeführt wurden. Wenn du jedoch die anderen von uns vorgeschlagenen

---

*   Ein möglicher (wenn auch unwahrscheinlicher) Grund für das Ausbleiben des Zyklus sind Mutationen in den Hormonen oder anderen am Zyklus beteiligten Proteinen.

Methoden erfolglos ausprobiert hast, ist Naltrexon unserer Meinung nach eine Überlegung wert.

Du solltest dies aber mit deiner Ärztin oder deinem Arzt besprechen, da es auf eine andere Weise wirkt. Wir möchten noch einmal den wichtigen Punkt betonen, dass die Therapie bei den drei Frauen in der Remorgida-Studie, die weiterhin untergewichtig waren (BMI < 18,5)[23], nicht wirksam war, sodass Naltrexon nicht als Abkürzung zur Recovery verwendet werden kann.

Eisprung nach der Einnahme von Naltrexon

	Remorgida[24]	Genazzani[25]
Anzahl der Teilnehmerinnen	15	insgesamt 30: 15 mit LH<3 IE/L; 15 mit LH > 3 IE/L
Dosierungsschema	50 mg/Tag für 50 Tage; wenn ein Eisprung stattfand, für weitere 60 Tage	50 mg/Tag für sechs Monate
Anzahl derer, die einen Eisprung hatten	8 von 15 hatten innerhalb von 35 Tagen einen Eisprung	11 von 15 in der Gruppe mit niedrigem LH-Spiegel und 13 von 15 in der Gruppe mit hohem LH-Spiegel hatten innerhalb von 90 Tagen einen Eisprung
Anzahl der Zyklen pro ovulierende Teilnehmerin während des Studienzeitraums	Zwischen 1 und 3 innerhalb von 3 Monaten	Zwischen 1 und 6 innerhalb von sechs Monaten

Eine weitere vielversprechende Behandlung, die man bei Recherchen zu HA häufig findet, ist die Verabreichung von Leptin[26]. In einer Studie setzte bei 75 % der Teilnehmerinnen, die Leptin einnahmen, die Menstruation wieder ein[27], und viele andere Hormonwerte normalisierten sich. Metreleptin (Myalept) wurde von der FDA (kurz für: U.S. Food and Drug Administration bzw. US-Behörde für Lebens- und Arzneimittel) in den Vereinigten Staaten 2014 zur Behandlung von Lipodystrophie, einer chronischen Erkrankung, zugelassen. Normalerweise können Ärzte ein Medikament, das für die Behandlung einer bestimmten Krankheit zugelassen ist, „off-label" zur Behandlung anderer Krankheiten verschreiben. Im Falle von Myalept verlangt die FDA jedoch, dass die Patienten ein Antragsverfahren durchlaufen, um das Medikament zu erhalten. Daher ist eine Off-Label-Verwendung zur Behandlung von HA unwahrscheinlich. Ein anderes Protein, Kisspeptin, erhöht nachweislich die GnRH-Impulse bei Menschen mit HA[28], ist aber im Jahr 2024 noch nicht für die Anwendung bei Patienten zugelassen.

Empfehlungen

In der nächsten Tabelle findest du unsere Vorschläge für die verschiedenen Möglichkeiten der Nahrungsergänzung und der Wiedergewinnung des Zyklus, NACHDEM deine Arbeit an der Recovery gefestigt ist. Der beste Weg, dies zu beurteilen, ist wahrscheinlich eine Blutuntersuchung, bei der du deinen LH- und Östradiolspiegel überprüfen lässt. Ein weiteres deutliches Zeichen ist, wenn du ziemlich regelmäßig eiweißartigen Zervixschleim (EWCM, siehe Kapitel 17) hast. Die Einnahme von Utrogest/Provera/ Duphaston (Medroxyprogesteronacetat) kann zu diesem Zeitpunkt ebenfalls hilfreich sein, um festzustellen, ob du eine Blutung hast oder nicht.

Es gibt viele Faktoren, die ins Spiel kommen, wenn du medizinische Behandlungen in Betracht ziehst. Die Finanzen, die Krankenversicherung, die Frage, ob dein Partner mitmacht und wie geduldig (oder ungeduldig) du bist, können Einfluss darauf haben, welcher Plan für dich der beste ist. Was hältst du davon, noch ein paar Monate zu warten? Wird dir bei dem Gedanken daran übel, oder kannst du die Zeit in der Recovery genießen? Ist das Gefühl, festzustecken, schlimmer für deine psychische Gesundheit als der Stress, der mit der Behandlung einhergehen könnte? Befolge einen Plan, der sich für dich richtig anfühlt. Zum Beispiel: „Warte noch X Monate auf einen natürlichen Zyklus, dann beginne mit einem Nahrungsergänzungsmittel oder einer medizinischen Behandlung." Wenn du einen Plan hast, fällt dir das Warten oft leichter, weil du nicht mehr das Gefühl hast, dass du in einen endlosen Tunnel blickst.

Warum ich?

Während du darauf wartest, deine Periode wieder zu bekommen, egal ob du dabei „ganz natürlich" vorgehst oder verschiedene Nahrungsergänzungsmittel oder Behandlungen ausprobierst, und vor allem, wenn du dich nach einem Baby sehnst, kann es sich so anfühlen, als wäre deine ganze bisherige Arbeit umsonst gewesen. Was ist der Grund dafür? Vor allem, wenn man sieht, wie andere ihren Traum verwirklichen, kann das schwierig sein. Ankündigungen in den sozialen Medien von anderen Läuferinnen, Sportlerinnen und dünneren Frauen, die scheinbar auf einmal schwanger sind, können deine ansonsten gute Stimmung trüben. Oder ein Anruf von einer dünnen fruchtbaren Bekannten (füg hier eine Person deiner Wahl ein),

Vorschläge für Protokolle von Nahrungsergänzungsmitteln oder Medikamenten zum Einnehmen

Recoverystatus	LH-Spiegel	Ergänzung/ Medikation	Dosierungs-protokoll	Dauer
Zu Beginn der Recovery	< 3 IE/L	Acetyl-L-Carnitin	500 mg morgens und abends, täglich (insgesamt 1 g/Tag)	Kontinuierlich bis zu deiner dritten Periode, kann mit SI und Clomifen** eingenommen werden
Solide in der Recovery, keine Blutung als Reaktion auf Provera*	3 – 5 IE/L	Clomifen Extended Protocol (EP)**	50 mg für 5 Tage + 100 mg für 5 Tage[29]	Wenn nach der links beschriebenen 10-tägigen EP-Einnahme ein Eisprung stattfindet, dann zwei weitere Zyklen mit 100 mg/Tag für 5 Tage ab ZT 3. Wenn nach zwei EP-Zyklen kein Eisprung stattfindet, solltest du deine Recoveryphase neu einschätzen und/oder eine andere Methode ausprobieren.
Fortgeschrittene Recovery; Blutung als Reaktion auf Provera*	> 5 IE/L	Soja-Isoflavone (Genistein und Diazdein)	200–250 mg/Tag für 5 Tage	Drei ovulatorische Zyklen: Beginn an ZT 1 für den folgenden Zyklus. Wenn im ersten Zyklus kein Eisprung stattfindet, versuche es noch einmal 28 Tage später. Wenn immer noch kein Eisprung stattfindet, probiere eine andere Option.
Fortgeschrittene Recovery; Blutung als Reaktion auf Provera*	> 5 IE/L	Clomifen**	50 mg/Tag für 5 Tage	Drei ovulatorische Zyklen: Beginn an ZT 3 für den folgenden Zyklus. Wenn kein Eisprung stattfindet, versuche eine höhere Dosis/einen längeren Zeitrahmen.
Fortgeschrittene Recovery, nach dem Versuch mit oraler Ovulationsinduktion	> 5 IE/L	Naltrexon	50 mg/Tag	Weiterhin täglich für 3-6 Monate

* Es ist nicht notwendig, zu diesem Zeitpunkt einen weiteren Versuch mit Provera zu unternehmen, aber es kann dir dabei helfen, das richtige Protokoll zu wählen.

** In einer Studie wurde festgestellt, dass das Ansprechen auf Clomifen bei PCOS-Patientinnen verbessert wurde, wenn gleichzeitig Acetyl-L-Carnitin eingenommen wurde. Wenn du bei der Einnahme von Clomifen bereits ALC einnimmst, musst du die Einnahme nicht abbrechen. Wenn Clomifen nicht wirkt, kannst du erwägen, ALC zusätzlich einzunehmen und weiter an der Recovery zu arbeiten[30].

die verkündet, dass sie „aus Versehen" schwanger geworden ist, kann ebenfalls eine Mitleidsparty auslösen. Sicher, du likst den Beitrag und freust dich wie alle anderen über die Schwangerschaft, aber danach fließen ein paar Tränen oder du wirst wütend und lässt es an deinem Partner oder deiner Partnerin, deinen Freundinnen und Freunden oder Verwandten aus, vor allem, wenn diese deine Gefühle nicht verstehen. Es ist ganz normal, dass du traurig bist, wenn du miterlebst, wie andere scheinbar nichts dafür tun müssen, um das Glück zu erleben, nach dem du dich so sehnst.

> *Judith*: Mein neues Mantra in diesem Jahr lautet: „Das ist mein Weg – mein Weg ist anders." Aber, meine Güte, das wurde gestern auf die Probe gestellt! Meine beste Freundin hat einen wunderschönen zweijährigen Sohn, den sie auf Anhieb gezeugt hat, obwohl sie eine superdünne Läuferin ist, ihr Mann raucht und trinkt viel. Ich dachte, das muss ein Zufall gewesen sein, aber anscheinend war es das nicht – sie hat es einfach noch einmal versucht und ja, sie ist nun mit ihrem zweiten Kind schwanger! Natürlich freue ich mich sehr für sie, aber es ist unglaublich, wie manche Menschen buchstäblich nicht anders können, als schwanger zu werden, während es sich für andere fast unmöglich anfühlt!

Aber wie man so schön sagt, das Gras ist auf der anderen Seite des Zauns immer grüner. Es ist leicht, diese anderen mit Neid zu betrachten und sich zu fragen, wie es möglich ist, dass sie im Gegensatz zu dir menstruieren. Warum kannst du nicht einfach eine der Glücklichen sein? Die Wahrheit ist aber, dass sie überhaupt kein Glück haben, wenn sie die gleichen Gewohnheiten und Ängste haben, wie du sie hattest. In gewisser Weise sind wir HAler die Glücklichen. So schrecklich sich der Recoveryprozess auch anfühlen mag, am Ende ist er doch befreiend. Menschen, die unsere destruktiven Gewohnheiten teilen, aber keine HA haben, haben zwar vielleicht eine regelmäßige Periode, aber vielleicht auch ihr Leben lang Probleme mit Essen, Bewegung und Stress. Bei dir wird es anders sein.

Menschen, die die HA überwunden haben, haben ihre Wertschätzung für so viele verschiedene Aspekte der Recovery zum Ausdruck gebracht. Geduld, im Restaurant bestellen, was sich gut anhört, glücklicher sein, keine „Fressattacken" mehr, Zeit und Energie, um das Leben zu genießen, bessere sportliche Leistungen, gute Laune, Beziehungen, sich wärmer fühlen, eine bessere Beziehung zum Körper haben, die Libido wiedererlangen, Ausschlafen, das Leben nicht mehr um das Training herum planen, Desserts, ein geheiltes Verdauungssystem, Freiheit beim Essen, bessere Knochen, freieres Lachen, darauf hören, was und wann der

Körper essen will, sich nicht mehr außer Kontrolle fühlen, weniger Angst haben, eine ausgeglichene Person mit mehr Spaß in sich selbst entdecken…

Carly: Als ich endlich schwanger wurde, habe ich wirklich nur ein bis zwei Mal pro Woche Yoga gemacht. Das war's! Mir ist wichtig zu sagen: *Wenn du es jetzt tust, wird es deine Schwangerschaft so sehr erleichtern!* Wenn du dich im ersten Trimester nach leeren Kohlenhydraten sehnst, wirst du das schlechte Gewissen überwunden haben und es einfach hinnehmen. Du wirst ein Baby ernähren und das, wonach du dich sehnst, ist das, was das Baby braucht. Ich sage das vor allem in Bezug auf Bewegung. Ich habe in der letzten Woche kein bisschen Sport getrieben; weißt du warum? Nach einem langen Arbeitstag (auf den Beinen – ich bin Lehrerin), wollte ich nur noch auf meine Couch und gegen 15:30 Uhr ein Nickerchen machen. In einem früheren Leben hätte ich ein schlechtes Gewissen bekommen und mir nach dem Aufwachen irgendeine Form von Bewegung gesucht. Aber wenn sich mein Körper nach Ruhe sehnt, um meine kleinen wachsenden Zwillinge zu versorgen, dann werde ich ihm das geben.

Während du an deiner Recovery arbeitest, ermutigen wir dich vor allem dazu, das große Ganze zu sehen. Es ist allzu leicht, sich nur auf das Endziel zu konzentrieren (Rückkehr des Menstruationszyklus oder Schwangerschaft) und dabei zu vergessen, wie viel die Recovery für dich und die Menschen, die du liebst, bedeutet. Wenn du einen Schritt zurücktrittst, wirst du erkennen, welche Vorteile die Umsetzung unserer Empfehlungen noch mit sich bringt. Du wirst feststellen, dass du insgesamt glücklicher bist (außer vielleicht in Bezug auf dein Aussehen, aber wie wir bereits gesagt haben, sind andere im Allgemeinen nicht deiner Meinung), dass du an alltäglichen Aktivitäten teilnimmst, die Menschen unterstützt, die du liebst und/oder sich auf dich verlassen, und dass sich deine Gesundheit verbessert. HA zu haben, ist ein Segen und ein Fluch zugleich. Die Diagnose HA ist ein notwendiger Weckruf: Er sagt dir, dass du dir selbst schadest und dass sich etwas ändern muss. Ja, du hast vielleicht ein Endziel, auf das du fixiert bist, und daran ist nichts auszusetzen, aber in diesem Prozess stellst du vielleicht fest, dass du viel mehr tust, als deine Periode zu bekommen oder schwanger zu werden; du gewinnst dein Leben zurück.

Andrea R: Meine Großeltern besuchten uns in den Ferien und ich fragte meine Großmutter mutig, wie ich aussähe und ob sie glaube, dass ich zu viel zunehme. Sie fing an zu weinen. Sie sagte: „Du hast keine Ahnung, wie gut du jetzt aussiehst. Ich habe deiner Mutter immer gesagt, wenn du weiter abnimmst, wirst du nicht mehr erleben, wie deine Kinder aufwachsen.

Ich bin so glücklich, dich wieder gesund und munter zu sehen." Sie hat noch viel mehr gesagt und die Tränen sind geflossen. Aber es hat mich schwer getroffen, denn sie hat wahrscheinlich recht. Selbst wenn ich aus irgendeinem Grund nicht wieder schwanger werden kann, dann war das zumindest ein großer Augenöffner, um meinen Kindern zu helfen. Ich sage nicht, dass es einfacher ist – ich hatte heute wieder einen totalen Nervenzusammenbruch wegen meines Körpers – aber meine Kinder und hoffentlich auch zukünftige Kinder sind auf mich angewiesen.

Jennifer C: Ich habe mich im letzten Monat wirklich seltsam gefühlt: Brustwarzen und Brüste bringen mich um, ich habe einen richtig dicken, aufgeblähten Bauch bekommen, während mein Gewicht bei meiner neuen Zahl konstant geblieben ist, und ich gehe jetzt nur noch fünf Tage die Woche eine Stunde spazieren. Das ist ein *großer* Schritt für mich. Als ich heute Morgen spazieren ging, spürte ich diesen Schwall von Nässe. Dann hatte ich wirklich schlimme Krämpfe. Ich ging nach Hause, um auf die Toilette zu gehen, und *ich hatte meine Periode*. Nach *20 Jahren* ohne Zyklus!! Ich hoffe, dass ich das nicht nur geträumt habe und meine Periode ab jetzt monatlich kommt. Ihr habt alle so Recht; all die Unannehmlichkeiten und die Gewichtszunahme sind es so sehr wert. Meine Knochen werden geschützt. JA!! (*Jennifer war neun Monate lang „all in", bevor sie mit Fruchtbarkeitsbehandlungen begann; sie nahm Clomifen für ihre erste Schwangerschaft, hatte aber leider eine Fehlgeburt. 13 Monate später wurde sie erneut schwanger, auf natürliche Weise.*)

Abschließende Gedanken

Es ist schwer, sich mit der Tatsache abzufinden, dass du jeden Tag darum kämpfst, deine Periode wiederzubekommen oder schwanger zu werden, und noch nichts passiert ist. Vielleicht musst du dir einfach Zeit lassen (wir wissen, wie frustrierend das klingt, aber es ist wahr), oder du musst nochmal genau prüfen, ob du wirklich „all in" bist. Es ist auch möglich, dass der Stress, den du durch diesen ganzen Prozess hast, zu dem Problem beiträgt. Dinge wie Urlaub, oder eine Pause von der gewohnten Routine, Lesen, etwas Neues lernen, Yoga oder Akupunktur können helfen, diese Auswirkungen zu verringern, oder es kann an der Zeit sein, über medizinische Behandlungen nachzudenken. Auf jeden Fall solltest du diese Zeit nicht als vergeudete Zeit betrachten, sondern als Zeit, die gut genutzt wird, um emotional und körperlich für den Rest deines Lebens gesund zu werden.

Elissa: Wenn ich daran zurückdenke, wie ich mit Sport und „gesunder" Ernährung umgegangen bin, kann ich nicht glauben, dass ich mein Leben tatsächlich so gelebt habe. Ich glaube, dass HA mein Weckruf war. Trotz der emotionalen Achterbahnfahrt, die das Ganze war, bin ich dankbar für diese Erfahrung, weil ich zu der Person zurückgefunden habe, die ich wirklich bin. Ihr schafft das alle!

Lisa: Oh ja, ich erinnere mich an den Tag, an dem ich im fünften Monat „all in" war und immer noch keine Periode hatte. Ich fühlte mich wie ein Würstchen, das kurz davor war, aus seiner Hülle zu platzen. Mit unaufgeforderten Sprüchen entschuldigte ich meine körperliche Veränderung bei Freunden und Bekannten. Zum Beispiel: „Ich, ehm,…, nehme zu, damit ich schwerer heben kann?" oder „Ich, hmm,… baue Fett an, damit ich schwanger werden kann?" oder „Ja… Ich habe nach 30 Jahren wirklich aufgehört, intensiv zu laufen und zu trainieren". Ironischerweise, etwa eine Woche nach der Fünf-Monats-Marke, mit der ich zeitgleich eine Hosengröße größer benötigte, die ich nie erreichen wollte, kam meine Periode!!! Ich flippte auf eine sehr glückliche, freudige Weise aus. Hier ist der Post, den ich im Online-Forum schrieb, als ich meine Periode bekam:

„Zum ersten Mal seit über 12 Jahren habe ich heute meine Periode bekommen. Mir war zum Weinen zumute… ich bin so dankbar. Ich befinde mich im (verflixten) fünften Monat mit reduzierter Bewegung, (ich bin eigentlich nur noch gegangen, mit ein paar gelegentlichen Läufen und Squats), und im zweiten Monat mit gesteigerter Kalorienzufuhr, wobei ich mir NIE erlaube, irgendeine Aktivität in einem Energiedefizit auszuüben. Vor einem Monat begann ich zu frühstücken, was ich die letzten 8 Jahre nicht getan hatte.

Ich fühle mich immer noch nicht wohl in meiner Haut, aber es ist ok für mich, mich in meinem Körper unwohl zu fühlen, um meiner Gesundheit willen und um schwanger werden zu können. Ich habe nicht das Gefühl, dass ich über den Berg bin, aber dass ich von allein menstruiere, ist ein sehr gutes Zeichen.

Bedenke: Ich bin 43 Jahre (alt), und wenn sich mein Körper von der jahrelangen Vernachlässigung erholen kann, die ich ihm zugemutet habe, dann kann das auch deiner. Genau genommen war ich mir sehr sicher, dass sich mein Körper in meinem Alter nicht mehr von dem angerichteten Schaden erholen kann und dass ich sowieso zu alt für die Recovery war.

Schließlich bin ich durch Gottes Gnade vor Jahren auf dieses Forum gestoßen, habe Nico nach Einzelheiten ausgefragt, habe langsam den Informationen aller Frauen vertraut und dann später (viel später) endlich das umgesetzt, was NACHWEISLICH funktioniert…".

Weißt du noch, am Anfang habe ich geschrieben, dass ich mich für die äußeren körperlichen Veränderungen und den veränderten Lebensstil „entschuldigte"? Das hörte sofort auf, als ich meine Periode zurückbekam (obwohl ich es selbst nicht mag, dass ich diesen „Preis" erst bekommen und erreichen musste, bevor ich mit Selbstvertrauen erfüllt war, das ich bis dahin nicht hatte). Ich teile diese Erfahrung mit dir in der Hoffnung, dass du zwei Dinge daraus mitnehmen kannst. 1) Auch wenn du den Heilungsprozess nicht siehst, solltest du darauf vertrauen, dass tatsächlich etwas Positives geschieht, und wenn die Zeit gekommen ist, wirst auch du diese Freude erleben. 2) Ich möchte dich ermutigen, über das, was du an dir selbst nicht gut findest, hinwegzusehen und stattdessen die Veränderungen anzunehmen, dich bei niemandem dafür zu entschuldigen. Du bist niemandem eine Erklärung schuldig dafür, dass du das Nötige tust, um deine Gesundheit zurückzugewinnen. Nicht länger an Trainingszeiten und geplante Mahlzeiten oder Lebensmittelgruppen gebunden zu sein, ist wahre Freiheit. Eine Freiheit, die du verdient hast.

Teil 3:
Den Zyklus zurückerlangen und erhalten

17
Recovery der natürlichen Zyklen

ASHLEY: Meine Periode ist gestern Morgen mit voller Wucht gekommen! Ich wusste nicht, was ich tun sollte, denn ich hatte keine Tampons zur Hand! Nachdem ich einen Haufen Taschen und Rucksäcke durchwühlt hatte, fand ich endlich einen alten Tampon. Dann eilte ich zu einem Laden, um welche zu kaufen. Mein Mann und ich gehen gleich zur Feier des Tages essen und danach zu einem Basketballspiel. Jedenfalls habe ich vor, mich weiterhin so zu ernähren wie bisher und nur Sport mit geringer Intensität zu machen. Ich möchte sicherstellen, dass ich meine Zyklen behalte.

Steph: Dass ich meine Periode zum ersten Mal seit über 10 Jahren auf natürliche Weise bekommen habe, war aufregender als damals, als ich mit 12 Jahren meine erste Periode bekam. Mit 12 war es mir etwas peinlich und ich wollte es den Leuten nicht sagen. Mit 27 konnte ich es kaum erwarten, es jedem, dem ich begegnete, zu erzählen. Und das tat ich auch! Am dem Tag, nachdem ich meine Periode bekommen hatte, aßen mein Mann und ich mit unseren Freunden im Tempel-Restaurant zu Mittag (wahrscheinlich saßen etwa fünf Paare am Tisch), als ich strahlend und stolz der Gruppe verkündete: „Ich bin eine Frau. Ich habe heute meine Periode bekommen." Ich konnte mir mein Lächeln nicht verkneifen, als mir alle zu meiner unerwarteten Ankündigung gratulierten.

Lacey: Ich musste es jedem erzählen und alle auf den neuesten Stand bringen – heute habe ich meine Periode bekommen! Ich schätze, meine Annahme, dass ich einen Eisprung hatte, war richtig. Im Moment ist meine Blutung noch sehr leicht, eher wie eine Schmierblutung. Aber da ich Krämpfe habe, denke ich, das sie noch stärker wird. Ich bin so aufgeregt, dass heute endlich der Tag gekommen ist! Jetzt beginnt der eigentliche Spaß – das Baby zu zeugen!

Stephanie J: Liebe HA, ich glaube, ich fange an, dir in den Hintern zu treten. Ich habe heute angefangen, zu bluten, das ist die NATÜRLICHE Periode #2! Ich hätte das nicht geschafft ohne euch alle und natürlich die zusätzlichen 15 Kilo, LOL. Jetzt führe ich jedes Mal, wenn ich auf die Toilette gehe, einen kleinen Tanz auf.

Priscilla: Meine Periode letzte Nacht zu bekommen, hat im Bauch gestochen, aber heute feiere ich es!!! Wenn ich nur daran denke, wo ich noch vor sechs Monaten war, ganz zu schweigen von den letzten sieben Jahren meines Lebens – es ist erstaunlich. Ich bin sehr stolz auf mich, dass ich meinen Wunsch, den „perfekten" Körper zu haben, abgelegt habe… Ich bin zu der Erkenntnis gelangt, dass der Körper, den ich jetzt habe, MEIN perfekter Körper ist. Es ist der Körper, der es mir endlich ermöglicht, das zu haben, was ich mir am meisten wünsche!!"

Nachdem du den Recoveryplan umgesetzt hast – eine Zeit lang mehr gegessen, auf hochintensiven Sport verzichtet, daran gearbeitet hast, deine negativen Gedanken und Verhaltensmuster zu überwinden und deinem Körper etwas Zeit gegeben hast, sich wieder ins Gleichgewicht zu bringen – wirst du Verbesserungen feststellen. Wir haben schon oft darüber gesprochen, welche das sein können: Veränderungen wie, dass dir wärmer ist, du mehr Energie hast, deine Haare und Nägel wachsen usw. Andere Anzeichen kündigen direkter die Rückkehr deines Menstruationszyklus an, insbesondere die aus dem Hormonanstieg resultierenden Veränderungen des Zervixschleims, wenn sich dein Körper dem Eisprung nähert (Kapitel 18). *Ein oder zwei Wochen nach einer dieser relativ feuchten Episoden kann es passieren, dass du angenehm vom Anblick des Blutes überrascht wirst!*

Nico: Etwa acht Monate, nachdem ich die Pille abgesetzt hatte, machte ich einen dreiwöchigen Urlaub in Südafrika, wo ich gelebt hatte, bis ich 10 war. Wir verbrachten viel Zeit mit Verwandten, spielten ein paar Runden Golf und besuchten Touristenattraktionen. Meine Schwester war auch dabei und genoss es, der ganzen Familie davon zu erzählen, dass sie wieder schwanger ist. Es war nicht leicht, bei allen ihrer Verkündigungen über das, was ich mir selbst so sehr wünschte, ein Lächeln im Gesicht zu behalten. Aber ich habe es geschafft. Kurz nachdem ich die Neuigkeiten meiner Schwester erfahren hatte, bemerkte ich im Haus meiner Verwandten, dass mein unterer Rücken schmerzte, was normalerweise am Tag vor meiner Periode der Fall ist. Ich entschuldigte mich, ging ins Bad und siehe da: BLUT!! Ich ging die Treppe hinunter und hatte ein breites Grinsen im Gesicht. Ein Grinsen, das niemand sonst so recht verstehen kann. Es stimmte also wirklich: Ich musste mehr essen und Nichtstun. Kein Hockey, kein Gewichtheben, kein Radfahren; alles, was ich tat, war Golf spielen und ein bisschen spazieren gehen. Am nächsten Tag schrieb ich auf meinen Blog: „Ich weiß nicht, ob es daran liegt, dass ich weniger gestresst bin, kaum Sport treibe oder beim Essen im Urlaub richtig reinhaue, aber die gute alte TF [Tante Flo, meine Periode] hat sich gestern blicken lassen!

Es ist, als hätte man den HA-Recovery-Jackpot geknackt, wenn man zum ersten Mal ganz von selbst einen Eisprung hat. Und die Periode zu bekommen ist noch unglaublicher. Diese Ergebnisse sind die Belohnung für all die Veränderungen, die du vorgenommen hast, und für die harte Arbeit, die du investiert hast. Sie sind jede Sekunde, in der du dich beschissen fühlst, wert. Der Anblick von Blut, wenn du auf die Toilette gehst, ist die Bestätigung dafür, dass du wieder gesund bist!!! Die meisten von uns freuen sich, wenn sie zum ersten Mal seit Jahren wieder Binden, Tampons oder die umweltfreundlicheren Tassen und wiederverwendbaren Binden kaufen, selbst das Gefühl von Krämpfen kann Jubel auslösen.

Auf die anfängliche Euphorie, dass die harte Arbeit Früchte trägt, folgt oft eine Zeit mit vielen Fragen: Was kannst du von deinen Zyklen erwarten? Werden die Zyklen sofort „normal" sein? Wenn nicht, wie lange wird es dauern, bis die Zyklen regelmäßig sind? Kannst du jetzt, wo du „funktionierst", anfangen, weniger zu essen und mehr Sport zu treiben? *Wann wirst du schwanger werden?* Die Erfahrungen anderer können einige Bedenken zerstreuen und dir eine realistische Vorstellung davon vermitteln, was in den nächsten Wochen oder Monaten geschehen könnte.

Zu Beginn werden wir ein wenig über die Anzeichen für einen bevorstehenden Eisprung und eine bevorstehende Periode sprechen. Danach werden wir dir eine Vorstellung davon geben, was du von deinem neuen natürlichen Zyklus erwarten kannst und dich über mögliche Änderungen deiner Ernährungs- und Bewegungsgewohnheiten informieren. Wir gehen auch auf Methoden ein, mit denen du deine Zyklen beobachten kannst. In

Band 2 erfährst du noch detaillierte Informationen über das, was du wissen solltest, wenn du schwanger werden möchtest.

Die Rückkehr deiner Zyklen

Es ist schon eine Weile her, dass wir darüber gesprochen haben, was in unserem Körper während eines Menstruationszyklus vor sich geht. Also beginnen wir mit einer kurzen Auffrischung: Wenn dein Hypothalamus erwacht, beginnt er, häufiger Impulse des Gonadotropin-Releasing-Hormons (GnRH) auszusenden, was deine Hypophyse dazu veranlasst, mehr follikelstimulierendes Hormon (FSH) und luteinisierendes Hormon (LH) zu produzieren. Damit beginnt der Prozess des Wachstums und der Reifung der Eizellen (Kapitel 5). In der Regel übernimmt ein Follikel die Führung; während er wächst, beginnt er, Östrogen (E_2) abzusondern, das in deinem Körper wiederum zu den Veränderungen führt, die dich fruchtbar machen.

Es ist hilfreich zu wissen, dass du vor deiner ersten Periode höchstwahrscheinlich einen Eisprung haben wirst. D.h., wenn du auf deine Fruchtbarkeitsanzeichen achtest, die wir hier und in Kapitel 18 beschreiben, kannst du deinen ersten Eisprung direkt mitbekommen und schwanger werden, ohne jemals eine Periode zu haben. Das kommt vor!

Das offensichtlichste Zeichen dafür, dass dein E_2-Wert ansteigt (d.h., dass ein Follikel wächst), ist der Zervixschleim. E_2 (und andere Hormone) bewirken eine Zunahme der Menge und eine Veränderung der Konsistenz der Flüssigkeit, die sich in deiner Gebärmutter und deinem Gebärmutterhals befindet.

Durch diese Veränderungen fördert die Flüssigkeit das Zusammentreffen von Spermien und Eizellen gezielter. Wenn kein Follikelwachstum stattfindet, ist der Zervixschleim bzw. Zervicalmucus (kurz: CM, vom Englischen „cervical mucus") dünnflüssig und entweder cremig oder klebrig in der Konsistenz. Wenn E_2 anfängt zu steigen, wird der CM reichlicher und flüssiger. Wenn der Leitfollikel heranreift, nimmt die Menge des CM weiter zu und die Konsistenz wird fast wie die von rohem Eiweiß. Oft ist so viel vorhanden, dass du ihn in deiner Unterwäsche bemerkst oder auf dem Toilettenpapier siehst, wenn du nach dem Stuhlgang deinen Scheideneingang abtupfst. Wenn du etwas CM zwischen Daumen und Zeigefinger zusammendrückst und dann die Finger trennst, dehnt sich die Flüssigkeit zwischen den Fingern aus. Dies wird als eiweißartiger

Zervixschleim (EWCM) bezeichnet und er ist kurz vor dem Eisprung oft reichlich vorhanden (allerdings nicht bei allen).

Weitere Möglichkeiten zur Vorhersage eines bevorstehenden Eisprungs sind die Überprüfung der Position des Gebärmutterhalses und/oder die Verwendung von Ovulationsvorhersagekits (kurz: OPKs für „Ovulationsvorhersagekits – Urinteststreifen, die den LH-Spiegel messen). Schließlich kann durch tägliches Messen der Temperatur bestätigt werden, ob ein Eisprung stattgefunden hat. Jede dieser Methoden wird in Kapitel 18 näher erläutert.

Beachte außerdem, dass es in der Zeit, in der du auf deine Recovery hinarbeitest, ganz normal ist, wenn du (ein paar Tage hintereinander) mehrere „Flecken" mit EWCM hast, bevor tatsächlich ein Eisprung stattfindet. Es kann sein, dass du diese Schübe im Abstand von etwa 14 Tagen bemerkst, wenn du mit großen Sprüngen auf deine Recovery zugehst. Aber warum? Zwei Wochen dauert der Zeitraum, in dem die Follikel vom präovulatorischem zum ovulatorischem Stadium übergehen[1]. Zu Beginn eines normalen Zyklus befinden sich in deinem Eierstock eine ganze Reihe kleiner Follikel (etwa 10 bis 20). Wenn dein FSH-Wert steigt, beginnen diese Follikel zu wachsen. Schließlich übernimmt die Entwicklung von einem Follikel die Oberhand und wird „dominant"; dieser Follikel schüttet dann zusätzliche Hormone aus, die die Entwicklung der anderen Follikel stoppt. Die Reifung ist abgeschlossen, das LH steigt an und der Eisprung der Eizelle findet statt.

Allerdings kommt es während der Recoveryphase häufig vor, dass dieser Ablauf zwar in Gang gesetzt wird, der Hypothalamus aber noch nicht in der Lage dazu ist, den LH-Schub auszuführen. In diesem Fall verschwindet der dominante Follikel und der ganze Prozess beginnt von neuem[2]. In manchen Fällen kann es drei bis vier Anläufe, in denen je ein Leitfollikel bestimmt wird und du EWCM-Flecken wahrnimmst – jeweils im Abstand von etwa zwei Wochen – dauern, bis der Eisprung schlussendlich stattfindet. Manche haben während der Recovery auch wochenlang immer wieder EWCM. Wenn du EWCM bemerkst, ist das ein *großartiges* Zeichen dafür, dass du auf dem Weg zur Recovery und zu einem natürlichen Zyklus bist! Wenn du regelmäßig OPKs verwendest, kannst du außerdem sehen, dass dein LH-Spiegel im Laufe der Zeit schwankt; dies kann mit den Schwankungen der Follikel zusammenhängen. Manche stellen fest, dass die Testlinie auf ihren OPKs dunkler wird, je näher der Eisprung rückt – am dunkelsten ein oder zwei Tage vor dem eigentlichen Ereignis. Andere sehen im Grunde keine zweite Linie auf dem OPK, bis der Test eines Tages eindeutig positiv ist.

Jodie: Ich habe eine Frage an euch alle. Ich habe meine Zyklen seit dem Abstillen nicht wieder bekommen. Seit Ende August hatte ich ein paar braune Flecken, aber nicht mehr. Ich denke, dass mein Körper vielleicht versucht, einen Eisprung zu haben. Ich hatte ein paar Mal EWCM und mein Gebärmutterhals ist offen und weich. Aber dann, zwei Wochen später: keine Periode, mehr EWCM und wieder ein weicher Gebärmutterhals.

Devon: Wenn du eine Menge EWCM hast, kann es sein, dass sich dein Körper gerade auf den Eisprung vorbereitet. Die meisten Frauen hier im Forum scheinen Flecken davon zu bemerken, bevor sie ihre Periode bekommen... Es könnte einfach nur sein, dass es länger dauert, bis dein Körper wieder in Gang kommt.

Lindsey W: Ich habe meine Zyklen wiedererlangt, aber es braucht definitiv Zeit. Unser Körper hat oft Fehlstarts, bei denen man Flecken von EWCM bekommt, aber keinen Eisprung hat. Ich wusste, dass ich auf dem Weg zum Eisprung war, als ich anfing, Zervixschleim zu bekommen. Aber selbst dann dauerte es noch einen Monat bis zum Eisprung und ich hatte zwei Fehlstarts.

Länge der ersten Recoveryzyklen

Wie wir bereits besprochen haben, fühlt sich der erste Eisprung (vor der ersten Blutung nach der HA) und die erste Periode nach der Recovery von der HA oft an, als hättest du „den Ball eingelocht". Aber je mehr Zeit vergeht und du dich dem Zyklustag (ZT) 14 näherst (dem Zeitpunkt, zu dem „normalerweise" der Eisprung stattfindet), kann es sein, dass du dich mehr und mehr fragst, wann du den nächsten Eisprung haben wirst. Es kommt häufig vor, dass die ersten Zyklen länger dauern als normal; bei den Teilnehmerinnen unserer Umfrage betrug die mittlere Zeitspanne zwischen der ersten Periode und dem zweiten natürlichen Eisprung 25,5 Tage; mit einer Zeitspanne von 13 bis 63 Tagen. Der Eisprung fand bei 87 % der Befragten bis ZT 45 statt. Wenn der Eisprung vor ZT 30 geschah, fand er in vielen Fällen im folgenden Zyklus um dieselbe Zeit statt. Wenn der zweite Eisprung später als an ZT 30 geschah, war der nächste (dritte) im Durchschnitt 11 Tage früher. Diese Gruppe wies beim Zeitpunkt des nächsten Eisprungs eine große Zeitspanne auf: von 30 Tagen früher bis hin zu 15 Tagen später (der Grund für spätere Eisprünge war häufig, dass die Frauen wieder begannen, Sport zu treiben). Die Wartezeit bis zum nächsten Eisprung kann sich oft unendlich lang anfühlen und ein langer Zyklus bedeutet weniger Chancen auf eine Schwangerschaft. Es gibt Möglichkeiten, deine Zyklen zu beschleunigen, wenn du das Warten nicht länger ertragen kannst oder, wenn du bereits einige lange natürliche Zyklen hinter dir hast und diese verkürzen möchtest, um die Chancen auf eine Schwangerschaft zu erhöhen. Dazu gehören orale Medikamente, wie z. B. frei erhältliche Soja-Isoflavone oder die verschreibungspflichtigen Medikamente Clomifen, Femara oder Tamoxifen. Wir werden diese in Band 2 ausführlich thematisieren.

Nico: Als ich von meiner Reise wiederkehrte, ging ich mit ziemlich viel Hoffnung zu einem Termin bei einem anderen RE, um eine zweite Meinung einzuholen. Ich war an ZT 13 meines eigenen Zyklus! Und es schien, dass diese Hoffnung nicht unbegründet war: Als der Arzt einen Ultraschall machte, hatte ich... Achtung!... einen 14 Millimeter großen Follikel! Ich hatte ihn ganz von allein wachsen lassen. Ich war begeistert; es sah so aus, als könnte das tatsächlich auf natürliche Weise geschehen! Nur als ich zwei Tage später einen weiteren Scan bei RE #1 machte, war überhaupt kein Wachstum zu sehen. Der Tod des ewigen Optimisten.

RE#1 teilte mir daraufhin mit, dass injizierbare Gonadotropine (FSH und LH zur Unterstützung der Reifung der Eizellen, die ich anscheinend nicht von selbst in mir heranreifen lassen konnte) meine einzige Option seien. Wir vereinbarten einen weiteren Termin eine Woche später. Sie machte einen weiteren Ultraschall. Mein Follikel muss wohl verschwunden sein, da keine Rede mehr von ihm war – aber viel später fand ich heraus, dass mein Östrogen bei 76 lag. Das deutet für mich stark darauf hin, dass, wenn ich nur ein wenig länger gewartet hätte, meine eigenen Eizellen gewachsen wären (mein natürlicher E_2-Wert lag fast jedes Mal, wenn er gemessen wurde, in den 20er- oder niedrigen 30er-Bereichen).

Charissa: Ich bin heute an Tag 27 und warte immer noch auf meinen Eisprung. Ich habe Flecken von mehr Fruchtbarkeits-CM hier und da, auch wenn er immer noch nicht wirklich eiweißartig ist. Aber meine Temperaturen waren niedriger. Ich denke, das ist der schlimmste Teil meiner Zyklen – das Warten auf den Eisprung, wenn ich denke, dass er nur hinter der nächsten Ecke auf mich wartet. Jede Kleinigkeit kann mir entweder große Hoffnung geben oder mich richtig fertig machen. Das ist verrückt, denn eigentlich bin ich mir ziemlich sicher, dass ich in der nächsten Woche meinen Eisprung haben werde. Ich mache mir bloß Hoffnungen, dass es früher passiert, nur um sie dann wieder zu enttäuschen... Aber ich weiß, dass ich einfach dankbar sein sollte, dass ich natürliche Zyklen habe und anscheinend Fortschritte mache.

> Sarah F: Ich weiß, wie schwer es sein kann, lange Zyklen zu haben, vor allem auf einen früheren Eisprung zu warten und zu hoffen – und dann doch nicht schwanger zu werden. Als ich meine Periode wieder bekam, habe ich mein Gewicht über die ersten beiden Zyklen gehalten, aber für den letzten Zyklus habe ich mein Training auf ein Minimum an Yoga reduziert und noch ein paar Kilo zugenommen, um zu sehen, ob es einen Unterschied machen würde. Das tat es!

Es ist beruhigend, dass es für die Wahrscheinlichkeit, schwanger zu werden, kaum einen Unterschied macht, ob man seinen Eisprung in einem normalen Zeitrahmen (vor ZT 21) oder erst viel später, an ZT 45+, hat. Auch hinsichtlich der Wahrscheinlichkeit für eine Fehlgeburt gibt es keinen Unterschied (Band 2). Nach HA macht es nichts, wenn man einen verspäteten Eisprung hat, da sich nur der Beginn des Follikelwachstums und nicht der Eisprung selbst verzögert. Sobald das Follikelwachstum einsetzt, setzt sich der Prozess in einem normalen Tempo fort, sodass die Entwicklung der Eizellen genauso verläuft, wie sie sollte.

Diese Erfahrung machte auch Dana[3], die regelmäßig im Forum postete. Sie machte einen Ultraschall an ZT 25, aber ihr Arzt sagte, dass es so aussah, als wäre sie bei ZT 5. Sie fragte, ob es in Bezug auf die Eizellenqualität irgendwelche Bedenken wegen eines späten Eisprungs gäbe, woraufhin er sagte: „Auf keinen Fall. Bei deinem niedrigen Hormonspiegel bleibst du einfach länger in der frühen Follikelphase." Acht Tage später, am 33. ZT, hatte sie ihren Eisprung und wurde schwanger.

> Sarah F: Ich wollte mich nur zu der Diskussion über den späten Eisprung äußern und den Leuten versichern, dass dies meiner Erfahrung nach die Entstehung einer Schwangerschaft nicht behindert. Bei meiner ersten Schwangerschaft bekam ich meinen positiven Test nach dem Eisprung an ZT 42 und dieses Mal wurde ich schwanger, als ich meinen Eisprung an ZT 64 hatte!!! Ich bin jetzt in der 11. Woche. Wie du also sehen kannst, hatte ich keine Probleme mit späten Eisprüngen und einer Schwangerschaft, obwohl das lange Warten auf den Eisprung ziemlich frustrierend sein kann!

Schwangerschaftsraten nach Zyklustag des Eisprungs

Zyklustag (ZT) des Eisprungs	Anzahl der Zyklen	Anzahl der Schwangerschaften	Prozentsatz der Zyklen, die zu einer Schwangerschaft führten*†
Normal (bis zu ZT 21)	333	134	40 %
Mittel (ZT 22–30)	129	37	29 %
Spät (ZT 31–45)	55	18	33 %
Sehr spät (ZT 45+)	51	15	29 %
Gesamt	568	204	36 %

* Die Schwangerschaftsraten unterscheiden sich nicht signifikant zwischen den einzelnen Kategorien; p = 0,23. Der Unterschied, den du zwischen der Rate bei < ZT 21 und > ZT 21 siehst, ist wahrscheinlich zufällig.

† Beachte, dass die Schwangerschaftsraten möglicherweise künstlich etwas erhöht sind, da die Befragten eher bereit sind, Daten für erfolgreiche Zyklen zu liefern. Diese Verzerrung hat jedoch keinen Einfluss auf die Angaben zum Zyklustag des Eisprungs.

Wieder Sport treiben

Vielleicht fragst du dich, ob du dein Training wieder aufnehmen kannst, nachdem du deinen natürlichen Zyklus wiedererlangt oder dich dazu entschieden hast, medizinische Hilfe in Anspruch zu nehmen, um schwanger zu werden. Hier gibt es keine pauschale Antwort. Im Allgemeinen empfehlen wir denjenigen, die ihre natürlichen Zyklen wiederbekommen haben, die Intensität des Trainings nicht zu erhöhen, bis sie drei Zyklen hinter sich haben, und dann genau darauf zu achten, ob das Training die Follikelphase verlängert oder die Lutealphase verkürzt. Wir empfehlen dir dringend, deinen Eisprung über einen längeren Zeitraum zu tracken (Kapitel 18), damit du diesen überwachen kannst. Wenn du beispielsweise vor Beginn des Trainings eine 12-tägige LP (die Zeit zwischen Eisprung und Periode) hattest und feststellst, dass sich deine LP, nachdem du wieder mit dem Training begonnen hast, auf 9 oder 10 Tage verkürzt hat, solltest du die Intensität oder Häufigkeit deines Trainings überdenken, insbesondere wenn du versuchst, schwanger zu werden.

Bei manchen kann jede Art hochintensiver sportlicher Betätigung eine kurze LP verursachen, die möglicherweise behoben werden muss, wenn du schwanger werden möchtest (Kapitel 19). Bei anderen kann eine LP, die mit der Zeit kürzer wird, ein Zeichen dafür sein, dass der Zyklus bald wieder ausbleibt.

Wenn du versuchst, schwanger zu werden, und dich für eine Fruchtbarkeitsbehandlung entschieden hast, bekommst du wahrscheinlich nicht das Feedback, das du von einem natürlichen Zyklus erhalten könntest (z. B. längere Follikelphase oder kurze LP). Wie dem auch sei, wenn du nicht wie erhofft auf Medikamente ansprichst, kann das ein guter Indikator dafür sein, dass du zu viel Sport treibst (oder nicht genug isst). Wir raten dir dringend, dich bis zur Schwangerschaft nicht zu viel zu bewegen (Das Thema Sport in der Schwangerschaft wird in Band 2 genauer behandelt). Denk daran, dass die dänischen Bevölkerungsstudien gezeigt haben, dass sich die Zeit bis zur Schwangerschaft bei jeder Art von intensivem Sport verlängert[4]. Ist es für dich wichtiger, Sport zu treiben, oder gut auf deine Medikamente anzusprechen und die besten Chancen auf eine Schwangerschaft zu haben?

> Amy J: Bei mir wurde im Mai HA diagnostiziert. Ich habe mich schwer damit getan, keinen Sport zu treiben, da mein RE mir sagte, ich könne dreimal pro Woche 30 Minuten Sport treiben und alles sei in Ordnung. Dann bin ich auf das Forum gestoßen und erkannte die Wahrheit. KEIN hochintensives Training und mehr essen!!! Ich nahm etwa 8 kg zu, hörte auf zu trainieren, nahm fünf Tage lang Femara und meine Periode kam 33 Tage später. Ich reagierte auch auf die zweite Runde. Es war sehr schwierig, so viel zuzunehmen und keinen Sport zu treiben. Ich hatte meine Momente des Zweifels, aber das Lesen im Forum hat mir geholfen, mich zu beruhigen. Törichterweise dachte ich: „Hey, ich blute wieder… es kann nicht schaden, ein wenig Sport zu treiben." Ich fing an, an fünf Tagen in der Woche 30 Minuten „leichtes" Ausdauertraining zu machen, und siehe da, es war ZT 50 und keine Periode. Also beschloss ich, mich zu entspannen. Kein Sport und zwei Wochen später kam meine Periode. Ich habe keine weitere Runde Femara genommen, weil ich sehen wollte, wo mein Körper steht. Ich fing an, meine Temperatur zu messen und hatte einen Hochpunkt an ZT 16!! Ich bin jetzt 4 Tage nach dem Eisprung und in meiner zweiwöchigen Wartezeit. Ich wollte meine Geschichte mit denjenigen von euch teilen, die an dem Prozess zweifeln oder in Erwägung ziehen, wieder zu trainieren, auch wenn es nur „leicht" ist. LASS ES EINFACH!!! Es ist das beste Gefühl zu wissen, dass mein Körper wieder funktioniert. Ich liebe meine Körpermaße zwar nicht, aber ich liebe es, wie viel besser ich mich fühle!

Änderungen der Essgewohnheiten nach der Recovery

Sobald du deine Periode bekommst, überlegst du vielleicht deinen Recovery-Ernährungsplan ein wenig zurückzuschrauben. Wir empfehlen dir dringend, dich weiterhin auf dem Niveau wie bisher zu ernähren und die Trainingsintensität nicht zu erhöhen, bis du mindestens drei vollständige Zyklen hinter dir hast. Allzu oft kommt es vor, dass die erste Periode eintritt und man denkt: „Juhu, ich bin wieder gesund!", und dann wird entweder viel Sport getrieben oder man beschließt, die Ernährung einzuschränken, um das Körpergewicht zu verändern... und die zweite Periode bleibt aus. Wenn du drei Zyklen abwartest, können sich deine Hormone besser ausbalancieren und dein Körper sich an die neue Normalität gewöhnen. Außerdem kannst du auf diese Weise mehr über deinen eigenen Zyklus herausfinden. Wir empfehlen dir dringend, dass du dich über die Anzeichen eines Eisprungs informierst, damit du den Zeitpunkt deines Eisprungs und den Zeitpunkt deiner Periode locker tracken kannst. So kannst du feststellen, ob du einen Eisprung hast und wie lang deine Lutealphase ist, was beides nützliche Informationen sind.

Nach dem dritten Zyklus ist es angemessen, zu beginnen sich intuitiver zu ernähren. *Intuitives Essen* und das dazugehörige Arbeitsbuch von Evelyn Tribole und Elyse Resch sind ein fantastischer Leitfaden, der dir hilft, mehr über das Befolgen von Hunger- und Sättigungsgefühlen zu lernen. An diesem Punkt kannst du lernen, deinen Hunger- und Sättigungsgefühlen zu folgen und „normal" zu essen, anstatt zu versuchen, jeden Tag den ganzen Tag lang zu essen.

Du kannst ein paar (aber hoffentlich nicht alle) der „Fruchtbarkeitsnahrungsmittel" gegen „gesündere" Optionen austauschen. Dein Gewicht kann weiterhin zunehmen, gleich bleiben oder vielleicht auch etwas abnehmen (wenn dein BMI unter 22 bleibt, empfehlen wir dir jedoch, weiter zuzunehmen, um eine optimale Fruchtbarkeit und langfristige Gesundheit zu gewährleisten). Es sollte weiterhin dein Ziel sein, etwa 2.500 Kalorien pro Tag zu dir zu nehmen, da dies die Menge ist, die eine aktive Person benötigt, um ihr System vollständig zu versorgen. Wir raten davon ab, zu irgendeinem Zeitpunkt nach diesem Prozess eine Gewichtsabnahme anzustreben. Wenn du dich einschränkst, um das, was du als „Übergewicht" empfindest, zu verlieren, oder wenn du Lebensmittelgruppen wieder weglässt, gerät dein Körper wieder in ein Energiedefizit und/oder reduziert die hormonellen Signale, die von bestimmten Lebensmittelgruppen erzeugt werden, sodass die Wahrscheinlichkeit groß ist, dass du das verlierst, wofür du gerade so hart gearbeitet hast. Ein paar Kilo zu verlieren ist es nicht wert, dass sich die Zyklen verlängern oder ganz verschwinden, vor allem dann nicht, wenn du schwanger werden möchtest.

Solltest du immer noch das Bedürfnis oder den Wunsch nach einer Gewichtsabnahme verspüren, solltest du dir genau überlegen, warum du dieses Gefühl hast. Wenn es deine Finanzen zulassen, kannst du vielleicht zu einem „Body Image"-Coaching gehen, das dir dabei hilft, einige dieser Probleme zu bewältigen; wenn nicht, verbringe ein paar Wochen oder Monate damit, in die „Body-Neutrality"- und „Health-At-Every-Size"-Welt einzutauchen. Dich mit anderen auszutauschen, die die Entscheidung getroffen haben, die Diätkultur und ihre giftigen Botschaften abzulehnen, kann dich darin bestärken, dasselbe zu tun. Du kannst deinen Körper so annehmen, wie er ist, und für das wertschätzen, was er für dich leistet, anstatt Zeit und geistige Energie darauf zu verwenden, ihn so umzuformen, dass er den schädlichen und ungesunden Normen der Gesellschaft entspricht. Es ist auch hilfreich, ein bisschen von der Mythologie zu verstehen, die sich um Körpergewicht und Gesundheit oder Krankheit gebildet hat. Wir empfehlen nachdrücklich die Lektüre von *Health At Every Size* von Linda Bacon sowie *Body Respect* von Linda Bacon und Lucy Aphramor, die eine hervorragende Übersicht über wissenschaftliche Studien zu Körpergewicht und Gesundheit bieten. Die Bücher *Body Kindness* von Rebecca Scritchfield und *From the Ground Up* von Sarah Menlove Romero bieten hilfreiche Anregungen und Übungen zum Ändern der eigenen Einstellungen. Das Buch *More Than a Body* ist unglaublich hilfreich, um zu lernen, dass es bei dir um mehr als nur dein Aussehen geht. Links zu all diesen Büchern auf Amazon DE, US, UK und CA findest du unter http://noperiod.info/resources.

Eine letzte Bemerkung zum Körpergewicht nach der Recovery: Langfristig ist es wahrscheinlich gesünder, einen Körper zu haben, der sich in oder oberhalb der „fruchtbaren Zone" befindet. Studien zur Knochendichte in Abhängigkeit von Körpermaßen zeigen im Allgemeinen ein erhöhtes Frakturrisiko bei einem niedrigeren BMI. Eine Meta-Analyse, bei der prospektive Daten von fast 60.000 Personen mit einer Nachbeobachtungszeit von 250.000 Personenjahren untersucht wurden, ergab eine starke Korrelation zwischen dem Frakturrisiko und dem BMI[5]. Ohne Kenntnis der Knochendichte hat eine Person mit einem BMI von 20 ein um etwa 20 % erhöhtes Risiko für jede Art von Fraktur und ein um 95 % erhöhtes Risiko für eine Hüftfraktur gegenüber einer Person mit einem

BMI von 25. Unter Berücksichtigung der Knochendichte (die bei Personen mit kleinerem Körperbau aufgrund der geringeren Belastung niedriger ist, da die Knochen in der Regel weniger Körpergewicht tragen müssen) besteht bei einem BMI von 20 im Vergleich zu 25 kein unabhängiges Risiko für eine Fraktur, aber immer noch ein um 42 % erhöhtes Risiko für eine Hüftfraktur; bei einem BMI von 15 steigt dieses Risiko auf mehr als das Doppelte an. Lohnt es sich wirklich, in alte Gewohnheiten zurückzufallen? Wir sind der festen Überzeugung, dass schlank zu sein diesen Preis nicht wert ist.

Zusammenfassung

Es ist eine wunderbare Erinnerung daran, dass du gesund bist, wenn du deinen Körper so weit gebracht hast, dass du monatlich natürliche Zyklen hast. Vor der Wiedererlangung deiner Zyklen kann es sein, dass du etwa alle zwei Wochen Fruchtbarkeitsanzeichen bemerkst, da sich dein Körper auf den Eisprung vorbereitet, aber noch nicht ganz so weit ist. Dies ist ein Zeichen dafür, dass du auf dem richtigen Weg bist. Nachdem du deine erste Periode bekommen hast, kann es sein, dass dein erster oder zweiter Zyklus länger als ein normaler Zyklus dauern. Die Zeit bis zum Eisprung wird sich innerhalb weniger Zyklen verkürzen, wenn du dich weiterhin an den Recoveryplan hältst. Manche, bei denen die Zyklen sich nicht auf natürliche Weise verkürzten, haben sich für die Einnahme von Medikamenten entschieden, um den Eisprung zu beschleunigen (Band 2).

Lisa: Du kennst doch sicher den Song „Celebration" von Kool & The Gang, oder? OK, dann sing ihn jetzt mit mir! „Cellllebrate good times, come on! … "

Genauso fühlt es sich an, wenn du alles erlebst, was zu deiner Periode führt, und dann tatsächlich Monat für Monat auf natürliche Weise deine Periode bekommst (es sei denn, es schleicht sich eine Schwangerschaft ein, die die Freude noch eine Stufe mehr steigert). Das ist ein großes Fest und das sollte es auch sein. Du hattest die Gelegenheit, dich selbst WIRKLICH kennen zu lernen und Zeit mit dem Unbequemen und Unbekannten zu verbringen. Du hast gewartet, gearbeitet und dir deinen gesunden Körper zurückerobert! Ich möchte dich hiermit dazu ermutigen, den „natürlichen Weg" noch ein wenig länger beizubehalten, auch wenn du glaubst, dass sich nichts verändert. Die Realität ist, dass sich etwas tut. Die emotionalen, körperlichen und – für manche – spirituellen Vorteile sind GROß. Und du wirst weiterhin in jedem Aspekt deines Lebens davon profitieren.

18
Bestätigung des Eisprungs

VIELE GLAUBEN, dass die Periode das wichtigste Ereignis in einem Menstruationszyklus sei. Auch in den Medien wird es so dargestellt. Dem ist aber nicht so. In Wirklichkeit ist der Eisprung das wichtigste Ereignis des Zyklus! Die hormonellen Veränderungen, die mit dem Eisprung einhergehen, sind für die Knochendichte, die Gesundheit des Herzens und des Gehirns von größtem Nutzen. Außerdem ist ein Eisprung die wichtigste Voraussetzung für eine Schwangerschaft. Wenn du deinen Eisprung regelmäßig trackst, erhältst du ein viel besseres Verständnis für deinen Menstruationszyklus und dessen momentanen Status. Wir können nicht oft genug betonen, wie wichtig es ist, den Eisprung zu tracken, sobald dein Zyklus eingesetzt hat. Dies hat die Vorteile, dass du:

- weißt, wann du deine Periode erwarten kannst;
- die Auswirkungen von mehr Bewegung und/oder einer veränderten Ernährung abschätzen kannst (Kapitel 21);
- weißt, wann du ungeschützten Geschlechtsverkehr vermeiden solltest, wenn du nicht schwanger werden möchtest;
- aber auch weißt, wann du Geschlechtsverkehr haben solltest, wenn du schwanger werden möchtest.

Es hilft, ein klares Verständnis von den Ereignissen um den Eisprung herum zu haben, um nachzuvollziehen, warum wir das Tracken des Eisprungs so nachdrücklich empfehlen. In einem normalen Menstruationszyklus mit Eisprung (Kapitel 5) wird der Prozess durch einen Anstieg des Gonadotropin-Releasing-Hormons (GnRH) eingeleitet, nachdem der Hypothalamus das Signal erhalten hat, die Kaskade zu starten. Das zusätzliche GnRH führt zu einem Anstieg des follikelstimulierenden Hormons (FSH), das von der Hypophyse ausgeschüttet wird; das FSH wird dann über den Blutkreislauf zu deinen Eierstöcken transportiert und der Prozess des Follikelwachstums/der Eireifung beginnt. Während die Eizelle und der Follikel heranreifen, steigt die Östrogensekretion um das 5- bis 10-Fache des Ausgangswertes. Dieser Anstieg des Östrogens unterstützt den Aufbau der Knochendichte am stärksten. Sobald das Östrogen einen Schwellenwert erreicht, der von der Hypophyse erkannt wird, schüttet diese Drüse eine große Menge oder einen „Schub" des luteinisierenden Hormons (LH) aus. Dieser LH-Schub lässt den Follikel platzen und setzt die reife Eizelle frei.

Die Eizelle wandert dann durch die Eileiter in die Gebärmutter, falls dort Spermien vorhanden sind, die zu einer Schwangerschaft führen könnten. Aber das ist im Moment irrelevant. Wichtig ist, was mit dem übrig gebliebenen Follikel geschieht. Die Zellen, die sich um die wachsende Eizelle herum befanden und sie stützten, verschwinden nicht einfach – vielmehr ändert sich ihre Funktion. Sie beginnen, die Hormone Östrogen und Progesteron abzusondern, um die Gebärmutterschleimhaut im Falle einer Schwangerschaft zu verstärken. Diese neue Struktur, die nach dem Eisprung zurückbleibt, wird „Gelbkörper" (Corpus luteum) genannt. Der Gelbkörper ist der Motor der „Lutealphase", der Zeit zwischen dem Eisprung und dem Einsetzen der Periode (Kapitel 19).

Der Östrogenspiegel wird auf einem Niveau gehalten, das etwa das 3- bis 5-Fache der Ausgangskonzentration beträgt sowie das Knochenwachstum und die Knochenerhaltung unterstützt. Diese Östrogenwerte sind viel höher als bei einer Hormonersatztherapie oder unter Einnahme der Antibabypille[1]. Das ist der Grund dafür, warum die natürlichen Zyklen zu einem stärkeren Knochenwachstum führen als die Einnahme künstlicher Hormone.

Der Progesteronspiegel steigt nach dem Eisprung um das 20 bis 50-Fache an. Dieser Anstieg beginnt fast sofort, wobei der höchste Wert etwa 7 Tage nach dem Eisprung in einer normal langen Lutealphase erreicht wird. Dieser erhöhte Progesteronspiegel wird auch nachweislich mit einer verbesserten Knochendichte in Verbindung gebracht[2].

Wird eine Eizelle nicht befruchtet, baut sich der Gelbkörper in der Regel nach etwa 12–14 Tagen ab, und dabei sinken sowohl der Progesteron- als auch der Östrogenspiegel wieder auf den Ausgangswert. Diese sinkenden Hormonspiegel führen zur Menstruationsblutung. Die Östrogenabnahme wird vom Hypothalamus wahrgenommen und regt den nächsten Follikelwachstumsprozess an.

Wann kannst du deine nächste Periode erwarten? Nachdem du den Eisprung bestätigt hast, kannst du dir sicher sein, dass sie auf dem Weg ist. Normalerweise tritt deine Periode 14 Tage später ein, aber in etwa 30 % der ersten Zyklen nach der Recovery kommt die Periode etwas früher – dies wird als „kurze Lutealphase" bezeichnet und wird im nächsten Kapitel näher erläutert.

Außerdem ist das Tracken deines Eisprungs äußerst nützlich, um die Auswirkungen von zusätzlichem Sport einschätzen zu können. Wir werden in Kapitel 21 näher darauf eingehen. Der Grundgedanke dabei ist jedenfalls, dass du, wenn du deinen Eisprung trackst, beurteilen kannst, ob wieder begonnener (anstrengender) Sport zu einer zeitlichen Verschiebung deines Eisprungs führt oder deine Lutealphase verkürzt.

Beides deutet darauf hin, dass dein Körper ein wenig zu kämpfen hat. Deswegen empfehlen wir in diesen Fällen, das Bewegungspensum für einen weiteren Zyklus nicht weiter zu steigern. Wahrscheinlich solltest du auch etwas mehr essen, um die zusätzliche Energie zu kompensieren, die durch die zusätzliche Bewegung verbrannt wird.

Auch für die Familienplanung ist das Tracken wichtig: Die Chance auf eine Schwangerschaft besteht etwa während der fünf Tage vor dem Eisprung, vor allem dann, wenn eine Zunahme des eiweißartigen Schleims im Gebärmutterhals zu beobachten ist. Wenn du nicht schwanger werden möchtest, solltest du in dieser Zeit also auf jeden Fall verhüten. Besteht ein Schwangerschaftswunsch, sollte der Geschlechtsverkehr in den Tagen vor dem Eisprung stattfinden, wobei der Tag direkt davor am wahrscheinlichsten zu einer Schwangerschaft führt (mehr Details zu diesem Aspekt in Band 2).

Den Eisprung erkennen

Es gibt drei wichtige Anzeichen dafür, dass sich der Eisprung nähert, auf die wir im weiteren Verlauf dieses Kapitels noch genauer eingehen werden:

- Veränderung des Zervixschleims (CM) – insbesondere eiweißartiger CM (EWCM);

- Veränderung der zervikalen Position (CP) – hoch, weich und offen;
- steigende LH-Werte, die mit Hilfe von Ovulationsvorhersagekits (OPKs) ermittelt werden.

Hinweis: Die tägliche Messung der Temperatur kann bestätigen, ob und wann du deinen Eisprung hast, kündigt diesen aber nicht im Voraus an.

Willst du nicht schwanger werden, brauchst du nicht so sorgfältig auf jedes einzelne Symptom achten, es sei denn, du nutzt das Tracken deines Zyklus als Verhütungsmethode. Bei jeder anderen Form der Empfängnisverhütung sollte eine Kombination aus Zervixschleim und Temperaturmessung zur Beurteilung deiner Zyklusgesundheit ausreichen. Mit der Zeit wirst du wahrscheinlich einen Punkt erreichen, an dem du nur noch die Veränderungen des Zervixschleims zu notieren brauchst, um genügend Informationen über deinen Eisprung sowie deinen Zyklus zu erhalten. Wenn du eine Schwangerschaft vermeiden willst, musst du deinen Eisprung sowie deinen Zervixschleim sorgfältig beobachten, um sicherzustellen, dass du ungeschützten Geschlechtsverkehr während deines fruchtbaren Zeitfensters vermeidest.

Willst du schwanger werden, ist Geschlechtsverkehr in den Zeiten, in denen du diese Anzeichen wahrnimmst, unerlässlich – nicht nur zum Zeitpunkt des Eisprungs selbst, sondern auch in den Tagen vor dem Eisprung (also so gut wie immer, wenn du Fruchtbarkeitssignale wahrnimmst). Nach dem Eisprung kehren deine Fruchtbarkeitsanzeichen in den Normalzustand zurück, wodurch sich das Zeitfenster für eine Empfängnis schließt.

Anzeichen Nr. 1: Zervixschleim

Es gibt eine Reihe von körperlichen Anzeichen, die sich bemerkbar machen, wenn der Eisprung näher rückt. Bei vielen Frauen nimmt der Scheidenausfluss, der sogenannte Zervixschleim, während des natürlichen Zyklus und manchmal auch bei der Einnahme oraler Medikamente zu. Die Farbe und Konsistenz des Zervixschleims ändern sich im Laufe des Zyklus.

1) Nach dem Ende der Blutung ist der CM typischerweise dick, weiß und „klebrig" (oder du hast zu diesem Zeitpunkt praktisch keinen CM). Dies wirst du wahrscheinlich auch erleben, während du auf deine Recovery hinarbeitest, da dann deine Hormone ansteigen. Bei dieser Art von Schleim ist es unwahrscheinlich, fruchtbar zu sein.

2) Das nächste Stadium wird als „cremig" beschrieben – weniger pastös, weniger verkrustet auf deiner Unterwäsche, eher wie die Konsistenz und Textur einer Handcreme. Die Farbe ist normalerweise undurchsichtig weiß.

3) Wenn daraufhin das Östrogenlevel etwas stärker ansteigt, ist das nächste Stadium „wässriger" CM. Dieser ist klarer und dünner und hinterlässt oft einen nassen Fleck auf der Unterwäsche, ohne sichtbare Rückstände. „Wässriger" CM ist normalerweise ziemlich durchsichtig. Für manche ist dies die Art von Schleim, die während der fruchtbarsten Tage wahrgenommen wird.

4) Während das Östrogen mit dem Wachstum des Follikels weiterhin ansteigt, kann der Ausfluss noch reichlicher, klarer und dehnbarer werden. Dies ist der berühmte eiweißartige Zervixschleim (EWCM), der fast genauso aussieht und sich auch so anfühlt wie rohes Eiweiß. Er ist normalerweise klar, kann aber auch weiß oder gelb gefärbt sein. Der Zervixschleim ist der spermienfreundlichste Schleim; die kleinen Kerlchen können darin bis zu fünf Tage lang leben[3]! Es kann sein, dass du diesen fruchtbaren Schleim nur ein oder zwei Tage lang siehst, in manchen Fällen kann er aber auch bis zu zwei Wochen lang anhalten.

5) Nach dem Eisprung verschwindet der Fruchtbarkeitsschleim in der Regel; es kann aber auch sein, dass du klebrigen oder cremigen Fruchtbarkeitsschleim wahrnimmst. Gelegentlich kann es vorkommen, dass du eine kleine Menge von EWCM hast, aber nicht so viel wie vor dem Eisprung.

Wenn du das orale Medikament Clomifen zur Förderung des Eisprungs einnimmst (Band 2), kann es sein, dass du entweder einen dickeren, weniger spermienfreundlichen oder gar keinen Fruchtbarkeitsschleim hast. Wenn eine Schwangerschaft erwünscht ist, kann die Einnahme eines Hustensafts (der nur Guaifenesin enthält) zum „Lösen des Sekrets" besonders nützlich sein, wenn du andere fruchtbare Anzeichen wie eine Veränderung der zervikalen Position oder einen positiven OPK hast.

Vielleicht fragst du dich, woher du wissen sollst, ob du EWCM hast, welcher dir anzeigt, dass du dich auf den Eisprung vorbereitest. Zunächst einmal kannst du EWCM in deiner Unterwäsche bemerken (d.h. es fühlt sich feuchter an, als du es gewohnt bist). Eine weitere einfache Möglichkeit zur Überprüfung ist der Gang zur Toilette, insbesondere nach dem Stuhlgang. Möglicherweise siehst oder fühlst du, wie EWCM aus deiner Vagina tropft oder sich ausdehnt. Wenn dies nicht der Fall ist, tupfe deine Vulva (den Bereich um die Scheidenöffnung herum) mit Toilettenpapier ab, anstatt sie einfach abzuwischen und das Papier direkt wegzuwerfen. Es kann auch sein, dass es sich beim Tupfen/Wischen glitschiger anfühlt als normalerweise. Schau dir an, was auf dem Toilettenpapier ist. Sieh dir die

Farbe und Konsistenz des Schleims an. Wenn du schon dabei bist, klemm etwas davon zwischen Daumen und Zeigefinger ein und achte darauf, wie er sich anfühlt. EWCM wird sich glitschig anfühlen. Der letzte Test ist, wenn du deine Finger auseinanderziehst, nachdem du etwas Schleim aufgenommen hast: Dehnt sich der Schleim zwischen den Fingern? Das ist EWCM! Anfangs mag sich das alles seltsam oder eklig anfühlen, aber mit der Zeit wird es ganz natürlich (und wenn du schwanger werden willst, solltest du dich sowieso an den Schleim gewöhnen; nach der Geburt wirst du viel davon haben!).

> *Chrissy*: Ladies, ich muss euch was erzählen – viel, viel EWCM – es trieft! Es fühlt sich an, als wäre ein Koch in mir, der eine Sauce Hollandaise kocht und das ganze Eiweiß in mein Höschen schüttet!!! Haha !

Wenn du schwanger werden möchtest und den unglaublichen EWCM hast, ist dies ein guter Zeitpunkt, um „ins Schlafzimmer zu gehen". Es kann sein, dass du keinen Eisprung hast, wenn EWCM das erste oder die ersten Male auftritt. Das kann passieren, wenn ein Follikel wächst, es aber, wie in Kapitel 16 beschrieben, nicht ganz bis zum Eisprung schafft. Dennoch empfehlen wir dir, mit deinem Partner oder deiner Partnerin ins Bett zu gehen. Es kann Spaß machen, das zu üben, und es sind schon seltsamere Dinge passiert, als dass Menschen schwanger wurden, ohne vorher eine Periode zu haben. Am besten hast du, wenn du EWCM hast, etwa jeden zweiten Tag Geschlechtsverkehr – natürlich auch öfter, wenn du in der Stimmung dazu bist (oder Fruchtbarkeitsanzeichen bemerkst). Bedenke, dass manche nie EWCM haben, sondern stattdessen mehr wässrigen CM produzieren. Es ist durchaus möglich, einen Eisprung zu haben, ohne dass du den klassischen EWCM bemerkst; jedes Mal, wenn du eine Veränderung der CM-Konsistenz oder -Menge feststellst, ist es keine schlechte Idee, ein Tänzchen im Schlafzimmer zu vollführen.

Mit der Zeit kannst du deinen Eisprung vielleicht allein durch die Beobachtung des Zervixschleims tracken, aber für die ersten Zyklen empfehlen wir auch die Beobachtung deiner Basaltemperatur. Diese hilft bei der definitiven Bestätigung, ob und wann genau du einen Eisprung hattest.

Auch hier gilt: Wenn du eine Schwangerschaft vermeiden willst, solltest du bei jedem bisschen EWCM und auch bei wässrigem Schleim verhüten, bis du dir sicher bist, dass du deinen Zyklus zuverlässig tracken kannst.

Anzeichen Nr. 2: Position des Gebärmutterhalses

Ein weiteres physisches Anzeichen für einen bevorstehenden Eisprung ist, dass sich sowohl die Lage deines Gebärmutterhalses als auch das Gefühl wie er sich anfühlt verändert. In der frühen Phase deines Zyklus, bis etwa zu ZT 11 bis 12 bzw. in den ersten Zyklen teilweise erst später, bist du noch nicht fruchtbar. Dann fühlt sich dein Gebärmutterhals hart und geschlossen an und ist leicht zu erreichen (niedrig). In einem Zyklus nach Lehrbuch wäre dies der Zeitpunkt, an dem deine Periode endet (denn wer will schon nach dem Muttermund sehen, wenn du noch deine Periode hast?). Je näher die fruchtbare Zeit rückt, desto weicher und offener wird dein Muttermund und desto schwieriger ist er zu erreichen (hoch). Eine Methode zur Überprüfung deiner zervikalen Position (CP) besteht darin, dich im Bett auf den Rücken zu legen, die Knie anzuheben und die Füße auf das Bett zu stellen (als ob du einen Sit-up machen würdest) und dann mit dem sauberen Zeigefinger in die Scheidenöffnung zu greifen. Ein niedriger Gebärmutterhals lässt sich in dieser Position oft recht leicht ertasten; möglicherweise musst du versuchen, ein wenig an den Seiten zu tasten, da er nicht immer genau in der Mitte liegt. Dein Gebärmutterhals fühlt sich hart an, wie der Radiergummi eines Bleistifts. Um einen hohen Gebärmutterhals zu erreichen, musst du wahrscheinlich ähnlich wie beim Stuhlgang nach unten drücken. Je näher der Eisprung rückt, desto schwieriger ist der Muttermund zu erreichen und desto weicher und schwammiger fühlt er sich an. Wenn du darauf achtest, kannst du auch beim Geschlechtsverkehr einen Unterschied feststellen.

Die Position des Gebärmutterhalses ist nicht ganz einfach zu erkennen. Daher musst du das nicht unbedingt machen, wenn du den Eisprung nur zum Zweck der Zyklusüberwachung trackst. Aber es ist wirklich faszinierend, wie die Biologie funktioniert – wenn sich dein Körper dem Eisprung nähert, verändert sich nicht nur die zervikale Flüssigkeit, sondern auch die Position des Gebärmutterhalses, damit dein Körper empfänglicher für Spermien wird, die in deine Eileiter eindringen und dort hochschwimmen.

Lisa, an die Forumsmitglieder: „Ein Gespräch über den Gebärmutterhals... OK... ähm... naja... Ich habe „eine Freundin", die wollte, dass ich das frage. Sie möchte nicht, dass ich ihren Namen nenne, also fragt nicht danach. Ich bin wirklich, ich meine „meine Freundin" ist wirklich ratlos, was sie da unten fühlen soll. Sie hat mehrere Finger himmelhoch gestreckt und versucht, dieses „Gebärmutterhals"-Ding zu finden, von dem alle reden. Ich habe sogar auf YouTube nachgeschaut, wie das geht. Ich meine „meine Freundin" hat es auf YouTube angesehen, aber sie konnte es einfach nicht herausfinden. Wonach genau tastet man denn? Vielleicht hat sie keinen Gebärmutterhals. Sicherlich bin ich nicht die Einzige, die ihrer „Freundin" diese Frage nicht beantworten kann? LOL."

Antworten:

Chrissy: Um meinen Gebärmutterhals zu finden, muss ich reingehen, und dann links abbiegen!!! Ich bin schief! Am Anfang konnte ich ihn nie finden, weil ich gerade nach oben ging, also bist du vielleicht auch krumm? (Ähem, ähem, *hust hust*, deine Freundin mein ich.)

Judith: Lisa, bitte sag deiner Freundin, dass ich mich auch nie getraut habe, über den Gebärmutterhals zu sprechen. Ich bin sehr schlecht in solchen Dingen. Vielleicht ist das der Grund, warum ich kein Baby hab. *(Judith hat ihr erstes Kind im März 2014 bekommen, ihr zweites im Dezember 2015.)*

Jaclyn: Tipps zum Auffinden des Gebärmutterhalses:

1) Händewaschen.
2) Ganz tief in die Hocke gehen, mit gespreizten Beinen.
3) Finger (ich benutze den mittleren, weil er am längsten ist) in den Scheideneingang einführen.
4) Husten/nach unten drücken oder beugen.
5) Jetzt solltest du etwas spüren, das entweder weich (fruchtbar) oder hart (nicht fruchtbar) ist.
6) Du kannst auch etwas Zervixschleim aus der Öffnung „schöpfen" und ihn untersuchen (besonders hilfreich, wenn du nicht viel CM zum Analysieren hast, was bei mir nie der Fall war).
7) Es dauert meistens ein paar Zyklen, bis man sich mit den Veränderungen und der Position des Gebärmutterhalses während des Zyklus vertraut gemacht hat. Wenn du fruchtbar bist, sollte er höher und weicher werden (wie deine Lippen). In der nicht-fruchtbaren oder post-ovulatorischen Phase sollte sich dein Schleim dehnbar und dein Gebärmutterhals härter (wie deine Nasenspitze) anfühlen. Deine CP ist dann niedriger.
8) Vergiss nicht, deine Fingernägel zu schneiden!

Um Himmels willen… vergesst Nummer acht nicht, Mädels. Hehe!

Anzeichen Nr. 3: Ovulationsvorhersage-Kits

Neben der Überprüfung von CM und CP können Ovulationsvorhersage-Kits („ovulation predictor kits", OPKs) oder Fruchtbarkeitsmonitore sehr hilfreich bei der Abschätzung, wann du deinen Eisprung haben wirst, sein. Es handelt sich dabei um Teststreifen, auf die du urinierst (oder die du in einen Becher mit Urin eintauchst), um deinen LH-Spiegel (und möglicherweise Östrogen oder andere Hormone) zu messen. Du bist „positiv", wenn du einen Hormonschub hast, was bedeutet, dass du wahrscheinlich in den nächsten 24 bis 36 Stunden einen Eisprung haben wirst. Der tatsächliche Eisprung findet etwa 36 Stunden nach Beginn des LH-Anstiegs statt. Wir geben eine Zeitspanne an, denn du kannst ja nicht wissen, wie viel Zeit zwischen dem Beginn deines Hormonanstiegs und dem Zeitpunkt, als du den OPK gemacht hast, vergangen ist.

Es gibt verschiedene Marken von Eisprungstäbchen zu unterschiedlichen Preisen – du kannst 100 „billige Internet-Stäbchen" für etwa 30 Euro kaufen, zum selben Preis ähnliche einfache Stäbchen in deiner Drogerie erwerben oder viel teurere digitale Tests oder sogar Fruchtbarkeitsmonitore kaufen, die die tatsächlichen Hormonspiegel analysieren.

Bei den billigen Tests gibt es zwei Linien: eine dunkle „Kontrolllinie", die anzeigt, dass der Test funktioniert, und eine „Testlinie", die abhängig von deinem LH-Spiegel von weiß bis „so dunkel wie" oder „dunkler als die Kontrolllinie" reichen kann. (Die Linie ist am dunkelsten, wenn du gerade einen Hormonanstieg hast.) Allerdings sind die billigen Stäbchen schwieriger zu interpretieren. Daher beginnen viele, die diese Stäbchen verwenden, schon früher im Zyklus mit dem Tracken, um dann später ein mögliches positives Ergebnis mit einem digitalen Test zu bestätigen. Der digitale Test zeigt in der Regel einen Smiley an, wenn der LH-Wert über dem Schwellenwert liegt, der den Eisprung auslöst. Da die ersten Zyklen von HAlern oft lang sind, können tägliche digitale OPKs zu einer teuren Gewohnheit werden. Deshalb raten wir zur Verwendung billiger Stäbchen, bis du vermutest, dass dein Eisprung dir kurz bevorsteht. Außerdem können die digitalen OPKs während der Recovery oft irreführend sein, insbesondere diejenigen, die auch Östrogen nachweisen und mit einem blinkenden Smiley „hohe Fruchtbarkeit" signalisieren. Ein weiterer Grund für die billigen Tests also.

Wie bereits erwähnt, zeigt ein positiver OPK-Wert in der Regel (aber nicht immer) an, dass der Eisprung in den nächsten 24 bis 36 Stunden stattfindet, sodass bei gewünschter Schwangerschaft täglicher Geschlechtsverkehr über zwei bis drei Tage zu diesem Zeitpunkt ideal für die Empfängnis ist. Ein OPK kann bei einer Welle der Follikelrekrutierung ein (fälschlicherweise) positives Ergebnis liefern, obwohl kein Eisprung stattgefunden hat. Eine Studie ergab, dass dies in etwa 10 % der natürlichen Zyklen[4], vorkommt.

Daher ist dieser Fall zwar normal, aber selten; ähnlich zu dem Fall, dass mehrmals vor einem echten Eisprung EWCM beobachtet wird (Kapitel 16). Ein positiver OPK-Wert und ein ausbleibender Eisprung können frustrierend sein. Wenn das passiert, ist die nächste Rekrutierungswelle in der Regel erfolgreich; dein Körper braucht nur ein wenig mehr Zeit, um sich zu sortieren. Behandle deinen Körper weiterhin mit liebevoller Zuwendung und versuche, dich nicht zu sehr zu quälen. Gelegentlich können die OPKs länger als ein paar Tage positiv sein. Das kann verschiedene Gründe haben: Einer davon ist eine Schwangerschaft; OPKs können hCG nachweisen, das Haupthormon, das Embryonen produzieren und das von einem Schwangerschaftstest gemessen werden kann. Ein weiterer Grund ist ein ständiger Anstieg des LH-Spiegels, wie er häufig bei PCOS auftritt. Außerdem kann dies gelegentlich in manchen Zyklen einfach so geschehen. Zwei Frauen aus dem Forum haben diese Erfahrung gemacht – beide hatten laut ihrer morgendlichen Temperaturmessung daraufhin einen Eisprung. Die eine hatte länger als neun Tage lang vor ihrem Eisprung positive OPKs; die andere hatte ihren Eisprung ziemlich bald nach ihrem ersten positiven OPK, konnte danach aber noch eine Woche lang LH nachweisen.

> **Steph**: Die oben genannten Anzeichen bieten eine gute Möglichkeit, die Zeit fürs Kinderkriegen festzulegen. Um damit loszulegen, musst du aber nicht alle drei Anzeichen für einen Eisprung bemerken. Vielleicht fällt es dir schwer, die Position deines Gebärmutterhalses zu bestimmen, aber die Verwendung von OPKs ist einfach. Ich persönlich war nie gut darin, die Lage des Gebärmutterhalses zu bestimmen Außerdem mochte ich weder OPKs noch die Temperaturmessung. Doch mit dem Zervixschleim konnte ich mich anfreunden. Das genügte mir, um zu wissen, dass es Zeit war, den Babytanz zu machen. Lerne deinen Körper kennen und spüre, was für dich gut ist. Dieser Prozess kann schon stressig genug sein; wenn eine Methode nicht zu dir passt, versuch eine andere!

Bestätigung des Eisprungs

Wenn du deinen CM und CP trackst und OPKs verwendest, solltest du eine sehr gute Vorstellung davon haben, wann der Eisprung unmittelbar bevorsteht. Alle diese Anzeichen kehren nach dem Eisprung wieder in den unfruchtbaren Zustand zurück. Dann wirst du deutlich weniger CM bemerken und es wird im Allgemeinen wieder die cremigere Sorte sein. Deine CP wird dann wieder niedriger sein und der Gebärmutterhals sich härter anfühlen. Deine OPKs (falls du sie weiterhin verwendest) werden wahrscheinlich wieder negative Ergebnisse liefern und deine Temperatur wird steigen.

Die Symptome sind bei jeder Person sehr unterschiedlich, sodass du die Anzeichen deines Körpers kennenlernen musst. Beispielsweise kann es sein, dass du noch ein oder zwei Tage nach dem Eisprung EWCM hast, oder irgendwann nach dem Eisprung zufällig eine kleine Menge an fruchtbar erscheinendem Schleim bemerkst, der aber im Allgemeinen viel weniger reichlich ist.

Wir haben bereits erwähnt, dass deine Temperatur nach dem Eisprung ansteigt. Die tägliche Messung der Temperatur ist der einfachste Weg, um festzustellen, ob ein Eisprung stattgefunden hat. Es hilft jedoch nicht bei der Vorhersage, wann der Eisprung stattfinden wird. Du solltest für dich entscheiden, ob dir das Tracken deines Eisprungs gut tut oder ob die Temperaturmessung nur zusätzlichen Stress verursacht.

> *Nico:* Ich liebe Daten! Durch die Temperaturmessung hatte ich das Gefühl, etwas mehr Kontrolle zu haben und etwas zu tun, während ich auf den Eisprung wartete (und auch danach). In dem Zyklus, in dem ich mein erstes Kind bekam, begann ich ein paar Tage nach dem Ende meiner Periode mit der Temperaturmessung und benutzte auch jeden Tag ein OPK. Ich hatte absolut keine Erwartungen, dass irgendetwas dabei herauskommen würde, aber es war eine Möglichkeit, die fast zwei Monate zu überbrücken, bevor wir mit unserem IVF-Zyklus beginnen konnten. Stell dir meine Überraschung vor, als ich die beiden dunklen Linien sah, die bedeuteten, dass ich einen Eisprung haben würde! Ich war ein wenig erschrocken, weil meine Temperatur an diesem Morgen gestiegen war und ich mir Sorgen machte, dass wir das Zeitfenster für eine Schwangerschaft bereits verpasst hatten, aber meine Blog-Freunde versicherten mir, dass das OPK zuverlässiger sei und wir so schnell wie möglich ins Schlafzimmer verschwinden sollten. Am nächsten Tag benutzte ich noch ein OPK und er war immer noch positiv, am Tag darauf war er negativ und am Tag danach stieg meine Temperatur an. Ich hatte meinen Eisprung von ganz allein!!!!

Die Temperatur, die du zum Tracken des Zyklus messen willst, ist deine Körpertemperatur während des Schlafs, die „Basaltemperatur" (BBT). Sie ist die niedrigste Temperatur innerhalb von 24 Stunden. Du kannst sowohl die orale als auch die vaginale Temperatur messen. Beides ist akzeptabel. Finde heraus, was für dich besser funktioniert.

Der allgemeine Konsens ist, dass du, um den Eisprung ganz genau bestimmen, folgendes machen solltest:

- Miss deine Temperatur gleich morgens vor dem Aufstehen, denn wenn du aufstehst und dich bewegst, steigt deine Temperatur sofort an.
- Miss deine Temperatur jeden Tag zur gleichen Zeit. Für jede Stunde, die du später aufstehst, wirst du einen Anstieg um etwa ein Zehntelgrad feststellen. Verwende ein spezielles Basalthermometer, das genau genug ist, um die Veränderung von 0,2 bis 0,3 Grad erkennen zu können, die den Eisprung bestätigt. Diese Thermometer können in jeder Drogerie/ Apotheke erworben werden. Falls du bereits ein normales digitales Thermometer (nicht unbedingt ein Basalthermometer) besitzt, kannst du es ruhig damit aus probieren, bevor du ein neues anschaffst. Die wichtigste Voraussetzung ist, dass es auf 0,1 Grad genau abgelesen werden kann.
- Beachte, dass Alkohol deinen BBT-Wert künstlich erhöhen kann.
- Mach dir keine Sorgen, wenn die Bedingungen für die tägliche Messung nicht „perfekt" sind; diese „Regeln" sind eher ein Leitfaden. Experimentiere ruhig herum, bis du eine Methode gefunden hast, die für dich angenehm ist.

Nico: Ich weiß, dass einige Leute die „Regeln" für die Temperaturmessung befolgen müssen, aber ich habe festgestellt, dass ich es nicht ganz so genau nehmen muss. Erstens habe ich einfach irgendein Thermometer benutzt, das ich auf 0,1 Grad genau ablesen konnte. Es zeigte von Tag zu Tag den gleichen Wert an, sodass ich meinen Eisprung ohne Probleme bestimmen konnte. Zweitens habe ich meine Temperatur anfangs ein paar Tage hintereinander direkt nach dem Aufwachen gemessen. Dann habe ich ausprobiert, sie zu messen, nachdem ich ins Bad gegangen und daraufhin auch, nachdem ich auf der Toilette gewesen bin. Das Messergebnis war dasselbe. Daher habe ich mir Letzteres zur Gewohnheit gemacht, um meinen Mann nicht mit dem Piepton zu wecken. (Aus irgendeinem Grund haben die Hersteller meines Thermometers beschlossen, dass es alle paar Sekunden darauf hinweisen soll, dass es Daten sammelt, was am frühen Morgen echt nervig ist!) Die Zeit, zu der ich morgens aufstand, schwankte zwischen 5:30 Uhr unter der Woche an den Tagen, an denen ich Eishockey spielte, und 9:30 Uhr am Wochenende. Ich stellte fest, dass auch das keinen großen Unterschied machte. Ich zog am Wochenende von meinen Temperaturen 0,1 Grad ab. Messwerte zu früheren Uhrzeiten nahm ich einfach so, wie sie waren. Alkohol hingegen erhöhte meine Temperatur stark, sodass ich meine Temperatur nach einem Tag, an dem ich ein paar Drinks hatte, einfach ignorierte.

In den Tagen vor dem Eisprung liegt deine Aufwachtemperatur wahrscheinlich zwischen 35,8 und 36,3 Grad (vor der Recovery ist sie oft niedriger als dieser Wert). Die obere (durchschnittliche) Grenze bestimmt deine „Deckungslinie". Die Deckungslinie ist eine imaginäre horizontale Linie, die deine Durchschnittstemperaturen vor dem Eisprung und nach dem Eisprung trennt. Deine Temperatur kann ziemlich konstant sein und von Tag zu Tag nur um ein oder zwei Zehntel schwanken. Es kann auch sein, dass du sehr viel größere Schwankungen von etwa einem halben Grad zwischen mehreren Tagen hast. Nach dem Eisprung ist deine Durchschnittstemperatur jedoch um etwa zwei Zehntel Grad oder mehr höher. Früher musste man seine Temperatur auf einem Blatt Papier aufzeichnen, aber heute gibt es Online-Tools oder Apps zur Temperaturaufzeichnung. Fertility Friend und Kindara werden häufig verwendet.

Ein Fertility Friend Diagramm, das den Temperaturverlauf während eines Zyklus zeigt, in dem die Empfängnis stattfand. Die Temperaturen vor dem Eisprung lagen zwischen 36,0 und 36,3 Grad, sodass die Deckungslinie knapp über 36,3 Grad gesetzt wurde; die Temperaturen nach dem Eisprung lagen zwischen 36,4 und 37 Grad. In der ersten Zeile unter dem Diagramm wird die Menstruationsstärke (L = leicht, M = mittel, H = stark) und den Zervixschleim (E = EWCM, W = wässriger CM) mit zwei Tagen fruchtbarem CM nach dem Eisprung dargestellt. Die nächste Zeile zeigt Schwangerschaftstests mit dem ersten Test (positiv) 14 Tage nach dem Eisprung und einem positiven Bluttest am folgenden Tag. Die Zeile darunter veranschaulicht den Zeitpunkt des Geschlechtsverkehrs (PM = abends), gefolgt von OPK-Daten. In der untersten Zeile ist erkennbar, dass Progesteron (P) nach dem Eisprung verwendet wurde. Das Bild wurde mit Genehmigung von fertilityfriend.com nachgedruckt.

Der erste Tag mit erhöhter Temperatur wird als ein Tag nach dem Eisprung (kurz DPO für Englisch: „day past ovulation") bezeichnet. Drei

Tage, an denen die Temperatur über der „Deckungslinie" liegt, bestätigen den Eisprung, insbesondere in Kombination mit einem positiven OPK, EWCM und/oder einer hohen CP und weichen Gebärmutterhals. Sobald deine Temperatur angestiegen ist, wird weiterer Geschlechtsverkehr wahrscheinlich nicht zu einer Empfängnis führen[5]. Also wäre bei Schwangerschaftswunsch jetzt der Zeitpunkt, eine Pause einzulegen (falls dir danach ist).

Es kann hilfreich sein, zu wissen, dass es mehrere verschiedene Muster gibt, die um den Zeitpunkt des Eisprungs herum auftreten können:

- In manchen Fällen wird ein Temperaturabfall am Tag vor oder am Tag des Eisprungs festgestellt.
- Bei einigen Frauen steigt die Temperatur unmittelbar nach dem Eisprung stark an.
- In anderen Fällen steigt die Temperatur nach dem Eisprung in den nächsten Tagen langsam an.
- Gelegentlich kommt es zu einem „Rückfallanstieg", bei dem die Temperatur erst ansteigt, dann wieder sinkt und dann wieder ansteigt. Mach dich nicht verrückt, wenn deine Temperatur an DPO 2 niedriger ist, als du erwartest. Warte noch ein oder zwei Tage ab, um dich zu vergewissern.

Nach dem Eisprung messen manche Frauen weiterhin täglich ihre Temperatur; andere finden es zu stressig, diese Zahl täglich zu analysieren und sich darüber den Kopf zu zerbrechen. Wenn du deine Temperatur weiterhin jeden Tag misst, wirst du Höhen und Tiefen feststellen können. Für Frauen mit Schwangerschaftswunsch ist es ermutigend, wenn der Wert über der Deckungslinie bleibt. Im Falle einer Schwangerschaft kann die Temperatur sogar noch höher werden; das passiert in etwa 25 % der Fälle. In den meisten Fällen deutet ein Absinken auf die Deckungslinie oder darunter darauf hin, dass deine Periode kurz bevorsteht. (Dies gilt nicht bei einem „Implantations-Dip". Solch ein Dip bezeichnet das Absinken der Temperatur mitten in der Lutealphase und kann mit der Einnistung eines Embryos in deiner Gebärmutter zusammenhängen.) Es ist möglich, dass du schwanger bist, aber dennoch Blutungen um den Zeitpunkt deiner erwarteten Periode herum hast. Wenn deine Temperatur nicht sinkt und/oder deine Blutung anders als normal ist, solltest du einen Schwangerschaftstest machen, bevor du mit der Einnahme von Fruchtbarkeitsmedikamenten beginnst.

Gillian: Ich warte immer noch darauf, dass ich einen Schwangerschaftstest machen kann. Das ist eine echte Qual. Eigentlich sollte ich meine Hausarbeit

schreiben und mich auf drei Zwischenprüfungen vorbereiten, aber nein...
stattdessen lese ich online alles über Schwangerschaftsanzeichen und
versuche, auf meinen Körper zu hören. Ich bin das Warten so leid. Ich
habe keinerlei Anzeichen für eine Schwangerschaft, nichts und wieder
nichts. Meine Temperatur ist zwar hoch, aber das bedeutet nicht wirklich
etwas. Mein Bauchgefühl sagt mir, dass ich nicht schwanger bin. Alles
in allem macht es mich fertig, den ganzen Tag zu Hause zu sitzen, zu
lernen und den Haushalt zu machen. Ich habe das Gefühl, dass ich in
eine tiefe Depression versinke. (*Gillian war tatsächlich schwanger, als sie dies
schrieb. Allerdings endete die Schwangerschaft mit einer Fehlgeburt.*)

Eine zuverlässigere Methode zur Feststellung des Eisprungs ist, sich etwa
sieben Tage nach dem Eisprung Blut abnehmen und den Progesteronspiegel
messen zu lassen. Dies ist sowohl bei natürlichen als auch unter
medikamentösen Zyklen möglich. Allerdings führen Allgemeinmediziner
diesen Test nur ungern durch, ein Fruchtbarkeitsspezialist wird dies
eher tun. Ein Progesteronspiegel von über 10 nmol/L bestätigt den
Eisprung[6], auch wenn dieser Wert vergleichsweise niedrig ist. Immerhin
liegt der Mindestwert für die Unterstützung einer Schwangerschaft bei
30 nmol/L[7]. Wenn dein Progesteronspiegel unter 30 (9,4 ng/ml) liegt
oder deine Lutealphase kürzer als 10 Tage ist, findest du in Kapitel 19
einige Vorschläge zur Unterstützung deiner Lutealphase. Im Allgemeinen
korreliert der Progesteronspiegel nicht mit der Länge der LP[8]; wir konnten
Progesteronwerte von weit über 60 nmol/L auch bei einer kurzen LP
beobachten.

Eine in Deutschland gängige Methode, den Zyklus zu tracken, ist die
symptothermale Methode nach Sensiplan. Bei der symptothermalen
Methode nach Sensiplan werden die Basaltemperatur und Veränderungen
des Zervixschleims bzw. des Gebärmutterhalses nach bestimmten Kriterien
beobachtet. Auf diese Weise dient die Methode sowohl als Unterstützung,
um schwanger zu werden, als auch der sicheren Empfängnisverhütung
(siehe Kapitel 20). Informationen zu Sensiplan findest du im Buch
„Natürlich und sicher". Das Praxisbuch der Arbeitsgruppe NFP.

Zusammenfassung

In diesem Kapitel wurden viele Methoden zum Tracken und Verstehen
des Zyklus beschrieben. (Diese funktionieren auch, wenn du orale
eisprungfördernde Medikamente einnimmst.) Dazu gehören:

- Die Beobachtung des Zervixschleims: EWCM tritt häufig kurz vor dem Eisprung auf.

- Das Überprüfen der Position deines Gebärmutterhalses: ein hoher, weicher Gebärmutterhals ist empfänglich für Spermien und deutet auf einen Eisprung hin.

- Die Verwendung von Ovulationsvorhersagekits: ein OPK liefert normalerweise 24 bis 36 Stunden vor dem Eisprung ein positives Ergebnis.

- Das Messen und Verfolgen der täglichen Temperatur sagt dir nicht im Voraus, wann der Eisprung eintritt, aber bestätigt im Nachhinein, wann er stattgefunden hat. Dies sollte nicht die einzige Methode sein, mit der du deinen Eisprung trackst, wenn du konkrete Vorstellungen bezüglich einer Familienplanung hast (also entweder eine Schwangerschaft anstrebst oder vermeiden willst).

Denk daran, dass die Zyklen von HAlern, wenn sie wieder anfangen zu menstruieren, oft länger sind als in den Lehrbüchern beschrieben. Die Zykluslänge normalisiert sich meistens im Laufe der Zeit. Wenn das nicht der Fall ist, werden in Band 2 medizinische Möglichkeiten zur Unterstützung erläutert.

19
Lutealphase

IM LETZTEN KAPITEL haben wir viel über die erste Hälfte deines Menstruationszyklus gesprochen – welche Anzeichen den Eisprung ankündigen und wie du den Eisprung feststellen kannst. Die zweite Hälfte des Zyklus, zwischen dem Eisprung und dem Einsetzen der Periode (oder dem Ausbleiben der Periode, wenn du schwanger bist), ist ebenfalls wichtig, sowohl für den Kinderwunsch als auch für die Knochengesundheit. Während dieser Lutealphase (LP) verändert sich die Gebärmutterschleimhaut durch einen deutlichen Anstieg des Progesterons und einen anhaltend höheren Östrogenspiegel nach dem Eisprung, um die Einnistung eines Embryos und die Entstehung einer Schwangerschaft vorzubereiten. Bei Personen mit einer HA-Vorgeschichte ist die LP oft relativ kurz, was unabhängig von einem Kinderwunsch problematisch sein kann (siehe unten). Überraschenderweise gibt es viele Kontroversen dazu, wie es zu einem Lutealphasendefekt (LPD) kommt und, ob und wie ein LPD behandelt werden sollte. Im Folgenden werden wir auf die Kontroversen eingehen und erläutern, wie du eine kurze LP verlängern kannst.

Eine normale LP dauert zwischen 10 und 14 Tagen. Während dieser Zeit produziert der Gelbkörper (die Struktur, die zurückbleibt, wenn dein Follikel platzt und ein Ei freisetzt) Progesteron und Östrogen, die deine Gebärmutter auf die Einnistung vorbereiten. Eine normale LP lässt dem Embryo genügend Zeit, sich in der Gebärmutter einzunisten und mit der Produktion des „Schwangerschaftshormons", des humanen Choriongonadotropins (hCG), zu beginnen. Eine der Wirkungen von hCG besteht darin, den Gelbkörper zu unterstützen und zu verhindern, dass er sich auflöst. Dadurch werden weiterhin Progesteron und Östrogen produziert, sodass sich die Gebärmutterschleimhaut weiterhin verdicken kann. Bist du nicht schwanger und bekommst deine Periode, löst sich die Gebärmutterschleimhaut stattdessen ab.

Bei einem anormalen Zyklus mit einer kurzen Lutealphase (in der Regel weniger als 10 Tage[1]) oder wenn nicht genügend Progesteron vorhanden ist, um die Gebärmutterschleimhaut angemessen vorzubereiten (weniger als ~25 nmol/L[2]), gibt es deutliche Hinweise darauf, dass die Chancen auf eine Schwangerschaft geringer sind[3] und die Fehlgeburtenrate höher ist[4]. Es gibt auch Hinweise darauf, dass eine kurze Lutealphase weniger ideal für die Knochendichte ist (siehe vorherige Referenzen). Leider sind anormale LPs bei der Recovery von HA (und bei manchen auch danach) recht häufig. Unsere LP ist oft das erste Anzeichen dafür, dass sich unser System in einem grenzwertigen Zustand befindet. Bei der HA-Recovery ist die LP der letzte Teil des Reproduktionszyklus, der sich wieder normalisiert. Du kannst feststellen, ob du eine kurze LP hast, wenn du deine Zyklen verfolgst, wie wir in Kapitel 18 beschrieben haben. Ein niedriger Progesteronspiegel trotz ausreichend langer LP lässt sich nur durch Messung des Testosteronspiegels feststellen. Diese Testung wird nur selten durchgeführt. (Obwohl es inzwischen Urinstäbchen gibt, mit denen du feststellen kannst, ob dein Progesteronspiegel einen Grenzwert von ~30 nmol/l erreicht.) Wenn du dein Progesteron während der LP testen lässt, wird empfohlen, zwei Tests im Abstand von drei Stunden durchzuführen. Auch wenn das heutzutage nicht das Standardverfahren ist, ist dies sinnvoll, da Progesteron in Impulsen produziert wird. Wird ein einziger niedriger Wert gemessen (was bei 15 % der Frauen mit einer normalen LP der Fall ist) kann dieser bloß darauf hinweisen, dass ein Puls bevorsteht[5].

> **Jamie:** Ich war heute beim Arzt und hatte zwei große Follikel, sodass ich es heute Abend versuchen werde! Ich mache einen Progesterontest, weil ich 10 Tage nach der Geburt eine Schmierblutung hatte und die Lutealphase unter dem neuen Clomifen-Protokoll grenzwertig kurz war. Ich denke immer, dass ich hätte schwanger werden können, wenn ich während eines dieser Zyklen Progesteron verwendet hätte. Naja, ich bin

fast in einer neuen zweiwöchigen Wartezeit! Ich hoffe wirklich, dass es diesmal klappt!

Allison: Meine Periode ist mit aller Kraft da. Und das, obwohl mein Eisprung nur fünf Tage her ist. Also jetzt bin ich besorgt über meine kurze Lutealphase. Ich weiß, dass das in vielerlei Hinsicht positiv ist… Es ist das erste Mal, dass ich seit mindestens neun Monaten einen Eisprung hatte, also ist meine Periode eine gute Sache. Aber es ist schwer, nicht trotzdem deprimiert zu sein. Mein Blutfluss ist stark und meine Temperatur ist heute gesunken, also kommt die Blutung definitiv nicht von der Einnistung.

Lara: Ja genau, meine Periode ist da. Ich hatte nur eine super kurze Lutealphase. Alle diejenigen unter euch, die mich gefragt haben, ob ich Progesteronpräparate nehme, wussten wohl genau, wovon sie reden. Ich bin nicht allzu enttäuscht. Immerhin ist es das erste Mal seit langem, dass ich überhaupt einen Eisprung habe. Jetzt weiß ich, dass ich beim nächsten Mal die Präparate verwenden werde.

In diesem Kapitel tauchen wir wieder in die Forschung ein, um dem ärztlichen Rat auf den Grund zu gehen, dass „eine zu kurze Lutealphase auf einen 'schwachen Eisprung' zurückzuführen ist" und „du das Eisprungproblem beheben musst; eine Unterstützung durch Progesteron wird nicht helfen." Diese Theorie stützt sich auf fragwürdige Schlussfolgerungen, die in Studien aus den frühen 1970er Jahren gezogen wurden. Neuere Untersuchungen haben gezeigt, dass es tatsächlich Probleme gibt, die speziell in der Lutealphase auftreten und nicht mit der „Stärke des Eisprungs" zusammenhängen. Eine Progesteronbehandlung kann in vielen Fällen sicherlich helfen. Wenn dein Arzt oder deine Ärztin jedoch nicht bereit ist, Progesteron zu verschreiben, wenn deine LP kurz ist, bieten wir dir hier einige Alternativen an, die möglicherweise helfen können.

Physiologie der Lutealphase

Lara: Ich habe meinen Arzt nach Progesteronpräparaten gefragt, und er sagte, dass sie sinnlos sind – wenn ein Follikel nicht genug Progesteron produziert, haben wir ein größeres Problem. Ich weiß, dass die meisten von euch Progesteronpräparate genommen haben oder nehmen. Was denkt ihr über sein Argument? Ich bin ganz schön kirre, weil ich eine kurze Lutealphase habe.

Lena: Meine Ärztin will auch nicht, dass ich Progesteron nehme, obwohl ich schon zwei kurze Lutealphasen unter Clomifen hatte. Auch sie ist der

Meinung, dass es ein „schwacher Eisprung" ist, wenn der Gelbkörper nicht genug Progesteron produziert und eine Progesteron-Einnahme keinen Unterschied machen wird. Sie sagte mir, dass der häufigste Grund für eine kurze Lutealphase darin besteht, dass der Follikel in der Follikelphase nicht genug Antrieb erhält. Sie sagte, dass Progesteronpräparate nur bei sehr wenigen helfen, die nicht genug eigenes Progesteron produzieren. Sie ist der Meinung, dass dies nur bedeutet, man bräuchte eine höhere Dosis Clomifen – einen stärkeren Antrieb für den Follikel zu Beginn des Zyklus.

In Forschungsstudien der frühen 1970er Jahre wurden bei Frauen mit LPD[6] zu geringe FSH- und LH-Werte festgestellt. Die niedrigen Hormonspiegel wurden als unzureichende Follikelentwicklung interpretiert, was zur heutigen Theorie des „schwachen Eisprungs" führte. Man könnte jedoch argumentieren, dass der LPD und die niedrigeren Hormonwerte alle dieselbe Ursache haben (z. B. ein Energiedefizit) und nicht die niedrigeren FSH- und LH-Werte zum LPD führen. Spätere Untersuchungen haben gezeigt, dass bei einigen Frauen der LPD durch die „Verstärkung" des Eisprungs mit Clomifen[7] behoben werden konnte, während andere Studien zu dem Ergebnis kamen, dass Clomifen die LPD sogar verursachte[8] – diese Zweiteilung spricht weder für noch gegen die Theorie des schwachen Eisprungs. Injizierbare Gonadotropine wurden ebenfalls als Mittel zur „Stärkung des Eisprungs" und zur Heilung eines LPD vorgeschlagen, da die Menge an FSH und LH, die den Follikeln für ihre Entwicklung zur Verfügung gestellt wird, größer ist als die natürlich verfügbare Menge. Allerdings hat sich gezeigt, dass die Unterstützung durch Progesteron in Gonadotropin-Zyklen noch wichtiger ist als bei Clomifen-Zyklen[9]. Keine dieser Untersuchungen spricht besonders für einen „schlechten Eisprung" als Ursache für einen LPD.

Die Daten unserer Umfrageteilnehmerinnen zeigen, dass die Raten für einen LPD (kürzere LP als 10 Tage) in natürlichen und behandelten Zyklen ähnlich hoch sind:

- Natürliche Zyklen: 30% der Befragten hatten einen LPD in ihrem ersten Zyklus.
- Orale Medikamente: 38% hatten einen LPD.
- Injizierbare Zyklen: 18% hatten einen LPD (kein signifikanter Unterschied).

Die prozentualen Unterschiede zwischen natürlichen Zyklen mit theoretisch unzureichendem Eisprung und medikamentösen Zyklen mit „stärkerem

Eisprung" waren nicht signifikant*, was ebenfalls nicht für einen „schwachen Eisprung" als Ursache einer LPD spricht.

Eine Studie, in der die Teilnehmerinnen entweder nur während der Follikelphase oder nur während der Lutealphase Sport trieben, ergab, dass sich die Länge der Lutealphase in beiden Fällen verringerte, was die Theorie stützt, dass ein LPD nicht auf einen schwachen Eisprung zurückzuführen ist. Tatsächlich hatten mehr Teilnehmerinnen in der Gruppe, die während der Lutealphase, d.h. nach dem Eisprung, Sport trieb, kurze Lutealphasen als von denjenigen, die vor dem Eisprung trainierten[10]. Letzteres deutet darauf hin, dass die „Stärke" des Eisprungs in diesem Fall nichts mit einem LPD zu tun hat. Wenn erst nach einem normalen Eisprung mit dem Sport begonnen wurde, war eindeutig nicht der Eisprung selbst das Problem.

Neuere Forschungen haben ein klareres Bild davon vermittelt, was zu einem LPD führt. Wuttke et al. fanden heraus, dass Lutealphasendefekte in drei Klassen unterteilt werden können: hypothalamischer LPD, Kleine-Lutealzellen-LPD und Große-Lutealzellen-LPD[11].

Wie bereits erläutert, bleibt nach dem Platzen des Follikels zur Freisetzung der Eizelle während des Eisprungs eine Struktur zurück, die als Gelbkörper bezeichnet wird. Der Gelbkörper besteht aus zwei verschiedenen Zelltypen, die an der Progesteronproduktion während der LP beteiligt sind: aus großen und kleinen Lutealzellen. Die großen Lutealzellen produzieren eine Grundmenge an Progesteron; die kleinen Lutealzellen scheiden in Schüben zusätzliches Progesteron aus, wobei jeder Schub durch einen LH-Impuls aus der Hypophyse ausgelöst wird. Die LH-Impulse hören nicht auf, wenn der Eisprung stattfindet, sondern setzen sich für den Rest des Zyklus fort. Es ist schon eine Weile her, dass wir in Kapitel 5 über LH gesprochen haben. Jedenfalls sind die vom Hypothalamus ausgesendeten Impulse des Gonadotropin-Releasing-Hormons (GnRH) die wichtigsten Signale, die die Hypophyse dazu veranlassen, ebenfalls in Impulsen FSH und LH zu produzieren. Während der LP verhindert das Progesteron aus den Lutealzellen, dass der Hypothalamus GnRH produziert, bis das Progesteron unter einen bestimmten Wert fällt. Wenn der GnRH-Impuls auftritt, führt er zu einem LH-Impuls aus der Hypophyse, der wiederum einen Progesteronimpuls aus den kleinen Zellen des Gelbkörpers und

---

* Die Prozentsätze der Frauen mit LPD unterscheiden sich zwar zwischen denjenigen, die einen natürlichen Zyklus hatten, und denjenigen, die orale oder injizierbare Medikamente verwendeten. Allerdings waren diese Unterschiede statistisch nicht signifikant ($p = 0{,}62$). Dies ist teilweise darauf zurückzuführen, dass nur wenige Zyklen mit injizierbaren Medikamenten ohne Progesteronunterstützung durchgeführt wurden.

somit einen Anstieg des Progesterons auslöst. Für den Fall, dass in deinem Kopf jetzt ein einziges Wirrwarr ist, hier die drei wichtigsten Punkte zum Verständnis:

1) Ein konstantes Grundniveau an Progesteron wird von den großen Lutealzellen produziert.

2) Zusätzliches Progesteron wird von den kleinen Lutealzellen in Schüben produziert.

3) Die Progesteronschübe werden durch den Hypothalamus ausgelöst, wenn der Progesteronspiegel zu niedrig ist.

Beim hypothalamischen LPD reagiert der Hypothalamus übermäßig empfindlich auf Progesteron und wird bei sehr niedrigen Werten abgeschaltet, sodass er zu den entsprechenden Zeiten nicht genügend GnRH produziert. Dies bedeutet, dass die Progesteronpulse nicht oft genug erfolgen, um die Werte auf dem erforderlichen Niveau zu halten. Bei der Messung der LH-Pulse von Menschen mit hypothalamischem LPD wurde festgestellt, dass sie ungewöhnlich langsam sind[12] (interessanterweise genau das gleiche Problem, das bei HA auftritt). Durch die Injektion niedriger Dosen von hCG (hCG ist chemisch ähnlich wie LH) wurden die kleinen Lutealzellen aktiviert und produzierten mehr Progesteron und der LPD wurde beseitigt[13]. Dieses Experiment beweist, dass der LPD auf einen Mangel an LH zurückzuführen ist und nicht auf einen Defekt des Gelbkörpers oder einen „schwachen Eisprung".

Bei der zweiten Art eines LPD (Kleine-Lutealzellen-LPD) sind die LH-Pulse normal, aber die kleinen Zellen produzieren kein Progesteron. Daher ist zusätzliches Progesteron erforderlich, um die LP zu retten. Bei der letzten Art (Große-Lutealzellen-LPD) produzieren die großen Zellen kein Progesteron, sodass das Grundniveau des Progesterons zu niedrig ist. Injektionen von hCG bewirken, dass die kleinen Zellen ausreichend Progesteron für eine normale Lutealphase[14] produzieren; ebenso kann in diesem Fall zusätzliches Progesteron genommen werden.

Offensichtlich ist bei HAlern ein hypothalamischer LPD der Übeltäter. Obwohl Hypothalamus und Hypophyse nach der HA-Recovery auf die Auslösung des Eisprungs hinarbeiten, scheint der Hypothalamus immer noch überdurchschnittlich empfindlich auf die Unterdrückung durch Progesteron, Kaloriendefizit und Stress (Sport) zu reagieren. Daher ist es sinnvoll, die Behandlung eines LPD bei HA-Genesenen in Erwägung zu ziehen.

Was kann man gegen eine kurze LP zu tun?

Wir haben bereits gesagt, dass LPDs behandelbar sind, und das sind sie auch. Aber genauso stimmt es, dass sich LPs in vielen Fällen mit der Zeit auf natürliche Weise verlängern, wenn sich der Körper nach der HA-Recovery stabilisiert. Deswegen musst du nicht unbedingt etwas dagegen tun. Bei 67 % der Teilnehmerinnen unserer Umfrage, die zu Beginn eine kurze LP hatten, verlängerten sich die Zyklen auf natürliche Weise und sie wurden ohne zusätzliches Progesteron schwanger. In vielen Fällen verlängerte sich die LP zwischen dem ersten und dem zweiten Zyklus um vier bis fünf Tage. Bei denen, die anfangs eine kurze LP hatten, betrug die durchschnittliche Anzahl der Zyklen bis zur Schwangerschaft vier, wobei die Spanne von zwei bis acht reichte. Es gab ein paar Frauen mit sehr kurzen LPs (drei und vier Tage), die bereits im nächsten Zyklus schwanger wurden. Das verbleibende Drittel verwendete Progesteron (in der Regel verschreibungspflichtige Präparate), um ihre LP zu verlängern und schwanger zu werden. Es sei daran erinnert, dass eine kurze Lutealphase auch für die Knochendichte problematisch sein kann, aber definitiv ein größeres Problem darstellt, wenn eine Schwangerschaft das Ziel ist.

Von den Befragten mit grenzwertigen LPs von 10 Tagen wurden 8 von 10 schwanger, ohne Progesteron zu verwenden; die anderen beiden verwendeten Progesteron während des Zyklus, in dem sie schwanger wurden. Bei einer Teilnehmerin verlängerte sich die LP auf natürliche Weise, bevor sie das Progesteron einnahm. Als sie dennoch nicht schwanger wurde, entschied sie sich trotzdem für eine Progesteroneinnahme, nur für den Fall, dass ihr Spiegel trotz der normalen LP-Länge zu niedrig war. Bei der anderen verringerte sich die Länge der LP von 10 Tagen auf 7 Tage. Sie nahm im nächsten Zyklus Progesteron ein, woraufhin sie schwanger wurde.

Dies deutet darauf hin, dass selbst bei einer anfänglich kurzen LP eine Schwangerschaft möglich ist, da sich die LP mit der Zeit auf natürliche Weise verlängert. In diesen Fällen empfehlen wir, eine der unten aufgeführten Methoden auszuprobieren, um die Chancen auf eine Schwangerschaft zu erhöhen. Auch wenn deine LP im Laufe der Zeit konstant kurz bleibt und du nicht versuchst, schwanger zu werden, kann es sich lohnen, diese Methoden auszuprobieren, um den Progesteronspiegel und die Knochendichte zu erhöhen.

Heilmittel zur Verlängerung der LP

Es gibt eine Reihe von Möglichkeiten, mit denen du versuchen kannst, deine LP zu verlängern: von Medikamenten, die dir dein Arzt oder deine Ärztin verschreiben kann, bis hin zu rezeptfreien Präparaten. Die optimale Methode zur Verlängerung der LP sind verschreibungspflichtige Progesteron- oder hCG-Booster, aber viele Ärzte scheuen sich davor, diese zu verschreiben, und werden dies mit Sicherheit nicht tun, wenn du gerade keine Schwangerschaft anstrebst.

- Es gibt viele Formen von verschreibungspflichtigem Progesteron: ein Vaginalzäpfchen, eine Creme oder ein Gel, eine intramuskuläre Injektion oder eine orale Pille. Es gibt keine Anhaltspunkte dafür, dass eine bestimmte Form wirksamer ist (obwohl die orale Pille wahrscheinlich am wenigsten wirksam ist[15]. Die Vaginalcremes und -gele sind in der Regel teurer. Wenn du also aus eigener Tasche zahlst, solltest du nach bioidentischen Progesteronkapseln in Form eines Vaginalzäpfchens fragen.

- Die Dosierung von bioidentischem Progesteron kann von 100 mg einmal täglich bis zu 200 mg dreimal täglich reichen. Die genaue Dosierung scheint keinen großen Unterschied zu machen, es sei denn, dein Progesteronspiegel ist extrem niedrig, dann würden wir 200 mg einmal täglich empfehlen. In der Regel handelt es sich um Gelkapseln, die entweder oral oder vaginal eingenommen werden können. Wir empfehlen die vaginale Einnahme, da die Hormone in diesem Fall besser vom Körper aufgenommen werden[16]. Führe das Zäpfchen kurz vor dem Schlafengehen ein, damit möglichst wenig ausläuft, und trag eine Slipeinlage. (Das, was ausläuft, ist ölig und lässt sich nur schwer aus der Kleidung entfernen.)

- Wenn du die Zäpfchen zwei- oder dreimal am Tag verwendest, kann es hilfreich sein, sich danach 20 bis 30 Minuten hinzulegen. Das ist nicht zwingend erforderlich, aber wenn du sofort aufstehst, wird viel Flüssigkeit auslaufen.

- Es hat sich gezeigt, dass vaginales Progesteron den Progesteronspiegel im Blut um etwa 10–15 ng/ml erhöht[17].

- hCG-Booster-Spritzen: Die letzte Methode, die gelegentlich zur Unterstützung der Lutealphase verschrieben wird (in der Regel nur, nachdem der Eisprung medikamentös herbeigeführt wurde), sind hCG-Booster-Spritzen (humanes Choriongonadotropin). Dies ist die physiologischste Methode zur Verbesserung einer LP, insbesondere einer hypothalamischen LPD. Diese Spritzen werden oft mehrmals während der LP verabreicht, z. B. 1500 IE am 3., 6. und 9. nach dem Eisprung.

Manche Ärzte und Ärztinnen sind nicht bereit, Progesteron oder Booster-Spritzen zu verschreiben. In diesem Fall lohnt es sich, andere Präparate auszuprobieren, die den Progesteronspiegel und die Dauer der Lutealphase positiv beeinflussen können. Die Optionen sind:

- Es wurde nachgewiesen, dass Ascorbinsäure (auch bekannt als Vitamin C; 750 mg pro Tag ab ZT 1) den LP-Progesteronspiegel um fast 100 % erhöht[18].
- Auch gemahlene Leinsamen verlängern nachweislich die Lutealphase, um bis zu fünf Tage. Die in der Studie verwendete Dosis betrug 10 g pro Tag[19].
- Es gibt eine einzige, kleine klinische Studie, in der die Wirkung der Kräutermischung FertilityBlend™ auf die Lutealphase untersucht wurde. Sie ergab eine 50-prozentige Erhöhung des Progesterons in der Mitte der LP sowie drei zusätzliche Tage mit höheren Basaltemperaturen ergab[20].
- Freiverkäufliche Progesteroncremes erhöhen den Progesteronspiegel im Blut nachweislich um 1 bis 2 ng/ml[21] und führen auch zu den erwünschten Veränderungen der Gebärmutterschleimhaut[22]. Auf diese Weise haben einige HAler ihre LPs um ein bis zwei Tage verlängert. Zur Anwendung reibst du eine münzgroße Menge auf deine Haut (Arm oder Bauch). Dies ist nicht für die vaginale Anwendung gedacht!
- Vitamin-B-Komplex hat den Ruf, die LP zu erhöhen, obwohl es keine wissenschaftlichen Studien gibt, die diese Behauptung belegen.
- Melatonin (3mg/Tag) soll ebenfalls den Progesteronspiegel in der Lutealphase erhöhen[23].

Studien an IVF-Patientinnen haben gezeigt, dass eine Progesteron-Supplementierung die Schwangerschaftsrate deutlich erhöhen und den frühen Schwangerschaftsverlust verringern kann[24].

Studien an natürlichen Zyklen sind nicht so eindeutig, stützen aber ebenfalls die Behauptung, dass es einen Mindestprogesteronspiegel gibt, der für eine erfolgreiche Schwangerschaft erforderlich ist[25]. In der erwähnten Studie, in der der Progesteronspiegel durch die Einnahme von Vitamin C verbessert wurde, war die Schwangerschaftsrate in der Gruppe, die Vitamin C einnahm, höher[26]. In der Gruppe, die keine Nahrungsergänzungsmittel einnahm, verbesserten sich 22 % der LPs, während sich die LPs in der Gruppe, die Vitamin C einnahm, in 53 % der Fälle verbesserten. Natürlich handelt es sich hierbei nur um eine Studie, aber die zusätzliche Einnahme von Vitamin C scheint einen Versuch wert zu sein, da sie einfach und kostengünstig ist sowie andere gesundheitliche Vorteile haben kann.

Wenn du dich für die Einnahme von Progesteron entscheidest, um deine Lutealphase zu verlängern und schwanger zu werden, ist es üblich, die Progesteronergänzung bis zum Ende des ersten Trimesters fortzusetzen. Allerdings ist es vernünftig und nicht schädlich, die Einnahme jederzeit abzubrechen, wenn die Progesteronwerte angemessen sind, sobald eine Schwangerschaft festgestellt wird. Sobald du schwanger bist, ersetzt das hCG des Embryos das LH des Hypothalamus bei der Unterstützung des Gelbkörpers – ähnlich wie bei der Einnahme von hCG-Spritzen während der Lutealphase.

Es gibt Hinweise darauf, dass die Plazenta die Progesteronproduktion des Gelbkörpers etwa in der siebten bis achten Schwangerschaftswoche (fünf bis sechs Wochen nach dem Eisprung) übernimmt[27]. Es kann ein wenig beängstigend sein, die Einnahme von Progesteron zu beenden, obwohl viele Schwangere dies auf Anweisung ihrer ärztlichen Betreuung sofort und ohne Probleme tun. Andere setzen die Progesteronunterstützung allmählich ab und nehmen es noch einige Wochen lang weiter ein. Wenn dein Arzt oder deine Ärztin dir sagt, dass du die Einnahme mit gutem Gewissen beenden kannst, mach das auf eine Weise, die sich für dich gut anfühlst.

Abschließende Gedanken

Wie wir bereits beschrieben haben, ist die Lutealphase nach einer HA-Behandlung in der Regel kurz. In der Regel verlängert sich die LP im Laufe der Zeit auf natürliche Weise, aber bei einigen ist sie auch von Natur aus kurz. In diesem Fall, vor allem, wenn du bereits einige Zyklen lang erfolglos versucht hast, schwanger zu werden, oder wenn du bekanntermaßen eine geringe Knochendichte hast, kann eine der folgenden Methoden zur Erhöhung des Progesterons und zur Verlängerung der Lutealphase eingesetzt werden:

- verschreibungspflichtiges Progesteron
- hCG-Booster-Spritzen
- Nahrungsergänzungsmittel (Vitamin C, Vitamin B, Melatonin und FertilityBlend™)
- freiverkäufliche Progesteroncreme

Lisa: Das Ausbleiben der Periode ist eine schöne Sache, bis man sie wieder bekommt und feststellt, dass man jetzt eine kurze LP hat. Bitte bedenke, dass dieses LP-Problem ziemlich zufällig zu sein scheint – es ist eine Frage des Zufalls, wer von denjenigen, die von HA recovern, eine kurze LP bekommt. Bevor du das nun auf deine Sorgenliste schreibst: Nimm zur Kenntnis, dass ein möglicher LP-Defekt auch einen ermutigenden Teil hat. Es gibt eine gute Chance, dass er sich ohne Eingreifen von selbst korrigiert; falls nicht, gibt es, wie du gelesen hast, mehrere einfache Lösungen für das Problem.

20
Verhütungsmethoden

VIELLEICHT MACHST DU DIR Gedanken über Verhütungsmethoden, weil du nicht schwanger werden möchtest? Es ist schwierig, konkrete Empfehlungen zu geben, da die zur Verfügung stehenden Möglichkeiten je nach geografischem Standort sowie den individuellen Bedürfnissen und Anliegen von Person zu Person variieren. Wir stellen dir einige allgemeine Informationen über Verhütungsmethoden vor. Dabei gehen wir auch darauf ein, was über die Auswirkungen auf die Knochendichte bekannt ist, da dies für Personen mit einer HA wichtig sein kann. Bitte wende dich für Verhütungsempfehlungen, die speziell auf deinen Hintergrund und deine Vorgeschichte zugeschnitten sind, auch an deine Ärztin / deinen Arzt oder eine Klinik für Familienplanung. Für eine Verhütungsberatung kannst du dich z. B. an eine Beratungsstelle von pro familia wenden. Auf profamilia.de kannst du herausfinden, wo in deiner Nähe sich eine pro familia-Beratungsstelle befindet[1].

Es gibt dauerhafte und reversible Möglichkeiten der Empfängnisverhütung. Vasektomie (Sterilisation der Person mit Spermien) oder Tubenligatur (Sterilisation der Person mit Eizellen) gelten als „dauerhaft". Selbst mit einer Vasektomie bleibt IVF eine Option, alternativ kann der Eingriff potenziell rückgängig gemacht werden. Dann gibt es zwei große

Kategorien reversibler Verhütungsmethoden – Barrieremethoden und hormonelle Methoden. Barrieremethoden wie Kondome, Diaphragmen, Schwämme usw. verhindern, dass die Spermien an die Eizelle gelangen. Die hormonellen Methoden wirken, indem sie den Eisprung und Veränderungen der Gebärmutterschleimhaut verhindern und den Gebärmutterhalsschleim für Spermien unempfänglich machen, sodass es nicht zur Einnistung kommen kann. Das Intrauterinpessar aus Kupfer (IUP, auch „Spirale" genannt) ist eine Alternative, die in keine der beiden Kategorien fällt.

Auch die Vorbeugung gegen sexuell übertragbare Krankheiten ist wichtig, besonders, wenn du mehrere Partner hast oder haben könntest; bei penetrativem Geschlechtsverkehr ist dies nur mit Kondomen (sowohl penil als auch vaginal) möglich. Für die orale Stimulation sollten auch Dental Dams oder Alternativen (z. B. Unterwäsche zur Verhinderung von sexuell übertragbaren Krankheiten aus Latex) in Betracht gezogen werden.

Jede Verhütungsmethode hat ihre eigene Liste möglicher Nebenwirkungen, die in der Regel im Internet zu finden sind. Suche online nach „[Name des Verhütungsmittels] Beipackzettel" oder „[Name des Verhütungsmittels] Packungsbeilage". Du solltest die Informationen ganz oben in den Suchergebnissen finden. Wir empfehlen, die gesamte Broschüre zu lesen und dabei besonders auf den Abschnitt „Nebenwirkungen" zu achten. Bei den Nebenwirkungen von Barrieremethoden bzw. Spermiziden handelt es sich in der Regel eher um lokale Reaktionen, während hormonelle Verhütungsmittel Auswirkungen auf den ganzen Organismus haben. Wie bei jedem Medikament sind die Erfahrungen bei jedem Menschen anders. Dieses Kapitel soll einen allgemeinen Überblick über die Arten von Verhütungsmitteln und die Probleme im Zusammenhang mit HA geben. Bitte lasse dich von einer Ärztin oder einem Arzt beraten, um die für dich am besten geeignete Methode auszuwählen. Denk dabei auch an die Liste der möglichen Nebenwirkungen und an die, für die du möglicherweise anfälliger bist.

Viele von uns haben das Gefühl, dass die hormonelle Empfängnisverhütung (HC für „hormonal contraception") bei unserer HA-Reise eine Rolle gespielt hat, oft auf negative Weise. Deshalb haben wir im Allgemeinen Bedenken gegenüber der gesamten Kategorie. Das ist völlig verständlich, vor allem, wenn du von dem Arzt bzw. der Ärztin, der oder die Verhütungsmittel verschrieben hat, unvollständige oder sogar falsche Informationen erhalten hast. Hormonelle Empfängnisverhütung kann jedoch auch Vorteile haben und einige HC-Methoden sind weniger schädlich als andere. Insbesondere die Hormonspirale und die Kupferspirale sind in Bezug auf die Schwangerschaftsverhütung wesentlich wirksamer als die Barrieremethoden, und bei einigen Formen ist ein kontinuierlicher Eisprung möglich. Bei der Wahl der Verhütungsmethode sind viele Faktoren zu berücksichtigen!

Wirksamkeit von Verhütungsmitteln

Wenn du versuchst, eine Schwangerschaft zu vermeiden, solltest du die Wahrscheinlichkeit für eine Schwangerschaft mit der von dir gewählten Verhütungsmethode sowohl unter „perfekten Bedingungen" als auch unter „realen Bedingungen" kennen. Der sogenannte Pearl-Index (kurz: PI) gibt an, wie viele von 100 Personen mit Uterus schwanger werden, wenn sie ein Jahr lang das gleiche Verhütungsmittel anwenden. Je kleiner der PI, desto sicherer ist die Verhütungsmethode. Werden in einem Jahr beispielsweise 3 von 100 Personen unter Anwendung des gleichen Verhütungsmittels schwanger, beträgt der PI 3. Bei der Betrachtung des PIs ist immer zu beachten, ob dieser sich auf die perfekte Anwendung bezieht oder ob Anwendungsfehler mit eingeschlossen sind. Die nachstehende Tabelle zeigt einen Großteil der möglichen Verhütungsmethoden inklusive einer Abschätzung des Schwangerschaftsrisikos. Die am wenigsten wirksamen Methoden sind die Verwendung eines Spermizids ohne Barriere oder das Herausziehen des Penis (Coitus interruptus) mit einer erwarteten Schwangerschaftsrate von etwa 30 von 100 Paaren pro Jahr. Die wirksamsten Methoden sind die Tubenligatur und die Vasektomie mit einer Schwangerschaftsrate von weniger als 1 von 100 Paaren pro Jahr. In jedem Fall ist es wichtig, dass du zum einen genau weißt, wie und wann du die von dir gewählte Methode anwendest, und zum anderen über die möglichen Nachteile Bescheid weißt.

Dieses Kapitel enthält eine Fülle von Informationen. Wir werden uns ziemlich ausführlich mit den Einzelheiten der einzelnen Verhütungsmöglichkeiten befassen. Die relevanten Informationen haben wir übersichtlich in Tabellenform zusammengefasst. So kannst du sie leicht nachschlagen.

Schwangerschaft
pro 100 Paaren in 1 Jahr
— Perfekte Anwendung
— Typische Anwendung

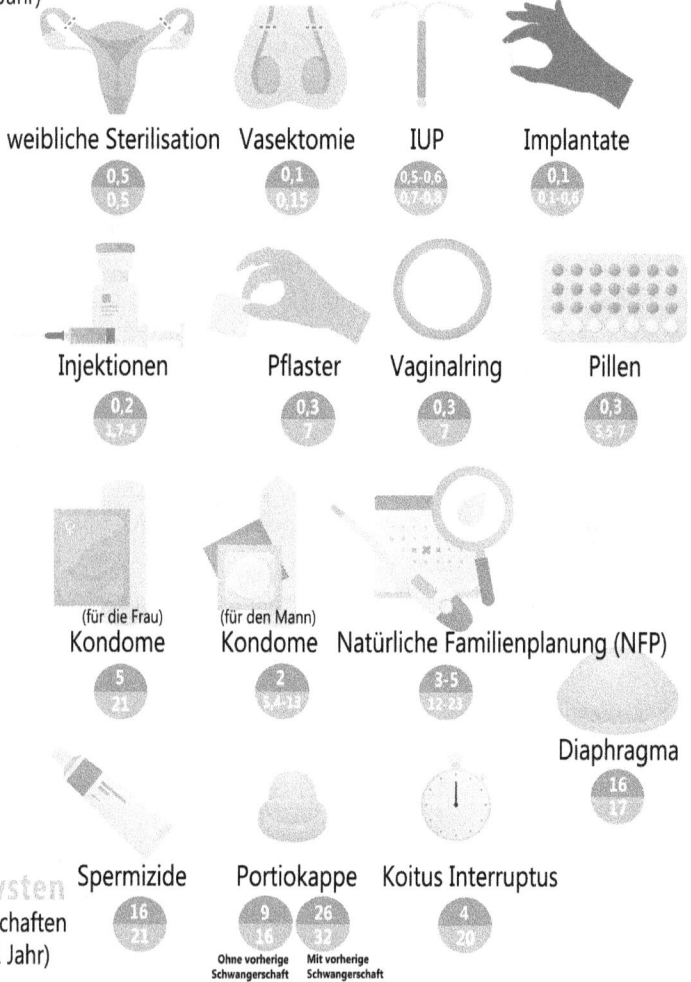

Am effektivsten
(weniger als 1 Schwangerschaft
pro 100 Paaren in 1 Jahr)

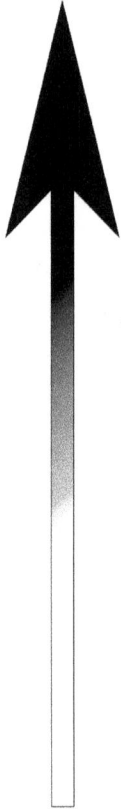

weibliche Sterilisation
0,5
0,5

Vasektomie
0,1
0,15

IUP
0,5-0,6
0,7-0,8

Implantate
0,1
0,1-0,6

Injektionen
0,2
1,7-4

Pflaster
0,3
7

Vaginalring
0,3
7

Pillen
0,3
5,5-7

(für die Frau)
Kondome
5
21

(für den Mann)
Kondome
2
5,4-12

Natürliche Familienplanung (NFP)
3-5
12-23

Diaphragma
16
17

Am uneffektivsten
(etwa 30 Schwangerschaften
pro 100 Paaren in 1 Jahr)

Spermizide
16
21

Portiokappe
9
16

26
32

Koitus Interruptus
4
20

Ohne vorherige
Schwangerschaft

Mit vorheriger
Schwangerschaft

Wirksamkeit von Verhütungsmitteln. In den grauen Kreisen ist auf Grundlage von Daten der WHO[2] die Anzahl der Schwangerschaften pro 100 Paare dargestellt, die die jeweilige Verhütungsmethode anwenden. Dabei steht „perfekte Anwendung" für die Schwangerschaftsrate unter exakt eingehaltenen Bedingungen zur Anwendung einer Verhütungsmethode. Die Angaben zur „normalen Anwendung" beruhen auf umfangreichen Datenerhebungen und berücksichtigen auch die nicht ordnungsgemäße Nutzung der Methode. Oben stehen die wirksamsten Methoden. Die Bilder wurden unter Lizenz von Shutterstock.com (Benutzer TastyCat) verwendet.

Möglichkeiten der Verhütung

Kategorie	Verhütungsmethode	Schwangerschaft pro 100 Paaren in 1 Jahr*	Eisprung	Knochendichte	Weitere Hinweise
	Sterilisation: Tubenligatur (bei weiblich geborenen Personen) oder Vasektomie (bei männlich geborenen Personen)	Tubenligatur 0,5/0,5 Vasektomie 0,1/0,15	Kein Einfluss	Kein Einfluss	„Dauerhafte" Verhütung; eine Vasektomie kann u.U. rückgängig gemacht werden und/oder IVF kann genutzt werden, wenn trotz Sterilisation eine Schwangerschaft gewünscht wird.
Nicht-hormonell: allgemein	Koitus interruptus	4/13,4–20	Kein Einfluss	Kein Einfluss	Das Risiko einer Schwangerschaft ist hoch, wenn nahe dem Eisprung mit Koitus interruptus verhütet wird; wenn eine Schwangerschaft sicher verhindert werden soll, ist es nicht empfehlenswert, sich auf diese Methode zu verlassen.
	Symptothermale Methode (mit Verzicht auf vaginalen Geschlechtsverkehr oder kombiniert mit Barrieremethoden an den fruchtbaren Tagen)	3–5/13–23	Kein Einfluss	Kein Einfluss	Es ist essenziell für die Verhütungssicherheit, dass alle notwendigen Symptome entsprechend der Regeln dokumentiert und ausgewertet werden, wobei jeder neue Zyklus für sich bewertet und der Eisprung nicht anhand von Erfahrungen vergangener Zyklen datiert wird.

* „perfekte Anwendung"/„typische Anwendung" (WHO). „perfekte Anwendung" ist auch als Pearl-Index bekannt.

Kategorie	Verhütungs-methode	Schwanger-schaft pro 100 Paaren in 1 Jahr*	Eisprung	Knochendichte	Weitere Hinweise
	Spermizide	16/21 je nach Präparat	Kein Einfluss	Kein Einfluss	Schutz vor sexuell übertragbaren Krankheiten nicht so gut wie mit Kondom, kann zu vaginalen Reizungen führen
Nicht-hormonell: allgemein	Kupferspirale	0,6/0,8–1,4	Kein Einfluss	Kein Einfluss	Die Gebärmutter sollte von einer Frauenärztin/einem Frauenarzt mittels Vaginalultraschall ausgemessen werden; kann zu stärkeren Blutungen führen.
	Kupferkette	0,1–0,5 (laut Hersteller)	Kein Einfluss	Kein Einfluss	Darf nur von Ärzten / Ärztinnen mit speziellem Zertifikat gelegt werden
	Penis- oder Vaginalkondom	Peniskondom 2/5,4–13 Vaginalkondom 5/21	Kein Einfluss	Kein Einfluss	Bester Schutz vor sexuell übertragbaren Krankheiten; sollte unabhängig von anderen Verhütungsmethoden immer verwendet werden, wenn die sexuelle Vorgeschichte bzw. der Partnerin unbekannt ist
Nicht-hormonell: Barriere-methoden	Schwamm	Keine Angabe	Kein Einfluss	Kein Einfluss	Schützen nicht so gut wie Kondome vor sexuell übertragbaren Krankheiten

Kategorie	Verhütungs-methode	Schwanger-schaft pro 100 Paaren in 1 Jahr*	Eisprung	Knochendichte	Weitere Hinweise
Nicht-hormonell: Barriere-methoden	Diaphragma	Diaphragma 16/17 (bei Anwendung zusammen mit einem Verhütungsgel)	Kein Einfluss	Kein Einfluss	Schützen nicht so gut wie Kondome vor sexuell übertragbaren Krankheiten
	Portiokappe	Portiokappe* (bei Anwendung zusammen mit einem Verhütungsgel) 26/32 (vorherige Schwangerschaft) 9/16 (niemals schwanger)	Kein Einfluss	Kein Einfluss	Schützen nicht so gut wie Kondome vor sexuell übertragbaren Krankheiten
Hormonelle Verhütungs-methoden	Orale Verhü-tungspiller (OCP)	0,3/5,5–7	Verhindern den Eisprung	Die Knochendichte bleibt in der Regel stabil; eine kontinuierliche OCP (ohne monatliche Unterbrechung) ist möglicherweise besser für die Knochendichte. Die Knochendichte kann abnehmen, wenn die OCP im Teenageralter eingenommen wird.	Gestagenbedingte Nebenwirkungen (Mehr zu Gestagenen später in diesem Kapitel)

---

* Zur einzigen derzeit in Deutschland verfügbaren Portiokappe gibt es keine aussagekräftigen Studien. Es wird davon ausgegangen, dass die Sicherheit ähnlich wie beim Diaphragma ist. Vgl. Pro Familia.

Kategorie	Verhütungs-methode	Schwanger-schaft pro 100 Paaren in 1 Jahr*	Eisprung	Knochendichte	Weitere Hinweise
	Hormonspirale	0,5/0,7	Der Eisprung findet oft weiterhin statt, insbesondere bei niedrig dosierten Spiralen	Keine Auswirkungen, wenn der Eisprung regelmäßig stattfindet; wenn kein regelmäßiger Eisprung stattfindet, ist die Auswirkung auf die Knochendichte unklar. Wahrscheinlich ist die Spirale nicht so gut wie Optionen, die etwas Östrogen liefern (Pflaster, Ring, kontinuierliche OCP).	Kann die Menstruationsblutung verringern; der Eisprung kann durch Veränderungen des Zervixschleimes, OPKs und Temperaturmessungen bestätigt werden. Dies ermöglicht, dass erneute HA trotz Verhütungsmittel festgestellt werden kann. Gestagenbedingte Nebenwirkungen
Hormonelle Verhütungs-methoden	Implantat	0,1/0,1–0,6	Verhindert den Eisprung	Bisherige Daten deuten auf keine Auswirkungen hin, da FSH und E_2 nach 6-monatiger Anwendung erhöht sind.	Häufig keine Menstruations-blutung nach Schmierblutungen in den ersten Monaten; gestagenbedingte Nebenwirkungen
	Pflaster	0,3/7	Verhindert den Eisprung	Wenig Daten, wahrscheinlich besser für die Knochendichte als OCP, wahrscheinlich sogar besser bei ununterbrochener Anwendung (ohne monatliche Pause).	Gestagenbedingte Nebenwirkungen
	Vaginalring	0,3/7	Verhindert den Eisprung	Wenig Daten, wahrscheinlich besser für die Knochendichte als OCP, wahrscheinlich sogar besser bei ununterbrochener Anwendung (ohne monatliche Pause).	Gestagenbedingte Nebenwirkungen

Kategorie	Verhütungs-methode	Schwanger-schaft pro 100 Paaren in 1 Jahr*	Eisprung	Knochendichte	Weitere Hinweise
Hormonelle Verhütungs-methoden	Injektion	0,2/1,7–4	Verhindert den Eisprung für 3-6 Monate nach jeder Injektion, vielleicht etwas länger	Studien ergaben ein erhöhtes Osteoporoserisiko, aus diesem Grund nicht für ehemalige HAler empfohlen	Gestagenbedingte Nebenwirkungen; längerfristige Verhinderung des Eisprungs, wahrscheinlich längere Wartezeit bis zur Schwangerschaft nach der Injektion
	Pille(n) danach	s.o.	Verzögert oder verhindert den Eisprung für diesen Zyklus	Keine Auswirkungen, wenn nicht regelmäßig eingenommen	Weniger wirksam, wenn der Eisprung bereits stattgefunden hat; **Notfallverhütung, nicht zur regulären Verhütung geeignet!**

Wir werden die verschiedenen Verhütungsmethoden der Reihe nach durchgehen, beginnend mit den nicht-hormonellen Methoden, einschließlich der Kupferspirale und der Kupferkette. Anschließend gehen wir auf die hormonellen Methoden ein. Du kannst gerne zu den Methoden springen, die dich interessieren, aber schau dir jeden Abschnitt kurz an, damit du eine Vorstellung von der Vielzahl der Möglichkeiten bekommst.

Nicht-hormonelle Empfängnisverhütung

Die im Folgenden beschriebenen Methoden (allgemeine nicht-hormonelle Methoden, Kupferspirale bzw. -kette und Barrieremethoden) haben keinen Einfluss auf deinen Hormonhaushalt, sodass du weiterhin deinen Eisprung und deine Regelblutung in der für dich normalen Häufigkeit haben wirst. Die nicht-hormonelle Verhütung ermöglicht es dir, Zyklusveränderungen und hormonelle Probleme, die durch eine Umstellung von Ernährung und Bewegung entstehen können, zu erkennen. Der Aufbau der Knochendichte wird durch diese Methoden nicht beeinträchtigt, solange der Menstruationszyklus andauert. Die nicht-hormonellen Methoden zur Schwangerschaftsverhütung sind sehr unterschiedlich. Vasektomie, Tubenligatur und Kupferspirale bzw. Kupferkette sind die besten Methoden zur Schwangerschaftsverhütung. Beim Peniskondom und der symptothermalen Methode nach Sensiplan hängt die Effektivität maßgeblich von der richtigen Anwendung ab. Die anderen nicht-hormonellen Methoden führen bei etwa 30 von 100 Paaren, die sie anwenden, innerhalb eines Jahres zu einer Schwangerschaft. Wenn dir also die Schwangerschaftsverhütung sehr wichtig ist, solltest du eine Vasektomie/Tubenligatur, eine Kupferspirale bzw. -kette oder eine hormonelle Verhütungsmethode in Erwägung ziehen oder vielleicht mehrere Schutzmaßnahmen anwenden (z. B. Kondom mit Spermizid, Zyklusüberwachung und Abstinenz während der fruchtbaren Zeit).

Allgemeine nicht-hormonelle Möglichkeiten:

- Vasektomie/Tubenligatur
- Koitus Interruptus
- Natürliche Familienplanung (kurz: NFP, Tracken des Zyklus) mit Abstinenz oder Barrieremethoden
- Spermizide: Cremes, Gele, Filme, Schäume und Zäpfchen (weiche Einlagen, die in der Vagina zu einer Creme verschmelzen)
- Kupferspirale
- Kupferkette

Barrieremethoden:

- Peniskondom
- Vaginalkondom (auch inneres Kondom genannt).
- Schwamm
- Diaphragma
- Portiokappe

Vasektomie/Tubenligatur. Eine Option, die für eine langfristige Schwangerschaftsverhütung in einer heterogeschlechtlichen Beziehung in Betracht gezogen werden sollte, ist die Vasektomie der Person mit Spermien. Dies ist eine der wirksamsten Methoden zur Schwangerschaftsverhütung und unterbricht natürlich nicht den Eisprung der Partnerperson mit Uterus. Eine ovulierende Person kann sich auch einer Tubenligatur unterziehen, die eine Befruchtung gänzlich verhindert, während der normale Eisprung erhalten bleibt.

Koitus Interruptus. Bei dieser Methode wird der Penis vor der Ejakulation aus der Vagina gezogen. Als alleinige Methode zur Schwangerschafts-verhütung hat sie keine gute Erfolgsquote, da vor dem „finalen Ereignis" Spermien freigesetzt werden können, die im fruchtbaren Zeitfenster zu einer Schwangerschaft führen können. Wenn dir die Schwangerschaftsverhütung wichtig ist, wird diese Methode nicht empfohlen, es sei denn, du vermeidest Sex im fruchtbaren Zeitfenster, indem du deinen Zyklus genau verfolgst (siehe NFP).

Natürliche Familienplanung (NFP). Unter dem Begriff ‚Natürliche Familienplanung' (kurz: NFP) werden alle Methoden zusammengefasst, die darin bestehen, die fruchtbaren und unfruchtbaren Tage im Menstruationszyklus zu bestimmen, um zu wissen, wann eine Befruchtung stattfinden kann und wann nicht. NFP kann sowohl zur Empfängnisverhütung als auch zur Unterstützung bei der Erfüllung des Kinderwunsches angewendet werden. Möchte man NFP nutzen, um eine Schwangerschaft zu vermeiden, muss während der fruchtbaren Tage entweder auf eine Barrieremethode bzw. Koitus Interruptus zurückgegriffen werden (wobei Letzteres auch hier nicht zu empfehlen ist, wenn eine Schwangerschaft sicher verhindert werden soll) oder auf penetrativen Vaginalverkehr verzichtet werden.

Die verschiedenen Methoden, die unter dem Begriff NFP zusammengefasst werden, sind unterschiedlich zuverlässig. Bei der Kalendermethode werden die unfruchtbaren Tage auf Basis vorausgegangener Zykluslängen bestimmt. Hier ist allerdings zu bedenken, dass kein Zyklus dem anderen gleicht, sodass man sich nicht darauf verlassen sollte, dass der Eisprung jeden Monat genau zur gleichen Zeit stattfindet. Die Kalendermethode ist daher sehr unzuverlässig. Die Temperaturmethode ist um einiges sicherer, da sie die unfruchtbare Zeit anhand der Veränderungen der Körpertemperatur im Laufe des Zyklus ermittelt. Wieder weniger zuverlässig ist die Ovulations- bzw. Zervixschleimmethode, bei welcher die Veränderungen des Zervixschleims vor und nach dem Eisprung als Indikator für die Bestimmung von fruchtbarer und unfruchtbarer Zeit herangezogen werden. Bei der symptothermalen Methode werden die Beobachtungen von Körpertemperatur und Zervixschleim bzw. Gebärmutterhals kombiniert, sodass eine hohe Zuverlässigkeit erzielt werden kann, da hier zwei voneinander unabhängige Symptome sich gegenseitig ergänzen und absichern. Die symptothermale Methode trägt seit Herbst 2011 den Namen Sensiplan. Um Sensiplan sicher anwenden zu können, ist es wichtig, die Regeln zur Zyklusauswertung zu kennen und zu verstehen. Informationen dazu findest du in *Natürlich und sicher. Das Praxisbuch* der Arbeitsgruppe NFP. Unabhängig von dieser Methode gibt es auch die Möglichkeit, Stäbchen zur Ovulationsvorhersage zu verwenden (siehe Kapitel 18).

Spermizid. In der Regel ist mit einem Spermizid die Chemikalie Nonoxynol-9 gemeint. Diese Chemikalie inaktiviert Spermien und verhindert, dass Spermien in die Scheide eindringen. Freiverkäufliche Präparate sind als Gel, Schaum, Creme, Film oder Zäpfchen erhältlich. Am besten probierst du mehrere Varianten aus, um die für dich angenehmste zu finden. Normalerweise wird das Spermizid 10–15 Minuten vor dem penetrativen Vaginalverkehr aufgetragen und hält etwa eine Stunde lang. Vor dem nächsten Geschlechtsverkehr sollte es erneut eingesetzt werden. Mehrfache Anwendungen an einem Tag können das Risiko vaginaler Reizungen und damit das Risiko von Geschlechtskrankheiten erhöhen, sodass möglicherweise auch Kondome in Betracht gezogen werden sollten.

Eine neuere Art von Spermizid (in den USA Phexxi genannt) wurde 2020 von der FDA zugelassen. Dabei handelt es sich um ein Vaginalgel, das bis zu einer Stunde vor dem Geschlechtsverkehr aufgetragen wird und den Säuregehalt (pH-Wert) der Scheide niedrig hält, wodurch Spermien inaktiv werden. Für jeden Geschlechtsverkehr ist eine neue Anwendung erforderlich. Dieses Produkt ist in Europa noch nicht erhältlich, aber die Zulassung ist beantragt.

Andere Spermizide, wie Anti-Spermien-Antikörper, werden derzeit auf ihre Wirksamkeit getestet, sodass es in Zukunft möglicherweise mehr Auswahlmöglichkeiten geben wird.

Beide derzeit verfügbaren Arten von Spermiziden können zusammen mit einer Barrieremethode wie Penis- oder Vaginalkondomen verwendet werden. Wenn du ein Diaphragma oder eine Portiokappe verwendest, wird es empfohlen, zusätzlich Spermizide anzuwenden.

Wie bereits erwähnt, haben diese nicht-hormonellen Methoden keinen Einfluss auf den Eisprung und somit auch keinen Einfluss auf die Knochendichte (weder positiv noch negativ).

Intrauterinpessar aus Kupfer (IUP)

- Kleine kupferhaltige T- oder hufeisenförmige Spirale, die von einer medizinischen Fachkraft eingesetzt wird;
- hält bis zu 10 Jahre, der Sitz sollte alle sechs bis zwölf Monate überprüft werden;
- keine Auswirkung auf den Eisprung;
- keine Auswirkung auf die Knochendichte.

Die Kupferspirale ist eine gängige Wahl für eine längerfristige Schwangerschaftsverhütung, die keine Mühe beim Geschlechtsverkehr selbst braucht und bei der man auch nicht an die Einnahme einer Pille oder ähnliches denken muss. Dabei handelt es sich um eine kleine Spirale, die von einer medizinischen Fachkraft in die Gebärmutter eingeführt wird. Dass die Spirale gut sitzt, sollte regelmäßig bestätigt und überprüft werden, da sie gelegentlich verrutscht. Die Kupferspirale verhindert eine Schwangerschaft auf mehrere Arten[5]:

- Die Kupferionen sind giftig für Spermien.
- Das Vorhandensein der Spirale in der Gebärmutter (dies gilt auch für die hormonelle Spirale) führt zu einer „Fremdkörperreaktion", d.h. zu einem Zustand erhöhter Entzündung, der die Gebärmutter für Spermien unempfindlich macht und die Einnistung eines befruchteten Embryos verhindert.
- In den Eileitern von IUP-Anwenderinnen werden nur wenige lebensfähige Spermien gefunden.
- Nach dem Eisprung werden nur wenige lebensfähige Eizellen in den Eileitern gefunden, wobei es Hinweise auf einen beschleunigten Zerfall der Eizellen nach der Freisetzung gibt.

- Bei IUP-Anwenderinnen werden nur sehr wenige befruchtete Eizellen gefunden (z. B. nach einer Eileiterentfernung) und die befruchteten Eizellen entwickeln sich nicht normal in den sehr frühen Stadien der Zellteilung.

Mit der Kupferspirale sind ein kontinuierlicher Eisprung und eine Menstruation zu erwarten, vorausgesetzt, sie wird richtig eingesetzt. Mögliche Nachteile der Kupferspirale können sein, dass Menstruationsblutungen und Krämpfe zunehmen können. Sprich mit deiner Ärztin bzw. deinem Arzt, um zu entscheiden, ob dies eine gute Option für dich ist[6]. Da es die Kupferspirale in verschiedenen Formen und Größen gibt, lass dich ebenfalls dazu beraten, welches Modell für dich am besten geeignet ist. Hierfür kann deine Ärztin bzw. dein Arzt die Größe deiner Gebärmutter durch Ultraschall ausmessen. Die Kupferspirale eignet sich hervorragend zur Verhütung, schützt aber nicht vor Geschlechtskrankheiten. Daher werden Barrieremethoden weiterhin empfohlen, wenn der Status bezüglich sexuell übertragbarer Infektionen (Englisch: sexually transmitted infections, kurz: STI) unbekannt ist oder ein potenzielles Problem darstellt.

Neben der Kupferspirale gibt es auch die Kupferkette und den Kupferperlenball. Beide wirken genauso wie die Kupferspirale. Die Kupferkette liegt allerdings nicht frei in der Gebärmutter, sondern muss an der Gebärmutterwand befestigt werden. Durch ihre rahmenlose Form kann sie sich besser an die Form der Gebärmutter anpassen und kann in Frage kommen, wenn eine Spirale nicht passt. Die Kupferkette muss von einer speziell geschulten Ärztin / einem speziell geschulten Arzt eingesetzt werden. Der Kupferperlenball besteht aus einem Draht, an dem Kupferperlen aufgereiht sind. Nach dem Einsetzen wird er zu einem runden, dreidimensionalen „Ball". Lasse dich in deiner Arztpraxis beraten, welche Form der Kupferverhütung für dich am geeignetsten ist.

Barrieremethoden

Barrieremethoden sind bei perfekter Anwendung in der Regel recht wirksam zur Schwangerschaftsverhütung, aber die Anwendung in der Praxis kann manchmal schwierig sein. Nicht immer denkt man an die Anwendung der Methode, und es kann zu Unterbrechungen oder Ausrutschern kommen. Daher ist es wichtig, sich vor der Anwendung gut zu informieren, worauf zu achten ist. Ein Problem bei den Barrieremethoden ist der Zeitpunkt des Einsetzens bzw. der Anwendung, der die Wahrscheinlichkeit für die tatsächliche Benutzung erhöhen oder verringern kann. Der Schwamm, das Diaphragma, die Portiokappe und das innere (vaginale) Kondom können alle lange vor dem Geschlechtsverkehr eingeführt werden; Peniskondome müssen auf einen erigierten Penis aufgezogen werden. Beachte, dass der Verhütungsschwamm zum Zeitpunkt der Verfassung dieses Kapitels noch nicht sehr verbreitet ist. Es gibt allerdings einzelne Produkte auf dem Markt, zum Beispiel erhältlich unter https://noperiod.info/schwamm.

Das Diaphragma und die Portiokappe sind Silikonkappen, die vor dem Geschlechtsverkehr in die Scheide eingeführt werden. Dort bilden sie eine Barriere für Spermien und verhindern, dass diese durch den Muttermund in den Gebärmutterhals gelangen können. Während das Diaphragma zwischen dem zervikalen Ende der Scheide und dem Schambein sitzt, wird die Portiokappe auf den Gebärmutterhals geschoben, wo sie sich festsaugt und so den Muttermund verschließt. Sowohl Diaphragma als auch Portiokappe gibt es in unterschiedlichen Größen. Welche Größe individuell am geeignetsten ist, sollte vor der ersten Anwendung ermittelt werden, um einen möglichst sicheren Verhütungsschutz zu gewährleisten. Das Diaphragma gibt es von bestimmten Marken zwar auch in Einheitsgröße, aber auch bei dieser sollte von geschultem Fachpersonal überprüft werden, ob sie passt. Die Anpassung eines Diaphragma wird in Deutschland u.a. in pro familia-Beratungsstellen, Frauengesundheitszentren und gynäkologischen Praxen angeboten. Informiere dich am besten vorab, ob eine bestimmte Anlaufstelle die Anpassung anbietet. Sowohl das Diaphragma als auch die Portiokappe sollten immer in Kombination mit einem Verhütungsgel oder einer Verhütungscreme angewendet werden, um einen möglichst hohen Verhütungsschutz zu gewährleisten. Insbesondere beim Diaphragma ist dies zwingend notwendig, da es nicht vollständig undurchlässig für Flüssigkeiten ist. Heute sind spermienhemmende Gels auf Milchsäurebasis am verbreitetsten. Verhütungsgels und -cremes gibt es als sogenannte chemische Verhütungsmittel auch in anderen Ausführungen wie z. B. als Zäpfchen oder Schwämmchen mit einer samenabtötenden Substanz, das gleichzeitig auch eine Barriere bildet. Da chemische Verhütungsmittel allein angewendet jedoch eher unzuverlässig sind, ist es ratsam, sie mit einer Barrieremethode zu kombinieren. Bei der Kombination mit Kondomen muss darauf geachtet werden, dass die chemische Substanz das Kondom nicht beschädigt. Informationen dazu finden sich im Beipackzettel das jeweiligen Verhütungsmittels. Diaphragma, Portiokappe sowie Verhütungsgels und -cremes sind in Deutschland nicht rezeptpflichtig und in Apotheken oder im Internet erhältlich.

Kondome schützen vor Geschlechtskrankheiten. Kondome gibt es sowohl als Peniskondome, die vor dem Geschlechtsverkehr über das steife Glied gestreift werden, als auch als Vaginalkondome. Vaginalkondome werden vor dem Geschlechtsverkehr in die Scheide eingeführt und kleiden diese dann wie eine zweite Haut aus. So wird verhindert, dass Spermien in die Gebärmutter gelangen.

Hormonelle Empfängnisverhütung

Es gibt eine Reihe von Möglichkeiten der hormonellen Empfängnisverhütung (HC). Einige davon verhindern mit ziemlicher Sicherheit den Eisprung, andere nicht. Ebenso unterscheiden sich die Auswirkungen auf die Knochendichte. Wir werden einige der Nebenwirkungen oder Probleme erörtern, die bei den verschiedenen Methoden auftreten können, und dann auf die relevanten Punkte für jede einzelne Methode eingehen.

Die meisten, wenn nicht sogar alle, hormonellen Verhütungsmittel basieren auf einem synthetischen Molekül, das ähnlich wie Progesteron in unserem Körper wirkt. Diese Klasse von Arzneimitteln wird als „Gestagene" bezeichnet, die je nach der genauen Zusammensetzung leicht unterschiedliche Wirkungen haben können. Im Allgemeinen wirken sie auf drei Arten, um eine Empfängnis zu verhindern. Erstens verhindern sie den Eisprung und gaukeln dem Gehirn vor, dass der Eisprung bereits stattgefunden hat. Zweitens halten sie die Gebärmutterschleimhaut dünn und im Zustand der Follikelphase, um die Einnistung eines Embryos zu verhindern. Und schließlich wird die Konsistenz des Zervixschleims verändert, um die Spermienwanderung und damit einer Befruchtung vorzubeugen. Einige hormonelle Optionen enthalten auch ein Molekül, das Östradiol nachahmt, häufig Ethinylöstradiol (EE).

Anmerkungen zu hormonellen Verhütungsmitteln

Wie bereits erwähnt, schützt keines der hormonellen Verhütungsmittel vor sexuell übertragbaren Krankheiten. Daher werden bei Bedenken unbekanntem STI-Status deines Partners zusätzlich zur hormonellen Verhütung Barrieremethoden empfohlen.

Es besteht ein bekanntes Risiko für venöse Thromboembolien (Blutgerinnsel), insbesondere bei der Verwendung von kombinierten oralen Verhütungsmitteln (die sowohl Ethinylöstradiol als auch ein Gestagen enthalten) oder dem injizierbaren Depo-Provera. Das Risiko ist bei

Rauchern und Raucherinnen noch höher. Bei Verhütungsmitteln, die rein auf Gestagen basieren, (z. B. Minipille, Implantat, Spirale usw.) besteht kein zusätzliches Thromboembolierisiko[7].

Depressionen. Es besteht die Möglichkeit eines erhöhten Depressionsrisikos im Zusammenhang mit hormonellen Verhütungsmitteln. Eine große Studie untersuchte ein dänisches Gesundheitsregister und über 3 Millionen Personenjahre*, in denen Verhütungsmittel verwendet wurden. Nach sechsmonatiger Anwendung eines hormonellen Verhütungsmittels zeigte sich ein erhöhtes Risiko, entweder ein Antidepressivum verschrieben oder eine Depression diagnostiziert zu bekommen. Ein höheres Risiko bestand bei Verhütungsmitteln mit höheren Östrogendosen[8]†. Andererseits ergab eine Metaanalyse von 14 Studien (5 833 Teilnehmerinnen) kein erhöhtes Risiko für depressive Symptome[9]. Insgesamt legen diese Daten nahe, dass du auf deine Stimmung achten solltest, wenn du dich für eine Form der hormonellen Empfängnisverhütung entscheidest. Wenn du nach der Einnahme von Hormonpräparaten depressive Symptome verspürst, kann es sein, dass die Hormonpräparate die Depression verursachen. Wende dich in diesem Fall an deine Ärztin / deinen Arzt! Gemeinsam könnt ihr eine ganz andere Form der Verhütung oder eine andere Form von Östrogen oder Gestagen in Erwägung ziehen, da die Häufigkeit von Depressionen bei den verschiedenen Verhütungsmitteln unterschiedlich ist[10].

Mikronährstoffe. Studien, die bereits in den 1970er Jahren begannen, ergaben, dass Menschen, die die Antibabypillen (kurz OCP für Englisch: „oral contraceptive pill") einnehmen, einen Mangel an verschiedenen Nährstoffen aufweisen können, darunter Folsäure, Vitamin B2, B6, B12, C, E, Zink, Selen und Magnesium[11]. Ohne Nahrungsergänzung dauert es etwa 3 Monate, bis sich der Folsäurespiegel nach dem Absetzen von OCP wieder normalisiert hat; über die Geschwindigkeit der Normalisierung bei anderen Nährstoffen liegen keine Angaben vor. Daher lohnt es sich, ein Nahrungsergänzungsmittel einzunehmen (z. B. ein Standard-Multivitamin oder pränatales Vitamin) oder diese Mikronährstoffe in einer Vielzahl von Lebensmitteln zu verzehren (siehe unten). Darüber hinaus ist bekannt, dass

---

* Anzahl der Personen multipliziert mit der Anzahl der Jahre, in denen jede Person an der Studie teilgenommen hat.

† In der Studie lag die Rate der Einnahme von Antidepressiva bei den Anwenderinnen hormoneller Verhütungsmittel bei etwa 2,1 % im Vergleich zu 1,7 % bei den Nichtanwenderinnen. Dies entspricht einem Anstieg von etwa 27 %. Bei einigen Formen der Empfängnisverhütung war der Anstieg des Antidepressiva-Konsums sogar noch größer, nämlich hin zu einer Rate von 3,1 % beim Hormonpflaster und 4,1 % beim Vaginalring.

eine ausreichende Kalziumzufuhr von ca. 1200 mg/Tag für die Knochen von Vorteil ist (siehe Kapitel über Knochen) und möglicherweise auch bei hormoneller Empfängnisverhütung von Nutzen sein kann[12].

Nahrungsergänzungsmittel und empfohlene Mengen[13]:

Mikronährstoff	Nahrungsquellen	Empfohlene Menge
Folsäure	Organische Fleischsorten, grünes Gemüse, Hülsenfrüchte, Eier	200 mg
Vitamin B12	Fleisch, Milchprodukte, Eier	2,5 mg
Vitamin B6	Fleisch und Fisch, Vollkornprodukte, Hülsenfrüchte, Kohlgemüse, Bananen, Avocados, Walnüsse sowie einige weitere pflanzliche Lebensmittel	1,4 mg
Vitamin B2	Milch, Milcherzeugnisse, Leber, Gemüse	1,4 mg
Vitamin C	Grünes Gemüse, Zitrusfrüchte, Tomaten	80 mg
Vitamin E	Getreide, Obst und Gemüse	12 mg
Zink	Fleisch, Erdnüsse, Bohnen, Weizenbrot	10 mg
Magnesium	Getreide, Walnüsse, Mandeln, Buchweizen, Linsen, grünes Gemüse	375 mg
Selen	Gemüse	44 mg

Die Einnahme eines Nahrungsergänzungsmittels, das diese Mikronährstoffe enthält, kann auch dazu beitragen, einige der häufigen unerwünschten Wirkungen von oralen Kontrazeptiva zu lindern[14]. Ein niedriger Vitamin-B2-Gehalt wird beispielsweise mit Kopfschmerzen in Verbindung gebracht, die ebenfalls eine häufige Beschwerde bei der Einnahme von OCP sind. Auch wenn es sich nicht um einen Mikronährstoffmangel handelt, kann die Einnahme des Ergänzungsmittels bzw. der Pflanze Centenella asiaticus (Gotu kola) dazu beitragen, die mit der Einnahme von OCP verbundenen Wassereinlagerungen zu verringern[15].

Studien zum Ernährungszustand bei anderen Formen hormoneller Verhütungsmittel sind weniger eindeutig oder wurden nicht durchgeführt. Aufgrund des Mechanismus scheint ein Nährstoffmangel bei den eher lokal wirkenden Verhütungsmitteln wie dem Ring oder der Spirale weniger wahrscheinlich. Andererseits könnte man bei Anwenderinnen von injizierbaren oder implantierten Verhütungsmitteln ähnliche Defizite wie bei OCP erwarten.

- In einer Studie wurde bei 12 von 13 Depo-Provera-Anwenderinnen ein Vitamin-D-Mangel festgestellt. Jedoch war der Zusammenhang mit der Verwendung von Verhütungsmitteln unklar[16].
- In einer anderen Studie wurde ein niedriger Vitamin-D-Spiegel bei Depo-Provera-Anwenderinnen mit verminderter Knochendichte festgestellt, allerdings wurde Vitamin D bei Kontrollpersonen oder Personen ohne verminderte Knochendichte nicht untersucht[17].
- In einer weiteren Studie wurde eine klinisch unbedeutende Abnahme von Vitamin B12 sowohl bei OCP- als auch bei Depo-Provera-Anwenderinnen festgestellt[18].

Diese Ergebnisse deuten darauf hin, dass die Wahrscheinlichkeit eines ähnlichen Nährstoffmangels bei allen Arten der hormonellen Empfängnisverhütung, die systemisch wirken, gegeben ist. Folglich wird eine Ergänzung mit einem Multivitaminpräparat oder einem pränatalen Vitamin allgemein empfohlen und ist wahrscheinlich besonders wichtig, wenn die hormonelle Empfängnisverhütung mit dem Ziel einer Schwangerschaft abgesetzt wird.

Wieder HA?

Die Blutung während der Einnahmepause bei hormonellen Verhütungsmitteln, die den Eisprung verhindern, ist keine echte Periode, sondern eine Hormonabbruchblutung. Sie wird durch den vorübergehenden Hormonentzug ausgelöst. Daher ist es bei der Einnahme dieser Verhütungsmittel wichtig, auf Verhaltensweisen zu achten, die zu einer erneuten HA führen könnten. Dein Körper kann dir nun nämlich nicht mehr mit der ausbleibenden Periode signalisieren, dass er kämpft. Einige Tipps und Praktiken, die dir helfen, sich dessen bewusst zu werden, sind: Überprüfe regelmäßig, wie gut du die Bedürfnisse deines Körpers befriedigst, und achte darauf, wie du mit Stress umgehst. Achte darauf, dass du, wenn du mehr Sport treibst (z. B. die Dauer und/oder die Intensität erhöhst), auch mehr Energie zuführst, um diesen Sport zu unterstützen. Achte darauf, ob du eines der Symptome bemerkst, die mit einer Unterversorgung einhergehen (geh zur Auffrischung zu Kapitel 2 zurück). Dies könnte ein Zeichen dafür sein, dass es deinem Körper nicht gut geht und er in einen HA-Zustand zurückkehrt. Wenn du dir nicht sicher bist, frage Menschen in deinem Umfeld, ob sie Veränderungen bemerkt haben, wie z. B. das Wiedereinsetzen alter Gewohnheiten.

Hormonelle Verhütungsmethoden:

- Orale Verhütungspillen (OCP)
- Hormonspirale
- Implantat
- Pflaster
- Vaginalring
- Hormonspritzen
- Notfallverhütung – „Pille danach"

Orale Verhütungspillen

- Pillen, die durch den Mund eingenommen werden;
- für eine wirksame Empfängnisverhütung müssen die Pillen täglich und ungefähr zur gleichen Zeit eingenommen werden;
- verhindern das Follikelwachstum und den Eisprung;
- typische Verschreibung im Zusammenhang mit der Aufrechterhaltung oder Abnahme der Knochendichte; eine längere Einnahme (z. B. 84 von 91 Tagen) ist wahrscheinlich das beste Schema zur Erhöhung der Knochendichte.

Es gibt unzählige Rezepturen von oralen Kontrazeptiva (OCP). Sie lassen sich in zwei Hauptkategorien unterteilen: (1) Östrogen und Gestagen oder (2) nur Gestagen. In fast allen Fällen unterdrücken diese OCP den Eisprung. Je nach Präparat und Dosierung sind monatliche Blutungen mehr oder weniger wahrscheinlich. In vielen Fällen enthält eine Pillenpackung 21 aktive Pillen, und man nimmt entweder eine Woche im Monat keine Pillen ein oder die Packung enthält zusätzliche Placebo-Pillen ohne Wirkstoffe. Während dieser pillenfreien oder Placebo-Woche wird die aufgebaute Gebärmutterschleimhaut in der Regel in Form einer Menstruationsblutung abgestoßen.

Es gibt zahlreiche Forschungsstudien, die die Auswirkungen von OCP auf die Knochendichte untersucht haben. Der allgemeine Konsens scheint zu sein, dass sich die Einnahme von OCP innerhalb weniger Jahre nach Beginn des Menstruationszyklus nachteilig auf die Knochendichte auswirken kann und zu einem geringeren Knochenaufbau als erwartet führt[19]. Andere Studien deuten auf einen weiteren Grund für die geringere Knochendichte bei der Einnahme von OCP hin: Beim Abbau von Gestagen und Ethinylöstradiol in der Leber („First-Pass-Metabolismus") wird ein Hormon namens IGF-1 vermindert[20]; IGF-1 spielt aber eine Rolle bei der

Knochendichte. Um diesen Effekt abzumildern, kann die Placebo-Woche ausgelassen werden. Insbesondere bei Pillen mit Östrogenanaloga*, kann dies zu besseren Ergebnissen bei der Knochendichte führen, wie jüngste Forschungsergebnisse nahelegen. Die tägliche Einnahme der Pille anstelle von nur 21 von 28 Tagen bedeutet, dass die Person 33 % mehr Östrogen ausgesetzt ist, ohne dass es zu einem monatlichen Abfall kommt, was beides zu besseren Ergebnissen bei der Knochendichte führen kann. In einer kürzlich durchgeführten Studie an Personen mit primärer Ovarialinsuffizienz (früher bekannt als vorzeitige Menopause) führte eine Dosierung mit 30 mcg Ethinylöstradiol und Levonorgestrel[21] zu einer ähnlichen Erhöhung der Knochendichte wie eine hochdosierte bioidentische Hormontherapie. In einer anderen Studie mit Teenagern wurde ein ähnlicher Anstieg der Knochendichte bei den Kontrollpersonen und denjenigen festgestellt, die die OCP über einen längeren Zeitraum einnahmen (84 von 91 Tagen), wobei der Anstieg bei denjenigen, die nur 21 Tage lang einnahmen, geringer war[22]. Auf Grundlage dieser Studien schlagen wir vor, dass du, wenn du dich für die Einnahme oraler Verhütungsmittel entscheidest, mit deinem Arzt oder deiner Ärztin besprichst, wie lange du das Placebo einnimmst.

WAS IST DER FIRST-PASS-STOFFWECHSEL? Wenn du ein Medikament über den Mund einnimmst, wird es über den Magen und den Dünndarm in deinen Körper aufgenommen. Das von diesen Organen gesammelte Blut fließt zur Leber, bevor es in den Rest deines Körpers gelangt. Die Leber enthält Proteine (Enzyme), die Moleküle abbauen, eines der Entgiftungssysteme unseres Körpers. So wird zum Beispiel Alkohol in der Leber abgebaut – ein Beispiel für den First-Pass-Stoffwechsel. Im Falle von oralen Verhütungsmitteln bewirken die Nebenprodukte dieses Abbaus, dass die Menge eines anderen Proteins, des insulinähnlichen Wachstumsfaktors 1 (IGF-1), der beim Aufbau der Knochendichte eine Rolle spielt, verringert wird. Es gibt Hinweise dafür, dass dieser Rückgang des IGF-1 ein Grund dafür ist, dass OCPs sich schlechter auf die Knochendichte auswirken als natürliche Hormone oder Gestagene, die beispielsweise über ein Hautpflaster verabreicht werden.

In diesem Fall unterscheidet sich das Ausbleiben der monatlichen Blutung von HA, da die Hormone durch das OCP bereitgestellt werden, und wie bereits erwähnt, scheinen die Ergebnisse in Bezug auf die Knochendichte bei einer längeren, kontinuierlichen Hormonsubstitution besser zu sein.

---

* Hormonanaloga sind synthetisch hergestellte Arzneistoffe, die eine ähnliche chemische Strukk tur haben wie ein bestimmtes Hormon, hier Östrogen.

Hormonspirale

- Kleine T-förmige Silikonspirale, die Gestagen enthält und von einer medizinischen Fachkraft eingesetzt wird;
- hält je nach Marke und Dosis 3 bis 6 Jahre, Lage und Position sollten regelmäßig überprüft werden;
- wahrscheinlich keine dauerhafte Auswirkung auf den Eisprung;
- wahrscheinlich keine Auswirkung auf die Knochendichte.

Die Hormonspirale ist ein kleines T-förmiges Kunststoffteil, das das Gestagen Levonorgestrel (LNG) in verschiedenen Dosierungen enthält. Die Platzierung und das Einsetzen der Hormonspirale ist ähnlich wie bei der Kupferspirale, die wir bereits besprochen haben. Die Schwangerschaftsverhütung mit einer Hormonspirale ist mit einer Fehlerquote von weniger als 1 % sehr gut. Das LNG wird über einen Zeitraum von drei bis sieben Jahren langsam freigesetzt und verbleibt meist in der Gebärmutter. Derzeit sind in Deutschland drei LNG-Dosierungen erhältlich: die Mirena- und Levosert-Spirale (52 mg LNG insgesamt), die Jaydess-Spirale (13,5 mg LNG insgesamt) und die Kyleena-Spirale (19,6 mg LNG insgesamt). Die Ergebnisse der Studien, in denen der Eisprung mit den verschiedenen Dosierungen der Spirale untersucht wurde, sind in der nachstehenden Tabelle aufgeführt[23]. Mit einer niedrig dosierten Spirale haben fast alle Frauen innerhalb des ersten Jahres einen Eisprung; mit einer höher dosierten Spirale haben viele bis zum 12. Monat einen Eisprung, allerdings bleibt im Vergleich zur niedrigeren Dosis bei der Mehrheit der Frauen der Eisprung aus. Daher schlagen wir vor, eine niedrigere Dosis zu verwenden, falls möglich.

Der kontinuierliche Eisprung bedeutet, dass man ohne das Risiko einer Schwangerschaft alle Vorteile der normalen hormonellen Veränderungen des Menstruationszyklus hat. Die Hormonspirale verringert auch die Blutung (wegen der Wirkung auf die Gebärmutterschleimhaut) und lässt sie manchmal ganz ausbleiben – auch bei anhaltendem Eisprung. Um es noch einmal zu sagen: Anders als bei der HA ist das Ausbleiben der Blutung nicht problematisch. Dein Körper hat nach wie vor einen Eisprung und wird weiterhin die hormonellen Vorteile eines natürlichen Zyklus nutzen.

Eisprung mit einer Spirale[24]

IUP-Do-sierung	Jahr 1	Jahr 2	Jahr 3
	Anzahl der Eisprünge (Gesamtzahl mit IUP), % **Eisprünge**		
13,5 mg LNG	34 (35), **97 %**	25 (26), **96 %**	26 (26), **100 %**
52 mg LNG	13 (17), **76 %**	11 (13), **85 %**	10 (11), **91 %**

Implantat

- Kleines, gestagenhaltiges Silikonstäbchen, das von einer medizinischen Fachkraft in den Oberarm eingesetzt wird;
- hält 3 Jahre;
- verhindert den Eisprung, aber nicht das Follikelwachstum (nach etwa 6 Monaten);
- keine erkennbaren Auswirkungen auf die Knochendichte.

Eine weitere hormonelle Option ist das Etonogestrel-Implantat (Progestin). Dabei handelt es sich um ein streichholzgroßes Stäbchen, das von einer medizinischen Fachkraft unter die Haut des Oberarms eingesetzt wird und 3 bis 5 Jahre lang dort verbleiben kann. Es ist von außen nicht sichtbar, aber du kannst es spüren. Einer der Mechanismen, durch den das Implantat wirkt, ist die Verhinderung des Eisprungs; von 18 Personen in einer dreijährigen Studie hatte nur eine Person einen Eisprung, und zwar ab dem 30. Monat[25]. Weitere Untersuchungen ergaben jedoch, dass die Östradiol- und FSH-Werte nach sechsmonatiger Anwendung des Implantats nahezu normal waren und auf ein Follikelwachstum hindeuteten, das auch im Ultraschall zu sehen war[26]. Der Eisprung wurde durch das Fehlen einer Östrogenrückkopplung zur Auslösung des LH-Schubs verhindert. Eine Studie über die Knochendichte von Implantatanwenderinnen ergab über einen Zeitraum von zwei Jahren keinen Unterschied zur Kontrollgruppe mit einer nicht-hormonellen IUP[27]. Die Knochendichte änderte sich im Verlauf der Studie nicht signifikant.

Pflaster

- Kleines, hellbraunes Quadrat, das du einmal pro Woche auf deine Haut klebst;
- verhindert den Eisprung;
- keine Auswirkungen auf die Knochendichte während der Studienlaufzeit von einem Jahr nachgewiesen; Eine kontinuierliche

Anwendung (ohne eine Woche Pause) ist möglicherweise am besten für die Knochendichte.

Das Verhütungspflaster enthält Ethinylöstradiol mit Norelgestromin als Gestagen. Es ist ein dünnes, biegsames, hellbraunes Quadrat (leider gibt es keine Optionen, die bei Personen mit dunklerer Haut diskreter sind), das auf jeder Seite etwa 4 cm groß ist und auf die Haut geklebt wird. Es wird empfohlen, das Pflaster auf dem Rücken, dem Bauch, dem Gesäß oder dem Oberarm anzubringen. Das Pflaster sollte alle sieben Tage ausgetauscht werden und liefert die Hormonanaloga über die Haut. Dadurch wird der bereits erwähnte „First-Pass-Leber-Stoffwechsel" verhindert, der einer der Gründe dafür sein kann, dass orale Verhütungsmittel zu einer geringeren Knochendichte führen[28]. Je nach gewähltem Pflaster hast du entweder jede vierte Woche eine pflasterfreie Woche (wie die Placebo-Woche bei OCP), oder du trägst das Pflaster kontinuierlich. Es könnte weniger anstrengend sein, wöchentlich daran zu denken, ein Pflaster zu wechseln, als jeden Tag eine Pille zu nehmen. Was die Knochendichte betrifft, so hat nur eine kleine Studie die Auswirkungen des Pflasters auf die Knochen untersucht[29]. Während der einjährigen Studie blieb die Knochendichte der Teilnehmer sowohl in der Gruppe, die das Pflaster nutzte, als auch in der Kontrollgruppe stabil. Ein weiterer Unterschied zur OCP ist erwähnenswert: Die Hormonspiegel sind mit dem Pflaster konstanter. Bei der OCP steigt der Hormonspiegel jeden Tag nach der Einnahme der Pille an und fällt dann wieder ab. Beim Pflaster ist die Hormonabgabe über den Tag hinweg konstant. Aus diesem Grund ist das Pflaster wahrscheinlich besser für die Knochendichte als orale Verhütungsmittel, aber möglicherweise nicht so gut wie ein kontinuierlicher Eisprung. Um diese Frage wirklich beantworten zu können, muss noch weitere Forschung betrieben werden.

Vaginalring

- Gestagenhaltiger Silikonring, der monatlich in die Scheide eingeführt wird;
- die Platzierung sollte regelmäßig überprüft werden;
- verhindert den Eisprung;
- stabile Knochendichte.

Die empfängnisverhütenden Vaginalringe sind kleine Kunststoffringe, die ebenfalls Ethinylöstradiol und ein Gestagen enthalten. Sie werden vaginal eingeführt. Wie beim Implantat und dem Pflaster besteht einer der Wirkmechanismen in der Verhinderung des Eisprungs[30], was bedeutet, dass man nicht von der Erhöhung von Östrogen und Progesteron profitiert, die man zum Zeitpunkt des Eisprungs erwarten würde. Ähnlich wie beim Pflaster wird jedoch aufgrund des Verabreichungsweges der First-Pass-Stoffwechsel durch die Leber vermieden. In einer Zweijahresstudie mit NuvaRing-Anwenderinnen wurde im Wesentlichen keine Veränderung der Knochendichte festgestellt (Z-Wert-Änderung nahe Null), verglichen mit einer leichten Zunahme der Knochendichte in der Kontrollgruppe, die alternative nicht-hormonelle Verhütungsmittel verwendete (Z-Wert-Änderung etwa 0,2)[31]. Die oben erwähnte Studie, in der die Knochendichte nach der Verwendung des Pflasters untersucht wurde, umfasste auch eine Gruppe, die den Verhütungsring verwendete; weder in der Studien- noch in der Kontrollgruppe wurden Veränderungen der Knochendichte festgestellt[32].

Derzeit werden neue Formulierungen des Vaginalrings untersucht, darunter eine, die bioidentisches Östradiol enthält[33]. Dies könnte zu physiologischeren Östradiolspiegeln im Blut führen und für den Knochenaufbau vorteilhaft sein[34]. Es lohnt sich, dies in Zukunft genauer zu untersuchen. Im Moment ist der Ring in Bezug auf die Knochendichte dem Pflaster ähnlich; wahrscheinlich besser als OCP, aber nicht so gut wie eine andere Methode, die einen kontinuierlichen Eisprung ermöglicht.

Hormoninjektionen

- Gestagenspritze, die alle drei Monate entweder von einem Arzt verabreicht oder möglicherweise selbst gespritzt wird;
- sollte alle 13 Wochen (3 Monate) wiederholt werden, um die empfängnisverhütende Wirkung zu erhalten;
- verhindert den Eisprung bis zu 7 Monate nach der letzten Injektion;
- verminderte Knochendichte, die sich auch nach zwei Jahren ohne Injektionen nicht erholt.

Die injizierbaren Verhütungsmittel sind entweder als intramuskuläre (in den Muskel) oder subkutane (unter die Haut) Injektion erhältlich und werden alle drei Monate verabreicht. Die Injektionen bestehen entweder aus Depot-Medroxyprogesteronacetat (DMPA) oder Norethisteron-Oenanthat (NET-EN), beides Gestagene, die lange brauchen, bis sie verstoffwechselt/ aus dem Blutkreislauf ausgeschieden werden. Der hauptsächliche Wirkmechanismus dieser Injektionen ist die Unterdrückung des Eisprungs. Obwohl die Injektionen alle drei Monate verabreicht werden müssen, um die Wirksamkeit der Verhütungsmittel aufrechtzuerhalten, haben Studien ergeben, dass bei vielen Frauen mit den derzeit erhältlichen Dosierungen der Eisprung mindestens sechs Monate lang nicht stattfindet[35].

Aufgrund der Östrogensuppression durch die Gestageninjektionen ist die Sorge um die Knochendichte größer geworden. Langfristige Beobachtungsstudien deuten auf ein höheres Frakturrisiko bei Anwenderinnen von DMPA hin[36], und auf dem Etikett des Medikaments wird sogar vor einem erhöhten Osteoporoserisiko gewarnt. In einer Fall-Kontroll-Studie mit 4189 Frauen wurde ein um etwa 50 % erhöhtes Frakturrisiko festgestellt, wobei das Risiko bei längerer Einnahme anstieg[37]. In anderen Studien wurde sowohl bei Jugendlichen als auch bei älteren Menschen eine Abnahme der Knochendichte festgestellt, die sich zwei Jahre nach Absetzen der Injektionen nicht wieder erholt[38]. Auf der Grundlage dieser Erkenntnisse und der Verfügbarkeit anderer Verhütungsmethoden, die sich weniger stark auf die Knochendichte auswirken, argumentieren wir, dass dies keine ideale Methode für eine Person ist, die bekanntermaßen eine geringere Knochendichte hat oder die HA hatte (Risiko für eine geringere Knochendichte). Wenn diese Methode aus anderen Gründen für dich die beste zu sein scheint, ist ein Gespräch mit deinem Arzt über die Auswirkungen auf die Knochendichte sehr empfehlenswert.

Notfallverhütung

- Optionen sind das Einsetzen eines Kupfer-IUPs, orale Medikamente oder zusätzliche orale Verhütungsdosen.
- Kupfer-IUPs verhindern die Einnistung; orale Optionen verhindern oder verzögern den Eisprung.
- Die Spirale hat wahrscheinlich keinen Einfluss auf die Knochendichte; orale Optionen dürften die Dichte nicht beeinflussen, es sei denn, sie werden regelmäßig angewendet.

Spirale danach. Wenn du ungeschützten Geschlechtsverkehr hattest, eine Barrieremethode kurz vor dem Eisprung versagt oder die Einnahme eines Verhütungsmittels oder Benutzung eines Pflasters versäumt hast, stehen dir mehrere Möglichkeiten der Notfallverhütung zur Verfügung. Eine davon ist das Einsetzen einer Kupferspirale, einer Kupferkette oder eines Kupferperlenballs. Dieses muss innerhalb von 5 Tagen nach dem fraglichen Geschlechtsverkehr erfolgen. Die Kupferspirale gilt als Standard für die Notfallverhütung und hat den zusätzlichen Vorteil, dass sie langfristig eine Schwangerschaft verhindert.

Pille danach. Weitere Optionen, die in Deutschland rezeptfrei in der Apotheke erhältlich sind, sind Medikamente, die du über den Mund einnimmst. Ulipristalacetat ist ein Molekül, das sich an den menschlichen Progesteronrezeptor bindet, die Bindung von Progesteron verhindert und den Eisprung hemmt. Hochdosiertes Levonorgestrel wirkt in ähnlicher Weise und verhindert den Eisprung. Es ist wichtig zu beachten, dass jede dieser Methoden den Eisprung eher verzögern als ganz verhindern kann, sodass ein kontinuierlicher Schutz für den Rest des Zyklus wichtig ist. Präparate mit Levonorgestrel sollten nicht später als 72 Stunden nach dem fraglichen Geschlechtsverkehr eingenommen werden. Für Präparate mit Ulipristalacetat gibt es Hinweise, dass die Wirkung bis zu 5 Tage nach dem fraglichen Geschlechtsverkehr noch unverändert hoch ist. Grundsätzlich gilt aber: Je näher die Notfallverhütung zum Zeitpunkt des ungeschützten Geschlechtsverkehrs eingenommen wird, desto wahrscheinlicher ist es, dass sie wirkt. Die Daten zeigen, dass Ulipristal die wirksamste dieser Methoden ist, mit einer um etwa 40 % niedrigeren Schwangerschaftsrate als Levonorgestrel[39]. Die Schwangerschaftsrate nach dem Einsetzen der Spirale war signifikant niedriger als bei jeder anderen Methode, obwohl sie nicht in derselben Studie verglichen wurde[40].

Wenn du also bereits einen Eisprung gehabt hast und innerhalb von 24 Stunden nach dem Eisprung Geschlechtsverkehr hattest, sind die oralen Medikamente wahrscheinlich weniger wirksam. Im Zweifelsfall besteht mit der Spirale danach eine höhere Chance, eine Schwangerschaft erfolgreich zu verhindern.

Es ist unwahrscheinlich, dass die oralen Medikamente die Knochendichte beeinflussen, da sie den Eisprung eher verzögern als verhindern. Dies ist möglicherweise nicht der Fall, wenn die oralen Medikamente häufig eingenommen werden; in diesem Fall würden wir vorschlagen, alternative Formen der Empfängnisverhütung in Erwägung zu ziehen.

Schwangerschaft nach Empfängnisverhütung

Auch wenn du vorerst eine Schwangerschaft vermeiden möchtest, kann der Zeitpunkt kommen, an dem du ein Kind bekommen möchtest.

Wenn du eine Barrieremethode, OCP, das Pflaster oder den Ring verwendet hast, musst du einfach nur aufhören zu verhüten, um zu versuchen, schwanger zu werden (und den Zeitpunkt des Geschlechtsverkehrs richtig wählen, siehe Kapitel 18 und Band 2).

Ein IUP oder einem Implantat muss dir von medizinischem Personal entfernt werden. Wenn du mit der Kupferspirale oder der Hormonspirale einen regelmäßigen Eisprung hattest, wird dein Eisprung wahrscheinlich nicht gestört und du kannst versuchen, beim nächsten Eisprung schwanger zu werden. Wenn du mit einer hormonellen Spirale oder einem Implantat (wegen des Einflusses der Hormone) keinen Eisprung hattest, ist zu erwarten, dass der Eisprung etwa einen Monat nach dem Entfernen der Spirale eintritt[41]. Wenn du mit einer Kupferspirale keinen Eisprung hattest, ist es unwahrscheinlich, dass dies mit der Spirale zusammenhängt, und es sollten sofort weitere Untersuchungen durchgeführt werden.

Nach den injizierbaren Verhütungsmitteln musst du warten (siehe Tabelle unten) bis die Hormonanaloga aus deinem Körper ausgeschieden sind. Wenn du 6 Monate nach der letzten Injektion noch keinen Eisprung hattest, empfehlen wir, eine Blutuntersuchung durchführen zu lassen, um festzustellen, ob die Injektion deinen Hormonhaushalt noch beeinträchtigt oder ob es etwas anderes ist, das den Beginn der Periode verhindert. Niedrige FSH- und LH-Werte würden auf eine anhaltende Unterdrückung durch die Injektionen hindeuten. Die Wiederaufnahme des Eisprungs hängt von der Medikamentendosis ab und davon, wie schnell das Hormonanalogon aus dem Körper abgebaut wird. In einer Studie, in der den Teilnehmerinnen eine einzige DMPA-Injektion subkutan verabreicht wurde, wurde der Eisprung wie folgt wieder aufgenommen[42]:

Ovulation nach Verhütungsspritze

Dosis (Anzahl der Probandinnen)	Eisprung bis 3 Monate nach der Injektion	Eisprung bis 6 Monate nach der Injektion	Eisprung bis Studienende (7 Monate nach der Injektion)
45 mg (15)	3	9	14
75 mg (12)	4	4	4
105 mg (15)	0	3	3
Depo-SubQ™ 104 mg (15)	0	1	1

Rückkehr zur Fruchtbarkeit

Es gibt eine Reihe von Studien, die die Rückkehr zur Fruchtbarkeit nach der Anwendung von Verhütungsmitteln untersuchen, mit unterschiedlichen Ergebnissen. Der Konsens scheint zu sein, dass der Unterschied in der Fruchtbarkeit vor und nach der Anwendung von hormonellen Verhütungsmitteln nicht vorhanden oder nur gering ist. Daher sollte diese

Überlegung bei der Entscheidung für eine bestimmte Verhütungsmethode nur eine geringe Rolle spielen.

Um die potenziellen Auswirkungen der Empfängnisverhütung zu verstehen, müssen wir die Ausgangsfruchtbarkeitsrate bei Paaren kennen, die keine hormonelle Empfängnisverhütung angewendet haben. Es gibt einige wenige Studien, die sich mit dieser Frage befassen, aber überraschenderweise handelt es sich dabei nur um kleine Datensätze.

Im Allgemeinen ergeben Studien Fruchtbarkeitsraten zwischen 85 und 92 %. Wir werden diese Zahlen mit den Schwangerschaftsraten nach der Verhütung vergleichen, um festzustellen, ob die Verwendung von Verhütungsmitteln Auswirkungen auf die Fruchtbarkeit haben könnte. Es ist zu beachten, dass in den meisten dieser Studien Teilnehmerinnen dabei waren, die vor dem Versuch, schwanger zu werden, verhütet haben. Dies sind jedoch die besten Vergleichsmöglichkeiten, die wir derzeit haben.

Fertilitätsrate

Anzahl der Paare	Studienbeschreibung	Schwanger innerhalb von 12 Monaten
346 [43]	Paare, die in natürlicher Familienplanung unterrichtet wurden, einschließlich des Zeitpunkts für den Geschlechtsverkehr, der am ehesten zu einer Schwangerschaft führt	92 % (80 % schwanger nach 6 Monaten)
3 736 [44]	Nutzerinnen der „Natural Cycles"-App, die ihren Status änderten, um anzugeben, dass sie eine Schwangerschaft anstrebten, und die nicht zur Schwangerschaftsverhütung zurückkehrten	84,7 % bis zum 13. Monat
157 [45]	2002 National Survey of Family Growth	88 %
4 133 [46]	Paare, die aktiv versucht haben, schwanger zu werden; Daten wurden in einer Studie im Zeitraum 2013–2019 gesammelt	86 %

Es gibt eine ganze Reihe von Studien, die sich mit der Fruchtbarkeit nach der Empfängnisverhütung befassen – genau die Frage, die wir beantworten wollen. Die beste Möglichkeit, diese Daten zu untersuchen, ist die Zusammenführung in einer sogenannten „Metaanalyse". Eine solche Analyse wurde im Jahr 2018 veröffentlicht. In dieser Studie wurden die Daten von 22 Studien mit 14.884 Menschen, die sich eine Schwangerschaft erhofften, zusammengefasst[47]. Von diesen Personen beendeten 735 die Implantate, 139 die injizierbare Verhütung, 2.374 die Spirale und 11.636 die orale Verhütung. Die Analyse ergab die folgenden Gesamtschwangerschaftsraten:

- Implantat: 83,45 %* (*Eine Studie, die über außergewöhnlich niedrige Schwangerschaftsraten berichtete, wurde entfernt; 74,7 % unter Einbeziehung dieser Studie.)
- Spirale: 84,75 %
- Injektion: 77,74 %
- orale Verhütungsmittel: 87,04 %

Über alle Methoden hinweg wurden 83,1 % aller Personen, die nach der Verhütung eine Schwangerschaft anstrebten, innerhalb des ersten Jahres schwanger. Die Meta-Analyse beseitigt einen Teil der Schwankungen zwischen den einzelnen Studien, indem sie die Daten aller Studien zusammenfasst, was uns mehr Vertrauen in das Gesamtergebnis gibt.

> **Steph**: Ok, das sind eine Menge Informationen. Wenn du dich wie ich nicht so sehr für Studien und Wissenschaft interessierst, fragst du dich vielleicht, was du von den Informationen für dich mitnehmen solltest. Mein Fazit ist, dass unabhängig von der verwendeten Verhütungsmethode die Wahrscheinlichkeit einer Schwangerschaft nach der Verhütung etwa gleich hoch ist, sodass dies bei der Entscheidungsfindung keine Rolle spielen sollte. Dennoch sollten alle mit HA-Risiko im Hinterkopf behalten, möglichst Methoden zu meiden, die den Hormonhaushalt verändern und es schwierig machen, festzustellen, ob wir noch einen Eisprung haben.

Ein interessantes Ergebnis ist der Unterschied in der Fruchtbarkeit in den ersten drei Monaten nach dem Schwangerschaftsversuch zwischen Anwenderinnen, die nicht-hormonelle bzw. hormonelle Verhütungsmethoden absetzen. Interessanterweise sind die Ergebnisse dazu nicht eindeutig: Einige Studien stellen eine erhöhte Empfängnisrate nach nicht-hormonellen Methoden fest[48], während andere eine erhöhte Rate bei denjenigen feststellen, die hormonelle Methoden absetzen[49]. Die Tatsache, dass es für beide Möglichkeiten Studien gibt, lässt den Schluss zu, dass ein etwaiger Unterschied wahrscheinlich gering ist und daher bei deiner Entscheidung, welche Methode für dich die beste ist, keine Rolle spielen sollte.

Abschließend möchten wir noch einmal darauf hinweisen, dass es bei der Anwendung hormoneller Verhütungsmittel zu einer Verringerung einiger wichtiger Nährstoffe kommen kann, von denen viele für eine gesunde Schwangerschaft von Bedeutung sind. Achte auf den Verzehr von Lebensmitteln, die diese Mikronährstoffe enthalten, oder nimm ein pränatales oder normales Multivitaminpräparat ein, das dir wahrscheinlich helfen wird.

Zusammenfassung

Bei der Entscheidung, welche Art der Empfängnisverhütung für dich und deine Lebensphase optimal ist, sind einige wichtige Überlegungen anzustellen:

- deine potentielle Anfälligkeit für sexuell übertragbare Infektionen;
  - o Kondome sollte zusätzlich zu anderen Methoden verwendet werden, wenn die sexuelle Vorgeschichte deines Partners unbekannt ist oder der STI-Status unklar ist.
- das von dir gewünschte Maß an Schwangerschaftsschutz;
- ob du dich mit hormoneller Verhütung wohlfühlst;
- Bedenken hinsichtlich der Knochendichte;
- deine wahrscheinliche Fähigkeit, die von dir gewählte Methode konsequent anzuwenden;
- Finanzen.

Was die Knochendichte betrifft, so scheint die Forschung darauf hinzudeuten, dass die optimalen Methoden diejenigen sind, die einen kontinuierlichen Eisprung und damit einen normalen Hormonzyklus ermöglichen: die Barrieremethoden, die Kupferspirale bzw. die Kupferkette und der Kupferperlenball sowie die hormonelle Spirale. Danach folgen die hormonellen Methoden, die nicht direkt über die Leber verstoffwechselt werden: Vaginalring, Implantat und Pflaster. Forschungsergebnisse deuten darauf hin, dass die kontinuierliche Einnahme von oralen Antibabypillen (kurz OCP für Englisch: „oral contraceptive pill") auch dazu beiträgt, einige der negativen Auswirkungen auf die Knochendichte abzumildern, die herkömmliche OCP-Schemata haben. Die hormonellen Verhütungsmittel (HC), die den Eisprung verhindern, sind wahrscheinlich am wenigsten vorteilhaft für die Knochendichte, insbesondere die traditionellen OCP. Schließlich ist die Verhütungsinjektion wahrscheinlich die schlechteste Lösung für die Knochendichte, und wir würden von ihr abraten, es sei denn, es gibt einen besonderen Grund, warum andere Optionen nicht akzeptabel oder verfügbar sind.

Nico: Ich habe mich im Laufe meines Lebens für unterschiedliche Verhütungsmethoden entschieden. In meinen späten Teenagerjahren, als mir die Verhütung einer Schwangerschaft wichtig war, begann ich mit der Antibabypille, musste aber feststellen, dass ich gelegentlich vergaß, die Pille zu nehmen, und entschied mich deshalb für ein Implantat (Norplant). Bei der ersten Einnahme hatte ich ein paar Schmierblutungen, danach unterdrückte es meinen Eisprung und meine Periode. Damals fand ich es großartig – heute weiß ich, dass es für meine Knochendichte nicht ideal war. Nach Entfernung des Implantates nahm ich die Pille, glaube ich, wieder ein – zu diesem Zeitpunkt war ich gerade dabei zu heiraten, sodass es mir nicht so schlimm vorkam, wenn ich *zufällig* eine Pille vergaß und dies zum Eisprung führte. Ich habe die Pille im Alter von 31 Jahren abgesetzt, in der Hoffnung, schwanger zu werden – inzwischen wissen alle, was daraus geworden ist!

Zwischen den Schwangerschaften wollte ich nichts tun, was meinen Zyklus oder meine Fruchtbarkeit beeinträchtigen könnte, und ich wollte *wissen*, was los ist, also haben wir uns für Kondome entschieden. In dieser Zeit habe ich wirklich gelernt, wie mein Körper und mein Zyklus funktionieren. Dieses Wissen weiß ich inzwischen sehr zu schätzen. Zu wissen, wann ich meinen Eisprung hatte, hat mir geholfen, wieder schwanger zu werden, zu wissen, wie lang meine Lutealphase ist, hat mir geholfen, die Auswirkungen von Sport und Stress auf meinen Körper zu erkennen, und ich fühle mich einfach mehr mit mir selbst verbunden.

Nachdem mein dritter Sohn geboren war und ich beschloss, dass ich keine weiteren Kinder wollte, entschied ich mich für die Mirena-Spirale. Ich hatte mich über die Mirena-Spirale informiert und festgestellt, dass die Ovulationsrate trotz Spirale recht hoch sein sollte. Mir gefiel der Gedanke, nicht mehr an die Verhütung denken zu müssen (vor allem, wenn man ein Mutter-Hirn hat), und mir gefiel auch der Gedanke, keine Monatsblutungen mehr zu haben. Meine Schwester hatte auch eine Mirena und erzählte mir, dass ihre Blutung eigentlich nur aus ein paar rosa Flecken bestand. Meine Erfahrung mit der Mirena war ähnlich wie die mit dem Implantat: Ich hatte eine Zeit lang Schmierblutungen, aber ziemlich schnell stellte sich ein Rhythmus mit regelmäßigem Eisprung und einer monatlichen Blutung ein. Ich bemerkte weiterhin monatliche Veränderungen im Zervixschleim, mit EWCM-Mustern ähnlich wie zuvor, und ich bestätigte den Eisprung auch mit der Temperaturmessung. Bei einem Zyklus ging ich zufällig zu meinem Gynäkologen, nicht allzu lange bevor ich den Eisprung erwartete, und bat darum, meinen Östradiolspiegel zu überprüfen – er lag bei

139 pg/ml (510 pmol/L), was ein wachsendes Follikel bestätigte, und aufgrund der Messung meiner Temperatur weiß ich, dass ich vier Tage später meinen Eisprung hatte.

Die Mirena wurde fünf Jahre später entfernt und ich hatte weiterhin planmäßige Eisprünge, aber viel mehr Blut – also wechselte ich zu einer Menstruationstasse (und kann diese wirklich empfehlen!). Ich entschied mich weiterhin für eine Schwangerschaftsverhütung, da mein Arzt und einige Freundinnen mich mit Geschichten von Mittvierzigern erschreckten, die schwanger wurden (ich hatte das Gefühl, dass meine Familie komplett war, und wollte lieber kein neues Baby haben). Deshalb habe ich mir 3 Monate später eine neue Spirale einsetzen lassen und habe jetzt wieder einen regelmäßigen Eisprung, aber nur eine geringe Blutung. Meine Zyklen werden jedoch etwas kürzer, da ich mich der Peri-Menopause nähere.

Ein weiterer interessanter Punkt ist, dass ich keine Auswirkungen auf meinen Zyklus feststellen konnte, als ich meine verschiedenen Covid-Impfungen erhielt, aber einen deutlich verzögerten Eisprung hatte, als ich schließlich Covid bekam. Studien haben ergeben, dass sowohl die Impfung als auch Covid unterschiedliche Auswirkungen auf den Menstruationszyklus haben können, sodass man sich dessen bewusst sein sollte (auch andere Krankheiten können den Zyklus beeinflussen, das ist nicht nur bei Covid der Fall)[50].

21
Langfristige Gesundheit

Wir haben schon oft über die vollständige Recovery von HA gesprochen, aber bevor wir darauf genauer eingehen, wollen wir einmal deutlich klarmachen, was wir mit „vollständiger Recovery" meinen – dazu gehören sowohl körperliche als auch geistige Komponenten. Körperlich bedeutet dies die Wiederherstellung der Menstruationsblutung und weiterer Bonusse, die sich daraus ergeben, dass der Körper mit ausreichend Energie versorgt wird. Auf der mentalen Seite bedeutet dies, dass du dein Selbstwertgefühl und deine Identität nicht mehr von einer Ernährungsweise, deiner Kleidergröße oder deinen sportlichen Leistungen abhängig machst.

Wie sieht das Leben von einer Person aus, die vollständig recovered ist? Vielleicht so… Du hast nur wenige Regeln für das Essen, außer 1) keine Mahlzeiten auszulassen, 2) zu essen, wenn du hungrig bist, und 3) nie mit leerem Magen zu trainieren. Es gibt kein „Erlauben" von Leckereien, denn nichts ist tabu. Wenn du Lust auf etwas Süßes, Fettiges oder Salziges hast, isst du es und dann geht der Tag einfach weiter. In einem Restaurant achtest du nicht auf die kalorienarmen Optionen, sondern auf die Abteilung mit deinen Lieblingsgerichten. Vielleicht geht es mit einem Brotkorb los, dann teilst du dir die ein oder andere Vorspeise mit einem Tischnachbarn und freust dich auf das Dessert am Ende der Mahlzeit. Leidenschaftlicher Sport ist wieder Teil deines Alltags. Der Unterschied besteht nun darin, dass du, wenn nach dem Training dein Magen knurrt, einen Snack oder eine Mahlzeit zu dir nimmst, auch wenn es nicht „Zeit" zum Essen ist. Essen wird als Treibstoff für Aktivitäten angesehen und Sport macht Spaß und ist gesund, du machst ihn nicht mehr zum Abnehmen oder zum Verbrennen von Kalorien. Das soll nicht heißen, dass es keine Situationen gibt, in denen sich die alte Denkweise wieder einschleicht. Aber du bist dir dieser negativen Gedanken bewusst und in der Lage, sie als ungesund zu erkennen und sie zu ignorieren. Alternativ kannst du die während der HA-Recovery entwickelten Bewältigungsstrategien einsetzen, um mit negativen Gedanken umzugehen, ohne in alte Gewohnheiten zurückzufallen. Und selbst wenn es von Zeit zu Zeit einen kleinen Ausrutscher gibt, wie z. B. die Entscheidung, Sport zu treiben, anstatt mit Freunden zu essen, erkennst du dies schnell und du kannst wieder bewusstere Entscheidungen zur Förderung der allgemeinen Gesundheit treffen. Wenn du dich bei diesen Entscheidungen zu sehr herausgefordert fühlst, suchst du dir Hilfe, bevor du zu weit auf die schiefe Bahn der HA zurück gerätst. Dies ist (eine Version von) Recovery.

Wenn du noch nicht vollständig recovered bist, mach weiter und behalte deinen Fuß in der Tür. Es ist nie und nimmer zu spät. Wenn du versucht hast, zu recovern, aber nicht in der Lage warst, den ganzen Weg zu gehen, verbring etwas Zeit damit, darüber nachzudenken, was dich zurückhält. Vielleicht kannst du beim Lesen dieses Kapitels einige deiner Hindernisse erkennen; falls nicht, kann oft ein Gespräch mit jemanden helfen, der sich damit auskennt.

> *Lisa*: Was bedeutet „recovered"? Für viele von uns ist es eine neu entdeckte Wertschätzung für Gesundheit und Freude sowie das Genießen der Nebenprodukte der Gewichtszunahme: regelmäßige Zyklen, stärkere Knochen, mehr Energie, Hormone, die im Gleichgewicht sind... zusammen mit der Freiheit von Essensbeschränkungen und starren Zeitplänen; die Liste lässt sich beliebig fortsetzen.
>
> Trotz dieser Gemeinsamkeiten ist die Recovery bei jedem Menschen anders, was die Wahl der Lebensmittel und die Menge betrifft. Ich glaube, dass der Unterschied zwischen einer nicht genesenen HA-Mentalität und einer vollständigen Recovery auf die Angst hinausläuft, die der Gedanke an das Essen bestimmter Dinge auslöst. Zum Beispiel löst der Gedanke, Brot zu essen, wie oben beschrieben, bei mir keine Angst mehr aus; ich mag es einfach nicht besonders und esse es deshalb nicht. Wenn ich ein Schokoladendessert vor mir habe, ist das eine andere Geschichte.

Steph: Es ist 14.00 Uhr am Samstagnachmittag. Aaron ist auf dem Weg zu McDonald's, um einen Kaffee zu holen. Plötzlich denke ich: „Oooh, Eiscreme", und ehe ich mich versehe, kratze ich die letzten Reste aus einen köstlichen Becher mit weicher Vanille leer. Ich bin heute nicht lange gelaufen. Aber das macht nichts. Zum Abendessen gibt es Pizza und zum Nachtisch wahrscheinlich M&Ms, aber an diesen Becher Softeis denke ich nicht. Was mich beschäftigt, ist der süße kleine Junge, der auf dem Rücksitz schläft, das wachsende Baby in meinem Bauch, mein Mann, der uns fährt, und mein süßer schwarzer Labrador, der sich ausruht. Das ist meine Recovery und ich bin dankbar dafür.

Gesunde Bewegungsgewohnheiten

In unserer Beschreibung oben haben wir gesagt, dass jemand, der recovered ist, aus Freude und gesundheitlichen Gründen trainiert, nicht um Kalorien zu verbrennen. Aber das ist ein bisschen vage, findest du nicht auch? Würdest du lieber prägnante feste Richtlinien haben? Nun, in Wahrheit gibt es keine, abgesehen davon, dass du dich bei jeder Trainingseinheit, für die du dich entscheidest, mit genügend Energie versorgen solltest. Für viele von uns ist die Zeit, in der wir Sport treiben können, durch den Rest unseres Lebens viel stärker eingeschränkt als früher – Arbeit, die Betreuung von und Zeit mit unseren Kindern und der Haushalt machen es fast unmöglich, dass wir so viel Sport treiben wie früher. Wir quetschen eine halbe Stunde Sport hierhin, zwanzig Minuten dorthin, weil wir wissen, dass es gesund ist, unser Blut in Schwung zu bringt und die Muskeln trainiert. Natürlich gibt es auch diejenigen, für die Sport eine höhere Priorität hat; einige HAler sind auch nach der Recovery Marathons gelaufen und wir haben sogar ein oder zwei Triathleten – alle menstruieren weiterhin regelmäßig. Und du weißt auch warum, oder? Sie tanken ausreichend Energie.

> *Jennifer:* Ich laufe immer noch, aber mit einem schönen, gesunden Gewicht und habe regelmäßig meine natürliche Periode! Außerdem bin ich viel schneller als zu der Zeit, als ich weniger wog. Das zeigt, dass ein paar zusätzliche Pfunde nicht schaden können. Ich bin fertig mit dem Kinderkriegen, aber es ist gut zu wissen, dass ich hinsichtlich der Kalorien und des Körperfettanteils auf dem richtigen Weg (nach meiner HA) bin, damit ich so viel laufen und trainieren kann, wie ich möchte und trotzdem jeden Monat meine Periode bekomme. Bevor ich versucht habe, schwanger zu werden, bin ich einen Marathon in 3:38 gelaufen. Ich nahm zu, bekam zwei Babys und habe jetzt ein gesundes Gewicht, blute regelmäßig und lief

in diesem Frühjahr einen Marathon in 3:03. Man KANN hart trainieren, trotzdem seine Periode bekommen und gesund sein!

Gesunde Essensgewohnheiten

Genauso wie für langfristig gesunde Trainingsgewohnheiten, gibt es auch keine festen Regeln für Essgewohnheiten. Es gibt genesene HAler, die einen zuckerarmen Speiseplan befolgen, um das (genau diagnostizierte) PCOS in Schach zu halten, es gibt Vegetarierinnen und natürlich hat jede von uns ihre individuellen Vorlieben und Abneigungen. Das Wichtigste ist jedoch, dass wir genug essen. Unsere Mahlzeiten decken im Allgemeinen unseren Kalorienbedarf, und wenn wir darüber hinaus Hunger verspüren, essen wir mehr. Wenn du regelmäßig blutest, musst du dich nicht mehr dazu zwingen, zusätzliche Kalorien zu dir zu nehmen, wie es vielleicht während der Recovery der Fall war. Folg deinem Hunger- und Sättigungsgefühl – iss normale Mahlzeiten (und Zwischenmahlzeiten, vor allem, wenn du stillst, viel und intensiv trainierst oder wieder schwanger bist) und das, worauf du Lust hast, und das war's.

Du wirst ein paar Lebensmittel haben, die du liebst und essen willst, weil sie schmackhaft und nahrhaft sind, und solche, die du wirklich genießt und ungeachtet ihrer Kalorien und Zutaten isst (hmmm… Käsekuchen). Wahrscheinlich gibt es auch Lebensmittel, die du nicht magst und aus diesem Grund nicht isst. Wenn du feststellst, dass es immer noch Lebensmittel gibt, die du meidest, weil sie dir Angst machen, kannst du sie weiterhin meiden oder daran arbeiten, sodass sie nicht länger die Macht über dich haben. Denk darüber nach, warum dich das jeweilige Lebensmittel ängstlich macht. Was ist das Schlimmste, was passieren kann, wenn du es verzehrst?

Der rutschige Hang zurück zu HA

Obwohl wir dir im Laufe dieses Buches viele Zitate von Menschen mitgeteilt haben, die beschreiben, wie viel besser sie sich nach der Recovery fühlen, gibt es immer noch Auslöser, die in jeder recoverten Person ungesunde Gedanken hervorrufen können, selbst nachdem wir den Zyklus wiedergewonnen und uns geistig recovered sind. Auslöser, die den Wunsch – das Bedürfnis – wecken, die Kontrolle zu behalten, indem wir zu alten Verhaltensweisen zurückkehren, die sich sicher und bequem anfühlen, selbst wenn wir rational wissen, wie ungesund diese Verhaltensweisen sind. Wir dürfen niemals selbstzufrieden mit unserer Recovery werden. Für einige sind diese Gedanken flüchtig und weit entfernt, während sie für andere ein täglicher Konflikt sind. Wahre Recovery entsteht, wenn man die negativen Impulse erkennt, sie beiseiteschiebt und sich weiterhin angemessen ernährt, unabhängig davon, was die Dämonen einem erzählt.

Elissa: Ich glaube, egal wie weit wir gekommen sind, wir werden immer kleine Ermahnungen brauchen, um uns zu überprüfen. Ich fühle mich wirklich an einem ganz anderen Ort als im HA-Land und ich bin wieder ganz ich selbst. Allerdings mache ich mir Sorgen, dass ich langsam wieder in Überanstrengung und Unterernährung verfallen könnte, wenn ich übermäßig gestresst bin. Während meiner HA-Recovery habe ich mir angewöhnt, jedes Mal das Gegenteil zu tun, wenn ich auch nur den geringsten negativen Gedanken über mich hatte, den Drang verspürte, zu viel Sport zu treiben, oder daran dachte, das „gesündeste" Produkt zu wählen und das „ungesunde" auszulassen. Stattdessen dachte ich etwas Positives über mich, aß ein zusätzliches Dessert, ließ meinen täglichen Spaziergang/Workout ausfallen oder verkürzte ihn usw. Dieser Ansatz hat mir geholfen, diese negativen Gedanken zu verbannen und ihnen die Macht zu nehmen. Die Tatsache, dass ich jetzt eine Tochter habe, ist ein großer Motivator für mich, diese HA-Tendenzen nicht an sie weiterzugeben, vor allem, weil sie sowieso schon mit körperbetonten Medien und einer körperbetonten Gesellschaft konfrontiert werden wird.

Rachel: Ich kämpfe immer noch damit und es ist gut, daran erinnert zu werden, dass ich darauf achten muss, was ich mit meinem Körper mache. Ich glaube, dass die Recovery von HA wie die Recovery vom Alkoholismus ist – eine lebenslange Reise, die einen immer begleitet und immer Achtsamkeit erfordert.

Sarah W: Ich werde das jetzt einfach sagen... Ich mag es, dünn zu sein. Ich mag es, wie ich mich dünn fühle. Ich war so viele Jahre lang dick und so unglücklich. Das Problem war, dass ich, als ich meinen niedrigsten Wert erreichte (technisch gesehen immer noch ein gesunder BMI), wieder negative Aufmerksamkeit bekam. Ich dachte, ich könnte es nicht richtig machen. Und weißt du was? Ich habe jetzt einen sehr gesunden BMI von 22 und damit sollte eigentlich alles gut sein – ich halte mich seit Monaten konstant, esse gut, genieße regelmäßig und treibe gesund Sport – aber nein. Ich werde immer noch von dem Wunsch geplagt, dünner zu sein. Ich gebe mir offensichtlich nicht allzu viel Mühe, da ich seit Monaten nicht abgenommen habe. Ich weiß, dass ich rational gesehen gut aussehe und mich körperlich in einer guten Verfassung befinde. Das Gehirn hat einfach noch einiges aufzuholen. Es gab eine Zeit in meinen mittleren bis späten Zwanzigern, in der ich mehr wog als jetzt und ähnlich viel Sport trieb – ohne Probleme. Keine. Ich war glücklich. Das will ich wieder haben, aber seit ich mich in den Abgrund gestürzt habe, will mein Kopf leider nicht mehr ans Ufer kommen.

Phoebe: Ich kämpfe Jeden. Einzelnen. Tag. Meine Tochter ist drei, wir versuchen, schwanger zu werden, und ich habe am Samstag geweint, als ich eine größere Hose kaufen musste. Igitt. Nach der Geburt meiner Tochter bin ich sofort wieder in meine Essstörung und HA zurückgefallen. Ich glaube, es liegt am Stress und daran, dass man keine Kontrolle oder Zeit für sich selbst hat. Eine Kinderwunschbehandlung ist großartig, aber sie lässt nicht alles auf einmal verschwinden, und sie sorgt auch nicht dafür, dass man nicht mehr kämpfen muss. Ich schränke mich instinktiv ein, wenn ich nicht bewusst esse, und das ist immer noch so. Ich sage nicht, dass es mir nicht besser geht, das tut es sehr wohl, aber ich bin nicht perfekt und ich kämpfe. Denk daran, dass du als Mutter in erster Linie ein Mensch sein musst und dass du dich um dich selbst kümmern musst. Mein Therapeut sagt immer, dass die „ESSSTÖRUNGSstimme" als letztes verschwindet. Es geht darum, DICH an die erste Stelle zu setzen.

Natalie: Ich glaube, ab und zu kommen die alten Gedankenmuster, das ist fast unmöglich zu vermeiden... selbst wenn wir keine Vorgeschichte mit HA haben, werden wir mit schrecklichen Botschaften darüber bombardiert, wie wir auszusehen haben. Ich habe viele meiner Probleme überwunden und fühle mich wirklich gut, wo ich jetzt bin... aber es ist definitiv eine bewusste Anstrengung, auf diesem Weg zu bleiben, und es gibt Tage, an denen es leichter ist als an anderen.

Liz S: Ich kämpfe auch immer noch. Nach der Geburt meines ersten Kindes ging es mir mit dem Essen besser, aber ich habe so viel wie möglich trainiert. Ich hatte weniger Zeit, um zu trainieren, also habe ich nicht so viel gemacht. Ich glaube, die meisten von uns kämpfen immer noch damit, ein gesundes Gleichgewicht zu finden und wirklich zu akzeptieren, wer wir sind, und zu wissen, dass unser Selbstwert nicht von einer Zahl oder Kleidergröße abhängig ist.

Laurie: Ich bin nicht so streng mit mir, wenn ich ein Training verpasse oder etwas Kalorienreiches esse. Ich denke einfach immer daran und bin mir dessen ständig bewusst, vor allem jetzt, wo ich nicht mehr schwanger bin. Aber wir sind alle stark und überwinden alles und daran müssen wir uns erinnern.

Stacey H: Ich kämpfe immer noch und habe meinem Mann gestern das Versprechen abgewonnen, dass er eingreift, wenn ich noch dünner werde.

Ich habe mich seit etwa 12 Wochen nach der Geburt nicht mehr gewogen, aber wenn man bedenkt, wie meine Kleidung jetzt sitzt, bin ich ein ganzes Stück unter meinem Gewicht vor der Schwangerschaft (obwohl ich immer noch weit über meinem HA-Gewicht liege). Ich muss zugeben, es gefällt mir und ich treibe nicht viel Sport, aber ich habe angefangen, die mächtigen Lebensmittel zu meiden, die ich früher gegessen habe... zum Beispiel habe ich keine neue Erdnussbutter gekauft, nachdem ich sie leergegessen hatte, weil ich dachte, ich hätte sie zu schnell verbraucht... dumm und ich arbeite daran. Ich glaube, ich muss auch mit einem Therapeuten sprechen.

Trigger erkennen, vorbeugen und bewältigen

Es ist wichtig, die Ursachen für deine Selbstzweifel und negativen Gedanken zu erkennen, damit du sie vermeiden oder zumindest lernen kannst, anders zu reagieren. Eine Möglichkeit, sich deine Trigger vorzustellen, besteht darin, sie mit einer reißenden Strömung im Meer zu vergleichen. Wenn ein Schwimmer unversehens in eine solche Strömung gerät, wird er schnell und unkontrolliert aufs Meer hinausgetrieben. Wenn er jedoch vorbereitet ist, weiß er, dass er ruhig bleiben und keine Energie darauf verschwenden muss, gegen die Strömung anzuschwimmen. Stattdessen schwimmt er parallel zur Uferlinie und wendet sich dann langsam dem Strand zu – oder er winkt mit den Armen und ruft um Hilfe, bis er sich in sicherer Entfernung von dem Sog der starken Strömung befindet. Für diejenigen, die von der HA recovered sind (oder an ihrer Recovery arbeiten), kann die Konfrontation mit Triggern zu alten HA-Verhaltensweisen führen. Wenn wir jedoch einen Plan haben, wie wir darauf reagieren können, können wir den ungesunden Reaktionen ausweichen. Genau wie reißende Ströme können Trigger unmerklich sein, aber wenn wir lernen, Warnzeichen im Voraus zu erkennen, können wir eine Strategie entwickeln, wie wir damit umgehen. Egal, ob es darum geht, Grenzen gegenüber den Personen, die negative Gedanken auslösen, zu setzen; aufzustehen und den Raum zu verlassen; einen Freund anzurufen; tief durchzuatmen und sich ein paar Affirmationen ins Gedächtnis zu rufen oder einen Berater aufzusuchen – einen Plan zu haben, wie man mit Triggern umgeht, wenn man mit ihnen konfrontiert wird, kann einen erheblichen Unterschied ausmachen.

Verschiedene Umstände wie die unten aufgeführten können die Anfälligkeit für alte Verhaltensweisen und Denkmuster erhöhen:

- Du hast das Gefühl, dass Familienplanung und Kinder noch in weiter Ferne für dich liegen oder deine Familie schon vollständig ist und daher ein funktionierendes Fortpflanzungssystem zum jetzigen Zeitpunkt weniger wichtig ist.

- In deinem Leben tauchen Stressfaktoren auf, die du früher mit Nahrungskontrolle oder Sport bewältigt hast.
- Die Zeit ist knapp bemessen, und das Essen rutscht auf deiner Prioritätenliste weiter nach unten.
- Bestimmte Personen (oft Familienangehörige) machen Bemerkungen, ohne dass sie die möglichen Auswirkungen ihrer Kommentare verstehen.
- Du bist in der Nähe von Menschen, die unter einem gestörten Körperbild, oder ungesunden Ess- oder Bewegungsgewohnheiten leiden.
- Du fängst wieder damit an, dich täglich oder wöchentlich zu wiegen.
- Du fühlst dich wegen deines Körpers nach der Geburt eines Kindes verunsichert.
- Du erlebst postpartale Angstzustände oder Depressionen.

Die für dich kritischen Situationen zu erkennen, kann dir helfen, über proaktive Schritte nachzudenken, die du unternehmen kannst, um einen Rückfall zu verhindern.

Aufrechterhaltung der Recovery unabhängig vom Kinderwunsch. Wenn du in naher Zukunft noch (mehr) Kinder haben möchtest, erleichtert die Aussicht auf eine baldige Schwangerschaft die Aufrechterhaltung der Recovery. Wenn in nächster Zeit keine (weiteren) Kinder geplant sind, erinnere dich an all die anderen positiven Veränderungen, die du erlebt hast. Also, schreib fünf Gründe auf, warum du jetzt gesund bleiben möchtest.

Stressbewältigung. Wenn du es gewöhnt bist, mit Stress umzugehen, indem du deine Ernährung und deinen Sport kontrollierst, kann es leicht passieren, dass du in dieses Verhalten zurückfällst. Arbeite daran, die Probleme und Situationen zu erkennen, die dich unter Druck setzen, und verwende zum Umgang mit deinen Emotionen die in den vorherigen Kapiteln vorgeschlagenen Hilfsmittel.

> *Celena*: Stress ist ein Trigger für mich. Wenn ich eine stressige Zeit erlebe, neige ich dazu, mehr Sport zu machen. Ich bin mir dessen bewusst und versuche, in diesen Zeiten mehr zu essen. Wenn ich hier und da mal abrutsche, habe ich mit mir selbst einen Pakt geschlossen, über einem bestimmten BMI zu bleiben. Wahrscheinlich fühle ich mich sogar etwas über diesem Wert am besten.

Keine Zeit zum Essen oder um Essen vorzubereiten. Wenn man gerade mitten in einem großen Projekt steckt oder viel Stress bei der Arbeit hat, kann es schwierig sein, eine Pause einzulegen, um sich selbst zu ernähren. Oder wenn man kleine Kinder hat, stellt man sie vor sich selbst. Oft sind sie so bedürftig, dass man es einfach nicht schafft, sich selbst zu ernähren, während man sie füttert, die Windeln wechselt und die zig anderen Dinge tut, die kleine Kinder brauchen. Wenn du feststellst, dass dies auf dich zutrifft (und dein HA-Selbst sich vielleicht über die verpassten Mahlzeiten freut), musst du besonders darauf achten, dass du zusätzliche Kalorien zu dir nimmst, wenn du die Zeit zum Essen *hast*, z. B. nach der Arbeit oder wenn die Kinder im Bett sind. Vergiss nicht, dir ein paar einfache energiereiche Snacks für unterwegs zuzubereiten, damit du, auch wenn du keine vollständige Mahlzeit zu dir nehmen kannst, nicht stundenlang mit leeren Händen dastehst.

> *Lindsey:* Ich kämpfe immer noch. Ich nehme zwar nicht absichtlich ab, aber es fällt mir schwer, tagsüber Zeit zum Essen zu finden, und ich habe wieder mit dem Laufen angefangen (weil ich es liebe, nicht um abzunehmen).

Die Familie. Die Familie kann eine ganz besondere Herausforderung sein. Jahrelang eingefahrene Muster und Reaktionen sind unglaublich schwer zu durchbrechen. Gerade in diesem Bereich könnte ein Gespräch mit einem Therapeuten oder einem unparteiischen Außenstehenden nützlich sein, um Wege zu finden, heikle Situationen zu entschärfen.

> *Leah:* Für mich ist es nicht so sehr ein „was", sondern ein „wer". Die jüngere Schwester meines Mannes ist verdammt dünn, isst nicht viel und läuft Marathons. Sie ist außerdem materialistisch und oberflächlich und ich habe jetzt eine total oberflächliche Beziehung zu ihr. Sie ist mein Trigger.

„Fitnessstudio-Freunde". Wenn du dich in der Nähe bestimmter Menschen eifersüchtig fühlst oder deinem alten Körper und deinen alten Trainingsgewohnheiten hinterhertrauerst, insbesondere wenn Kommentare über deine neuen Gewohnheiten gemacht werden, könntest du in Erwägung ziehen, diese Orte (z. B. das Fitnessstudio) oder die Menschen zu meiden. Andere Möglichkeiten sind, dass du deine Affirmationen wiederholst und dich selbst daran erinnerst, wie gesund dein Lebensstil ist, auch wenn er nicht dem Ideal der „Perfektion" entspricht.

Nicole: Ach, das fällt mir jetzt so schwer, weil ich Fitnesstrainerin bin. Ich habe angefangen, Zumba zu unterrichten, was ich liebe, aber wenn ich all die superfitten Frauen sehe, die im Fitnessstudio herumlaufen und von Bewegung besessen sind, fällt es mir so schwer, damit umzugehen.

Die Rückkehr zur Waage. Die Rückkehr zu häufigen Gewichtskontrollen und die Beeinflussung der eigenen Stimmung durch eine steigende oder fallende Zahl ist ein weiteres verbreitetes Gefühl. Die meisten von uns haben jahrelang ihr Gewicht kontrolliert und an die gesellschaftlichen Dekrete „dünn sein ist gut" und „dünner sein ist besser" geglaubt. Wenn du deine Waage während deiner Recovery nicht weggeworfen oder sie jetzt wieder hervorgeholt hast, solltest du dir überlegen, ob du das Wiegen wieder einschränkst (d.h. nicht mehr als einmal pro Woche) oder die Waage ganz wegwirfst. Vielleicht stellst du sogar fest, dass du die zusätzliche Freiheit genießt, wenn du dich mit Energie versorgen kannst, indem du auf deinen Körper hörst statt auf die Waage.

> *Dawn*: Ich schränke mich nicht ein, treibe dreimal pro Woche mäßig Sport und habe das Gefühl, dass ich mich wohl fühle… aber ich wiege mich immer noch und rege mich auf, wenn ich sehe, dass die Zahl höher wird (obwohl sie sich größtenteils stabilisiert zu haben scheint) – ich bekomme dieses panische Gefühl und den Drang, mich einzuschränken.

Körperhass oder Dysmorphie. Wenn du dich selbst dabei ertappst, dass du dich negativ über deinen Körper äußerst, kannst du zu einigen der Ideen aus Kapitel 11 zurückkehren. Wenn diese Gedanken auftauchen, versuche dich daran zu erinnern, wie unglaublich und wundervoll dein Körper ist. Dein Körper ist ein wunderbares Geschenk. Dreh diese Gedanken um und denke an all das, was dein genesener Körper getan hat und tun kann!

Unabhängig davon, wie weit du in deiner Recovery gekommen bist, gibt es immer wieder Zeiten, in denen du an dir selbst zweifelst. Nur weil du Gedanken in diese Richtung hast, bedeutet das nicht, dass du zurück ins HA-Land gehst; du weißt jetzt, wie du stoppen kannst, dass diese negativen Gedanken ihren Lauf nehmen. Sogar genesene HAler erleben von Zeit zu Zeit ähnliche Momente mit Gedanken und Verhaltensweisen aus der Vergangenheit. Hier ist eine kurze Checkliste dessen, was die Verhaltenstherapie als „rote Flaggen" bezeichnen würde (Situationen, die dich vor drohenden Ausrutschern warnen). Wenn du feststellst, dass mehr als eine davon auf dich zutrifft, bist du möglicherweise dabei, wieder in

HA-Verhaltensweisen zurückzufallen und solltest deine Entscheidungen überdenken:

- mehr als ein paar Minuten pro Tag damit verbringen, über negative Aspekte deines Körpers nachzudenken;
- nach einem Zeitplan essen;
- die gleichen „sicheren" Lebensmittel konsumieren;
- dich ärgern, wenn du dein Training nicht machen konntest;
- häufiges (tägliches oder häufigeres) Wiegen;
- das Zählen von Kalorien;
- versuchen, „abzunehmen".

Was kannst du tun, wenn du eines dieser Anzeichen bemerkst? Wir empfehlen dir, besonders aufmerksam auf die Situationen zu achten, in denen du diese Verhaltensweisen an den Tag legst. Nimm dir etwas Zeit, um deine Gefühle zu analysieren. Kannst du erkennen, was diese rote-Flagge-Reaktion auslöst? Zieh alles in Betracht, was wir bisher in diesem Kapitel besprochen haben, oder andere mögliche Trigger, die nur bei dir vorkommen. Nachdem du herausgefunden hast, was deine Gefühle auslöst, kannst du Pläne schmieden, um entweder die Situation oder deine Reaktion darauf zu ändern. Wenn du Hilfe brauchst, wende dich an deinen Partner, einen Freund oder deinen Therapeuten. Fange dich frühzeitig, bevor du wieder mit HA endest.

Sarah: Arbeit hilft. Ablenkung ist eine Möglichkeit, mit Ängsten umzugehen. Dein Gehirn ist mit anderen Dingen beschäftigt, anders als wenn du mit einem Säugling oder Kleinkind zu Hause bist und weniger „komplexe" Dinge zu tun hast, um die du dich kümmern musst. Außerdem ist man mit Erwachsenen zusammen und führt mehr Gespräche mit Erwachsenen. Ehrlich gesagt bin ich so sehr mit der Arbeit und den Kindern beschäftigt, dass ich keine Zeit habe, über mein Aussehen nachzudenken oder mich überhaupt darum zu kümmern. Die Arbeit ist auch eine Möglichkeit, andere Seiten von dir zu entdecken. Es ist eine andere als die HA/schlank/gesund-Identität, die man dabei ausleben kann. Es ist hilfreich, sich selbst ein großes mentales STOPP zu sagen, wenn man sich dabei ertappt, dass man an Zahlen denkt. Oder frag dich einfach, warum es dir so wichtig ist. Wenn du dich dabei ertappst, wie du berechnest, wie viele Kalorien du gegessen hast, oder laufen gehen möchtest, frag dich, was wirklich los ist... was fühlst du wirklich? Versuchst du, dich von einem unangenehmen Thema abzulenken oder mit Schmerzen oder Stress fertig zu werden? Es gibt viele Bücher über das Körperbild, die dir dabei helfen können. Wenn du es noch nicht getan hast, werfe Fitnessmagazine oder Frauenzeitschriften im Allgemeinen weg. Folge keinen Fitness-Blogs usw. Das alles ist nicht gesund.

Knochen und andere Systeme

Wir haben bereits erörtert, warum eine Gewichtszunahme und die Wiederherstellung der Menstruation nachgewiesenermaßen eine signifikante positive Auswirkung auf die Knochendichte haben kann, selbst bei Menschen Ende 30 und Anfang 40 (zumindest war das bei Amy S. und Lisa der Fall, was bedeutet, dass dies auch bei dir gut sein kann). Es gibt viele Belege dafür, dass Amenorrhö der Knochengesundheit schadet, und es gibt Hinweise darauf, dass auch Herz und Gehirn darunter leiden können. Wir hoffen, dass der Wunsch, bis ins hohe Alter gesund zu bleiben, ein ausreichender Anreiz ist, um dich davon abzuhalten, in alte Muster zurückzufallen. Viele von uns haben sich gesagt: „Ich kann ja immer noch abnehmen, wenn ich meine Kinder bekommen habe", aber mit der Zeit haben wir erkannt, dass dies keine gesunde Einstellung ist. Unsere Knochen, unser Herz und unser Gehirn müssen in Topform sein, damit wir uns noch lange Zeit um unsere Kinder kümmern können – und damit wir bis ins hohe Alter Spaß haben, anstatt vorzeitig in den Rollstuhl, ins Krankenhaus oder ins betreute Wohnen zu müssen. Es gibt so viele Gründe, bei der Recovery zu bleiben, wenn man sie einmal erreicht hat.

> Beth: Ich muss mir immer wieder ins Gedächtnis rufen, dass nicht nur mein Fortpflanzungssystem oder andere auffällige Dinge wie meine Haare, Haut und Nägel geschädigt wurden, sondern auch die weniger offensichtlichen, aber wichtigeren Bereiche wie mein Herz, mein Gehirn, meine Knochen usw. Ich las einen Blogbeitrag, in dem die Schäden am Herzen beschrieben werden, die durch restriktive Verhaltensweisen entstehen können – physische Schäden an den Muskeln, Elektrolyt-Ungleichgewichte und Entmyelinisierung der Nerven. Dabei dachte ich: „Wow, das ist viel ernster, als ich dachte." Ich dachte, dass mein seit kurzem niedriger Ruhepuls in den 40ern (während er die meiste Zeit meines sportlichen Lebens in den 60ern lag) ein Zeichen für extreme Fitness sei, obwohl er in Wirklichkeit ein Zeichen für Bradykardie (verlangsamter Herzschlag) sein könnte, wenn restriktive Verhaltensweisen vorliegen. In den letzten Monaten hatte ich auch Tachykardie (das Gefühl, dass sich mein Herz beschleunigt und einige Sekunden lang heftig schlägt, selbst wenn ich nur im Bett liege, oft verbunden mit dem Gefühl, dass es einen

Schlag auslässt), und mir wurde klar, dass dies das letzte Mal passierte, als ich vor meiner Hochzeit vor einigen Jahren abnahm. Außerdem wurde mir oft schwindelig, wenn ich nach dem Sitzen aufstand, auch wenn ich gerade gegessen hatte, einen zu niedrigen Blutzuckerspiegel konnte ich also ausschließen. Offenbar handelt es sich dabei um ein Kreislaufproblem, das „orthostatische Hypotonie" genannt wird und ebenfalls gefährlich sein kann. Ich freue mich, berichten zu können, dass im letzten Monat, seit ich mehr esse und das Fitnessstudio meide, alle diese Probleme verschwunden sind. Mein Ruhepuls liegt wieder in den 60ern!

Abschließende Gedanken

Der Hauptgrund, warum wir dieses Buch geschrieben haben, war, anderen dabei zu helfen, ihre Ess- und Bewegungsprobleme zu bewältigen und zu erkennen, dass das Leben auf lange Sicht so viel mehr sein kann, als sich nur darauf zu konzentrieren, (für uns) dünn und fit zu sein. Wir hoffen, dass du es schaffst, an einem ähnlichen Punkt anzukommen wie viele, die diesen Weg vor dir gegangen sind – nämlich frei zu essen; Sport zu treiben, weil es Spaß macht und der Gesundheit dient; und viel Zeit für die anderen wichtigen Dinge in deinem Leben zu haben, wie Familie, Freunde und Hobbys, die dich zum Lächeln bringen.

Nico: Es ist jetzt fast neun Jahre her, dass ich HA überwunden habe. Ich esse freiwillig, wenn ich hungrig bin, und manchmal auch, wenn ich nicht hungrig bin, aber ich Lust auf etwas Leckeres habe. Wenn ich spät nachts schreibe und Hunger habe, esse ich eine Handvoll Nüsse oder eine Schüssel Müsli oder Eiscreme. Beim Essen höre ich auf, wenn ich satt bin, es sei denn, der Nachtisch ruft, dann übernimmt mein zweiter Magen die Kontrolle (was sowohl Steph als auch Lisa bestätigen können). Ich genieße meinen Sport. Meine Motivation ist nicht mehr, Kalorien zu verbrennen, sondern die Gesundheit meines Körpers und die Freude an meinem Sport. Zwischen der Erziehung meiner drei Jungs und dem Schreiben dieses Buches schaffe ich es gerade noch, dreimal pro Woche Eishockey zu spielen. Ich weiß, dass das, was ich tue, gesund ist, weil ich jeden Monat meine Periode bekomme. Obwohl ich schon seit neun Jahren recovered bin, gibt es immer wieder Momente, in denen ich ans Abnehmen denke, oft ausgelöst durch Vergleiche mit anderen, durch eklatante Beschriftungen mit Kalorienangaben oder wenn ich über etwas traurig bin. Dann erscheint es mir für ein paar Minuten verlockend, ein paar Kilo abzunehmen, um mich „besser zu fühlen", aber dann erinnere ich mich an all das Gute in meinem Leben, dass ich die „zusätzlichen"

Kalorien wahrscheinlich gut gebrauchen könnte, oder dass das Abnehmen nichts an der Ursache meiner unglücklichen Gefühle ändern wird, und ich komme darüber hinweg. Mein Leben ist jetzt so viel mehr.

Steph: Etwa zweimal im Jahr erzähle ich denjenigen, die mit Essstörungen zu kämpfen haben, meine Recovery-Geschichte, in der Hoffnung, sie zu inspirieren, niemals aufzugeben und zu erkennen, dass es da draußen mehr gibt. Ich möchte euch allen eine ähnliche Botschaft mit auf den Weg geben. Jenseits unserer Kämpfe mit dem Essen und dem Sport wartet da draußen ein lebenswertes Leben auf dich. Ich habe Jahre gebraucht, um dorthin zu gelangen. Es war nicht leicht und es hat keinen Spaß gemacht, aber es hat sich zu 100% gelohnt. Jeder von uns hat dieses Leben verdient. Gib niemals auf. Schlage dich durch. Du kannst dir sicher sein, dass es ein Licht am Ende des Tunnels gibt und dass wir immer für dich da sind.

Lisa: Ich glaube, für die meisten ist es ein lebenslanger Kampf. Selbst diejenigen von uns, die vollständig recovered sind, spüren manchmal eine Last, die aus dem Nichts zu kommen scheint. Ich persönlich vergleiche die Essens- und Bewegungsreise mit Geburtswehen, die unterschiedlich stark und häufig auftreten. In den wirklich schweren Zeiten müssen wir uns daran erinnern, dass diese Gefühle vorübergehen werden. Es ist alles nur temporär! Arbeite weiter daran und stell dich den Problemen ganz direkt… entwickle neue, gesündere Bewältigungsstrategien, um im Leben klarzukommen. Das ist die Freiheit, die wir uns alle hart erkämpft haben und wir haben sie verdient.

Teil 4:
Geschichten der Hoffnung

Steph: In der ersten Woche meiner Essstörungsbehandlung besuchte ich eine Veranstaltung namens „Hoffnung und Inspiration". Bei dieser Veranstaltung, die einmal im Monat stattfindet, tritt eine Rednerin oder ein Redner auf, die oder der eine Essstörung überwunden hat. Ich fühlte mich privilegiert zuzuhören, und wusste, dass ich eines Tages dort oben meine Geschichte erzählen würde. Nicht nur, weil es für mich wichtig war, meine Gesundheit wiederzuerlangen, sondern weil ich auch anderen helfen und etwas zurückgeben wollte. Die Geschichte eines genesenen Menschen mit seinen Kämpfen und Erfolgen zu hören, hilft bei der Heilung und gibt die Motivation durchzuhalten, weiter zu kämpfen und zu gewinnen. Die Rede hat mir damals ungemein geholfen. Und seit meiner Genesung habe ich inzwischen mehrmals selbst bei „Hoffnung und Inspiration" gesprochen.

Zehntausende von Beiträgen im Forum und in Online-Selbsthilfegruppen belegen den anhaltenden Erfolg des Recoveryplans bei der Wiedererlangung der Periode, der Gesundheit und für die Schwangerschaft. Es dauert ewig, sie alle durchzulesen. Aber die Motivation, die man gewinnt, wenn man die Veränderungen im Laufe der Zeit sieht, ist unbezahlbar. In der Tat ist es oft die Geschichte von jemandem „wie mir", die neue Leserinnen und Leser davon überzeugt, dass ihre Geschichte das gleiche Happy End haben kann und wird. Einige unserer Mitglieder, die deutsche Muttersprachler sind und ihre fehlenden Perioden wiedererlangt haben, haben sich bereit erklärt, ihre Berichte hier zu veröffentlichen, damit du ihren Weg verfolgen und ihn als Motivation für deinen eigenen nutzen kannst.

22
Der Weg zur vollständigen Recovery

Maybritt:

Ich bin unendlich dankbar dafür, dass ich Nicos Buch gefunden habe und sogar noch zur deutschen Übersetzung beitragen durfte. Ich habe meine erste Periode im Alter von 23 Jahren bekommen – nach jahrelanger primärer HA (die mir aber nie diagnostiziert wurde). Ich habe meine Periode bekommen, als ich wegen einer Verletzung mein Sportpensum reduzieren musste und etwas zugenommen habe. Meine Ärzte hatten mir schon Jahre zuvor gesagt, ich solle einfach mit dem Sport aufhören und 10 kg zunehmen, dann komme meine Periode schon. Aber natürlich habe ich nicht zugehört. Laufen war mein Lieblingshobby und – auch wenn mir das damals noch nicht so bewusst war – ein großer Teil meiner Identität. Wie konnte ich da bloß einfach aufhören? Die Ärzte hatten nur meinen Körper angeschaut und total vergessen, dass da auch noch die Psyche dazugehört. Meine physische Recovery ist also eher "aus Versehen" passiert und ich kann euch sagen: Ich habe sie gehasst. Klar, ich habe mich gefreut, eine Periode zu haben, aber gleichzeitig habe ich mich sehr nach meinem alten, fitten Ich gesehnt.

Etwa ein Jahr nach meiner ersten Periode bin ich zufällig auf „No Period. Now What?" gestoßen. Ich musste mir eingestehen, dass mein Körper zwar recovered war, aber mein Kopf nicht. Die Bücher NPNW und „Overcoming Amenorrhea" von Tina Muir halfen mir, meine Geschichte im Nachhinein zu verstehen. Ich war beeindruckt davon, wie viel Wissen und Weisheit in NPNW steckt. Endlich hatte jemand (die Autorinnen und die Frauen aus dem Forum) verstanden, dass „einfach mit dem Laufen aufhören und Gewicht zunehmen" nicht so einfach ist, wie es klingt. Es hat viele Tränen gekostet, aber ich habe über mich selbst reflektiert und zum Beispiel erkannt, dass ich meinen Selbstwert zu sehr von meiner sportlichen Leistung und meinem „fitten" Aussehen abhängig gemacht habe.

Ich möchte ein paar Ausschnitte meiner Posts im NPNW-Forum mit euch teilen, die ich im Laufe eines Jahres mentaler Recovery-Reise verfasst habe.

Oktober 2022: als Antwort auf „Kämpfen mit der Gewichtszunahme"

Ich hatte diesen Gedanken „Ich werde einfach hungern, bis ich meinen alten Körper zurückhabe" sooo oft. Ich sehe Bilder von anderen Läufern und es macht mich einfach wahnsinnig. Mein erstes Ziel ist es, einen Punkt zu erreichen, an dem ich lerne, mich selbst als Person zu lieben, auch wenn ich meinen Körper nicht liebe. Es gibt viele Dinge an mir, die ich nicht besonders mag, es gibt viele Dinge, in denen ich nicht perfekt bin, aber das stört mich wirklich nicht so sehr. Warum ist es so schwer, keinen „perfekten" Körper zu haben? Überlege, was deine Freunde an dir mögen – ich wette, das hängt nicht von deiner Körpergröße ab! Im Laufe der Zeit werde ich hoffentlich lernen, meinen Körper zu lieben, auch wenn er nicht so aussieht wie früher.

November 2022:

Es ist fast täglich ein Kampf für mich und die schlechten Gedanken verschwinden nicht dauerhaft. Es ist manchmal anstrengend. Aber für mich ist ein großer Teil des Umgangs mit HA, meinen Perfektionismus loszulassen. Also muss ich jetzt lernen, meinen Perfektionismus auch in der Recovery loszulassen. Ich muss nicht von einem Tag auf den anderen perfekt geheilt sein und es ist in Ordnung, unvollkommen zu sein und manchmal zu kämpfen. Ich mache geführte Meditationen und ein großes Thema dort ist „Loslassen, sich selbst vergeben und wieder anfangen" – das ist das Motto, was wir üben, wenn wir in der Meditation abgelenkt werden. Aber es ist wirklich eine Metapher für das Leben. Wir machen ständig Fehler und der Schlüssel ist, uns dessen bewusst zu sein und vielleicht eine Lektion daraus zu lernen. Aber dann müssen wir die Fehler loslassen, uns selbst vergeben und freundlich zum gegenwärtigen Moment zurückzukehren. Dieses Prinzip ist wirklich mächtig!

November 2022:

Ich empfehle, das letzte Kapitel von NPNW noch einmal zu lesen. Es wird dich daran erinnern, dass Genesung ein Prozess ist und dass es immer Tage geben wird, an denen du negative Selbstgespräche hast. Aber je mehr wir daran arbeiten, desto seltener und weniger intensiv werden sie. Das Lesen von Nicos Ideen in diesem Kapitel hat mir viel Frieden gegeben und mir versichert: Selbst wenn ich schlechte Tage habe, kann ich trotzdem auf dem Weg zur Recovery sein.

November 2022: Neue Hobbys wertschätzen

Dieser Post ist für alle, die Sport LIEBEN und schrecklich VERMISSEN. Ich komme gerade von einem wunderbaren Spaziergang mit meiner Kamera durch die Stadt zurück. Ich mochte Fotografie schon immer, aber in der Vergangenheit habe ich an einem normalen Abend nach der Arbeit meistens Sport über Fotografie priorisiert. Und wisst ihr was? Ich habe die Freiheit wirklich genossen, nicht „trainieren zu müssen", sondern stattdessen etwas anderes zu tun. Versteht mich nicht falsch, ich liebe einen schönen Lauf oder eine Fahrradtour immer noch, aber ich liebe auch viele andere Dinge und es ist großartig, Zeit dafür zu haben. Also: Ich bin mir sicher, dass auch ihr Dinge habt, die ihr neben dem Sport liebt. Viel Spaß beim Erkunden!

Dezember 2022: Du kannst Laufen in jedem Körper lieben!

Einige Gedanken für die Läufer in der Gruppe: Du kannst das Laufen lieben, egal wie schnell du läufst, wie viele Kilometer du rennst und welche Form dein Körper derzeit hat.

Nachdem ich Gewicht zugenommen und viel meiner Fitness verloren hatte, hatte ich immer Angst vor Laufveranstaltungen – Angst, von meinen langsamen Zeiten frustriert zu sein, besorgt, zu sehr an mein früheres Selbst erinnert zu werden, beschämt wegen meines größeren Körpers.

Heute habe ich beschlossen, mich meinen Ängsten zu stellen und zu einer kleinen lokalen Laufveranstaltung zu gehen. Ich versuchte, dankbar für das Laufen zu sein, unabhängig vom Ergebnis. Es ist immer noch extrem schwer für mich, nicht an meine (viel langsamere) Zeit zu denken, die Ergebnisse anzuschauen, auszurechnen, wie viel schneller ich früher war oder vielleicht wieder sein könnte mit mehr Training – ich habe noch einige mentale Arbeit vor mir. Aber dennoch bin ich stolz, dass ich heute gegangen bin und die Herausforderung gemeistert habe :) Lass den Teufel in deinem Kopf dir keine dummen Dinge sagen, jeder Körper kann ein Läuferkörper sein – deiner auch (nach ausreichenden Erholungsphasen und nur, wenn du es magst, natürlich!).

Januar 2023:

Ich wollte einige Gedanken zur Achtsamkeit mit euch teilen. Seit ungefähr zwei Jahren meditiere ich mehr oder weniger regelmäßig – meist nur für sehr wenige Minuten pro Tag. Was für mich als eine separate Reise von der HA-Recovery begann, geht nun Hand in Hand mit der Recovery. Mehr Achtsamkeit unterstützt die Recovery: An schwierigen Tagen hilft es mir, mich weniger in meinen negativen Gedanken zu verfangen, sondern sie zu erkennen und mir mit Mitgefühl zu begegnen, anstatt die Gedanken wegzudrängen und zu sagen „sie sollten nicht hier sein". Umgekehrt kann die Recovery helfen, mehr im Moment zu leben: Anstatt mir darüber Sorgen zu machen, was ich denke, was ich gerade essen sollte, kann ich mich darauf konzentrieren, was mein Körper gerade braucht. Anstatt mich darauf zu konzentrieren, wie ich aussehe, während ich eine Aktivität ausübe, kann ich tatsächlich die Tätigkeit genießen. Viele dieser Dinge sind für mich immer noch eine Herausforderung, aber wenn ich über diese Zusammenhänge und ihre Kraft nachdenke, gibt mir das große Hoffnung. Ich kann nicht oft genug empfehlen, Achtsamkeit und Meditation selbst auszuprobieren!

Februar 2023:

Der einzig wahre Weg besteht darin, zu lernen, uns selbst zu lieben, egal wie unser Körper aussieht. Ich war lange unglücklich mit meinem Körper, obwohl ich eine sehr viel „bessere" Figur hatte als jetzt. Abnehmen löst also das Problem nicht: Solange ich nicht meine Gedanken ändere, werde ich nie zufrieden sein. Ich möchte lernen, wie ich ein dankbares und glückliches Leben führen kann, unabhängig von meinem Körpergewicht.

Dezember 2023: „Heaviest, but healthiest and happiest"

Dieses Wortspiel (Deutsch: Am schwersten, aber am gesündesten und glück-listen) ist mir vor einiger Zeit in den Sinn gekommen. Es drückt für mich aus, dass das Gewicht wirklich keine Rolle spielt. Ich bin wahrscheinlich so schwer wie noch nie in meinem Leben, aber mein Körper ist auch so gesund wie schon lange nicht mehr. Ich habe eine regelmäßige Periode und ich bin endlich immer mehr verletzungsfrei und kann wieder Spaß am Sport haben. Heute habe ich meinen längsten Lauf seit mehreren Monaten gemacht – durch eine fantastische verschneite Winterlandschaft im Wald in der Nähe meiner Wohnung. Ich habe weder Kilometer noch Zeit gemessen, aber ich habe jeden Schritt genossen. Ich glaube, es war einer meiner glücklichsten Läufe überhaupt. Es war mir völlig gleichgültig, wie ich während des Laufs aussah oder welche Kleidergröße ich trug.

Mit Geduld habe ich langsam gelernt, dass ich mit dem Glücklichsein nicht warten muss, bis ich wieder dünn und sportlich bin – sondern, dass mein Leben gerade jetzt und hier passiert und ich eine ziemlich coole Person bin, egal, welche T-Shirt-Größe ich trage. Natürlich kämpfe ich noch und ich habe auch meine schlechten Tage, aber ich habe mehr Frieden mit der Reise gefunden. Und ich weiß ganz sicher, was mein Ziel ist: nicht zurück in verbissenes Training und striktes Essen, sondern ein selbstfürsorglicher, liebevoller Umgang mit mir selbst und meinem Körper, verbunden mit intuitivem Essen und Freude an der Bewegung und am Leben!

Februar 2024: Update

Ich habe im Zuge der Überarbeitung des Buches gerade meine eigene Geschichte Korrektur gelesen und bin selbst beeindruckt, wie weit ich gekommen bin und wie viele Fortschritte ich schon gemacht habe. Tatsächlich bin ich auf diese Reise stolzer als auf jede akademische oder sportliche Leistung, die ich je erbracht habe. Sogar meine Therapeutin hat neulich zu mir gesagt, dass es ihr Spaß macht, mir zuzuhören. Klar bin ich noch nicht am Ziel: Zurzeit trainiere ich mein Selbstmitgefühl (Buchtipp: Self-Compassion von Kristin Neff) und übe, die Erkenntnisse aus der Recovery über meine Identität und meinen Selbstwert auch auf meinen akademischen Weg anzuwenden. Ich fühle mich wie auf einer Wanderung. Selbst wenn ich noch nicht auf dem Gipfel angekommen bin, habe ich zwischendurch eine coole Aussicht und kann mich umdrehen und sagen: „Wow, vor nicht allzu langer Zeit stand ich noch da ganz unten. Ziemlich nett hier oben."

Svea:

Diese Notiz habe ich in mein Tagebuch geschrieben, nachdem ich das englischsprachige Buch „No Period. Now What?" entdeckt und SOFORT verschlungen habe: „Wow – mein Leben hat gerade sehr unerwartet eine sehr steile Kurve genommen. Ich glaube, nur weil ich dieses Buch gelesen und gefunden habe, wird mein Leben so so so anders werden, als es ohne dieses Buch geworden wäre. Ich bin so beeindruckt von der Autorin und der Community dahinter und vor allem so dankbar. Das ist meine Rettung! Ich mag mir gar nicht vorstellen, wie mein Leben sonst weitergegangen wäre." *Für mich stand danach sofort fest, dass ich sofort auf der Stelle das Buch übersetzen muss. Das Übersetzen ging dann trotz der Länge des Buches, meiner Unerfahrenheit und meinem Masterabschluss in Mathe und Physik, den ich nebenbei noch gemacht habe, irgendwie recht schnell. Es war fast wie ein Rausch und ich hatte ganz stark das Bedürfnis, die Botschaft des Buches so schnell wie möglich an andere Betroffene hinauszutragen. Deswegen hoffe ich, dass andere davon nun genauso profitieren können. Nach der Übersetzung begann ich mein erstes eigenes Buch mit meiner Recovery-Geschichte zu schreiben :)*

Julia: Stress, Unterernährung, Sportzwang und Kinderwunsch

Januar 2020:

Ich sitze bei meinem Frauenarzt, dem ich seit Jahren vertraue und äußere zum ersten Mal meinen Kinderwunsch. Das ist in dem Alter (ich war zu diesem Zeitpunkt 30 Jahre alt) nichts Unübliches – jedoch hatte ich seit mindestens 5 Jahren keine Periode mehr. „Und jetzt?" fragte ich ihn. Nun ja, ich habe ja die Pille genommen. Da kann es ja passieren, dass es mit der Periode dauert. Aber über 5 Jahre? Er empfahl mir wieder die Pille zu nehmen, um eine Blutung auszulösen und zum Psychologen zu gehen, das habe doch bei seiner Schwägerin auch geklappt. Manchmal liege es wohl an einer inneren Blockade. Bezüglich des Kinderwunsches schrieb er mir eine Überweisung zum Endokrinologen, denn es könnte ja auch an einem Tumor im Kopf liegen, dass die Periode ausbleibt. Dass ich unterernährt und kraftlos vor ihm saß, erkannte er in diesem Zusammenhang leider nicht. Ich ja auch nicht.

Trotz des Ausbruches der Corona-Pandemie im März konnte ich einen Termin in einer großen Praxis ergattern, leider jedoch erst im Herbst. So vergingen fast 10 Monate, in denen ich nichts machen konnte und das Gefühl hatte, dem Kinderwunsch ausgeliefert zu sein. Und es war mehr als das. Ich wollte dem Stress und dem Druck als Lehrerin entfliehen und mein Leben ändern. Da ich mich seit Jahren vegetarisch ernährte, fing ich zunächst an zu supplementieren. Die Einschränkungen hinsichtlich der Ernährung waren mir noch nicht bewusst und auch die viele Bewegung nicht. Die Untersuchung in der endokrinologischen Praxis ergab, dass mein Hypothalamus nicht mehr funktionierte und die Amenorrhö daher kam: also eine hypothalamische Amenorrhö vorlag. Ohne Erklärung. Ohne Ursachensuche. Nur eine Überweisung zu einer Kinderwunschklinik. Da stand ich nun und wusste nicht, wie ich damit umgehen sollte. Eine hypothala… was?

Dezember 2020:

Ich hatte Glück und bekam schnell einen Termin in einer Kinderwunschklinik. Dort folgten ein Aufnahmegespräch, Papierkram, Blutabnahmen, Spermiogramme, irgendwelche weiteren Untersuchungen, wie z. B. auf Chlamydien und letztendlich Blutungstabletten zum Auslösen der Periode. Warum sie überhaupt ausblieb, interessierte keinen. Ich fragte mich, ob sie überhaupt bei mir funktionieren würden. Springt mein Körper auf irgendwelche Tabletten an, die eine Blutung auslösen? Aber tatsächlich setzte 10 Tage nach Absetzen eine Blutung ein.

Wir probierten es zunächst mit Clomifen, welches die Eizellreifung in den Eierstöcken auslösen sollte. Dies funktionierte zwar halbwegs, jedoch baute sich die Gebärmutterschleimhaut nicht richtig auf, weshalb ich in der 2. Zyklushälfte zusätzlich Progesteron nehmen sollte. Auch die Eizellen reiften mit der Zeit nicht mehr so ran und wir mussten uns nach einigen Versuchen eine neue Strategie überlegen.

Frühjahr 2021:

Durch soziale Medien bin ich schließlich auf dieses Buch gestoßen. Mir wurde nun klar, dass meine Lebensweise unmittelbar mit meinem Periodenverlust zusammenhängt. Wie konnte ich es all die Jahre nicht erkennen? Schon in der Jugend hatte ich eine Essstörung. Immer wenn ich Stress und Leistungsdruck ausgeliefert bin, kontrolliere ich streng mein Essverhalten. Dann habe ich ja „wenigstens" das unter Kontrolle, falls ich doch versagen sollte. Das war in der Schule so, dann während des Studiums und nun auch während der berufspraktischen Ausbildung zur Chemie–Lehrerin. Dazu bewegte ich mich enorm viel, fuhr jeden Tag mindestens 15 km Fahrrad, ging zweimal mit dem Hund raus, machte Yoga und Sport. Und das alles an einem Tag. Dazu die Bewegung und der Stress in der Schule. Und viel zu wenig Essen. Mein BMI sank auf 18 und mein Körper hat mein Reproduktionssystem ausgeschalten.

Mai 2021:

Ich beschloss nun „all in" zu gehen. Kein Fahrrad fahren mehr, welches zu einer Sucht geworden war. Wehe das Wetter war so schlecht und ich konnte nicht fahren, da hatte ich direkt schlechte Laune und der Tag war im Eimer. Ich versuchte beim Essen mehr auf meinen Hunger zu hören und baute mehr Snacks ein. Yoga machte ich anfangs noch, aber habe es dann auch sein lassen. Heute weiß ich, dass es eher ein „half in" war, weil an Kalorien noch mehr möglich gewesen wäre und ich immer noch restriktiv gegessen habe.

August 2021:

Ich habe ca. 7–8 kg zugenommen. Nun ging's jedoch in den Urlaub. Durch die Sportpause fühlte ich mich aufgeschwemmt und wollte mich nicht im Bikini zeigen. Ich war unglücklich und schämte mich. Es half mir vor allem der Austausch in der Community. Der Zuspruch. Und ich wusste, dass es funktionieren wird. Ich glaubte fest daran, dass ich irgendwann ein Baby in meinen Armen halten werde.

In der Kinderwunschklinik sind wir auf Letrozol umgestiegen, auf welches ich erst durch die Zunahme gut anschlug. Es bildeten sich 1–2 Follikel und auch die Gebärmutterschleimhaut baute sich gut auf. Jedoch sollte es weiterhin nicht klappen.

November 2021:

Nach einer unauffälligen Gebärmutterspiegelung beschloss ich eine Letrozol–Pause einzulegen. Bisher sah der Ablauf so aus: 5 Tage Einnahme von Letrozol, Kontrolle in der Kinderwunschklinik, Auslösung des Eisprungs, Einnahme von Progesteron, Testen und wieder Kinderwunsch–Klinik. Ich wusste also nicht, ob ich eigenständig eine Periode kriegen würde.

Und da war sie. Am 19.11.21. Ich hatte nach Jahren einen ersten, eigenständigen Zyklustag. Die Periode dauerte nur 2 Tage an, aber es war eine richtige Blutung. Ich habe geweint vor Freude und war mir sicher, auf dem richtigen Weg zu sein. Über Weihnachten konnte ich dann auch spinnbaren Zervixschleim beobachten und hatte einen positiven Ovulationstest. Ich habe auch alles gegessen, was ich wollte. Und damit fuhr ich fort. Mehr Essen und wenig Bewegung.

März 2022:

Wir probierten es nochmal mit der Stimulation per Letrozol und versuchten eine erste IUI (Intrauterine Insemination, eine Form der künstlichen Befruchtung), die leider scheiterte.

April/Mai 2022:

Bis hierhin habe ich ca. 10 kg zugenommen. Machte immer noch keinen Sport, fuhr nur ab und zu Fahrrad und aß, wie ich Laune hatte. Und machte mir vor allem große Portionen. Kochte ausgewogen und ließ meine Blutwerte checken. Da war alles im Optimalbereich. Wir gingen einen 2. IUI- Versuch an. Ich begann an einem kleinen Wochenendtrip mit der Schwiegerfamilie zu testen und die Tests waren leider negativ. Ich hatte es so erwartet. Wäre ja ein Traum, wenn es jetzt geklappt hätte. Meine Schwägerin hat uns dann ihre zweite nicht gewollte Schwangerschaft verkündet. Das war wirklich schwer für mich.

Jedoch konnte ich es irgendwie nicht lassen und machte trotzdem die nächsten Tage weiterhin in der Früh Schwangerschaftstests. Am 10.5.22 – 14 Tage nach der IUI – hatte ich das Gefühl, ich sehe einen Strich. Was aber in der Community nicht bestätigt wurde. Aus irgendeinem Grund testete ich am nächsten Morgen nicht mit einem Billig–Test, sondern mit einem Clearblue Schwangerschaftstest. Am 11.5.22 um 05.25 Uhr hielt ich dann meinen ersten positiven Schwangerschaftstest in der Hand. Ich war sprachlos und zitterte. Die Linie war noch schwach, aber eindeutig erkennbar. Ich stürmte ins Schlafzimmer und schrie: „Da ist eine Linie!!!!" Ich war völlig perplex.

Die Tage darauf machte ich weitere Tests um zu sehen, ob die Linie stärker wurde. Das war meine größte Sorge: War es nur der Rest der Auslöse-spritze? Ist es wirklich wahr? Ich konnte es nicht realisieren. Aber die Linie wurde immer deutlicher.

Am 25.5.22 hatte ich dann einen Termin in der Kinderwunschklinik, wo letztendlich die Schwangerschaft bestätigt wurde. Ich sah den Diamantenring (am Anfang sah der Embryo mit Dottersack so aus) zum ersten Mal auf dem Ultraschall. Es war für mich noch so unwirklich. Ist es ein Film oder passiert das wirklich? Ich wurde somit offiziell aus der Klinik entlassen.

Der Anfang der Schwangerschaft verlief durch die Umstellung nicht leicht. Mir wurde abends übel, alle bisherigen Lebensmittel, die ich sonst mochte, waren nun eklig und ich fühlte mich nach wie vor aufgeschwemmt. Derweilen begriff ich auch nicht, dass ich wirklich schwanger war. Ich realisierte es einfach nicht. Aber Angst hatte ich nie. Ich war mir von Anfang an sicher, dass alles gut gehen wird. Und so war es auch. Beruflich musste ich ins Beschäftigungsverbot und ab da an genoss ich eine rundum perfekte Schwangerschaft. Ich hatte kaum Beschwerden, mein Baby entwickelte sich prächtig und ich fing ab dem zweiten Trimester wieder mit Sport an. Sanftes Yoga, Fahrrad fahren und auch kleine Workouts. Ich fühlte mich großartig in meinem Körper. Durch tägliches Meditieren wurde mir bewusst, welches Wunder mein Körper vollbracht hat. Ich danke ihm jeden Tag dafür.

April 2023:

Nun sitze ich hier und schreibe diese Zeilen mit meinem 11 – Wochen alten Sohn in meinem Arm. Ich bin überglücklich, wie „schnell" es doch geklappt hat und dass uns einiges erspart geblieben ist. Ich habe mich aktiv psychisch und auch physisch auf die Geburt vorbereitet, die meines Erachtens dadurch auch problemlos und selbstbestimmt ablief. Ich habe das Gefühl, hätte ich keinen Sport gemacht, wäre es nicht so gut gelaufen. Rückblickend bin ich jedoch wieder in alte Ernährungsmuster gefallen und hätte schon mehr Gelüsten nachgehen können.

Nun arbeite ich daran, bald eine erste Post Partum Periode zu bekommen. Durch das Stillen habe ich schnell an Gewicht verloren und wiege 5 kg weniger als zu Beginn der Schwangerschaft, aber weitaus mehr als zur diagnostizierten HA. Ich weiß, dass ein paar Kilos mehr notwendig sind, um eine Periode zu bekommen. Jedoch fühle ich mich in meinem Körper so wohl wie nie zuvor. Er hat dieses Wunder auf die Welt gebracht. Ich bin also noch nicht am Ende der Recovery angelangt. Mein Wunsch wäre ein zweites Baby auf völlig natürlichem Wege zu bekommen.

Man kann alles schaffen, wenn man es nur will. Das habe ich dank dieses Buches gelernt.

Mona:

Ich bin jetzt seit 2,5 Jahren wieder gesund und kann diese Reise nur wärmstens empfehlen – vor allem für diejenigen unter euch, die sich unsicher sind! Um euch ein Bild von mir zu geben, bevor ich meine Regel wieder bekam: Ich habe über ein Jahrzehnt lang die Pille genommen (von 17 bis 30) und nachdem ich die Pille abgesetzt hatte, 3,5 Jahre lang keine Periode gehabt. Ich habe jeden Tag Sport getrieben (obwohl ich nie sportlich war, also dachte ich, es würde nicht zählen) und drei Mahlzeiten am Tag gegessen, hauptsächlich Salat, Obst, Protein und keinen künstlichen

Zucker. Wenn Freunde davon sprachen, nach dem Essen voll zu sein, hielt ich sie immer für dramatisch! (Ich fühlte mich, als ob immer noch eine Portion reinpassen würde). Ich war sehr ängstlich, privat oder in meinem stressigen Job und oft verwirrt. Mein Kopf fühlte sich verschwommen und nicht klar an. Aber ich hatte einen gesunden BMI (23) und wollte von niemandem hören, dass ich mich weniger bewegen oder mehr essen sollte. Nachdem ich ein Jahr lang auf meine Periode gewartet hatte, begann ich Endokrinologen und Gynäkologen aufzusuchen. Obwohl die Ärzte freundlich waren, hatten sie keine Idee, was los war (einer diagnostizierte bei mir polyzystisches Ovarsyndrom, eine wollte mich einem Test unterziehen, der mich in eine extreme Hypoglykämie führen würde (Insulin-Toleranz-Test), einer sagte ich wäre „zwanghaft"). Es war am Ende ein Assistenzarzt, der mir von dem NPNW-Buch erzählte. Zuerst war ich unsicher. Ich dachte an meinen „gesunden" BMI und an den Körper, den ich haben wollte. Schließlich überredete ich mich, die NPNW-Methode einige Wochen lang auszuprobieren, indem ich mir versprach, dass ich immernoch aufhören könnte. Die erste Woche war so hart. Ich fühlte mich ständig sehr voll und übel. In der zweiten Woche wurde ich immer hungriger und in der dritten Woche aß ich drei Frühstücke pro Tag. (Insgesamt hab ich wohl ca. 3500 Kalorien pro Tag gegessen, ich fühlte mich ausgehungert). Ich will nicht behaupten, dass es einfach war. Ich war energielos, sehr steif, aufgebläht, mein Körper schmerzte, ich bekam Akne am Rücken, einige Leute dachten ich sei schwanger. Aber 6 Wochen später hatte ich eine 2-Tage Periode und nachdem ich die Methode 31 Tage lang fortgesetzt hatte, eine komplette normale 6-Tage Periode. Ab dann und bis heute habe ich jeden Monat eine Periode! Ich habe EWCM, einen guten Hormonspiegel, Energie, viel dichteres Haar, meine Rückenakne ist verschwunden (das hat am längsten gedauert). Wenn ich esse, habe ich nicht das Gefühl, unzufrieden zu sein, sondern komme zu einem natürlichen Ende und fühle mich satt. Ich treibe jeden Tag Sport, ich fahre Rad. Ich habe einen Teil (nicht alles!) des Gewichts auf natürliche Weise verloren und es scheint, dass mein Körper sein Idealgewicht gefunden hat. Ja, ich habe weniger von dem perfekten Körper, den ich anstrebte. Aber ich nehme das gerne in Kauf, denn es hat mein Leben unendlich verbessert. Außerdem bin ich viel weniger ängstlich, ich bin ein wirklich entspannter Mensch! Ich habe meinen Lebenspartner gefunden (vorher glaube ich war ich wohl zu kontrollierend). Und wisst ihr was? Ich jammere nie, wenn ich meine Regel kommt, ich feiere jeden Monat. Gebt nicht auf, ihr schafft das auch!

Carole:

Ich hatte eigentlich nie ein Problem mit meinem Körper. Ich habe mich immer viel bewegt und auch gerne gegessen. Wann sich das genau verändert hat, kann ich nicht sagen, aber plötzlich wurde mein Bewegungs- und Essverhalten immer obsessiver. Von außen hat man mir das nicht groß angesehen. Ich wurde einfach immer muskulöser, nicht dünner. Deshalb hat es wahrscheinlich auch niemand bemerkt. Außerdem habe ich mich immer mehr zurückgezogen, fand es unangenehm unter Menschen zu sein und sogar im Urlaub musste ich mein Sportprogramm durchziehen, am liebsten morgens, wenn noch niemand wach war. Meistens haben mich meine Freunde für meine Disziplin bewundert und kamen zu mir, um mich nach Tipps zu fragen.

Einige Jahre ging das gut. Dass ich meine Periode nicht mehr hatte, kam mir sogar noch gelegen. Ich habe es darauf zurückgeführt, dass ich mit 23 Jahren nach fast acht Jahren die Pille abgesetzt habe. Auch meine Frauenärztin fand das Ausbleiben meiner Periode nicht auffällig. Aber irgendwann begann mein Körper zu rebellieren. Ich litt immer häufiger unter Essattacken und fühlte mich immer schlechter. Ein Teufelskreis zwischen Essen und Sport begann. Im ersten Moment wollte ich vor allem von diesen Essattacken „heilen". Ich habe wieder angefangen, mehr zu essen. Da ich mich gerade noch mitten im Abschluss meines Studiums befunden habe, kam auch der Sport zu kurz. Siehe da, die Essattacken wurden weniger und auch meine Periode kam wieder. Das erste Mal überhaupt habe ich meinen Körper wahrgenommen, ich wurde wieder weicher und emotionaler. Eigentlich ganz schön, aber auch sehr ungewohnt.

Das ging ca. ein halbes Jahr gut. Dann musste ich die „Pille danach" nehmen, da wir nicht gut aufgepasst hatten und ich noch nicht bereit für eine Familie war. Das hat wieder meinen ganzen Zyklus durcheinandergebracht. Zeitgleich fand ich langsam auch wieder in meine Sportroutine zurück. Ich ging wieder täglich ins Fitnessstudio und meine Ernährung wurde schrittweise restriktiver. Zu dieser Zeit hat sich meine WG aufgelöst und ich bin alleine in eine Wohnung nahe meiner Arbeitsstelle in eine Stadt, in der ich eigentlich niemanden kannte, gezogen. Ich konnte diesen Lifestyle problemlos ausleben, weil auch mein damaliger Freund diesen lebte. Die Essattacken ließen natürlich auch nicht lange auf sich warten und der Teufelskreis begann wieder von vorne.

Psychisch ging es mir immer schlechter und ich entschied mich, eine Therapie anzufangen. Es hat mir geholfen, an ein paar Themen zu arbeiten, sodass ich mich grundsätzlich besser fühlte. Der Drang, mich zu bewegen (was aus heutiger Sicht vor allem eine Bewältigungsstrategie war, wenn es mir nicht gut ging), wurde etwas weniger. Zur selben Zeit bekam ich die Möglichkeit, ein Gerät zu testen, um den Grundumsatz zu messen. Ich war überzeugt, dass ich aufgrund des vielen Sportes einen sehr hohen Grundumsatz haben müsste. Die Zahlen waren aber eher schockierend. Mein Körper steckte in einer extremen „Notsituation" und alle Körperfunktionen waren so weit heruntergefahren, dass ich kaum Energie verbraucht habe. Eigentlich das genau das Gegenteil von dem, was mein Ziel war. Das und der Fakt, dass meine Periode schon wieder über ein Jahr ausgeblieben war, brachte mich zum Umdenken.

Da ich in einem Gesundheitsberuf arbeite, war mir eigentlich bewusst, wie wichtig ein gesunder Zyklus ist. Mein neues Ziel war es nun, meinen Zyklus zurückzuerlangen. Per Zufall habe ich ein Interview mit Nicola Sykes gesehen und bin so auf das Buch „No Period. Now What?" gestoßen. In Kürze habe ich es durchgelesen. Für mich war klar, ich muss die Recovery versuchen. Ich gab mir wieder die Erlaubnis, alles zu essen, was ich wollte. Zu Beginn habe ich abends gläserweise Kokosfett mit Zucker gegessen! Richtig eklig, aber das zeigt, wie ausgehungert mein Körper war. Die min. 2500 kcal pro Tag waren nicht so ein Problem, mir war vor allem wichtig, wieder regelmässig zu essen. Zu Beginn sogar fast jede Stunde. Mein Hunger wurde immer größer. Mit der Zeit habe ich auch wieder Kaffee mit Milch getrunken, was ich vorher „nicht mochte". Doch vom Sport konnte ich noch nicht loslassen. Etwa zeitgleich mit den neuen Essgewohnheiten habe ich mit Crossfit angefangen. In meinem Kopf musste ich die ganze Energie ja nutzen, um meinen Körper wieder zu stärken. Jedoch hat mir oft die Energie gefehlt und ich musste mich zum Training schleppen. Nach ein paar Monaten, als meine Periode immer noch nicht wiederkam, ging ich dann ganz „cold turkey". Und siehe da, nach einem Monat kompletter Sportpause war meine erste Periode wieder da.

Wer jetzt denkt, das ist das Ende der Geschichte, irrt sich. Denn erst jetzt begann die ganze Arbeit. Das Ziel war jetzt nämlich nicht mehr, wie bekomme ich meine Periode zurück, sondern wie kann ich sie behalten und mich wieder so wohl in meinem Körper fühlen, ohne mich ständig obsessiv bewegen oder mein Essen kontrollieren zu müssen. Dadurch, dass ich nicht mehr alles ausgleichen konnte, musste ich mich mit der Ursache auseinandersetzen und nicht einfach nur Symptome bekämpfen. Ich lernte meinen Körper immer besser kennen und lernte vor allem auch, auf meine Bedürfnisse zu hören. Meine innere Arbeit zeigte sich auch im Äußeren.

Zuerst bin ich wieder in eine WG gezogen und zwar in die Nähe meiner Familie und Freunde. In einem zweiten Schritt habe ich mich von meinem Freund getrennt, da unsere Lebensstile immer weiter auseinandergegangen sind. In einem dritten Schritt habe ich dann meine Arbeitsstelle gewechselt. Endlich hatte ich die Kraft, mein Leben so zu gestalten, wie es mir gefiel. Doch diese Zeit war nicht leicht. Ich hatte einiges an Gewicht zugenommen und der Sport hat mir sehr gefehlt. Ich habe mir aber immer wieder eingeredet, dass mein Körper das wieder regeln würde. Ich musste einfach vertrauen.

Nun habe ich bereits seit über zwei Jahren wieder meinen Zyklus zurück. Letzte Woche bin ich 30 Jahre alt geworden und bin noch immer auf meiner Reise. Mit meinem Körper habe ich Frieden geschlossen. Essattacken habe ich eigentlich keine mehr. Ich bin stolz darauf, was er alles ausgehalten hat und freue mich über die Energie, die ich nun (meist) habe. Letztes Jahr konnte ich sogar wieder auf eine Hochtour gehen und in fünf Tagen zehn4000er Berge besteigen (immer noch etwas verrückt, aber ganz ohne Sport geht es nicht). Ich habe mir letztes Jahr auch den Traum eines Hundes erfüllt und bin nun täglich mit ihm draußen unterwegs. Er gibt mir viel Kraft und hilft mir auch durch die schlechten Tage. Diese sind sehr zyklusabhängig, teilweise leide ich unter starkem PMS. Dann verfluche ich meinen Zyklus und wünschte mir, meine Periode wieder los zu sein. Das wird aber von Monat zu Monat besser und manchmal denke ich mir, dass sich mein Körper für die Jahre ohne Periode noch etwas rächen möchte.

Ich bin froh, dass ich diese turbulente Zeit hatte. Ohne diese Zeit würde ich wohl nicht da stehen, wo ich jetzt bin. Ich denke auch, dass es diesen zweiten, bewussten Anlauf gebraucht hat. Wenn ich zurückschaue und meinem jüngeren Ich, das mitten in diesem Teufelskreis gesteckt hat, einen Tipp geben müsste, wäre das der folgende: „Kämpfe nicht gegen dich selbst, sondern gib deinem Körper das, was er braucht. Er wird dir zurückgeben, was du brauchst. Gib dir die Zeit dafür und gehe in dem Tempo, was für dich stimmt. Irgendwann kannst du dann auch darauf zurückblicken und stolz auf dich sein."

Sara C.:

Ich verlor meine Periode mit dem ersten Lockdown während der Covid-19-Pandemie. Ich war bereits davor sehr aktiv, verbrachte einen Großteil meiner Freizeit mit Crossfit und achtete stets darauf, mindestens 10.000 Schritte pro Tag zu gehen. Meine Fitness maß ich akribisch mit meiner

Fitnessuhr. Während des Lockdowns stieg mein Trainingspensum enorm an. Ich machte kaum Pausentage. Wenn ich einmal nicht trainierte, ging ich laufen oder verdoppelte meine Schrittanzahl. Ich begann, Kohlenhydrate zu reduzieren und Fette zu meiden. Mein Körper war total überfordert. Ich merkte nicht einmal, wie schwach ich wurde. Ich konnte nachts nicht mehr durchschlafen, am Morgen wachte ich erschlagen auf. Als meine Periode acht Monate ausgeblieben war, konsultierte ich einen neuen Gynäkologen, da mein bisheriger mich jedesmal mit den Worten „Warten Sie ab, die Periode kommt schon noch." wieder nach Hause schickte. Sowohl mein neuer Gynäkologe als auch meine Ärztin waren schockiert über meine HA. Ich durchlief mehrere Bluttests, Hormontests, DEXA-Scans. Resultat: Hormonwerte komplett aus dem Ruder, Osteopenie. Erst 10 Monate später begann ich endlich, meinen Zustand zu realisieren. Bis dahin hatte ich mir alles schöngeredet. Ich war doch fit! Ich war doch gesund, ich ernährte mich – laut den geltenden sozialen Normen – absolut vorbildlich… Warum sollte ich nun Sport streichen, Süßigkeiten essen und meinen Bewegungszwang reduzieren? Es war mir unverständlich. Ich begann, mich tiefer mit der Materie HA zu beschäftigen. Ich holte mir eine Ernährungsberatung. Ich reduzierte mein Sportpensum enorm. Aus 6x Training pro Woche wurden 3. Unter der strengen Aufsicht meiner Trainerin wurde mir erlaubt, nur noch 3 Krafttrainings pro Woche durchzuführen. Dabei musste ich mich an einen starren Plan halten. Die Trainings waren extrem langweilig, simpel und kaum anstrengend. Doch ich merkte nach ein paar Wochen, dass ich mit einem völlig anderen Gefühl aus den Einheiten ging. Mein Kopf war frei. Ich wusste, dass ich mich weiterhin aktiv betätigen konnte, doch das Chaos in meinem Kopf war nicht mehr vorhanden. Ich begann im Rahmen meiner Ernährungsberatung, langsam, aber stetig die Kalorien zu erhöhen. Mehr Fette einzubauen. Und Kohlenhydrate! Oh! Was für ein neues Lebensgefühl das plötzlich war! Ich liebte das Essen. Ich liebte die Vielfalt der neuen Speisen. Aber ich hatte auch schreckliche Schuldgefühle meinem Körper gegenüber. Ich hatte Angst vor der Zunahme. Ja, ich hatte sehr tiefe Phasen, in denen ich stundenlang geweint habe. Aber mein Mann und meine Freunde waren die Pfeiler, die mich stets gestützt haben. Ich bin ihnen heute noch dankbar dafür. Nach 8 Monaten kam meine Periode wieder. Ich machte währenddessen eine 6-wöchige Trainingspause und aß deutlich mehr. Ich weiß jetzt, dass ich es bestimmt schneller geschafft hätte, wäre ich durchgehend „all in" gegangen. Mein größtes Learning aber war: nicht aufgeben. Auch wenn man glaubt, dass es nichts mehr wird. Nicht aufgeben. Oft ist es so, dass man kurz vor der Wende steht und dann aufgibt. Glaubt mir, das neue Lebensgefühl ist absolut fantastisch. Nie wieder möchte ich zurück zur Restriktion gehen. Restriktion bedeutet ein Leben, das man nicht voll auslebt. Warum sollte man so etwas tun? Man hat doch nur dieses eine Leben.

Louisa:

Ich würde sagen, ich habe meiner Periode vor 7-8 Jahren verloren, aber habe es damals nie gemerkt, da ich die Pille genommen habe und jetzt seit fünf Jahren die Hormonspirale habe, unter der es normal ist, nicht zu bluten. Zwischen dem Absetzen der Pille und der Einlage der Spirale wurde 2018 im Alter von 21 Jahren ein Hormonspiegel gemessen. Heraus kam, dass mein Östrogen sehr niedrig war. Allerding verwies meine Frauenärztin damals darauf, dass dies normal sei, wenn man, so wie ich, die Pille abgesetzt hat. Ich müsse mir keine Sorgen machen, sagte sie damals. Was ich der Frauenärztin natürlich glaubte…

Untergewicht und Essanfälle

Alles begann vermutlich 2014/2015, als ich mein Abitur gemacht habe. Durch viel Sport als Abwechslung zur Schule und dem Lernen, sowie Lernstress und wenig Anerkennung für sehr viel Mühe und Fleiß, habe ich damals bis zur unteren Grenze des Normalgewichts (laut BMI) abgenommen. Nach meinem Abschluss ging ich 3 Monate nach Sansibar, wo ich einen Freiwilligendienst absolviert habe, ich mir den Finger gebrochen habe und es sehr wenig zu essen gab. Ich bin dort sehr stark in den Bereich des Untergewichts gerutscht. Als ich aus Sansibar wiederkam, entschied ich dann, die Pille abzusetzen und wieder zuzunehmen. Da ich gefühlt Monate lang nur kleine Portionen Reis und trockene Pancakes gegessen hatte, kam ich in Deutschland zurück in ein Essensparadies. Irgendwie fühlte es sich komisch an, zurück zu sein und realisieren konnte ich das Ganze nur sehr schwer. Ich hatte so viel erlebt, großartige Menschen kennengelernt und war auch dort mit sehr wenig glücklich gewesen. Essen spielt in diesen Ländern eine andere Rolle im Leben: Es ist überlebenswichtig und man isst, was man bekommt.

Als ich dann zurück in Deutschland war, dünn wie eine Bohnenstange und jeder mir sagte, dass ich ja jetzt ganz viel essen könne nach der harten Zeit, entwickelte ich ein gestörtes Essverhalten. Ich aß wahnsinnig viel auf einmal, weil mein Körper nach allem verlangte, was er kriegen konnte. Das Resultat war dann leider, dass ich so voll war, dass ich stundenlang nichts mehr essen konnte und fastete. Irgendwann hatte ich schon Angst nur eine Kleinigkeit zu essen, weil ich wusste, dass es in einem Essanfall enden würde, den ich mir nicht mehrmals am Tag antun wollte, da ich mich im Nachhinein immer sehr schlecht fühlte. Wenn ich in Gesellschaft war, war ich immer froh, da ich mich dann nicht überfressen „konnte". Dort aß ich dann eher immer „übermäßig gesund" und bekam von jedem zu hören, dass ich doch mal „richtig reinhauen" sollte. Mit den Essanfällen im Hinterkopf, von denen nur ich wusste, fühlte ich mich allerdings mit der „gesunden" Variante immer sehr viel besser. Die Zeit verging und nachdem ich auf Empfehlung meiner Mutter (die sehr unter den Umständen litt), zu einer Ernährungsberaterin ging, nahm ich etwas zu, sodass ich mich (laut BMI) an der Grenze zum Normalgewicht befand.

Ich fing wieder an Sport zu machen, machte damals eine Ausbildung im OP und arbeitete bzw. lernte viel. Meine dreijährige Beziehung war ein reines Auf und Ab. Um mich abzulenken und den Kopf freizubekommen, gewöhnte ich mir an, täglich Laufen oder ins Fitnessstudio zu gehen. Die anfängliche Laufstrecke von 7 km wurde innerhalb von Monaten zu einer Strecke von 18 km und im Sommer 2018 rannte ich dann den ersten Halbmarathon. Ich verliebte mich in das High-Gefühl und hatte endlich etwas gefunden, in dem ich wirklich „richtig gut" war. Die Beziehung mit meinem Freund endete und Silvester 2018/2019 lautete mein Neujahrsvorsatz dann: 2019 einen Marathon laufen. So ging das Training neben der Arbeit und dem Lernstress für die Abschlussprüfungen meiner Ausbildung los. Im April lief ich dann den Marathon mit einer relativen Leichtigkeit. Ich fühlte mich großartig und war wahnsinnig stolz, so etwas geschafft zu haben. Ohne dass ich es gemerkt hatte, hatte ich bis zu diesem Zeitpunkt eine Sportsucht entwickelt. Auch wenn ich nun keinen Marathon mehr vor mir hatte, für den ich noch hätte trainieren können, machte ich weiterhin fast jeden Tag. Ich meldete mich für einen Marathon genau ein Jahr später an und versuchte dafür meine Ausdauer zu halten, um nicht zum Jahrsende hin erneut klein anfangen zu müssen. Im Sommer machte ich dann meinen Abschluss, verliebte mich in meinen Freund, mit dem ich noch heute zusammen bin, und reduzierte den Sport. Ich begann zu studieren, unternahm viel mit Freundinnen, meinem Freund und meiner Familie und arbeitete nebenbei im OP.

Als dann im Frühjahr 2020 Corona ausbrach und man gefühlt nichts mehr machen konnte außer Arbeiten, zur Uni gehen und zu Hause sitzen, nahm ich das Laufen wieder auf. Schon bald lief ich wieder 100 km pro Woche und bekam nicht genug. Eines Morgens wurde ich auf meiner Laufrunde von einem Trainer aus einem Laufverein angesprochen, ob ich nicht beitreten wolle, da er mein Talent erkannt hatte. Ich war besonders froh darüber, zwei Gleichaltrige kennenzulernen, mit denen ich nun zusammen trainieren konnte. Allerding war ich bis dato nie auf Zeit gelaufen, sondern eher lange Strecken in einem für mich „angenehmen" Tempo. Im Verein wurde dann besonders viel Wert auf Schnelligkeit, Intervalle und Sprints gelegt. Dabei merkte ich rasch, dass ich noch einiges an Training vor mir hatte. Zusätzlich zu den Laufplänen des Trainers (3 mal pro Woche) lief ich meine langen Strecken (20–25 km) 2-3 mal pro Woche weiter. An schwere Beine war ich sowieso schon gewöhnt, aber nun kam nochmal wirklicher Muskelkater dazu. Die Sprints und schnellen Läufe machten mir besonders zu schaffen.

Stressfraktur und trotzdem wieder Marathon

Im Winter 2020 verletzte ich mich dann erstmals auf einem 18 km langen „gemütlichen Lauf". Bei Kilometer 12 tat mir meine linke Oberschenkelinnenseite und Leiste plötzlich furchtbar weh. Da ich dachte, dass ich mir bei der Kälte wohl eine Zerrung zugezogen hätte, lief/humpelte ich noch 6 km nach Hause. Mein Körper kannte mich wohl besser als ich dachte, denn ich hatte mir zusätzlich eine Grippe eingefangen, die mich für die nächsten 14 Tage an die Couch und das Bett fesselte. Als ich wieder fit war, begann ich langsam mit leichtem Krafttraining, Dehnung und ging spazieren. Nach ein paar Wochen fing ich an, zu Hause Kraftausdauer-Workouts zu machen. Ich konnte schließlich nicht ohne den Sport und die Bewegung. Nach 5 Wochen konnte ich wieder auf einem Bein springen, Jumping-Jacks, Ausfallschritte etc. machen… Mal ziepte es in der Oberschenkelinnenseite, aber es war kein Vergleich zum anfänglichen Schmerz. Da ich sowieso ein enorm schmerzunempfindlicher Mensch bin und sehr vieles aushalte, dachte ich mir bei der ganzen Geschichte nicht viel und hoffte nur, dass ich bald wieder laufen gehen könnte.

Als ich nach 6 Wochen allerdings versuchte, über eine gelbwerdende Ampel zu rennen und der Schmerz mir in die Leiste schoss, ging ich zum Orthopäden. Dieser machte ein Röntgenbild, um eine Entzündung zu erkennen und berichtete mir dann, dass ich mir wohl das Schambein gebrochen hätte. Ich fragte mich, wie dies einfach passieren könnte? Dabei vermutete ich schon, dass es sich um eine „Stressfraktur" handeln musste. Dennoch wurde ich zum Hausarzt verwiesen, der mich auf alles Mögliche testete (allerdings nicht meine Hormonwerte bestimmte). Außerdem machte ich ein MRT. In diesem waren neben dem Schambeinbruch auch mehrere Knochenmarksödeme zu erkennen. Ich wartete weitere zwei Monate ab, in denen ich nicht laufen ging, aber Home-Workouts machte, um mich zu bewegen. Irgendwann im Sommer fing ich dann langsam wieder an zu laufen und konnte innerhalb weniger Wochen schon wieder Strecken über 20 km laufen. Ich meldete mich in der Hoffnung, dass dieser trotz Corona stattfinden würde, für einen Marathon in Amsterdam an. Ich fing wieder an zu trainieren. Meine Lunge war schon immer sehr gut, weshalb ich nicht schnell außer Atem kam, aber mein restlicher Körper kam damit nicht zurecht… Schnell tat mir der Fuß weh, der Oberschenkel oder das Sprunggelenk. Da ich über die ganze Coronazeit meine enorme Ausdauer gehalten hatte, wollte ich mir noch einmal beweisen, dass ich es schaffte, nochmal einen Marathon zu laufen… nach dem Motto: „Damit das ganze Training über die Jahre nicht umsonst war".

Um zu trainieren, fing ich nun an, Stunden auf dem Crosstrainer zu verbringen (wo ich sowieso besonders gut auswendig lernen konnte – für die Uni) und schwimmen zu gehen. Ich brachte mir Kraulen bei und fand somit ein neues Hobby. Zu Beginn fiel es mir unglaublich schwer auch nur eine Bahn zu kraulen. Nach ca. einem Monat kraulte ich 2 h am Stück rund 4500 m, mehrmals in der Woche… Laufen ging ich nur ganz selten, da ich jedes Mal Angst hatte, mir vor dem Marathon noch eine Verletzung zuzuziehen. Dennoch lag mein Sportpensum täglich bei 3-4 h pro Tag. In der Zeit verlor ich durch den übermäßigen Sport und Stress dann auch nochmal ein paar Kilo. Ich wohnte mittlerweile mit meinem Freund zusammen. Er begann das Ganze zu hinterfragen. Auch meine Eltern machten sich große Sorgen und sagten mir immer wieder, dass es nicht gesund sei, so viel Sport zu machen. Tief in mir drin wusste ich das vermutlich selbst, dennoch war ich zu tief im Strudel gefangen, als dass ich einfach hätte aufhören können. Im Oktober 2021 war es dann so weit. Ich lief den Marathon und war tatsächlich eine Minute schneller. Allerdings fiel mir der Lauf um ein Vielfaches schwerer als der Marathon zwei Jahre zuvor.

Vermutlich fragt sich jeder, wie mein Körper das ganze durchgehalten hat. Neben den Schmerzen durch Überbelastung, Knochenmarksödemen und dem Schambeinbruch machte sich mein Körper natürlich auch auf eine andere Art und Weise bemerkbar, die ich aber nie hinterfragte. Über Jahre hatte ich nachts immer mal mehr, mal weniger geschwitzt. Teilweise musste ich mich dann umziehen und mir ein Handtuch ins Bett legen, weil alles klatschnass war. Meine Haut war immer sehr unrein, meine Nägel und Haare brüchig und ich wachte jede Nacht mindestens einmal auf, um auf die Toilette zu gehen. Essanfälle hatte ich weniger oft, trotzdem immer mal wieder. Während ich für den Marathon trainierte, schwitzte ich nachts so stark, dass ich beschloss zum Arzt zu gehen, um das Ganze abklären zu lassen. Ich erzählte einer meiner Freundinnen davon. Sie hatte in ihrer Vergangenheit mit Magersucht zu kämpfen. Daraufhin sagte sie mir, dass sie das Gleiche hatte und ich doch mal meine Östrogenwerte checken lassen sollte, da Östrogenmangel zu nächtlichem Schwitzen führen könnte. Das könnte auf mich ja auch zutreffen, da ich so viel Sport machte, meinte sie.

Endlich Veränderung durch NPNW

Nachdem ich dies gehört hatte, googelte ich „Östrogenmangel" und kam darüber auf das Thema „Amenorrhö". Irgendwann stieß ich auf das Buch: „No Period. Now What?" und bestellte es mir. Von diesem Moment an veränderte sich einiges… Ich begann das Buch im Winterurlaub zu lesen und fühlte mich von Beginn an wie ertappt. Ich verstand, was ich jahrelang meinem Körper zugemutet hatte. Außerdem wusste ich, dass es ab dem Moment, in dem ich anfing, das Buch zu lesen, kein Zurück mehr für mich geben würde. Ich MUSSTE etwas verändern und zwar JETZT! Also lautete mein Vorsatz für das Jahr 2021/2022: Kein Sport mehr, viel Essen, Ruhe und die Periode zurückgewinnen! Ich werde nie den Abend vergessen, an dem ich Silvester mit meiner Familie am Tisch saß und verkündete, dass ich gerade ein Buch lese, das mir die Augen geöffnet hat und ich nun einsehe, dass ich etwas verändern muss. Dass ich mir über Jahre nur selbst im Weg stand und dass das jetzt endlich ein Ende haben muss! Meine vier Jahre jüngere Schwester und meine Mutter fingen beide an zu weinen und ich konnte mich selbst nicht mehr zurückhalten. Über Jahre hatte ich meiner Familie so viel Schmerz angetan. Das fühlte sich furchtbar an. Ich wusste, dass der Weg nicht leicht werden würde. Aber ich wusste genauso, dass ich es durchziehen würde! Denn wer sich vornimmt einen Marathon zu laufen, schafft es auch seine Periode zurückzubekommen.

Aus dem Urlaub zurück, erzählte ich auch meinem Freund und meinen engsten Freundinnen von meinem Vorhaben. Ich erkannte erst dann, wie auch sie sich über Jahre wirkliche Sorgen gemacht hatten… Alle boten mir ihre seelische Unterstützung an, für die ich bis heute dankbar bin!

Im Januar ging ich dann zur Frauenärztin und ließ mir Blut abnehmen. Wie zu erwarten, waren FSH und LH niedrig und das Östrogen nicht nachweisbar. Die Frauenärztin beriet mich und empfahl mir, die Pille zu nehmen. Da ich das Buch bereits fast durchgelesen hatte und wusste, dass das Problem damit nicht behoben wäre, beschloss ich es erstmal ohne zu probieren. Ich verbot mir also jeglichen Sport und lange Spaziergänge, schaute, dass ich mind. 2500 kcal auf 7–8 Mahlzeiten am Tage verteilt aß und sofort nach dem Aufstehen frühstückte. Die Anfangszeit war schwer für mich. Ich lag nachts wach mit dem Drang, meine Beine bewegen zu müssen, tagsüber war ich schnell genervt und hatte oft schlechte Laune. Das Schlimmste für mich war, dass ich mich dann mit mir und meinen Gefühlen auseinandersetzen musste und nicht wortwörtlich betrachtet „davonrennen konnte". In Situationen, in denen es mir nicht gut ging, sprach ich viel mit meinen Freundinnen, Eltern und meinem Freund, die mir stets zur Seite standen. In den ersten drei Monaten nahm ich sehr zügig zu und merkte zunehmend Veränderungen an meinem Körper, die das Buch mir ja schon prophezeit hatte. Ich gewöhnte mich an das häufige Essen und einen Alltag ohne Sport.

Womit ich mich nicht gut anfreunden konnte, waren Tage, an denen ich gegen 13 Uhr zum vierten Mal zum Kühlschrank ging und mein Freund noch gar nichts gegessen hatte und er am Abend auch noch eine Runde laufen ging. Irgendwann spiegelte ich ihm meine Gefühle und dann begann er für mich jeden Morgen eine Kleinigkeit mit mir zu frühstücken, damit ich mir nicht so doof vorkam. Er ging laufen, ohne mir Bescheid zu sagen, damit ich es im besten Fall nicht mitbekam und mich somit nicht schlecht fühlte. Die Zeit verging und ich ließ mir erneut Blut abnehmen. Meine Hormonwerte hatten sich zu meiner Ernüchterung kaum verbessert. Daher wurde ich zum Endokrinologen verwiesen, um einen GNRH-Test zu machen (der natürlich unauffällig war). Außerdem verschrieb die Frauenärztin mir Östrogen-Gel mit der Begründung, auf diese Weise die Östrogenproduktion meines Körpers anzukurbeln. Unter dem Östrogengel bekam ich Hitzewallungen, Pickel, Stimmungsschwankungen, aber auch Ausfluss, den ich vorher nie hatte.

Nachdem ich nach zwei Monaten später (fünf Monate „all in") erneut Blut abnehmen ließ und das Östrogen mit einem Wert von 356 viel zu hoch war, sagte mir die Ärztin, dass mein Körper es jetzt wohl selbst produziere und ich das Gel absetzen solle. Dies tat ich mit großer Freude und voller Zuversicht, dass ich auf bestem Wege war und alles bald ein Ende hatte. Leider wurde ich davon enttäuscht, denn obwohl ich alles so weiter machte, waren meine Werte einen Monat später wieder schlecht. Das LH und FSH waren minimal angestiegen und Östrogen erneut nicht nachweisbar. Mit dieser Unzufriedenheit kontaktierte ich Nicola. Sie half mir sehr weiter, gab mir gute Tipps und baute mich mental wieder etwas auf.

Ich merkte, dass die Blutergebnisse jedes Mal enormen innerlichen Stress in mir verursachten, der nach jeder schlechten Nachricht mind. 2–3

Wochen anhielt. Daher entschied ich dann so weiterzumachen wie bisher und die Intervalle zwischen den Blutabnahmen zeitlich zu vergrößern. Ich hatte sowieso genug Stress, da ich mitten im Staatsexamen meines Studiums steckte und es mir auch guttat, dass der Fokus nicht permanent auf dem Hormon-/Ess- und Sportthema lag. Mittlerweile war es Sommer. Ich ging häufig mit meinen Lernkarten spazieren, da dies mich entspannte und ich mir den Lernstoff somit viel besser merken konnte. Zu der Zeit bekam ich von Freundinnen, meiner Familie und meinem Freund sehr viel positive Anerkennung zu meinem Aussehen und als mir irgendwann kaum mehr Kleidung passte, lud meine Mutter mich zu einem Shopping-Tag ein. Wir kauften sehr viele schöne neue Outfits. Das regelmäßige Essen war zur Normalität geworden. Mittlerweile musste ich weniger oft auf die Toilette, schwitzte nachts nicht mehr und konnte sogar durchschlafen, ohne auf die Toilette gehen zu müssen. Meine Haare und Nägel wurden dicker und gesünder und meine Haut so rein, wie sie seit ich Kind war nicht gewesen ist. Ich begann, mich viel wohler und attraktiver in meinem Körper zu fühlen. Insgesamt wurde ich von Tag zu Tag lebensfroher und lebte immer mehr im Moment.

Erste Periode

An dem Morgen, nachdem ich mein Staatsexamen in der Tasche hatte (8 Monate „all in"), hatte ich dann meine erste Blutung. Ich konnte es gar nicht glauben, da ich dachte, dass mein Körper durch den ganzen Lernstress sicher nicht in der Lage sein würde, meine Hormone in dieser Zeit in eine Balance zu bringen. Ich freute mich wahnsinnig und war sehr stolz. Nichtsdestotrotz entschloss ich (wie es im Buch beschrieben wird) erstmal so weiterzumachen wie gehabt. Eine Woche später saß ich im Flieger nach Bali, da ich beschlossen hatte dort eine dreiwöchige Yogalehrer-Ausbildung zu machen und danach noch einen Monat mit meinem Freund bzw. meiner kleinen Schwester zu reisen. Die Yogalehrer-Ausbildung und die Zeit auf Bali waren ein absoluter Augenöffner. Ich lernte großartige Menschen kennen und lieben, lernte gedanklich komplett abzuschalten und wurde zur besten Version meines Selbst. Ich lernte meine Stärken zu schätzen, fing an mich selbst mehr zu lieben, als ich es jemals zuvor getan habe. Ziemlich genau einen Monat später (während der Yogalehrerausbildung) blutete ich erneut. Ich war sehr beruhigt, weil ich zuvor befürchtet hatte, dass die Yogastunden vielleicht zu viel für meinen Körper waren. Doch ganz im Gegenteil. Heute bin ich davon überzeugt, dass ich durch das Yoga runterkommen konnte und Stunde zu Stunde mehr zu mir selbst gefunden habe. In der Zeit nach der Ausbildung ging ich surfen, erlebte unfassbare Dinge und hatte eine der besten Zeiten meines Lebens. Nachdem ich aus Bali zurückkam, ließ ich noch einmal meine Blutergebnisse kontrollieren. Zu meiner Freude waren sie alle im unteren Normbereich. Ein paar Wochen später flog ich mit meiner Uni nach Japan. Kaum angekommen, blutete ich ein drittes Mal.

Ab diesem Zeitpunkt beschloss ich langsam wieder mit etwas mehr Sport zu beginnen. In Japan lief ich dann nach einer gefühlten Ewigkeit eine kleine Runde am Morgen und erkundete die Natur. Es war wie im Traum für mich. Zurück in Deutschland setzte ich mir die Grenze, nicht mehr als einmal pro Woche laufen zu gehen und maximal 2-3 mal pro Woche Ausdauersport zu machen. Ich fing an, wieder in Fitnesskurse zu gehen und machte 1-2 mal pro Woche Yoga. So verging die Zeit, in der ich zusätzlich zweimal pro Woche im OP arbeitete, Uni hatte und meine Bachelorarbeit schrieb. Besonders genoss ich es, Sport an den Tagen zu machen, an denen ich den ganzen Tag in der Uni saß. Ich achtete weiterhin darauf, regelmäßig zu essen. Da ich inzwischen wieder ein normales Hunger- sowie Sättigungsgefühl entwickelt hatte, zwang ich mich nicht mehr zum Essen. Ich trackte mein Gewicht nur sehr selten, aber sah, dass es weiter bergauf ging. Das war für mich eine Bestätigung, dass ich alles richtig machte. Auch der Ausfluss blieb, ich konnte mittlerweile wieder so richtig lachen und der Sport, den ich machte, machte mir richtig Spaß. Da ich nie auf leeren Magen Sport machte, hatte ich auch unglaublich viel Energie.

Herausforderungen mit der Hormonspirale

Schnell konnte ich wieder 18 km laufen gehen; jedoch frage ich mich bis heute, wie ich jemals Marathon laufen konnte und täglich so viel Zeit in etwas gesteckt habe, was mir im Endeffekt nichts gebracht hat… Im Gegenteil – es hat mir nur geschadet. Blutungen hatte ich jedoch unregelmäßiger, aber da ich ja die Hormonspirale habe und alles sowieso sehr undeutlich damit ist, schob ich es darauf. Im Frühjahr 2023 hatte ich erneut eine längere Blutung und ließ meine Hormonwerte im Anschluss noch einmal kontrollieren. Zu meinem Erschrecken waren sie erneut so schlecht wie ganz am Anfang, als ich noch Marathon gelaufen bin. Ich kann mir bis heute nicht erklären, wie dies zu Stande gekommen ist… Ich war ein paar Tage später krank und hatte davor (wie ich dachte) meine Periode gehabt, aber können die Werte im Anschluss dann so niedrig sein? Hatte ich wieder zu viel Sport gemacht? Oder zu wenig gegessen? Oder zu viel Stress? Abgenommen hatte ich auf jeden Fall nicht, sondern eher nochmal 2 kg zugenommen – das war das Einzige, was ich wirklich kontrollieren konnte. Nach einem Gespräch mit der Frauenärztin entschloss ich, mir nun endlich die Hormonspirale entfernen zu lassen und stattdessen die Kupferspirale einsetzen zu lassen. Damit brauche ich in Zukunft keinen Hormonspiegel mehr bestimmen zu lassen, denn ich werde direkt sehen, ob ich blute und alles in Ordnung ist oder nicht… Außerdem gibt es wohl eine geringe Möglichkeit, dass die Hormonspirale einen Östrogenmangel unterstützen kann. Nächste Woche wird mir die Spirale entfernt und die Kupferspirale eingesetzt. Ich bete, dass sich das Ganze dann gegessen hat und das Thema dann wieder in den Hintergrund rücken kann.

Denn eins ist sicher: Dieses Thema ist nervenaufreibend und stresst mich unterbewusst enorm! Auch wenn ich es nicht möchte und weiß, dass dies komplett kontraproduktiv für meine Recovery ist.

Abschließende Gedanken

Ich bin unglaublich froh, die NPNW Community gefunden zu haben. Hier bekomme ich jede Frage beantwortet und habe tolle und starke Frauen kennengelernt, mit denen ich immer wieder in Kontakt bin, wenn es einer von uns mal nicht so gutgeht oder Fragen offen sind. Ohne das Buch und die Community würde ich vermutlich heute noch Kilometer weit laufen und meinem Körper enorm schaden. Ich wäre niemals der Mensch, der ich heute bin und sein möchte. Dieses Buch und die Recovery hat mein Leben trotz vieler Tiefen so sehr bereichert, dass ich nie mehr zurück möchte und trotz des Schmerzes keine Sekunde bereue. Es ist ein Weg, auf dem man nicht aufgeben darf, denn man bekommt so viel zurück, wie man sich vorher nie erträumt hätte.

Christina:

Am Morgen des 13. September 2021 war sie zurück: meine Periode! Nach 10 Jahren hypothalamischer Amenorrhö und Jahren voller Ratlosigkeit, Unwissenheit und körperlichen Beschwerden. Und dazu hat es einfach „nur" mehr Nahrungszufuhr und ein paar gesunde Fettzellen mehr gebraucht! Aber da erst einmal hinzukommen, war ein steiniger Weg…

2009 bis 2015 war ich in einer kleinen Designagentur angestellt. Obwohl ich mich dort sehr wohl fühlte – ich war übrigens die einzige Angestellte und hatte zwei großartige Chefinnen – sehnte ich mich irgendwann (mit 25 Jahren) nach einer Veränderung. Aber ich wusste nicht, wo ich anfangen sollte. Den Arbeitgeber zu wechseln, unter mehr Kolleg*innen zu arbeiten, machte mir Angst… Ich bin eine hochsensible und dazu noch introvertierte

Person, die gerne Zeit allein verbringt und große Gruppen lieber meidet. Mir gefiel der Status so, wie er tatsächlich war. Aber gleichzeitig war ich ziemlich unglücklich und gelangweilt. Es brauchte einfach Zeit, bis ich dann 2015 tatsächlich gekündigt und mich in meinem Beruf als Kommunikationsdesignerin selbstständig gemacht habe.

Ich kann mich nicht an die Einzelheiten erinnern, aber ich weiß, dass ich während dieser Zeit der Unzufriedenheit eines Tages angefangen habe, weniger zu essen. Rückblickend half es mir vielleicht, über die Situation dadurch Kontrolle zu finden…?

PERIODENVERLUST

In der Anfangszeit, als ich weniger aß, wurde mir beim Gehen oft schwindelig, manchmal schwitzte und zitterte ich am ganzen Körper – habe das aber nicht mit dem Essen in Verbindung gebracht. Und irgendwann verlor ich meine Periode. Da ich meinen Zyklus nie getrackt habe, habe ich es nicht bewusst negativ wahrgenommen, sondern es einfach erst einmal so hingenommen. Ich kann mich nicht erinnern, ob ich extrem viel trainiert habe. Morgens vor der Arbeit bin ich zwar gerne eine kurze Runde im Park gejoggt. Ich praktizierte Yoga und fühlte mich besser, wenn ich allgemein weniger aß. Es war mit die alte Yogische Lehre, die mich darin bestätigte, zu verzichten… Ich weiß, dass ich seit meinem 19. Lebensjahr immer Läuferin war, doch ich bin nie länger als 25 Minuten gejoggt. Aber irgendwann kam ich auf die skinny-fokussierte „Tracy Anderson Method", anstrengende HIIT-Workouts, es folgten das körperlich herausfordernde Jivamukti und Power Yoga (stets nüchtern). Meine spirituelle Praxis hat immer mehr Zeit in Anspruch genommen, weshalb sich mein Frühstück irgendwann auf den späten Mittag verschoben hat (quasi Intervallfasten). Morgens Yoga, abends HIIT. Oder morgens Yoga und danach ging es für eine lange Runde in die Laufschuhe… Einen Tag ohne schweißtreibende Bewegung gab es nahezu nie. In den letzten Jahren mit HA habe ich mein Laufpensum gesteigert und sogar an zwei Halbmarathons teilgenommen. Ich wusste, dass es vielleicht nicht die beste Idee war…

MEDIZINISCHE UNTERSUCHUNGEN

Drei Jahre nach dem Ausbleiben meiner Periode besuchte ich endlich mal wieder einen Frauenarzt, weil ich sehr nervös wurde. Eine Blutuntersuchung ergab einen zu hohen Testosteronspiegel. Die ärztliche Empfehlung: „nehmen Sie die Pille, sofern Sie keinen Kinderwunsch haben". Das kam für mich nicht in Frage, die Einnahme von Hormonen war mir ein Dorn im Auge.

8 JAHRE OHNE PERIODE

Irgendwas musste ich tun! Ich litt vermehrt unter Lebensmittelunverträglichkeiten, musste nachts mehrfach zur Toilette, war oft depressiv, ängstlich, weniger belastbar und meine Durchblutung war im Keller (weitere Symptome folgen am Ende des Textes). So habe ich viel Zeit im Internet verbracht... Am meisten geholfen hat es mir, die Suche auf Englisch durchzuführen, da im deutschsprachigen Raum einfach wenig darüber gesprochen wurde. Dann endlich: 2020 hatte ich einen großen Bluttest beim Endokrinologen. Mein Hormonspiegel war unterirdisch. Es wurde ein GnRH-Stimulationstest durchgeführt, der bestätigte, dass mein Hypothalamus funktioniert, er aber die Produktion der Hormone, welche an die Eierstöcke gesendet werden, eingestellt hat. Ein DEXA-Scan ergab bei mir zum Glück „nur" eine leichte Osteopenie. Der ärztliche Rat: „Änderung des Lebensstils". Was das im Detail bedeuten sollte, wurde mir leider nicht gesagt. Ich besuchte eine neue Gynäkologin, die mich zum Weinen brachte mit der Aussage, meine Gebärmutterschleimhaut sehe aus wie die einer 50-Jährigen. Obwohl das sehr verletzend war, bin ich dankbar, dass sie so direkt war. Es war der Moment, in dem mir endlich klar wurde, dass ich JETZT ETWAS TUN MUSS!

HALB „ALL IN" oder so ähnlich

Einen Monat später hörte ich mit dem Laufen auf und verzichtete auf Koffein. Das war anfangs hart, aber mit jeder Woche trat mehr und mehr die Gewohnheit ein. Mein Ausgleich bestand aus Power Yoga und vielleicht jede Woche ein softes Körpereigengewichtstraining. Ich habe gelesen, dass es gut sei, mit Cardio und pulserhöhenden Einheiten aufzuhören. Das gelang mir aber nicht vollständig... Der erste Bonus, den mein Körper mir zeigte, war ein konstanter leichter Zervixschleim. Vielleicht war ich zu 1/3 „all in", ohne einem Plan zu folgen. Ich habe etwas darüber gelesen, dass mehr Essen helfen könnte (das war wohl gemeint mit dem Ändern des Lebensstils?) – davor hatte ich jedoch Angst und konzentrierte mich lieber auf die Reduktion der Bewegung. Ein wenig zugenommen habe ich dadurch, aber immer noch ohne rote Anzeichen.

„ALL IN"

Ende Mai 2021 habe ich auf YouTube ein Video von Stephanie Buttermore gefunden (vielleicht kennst du ihre „all in"-Reise). Sie erwähnte dort Nicolas Buch… Eine Woche später begann ich, mindestens 2.500 kcal zu essen, bevor ich überhaupt anfing, das Buch zu lesen. Ich habe mein Trainingspensum reduziert (Yoga/Pilates 0–4 mal pro Woche). Nicolas Buch „No Period. Now What?" gab mir das Gefühl, gesehen zu werden. Vielen Dank, Nicola, für diese großartige Arbeit! All die Recherchen und Geschichten der anderen Frauen – mir war nun klar, dass mein Körper in all den Jahren einfach höllischen Hunger hatte. Nach dem Essen habe ich direkt wieder ans Essen gedacht. Ich schämte mich sonst immer dafür und dachte, ich hätte ein krankhaftes Verlangen nach Essen. Jetzt weiß ich, dass dies der Schrei meines Körpers nach mehr Nahrung und Kalorien war.

Jetzt endlich „durfte" ich die „bösen" Kohlenhydrate essen! Es war so befreiend, danach kein schlechtes Gefühl zu haben. Ich wusste, dass ich sehr viel mehr essen muss und obwohl es ungesund erscheinen mag – für den weiblichen Hormonhaushalt ist es für die meisten von uns essenziell. Am zweiten Morgen weinte ich vor Erleichterung, es fühlte sich an, als hätte ich mich von Ketten befreit! Meine Laune wurde von Tag zu Tag besser und diese Veränderung tat auch der Beziehung zu meinem Mann gut. Ich hatte so viel Energie!

Seit ich voll dabei war, habe ich wieder Eier in den Speiseplan integriert, nach einer langen veganen Phase. Mein Bauch war während der Zunehmphase stark aufgebläht, aber nicht so sehr, wie ich es erwartet hatte. Ich würde sagen, BEVOR ich ALL IN gegangen bin, war ich aufgrund des vielen Gemüses und der Hülsenfrüchte und natürlich zu wenig Essen viel aufgeblähter („Filling Food"). Morgens aß ich immer ein reichhaltiges buntes Hafer-Porridge. Die Menge war zu Beginn sehr schwierig zu bewältigen, wurde für meinen Magen bald aber zur Gewohnheit. An manchen Tagen schämte ich mich und fühlte mich wie ein Monster, das „so viel Essen" verschlingen konnte. Und jetzt wusste ich, warum der Heißhunger früher direkt nach dem Frühstück folgte: 30–40 Gramm Haferflocken sind KEINE Mahlzeit! In der Mitte des 2. Monats ließ mein Hunger nach, sodass ich die Portion nur mit Mühe aufessen konnte. Weiterhin sah mein Essensablauf so aus: Frühstück, Snack, Mittagessen, Snack, Abendessen, Snack (natürlich wurden bei Bedarf tagsüber noch weitere Snacks hinzugefügt).

Während der Genesung hatte ich nur wenige Arbeitsaufträge, sodass ich zum Glück Zeit hatte, mich zu Hause auszuruhen (Homeoffice). Im

2. und 3. Monat war ich extrem erschöpft und müde. Nach 10 Minuten Fußmarsch war ich k.o. Was ich so früh nicht erwartet hatte: Bereits am 11. Tag hatte ich mehr Zervixschleim und er war bereits dehnbar/cremig. In der dritten Woche hatte ich PMS-Symptome und meine Brüste fühlten sich an wie in meinen frühen Teenagerjahren, ich fühlte mich fiebrig. Klingt das so, als würde die Geschichte zu Ende gehen? Nein, ich musste noch zwei Monate warten, in denen ich noch zweimal PMS-Symptome hatte. Das sind die so genannten „Ghost Periods" und ich wusste, dass ich mich auf dem richtigen Weg befinde. Im zweiten Monat musste ich mich weinend von meiner letzten passenden Jeans verabschieden… das war schrecklich. Ich erinnere mich, dass ich alle meine Hosen und Jacken anprobiert habe, von denen ich dachte, dass sie mir vielleicht noch passen würden: Irrtum. Ich war nun in einer Körpergröße, die ich immer zu vermeiden versuchte. Was mir bis heute hilft, ist die Erkenntnis, dass meine alten Klamotten repräsentativ dafür sind, dass der Erhalt der Periode unmöglich ist!

Eine Herausforderung war auch mein neuer Appetit: Mein Körper verlangte nur selten Gemüse. Manchmal raspelte ich eine Karotte in mein Porridge oder trank einen Shake aus Gemüse, Früchten und Hanfsamen, um wenigstens etwas frische Kost zu essen. Ich würde sagen, der Gemüseanteil war jetzt 80 % geringer als vorher. Aber zu wissen, dass diese Zeit vergehen wird, beruhigte mich. Ich habe mich daher einfach weiter auf meinen Instinkt verlassen.

KÖRPERSCHMERZEN

An vielen Stellen wollte ich, dass diese Reise endet. Es ist anstrengend, ständig und vor allem so viel zu essen. Dazu kamen Körperschmerzen: die Knie und Achillessehnen begannen sich zu melden und mein unterer Rücken verspannte sich zunehmend. Nach der vierten Woche habe ich meine Yogaeinheiten reduziert, ich hatte einfach nicht mehr die Energie wie zu Beginn. Es war schrecklich, diese Schmerzen zu haben. Aber andere in der Support-Gruppe berichteten, dass die Schmerzen nach der Genesung verschwunden seien! Und so war es auch bei mir, nach 1–2 Monaten. Ich vermute, dass die Gelenke, welche sich durch die vielen Laufeinheiten einfach nicht regenerieren konnten, nun im Reparaturmodus waren.

SHE IS BACK

Im 3. Monat hatte ich fast jeden Tag Zervixschleim und meine Brüste waren sehr empfindlich. In der letzten Woche fühlte es sich an, als braue sich etwas zusammen – meine Stimmung war mürrisch, PMS-artig. Außerdem ließ mein Hunger nach. Und an 4 Tagen bemerkte ich keinen Zervixschleim mehr. Ich war besorgt: Mache ich es richtig? Eines Morgens ging ich nach einer verschwitzten und schlechten Nacht ins Bad... und da war sie, die Periode!! An dem Morgen war ich so dankbar, dass mein Körper sich selbst heilen konnte. Es klingt so kitschig, aber ich kann wirklich bestätigen, dass ich meinen Körper nun mit mehr Respekt betrachte. Früher fühlte ich mich immer getrennt von ihm. Dabei leistet er täglich alles, um mich am Leben zu halten!

MEINE SYMPTOME DURCH HA

Unterzuckerungsgefühl, Durchblutungsstörungen (auch Frostbeulen), Erschöpfung, Müdigkeit, keine Libido, Stimmungsschwankungen, mehr Zeit allein verbringen, Essen lieber alleine, Kein Sport = schlechte Laune, trockene Haut, Haarausfall, Nahrungsmittelunverträglichkeiten, Karies, Orthorexie, Harndrang, Rückenschmerzen.

MEINE LEARNINGS & TIPPS

Woran ich bis heute immer weiter arbeiten muss, ist das eigene Körperbild. In den Monaten der Genesung hatte ich Angst, auf die Familie zu treffen. Ich schämte mich, in einem neuen und größeren Körper zu stecken, ich war doch immer „die Schlanke"!

Eine schöne Möglichkeit, in gute Laune zu kommen, war und ist „Tapping" (bei Interesse auf YouTube suchen). Mir selbst zu sagen, dass ich mich selbst und meinen Körper akzeptiere, während ich verschiedene Meridianlinienpunkte am Körper klopfend berühre, tat mir sehr gut.

Was ich seit Jahren auch mache, ist die Meditation. Im zweiten Monat habe ich neue Atemtechniken hinzugefügt, wie z. B. die Wim-Hof-Methode. So komme ich raus aus dem Kopf und wieder mehr ins Spüren.

Während der Genesung habe ich immer mehr Lebensmittel in meinen Speiseplan aufgenommen und von Woche zu Woche hatte ich weniger Symptome, was die Unverträglichkeiten angeht. Was für ein Geschenk, zu essen, ohne darüber nachzudenken, welche Auswirkungen es auf meine Haut oder Lippen haben könnte! Jetzt ist mir klar, dass mein Körper in den letzten Jahren versucht hat zu überleben, also hat er sich die fehlenden Mineralien und Energie aus seinen Reserven gezogen.

Um dir die Sorge vor der möglichen Zunahme zu nehmen: mein Körper hat sich anschließend reguliert, was bei dir vielleicht auch der Fall sein kann. Mein regulierter Hunger (3–4 sättigende Mahlzeiten) und die Wiederaufnahme des Sports (moderates Hanteltraining, Eigenkörpergewicht, selten Yoga) waren hier hilfreich. Durch diesen neuen Lebensstil, der sich diesmal nicht gegen meinen Körper richtet, hat sich meine Körperform nochmal verändert. Ich konnte Fett in Muskelmasse umwandeln, was mir zeigte, dass sich mein Körper sicher fühlt. Und apropos Wohlfühlen: Seit sich meine Hormone im Gleichgewicht befinden, fühle ich mich in meinem Körper selbstbewusster und femininer.

Heute, mit 37 Jahren befinde ich mich erneut in einer Phase, in der sich mein Körper in einer weiteren Transformation befindet: Ich werde Ende des Jahres Mutter. Da es direkt innerhalb eines Zyklus geklappt hat, hoffe ich, dass diese Info all denen Mut macht, die sich für ihre Zukunft ein Kind wünschen. Unsere Körper sind stark und verlernen nichts, auch nicht nach vielen Jahren ohne Periode!

Sünne: Meine Heilung nach primärer und sekundärer Amenorrhö

Es gibt zwei Hinweise darauf, dass meine Eltern hellseherische Kräfte haben. Der erste: Bei der Wahl meines Namens, der „Sonne" bedeutet, ahnten sie offenbar schon bei meiner Geburt mein sonniges Gemüt. Und dann ist da diese zweite Sache: das Foto im Kinder-Fotoalbum. Zu sehen bin ich mit etwa einem halben Jahr, auf dem Boden robbend und die Hand nach etwas ausstreckend, das nach Weingummi oder Bonbons aussieht. Darunter die Worte „Sünne, schon reif für ihre erste Brigitte-Diät." Als Kind fand ich es beim Durchblättern des Albums lustig – nicht ahnend, wie sich mein Leben Jahre später entwickeln würde…

In meiner Kindheit deutete nichts darauf hin, dass ich einmal in eine Essstörung oder ein ungesundes Sportverhalten rutschen würde. Während viele Kinder bereits früh herumturnten, auf Bäume kletterten und in Sportvereinen aktiv waren, war ich ein verträumter Bücherwurm, schüchtern, unsportlich und mit einem großen Appetit gesegnet.

Mein Vater hatte als Arzt mein Essverhalten und Gewicht seit Jahren kommentiert. Da er gleichzeitig mein Hausarzt war, war er es auch, der mein Gewicht im Blick hatte. wir besaßen zuhause keine Waage, doch als ich mit ca. 13 Jahren mal wieder in seiner Praxis war, kam der Schock: Ich wog 59 kg bei einer Größe von 1,53 m.

Im Nachhinein kann ich nicht mehr genau sagen, ob die Zahl selbst in mir mehr Scham auslöste oder der Kommentar meines Vaters, dass „jetzt wirklich etwas passieren" müsse. Was dann passierte – auch angespornt von der Motivation, nach einer Abnahme von 5 kg mein erstes Mobiltelefon zu erhalten – war ein rapides Abrutschen von spielerischer Abnahme in eine manifeste Anorexie, die mich mehr und mehr einnahm, bis sie quasi mein kompletter Lebensinhalt geworden war. Wie ich mit lächerlich geringen Nahrungsmengen und täglichen Cardio-Einheiten ein gutes Abitur und im Anschluss ein Journalismus-Studium mit Einser-Schnitt schaffte, ist mir bis heute schleierhaft.

Was meine Regelblutung betrifft, vereinen sich in meiner Geschichte tatsächlich primäre und sekundäre Amenorrhö. Meine erste Periode kam 2009 um meinen 18. Geburtstag herum, was ich rückblickend als erstes kleines Wunder betrachte, da ich mich zu diesem Zeitpunkt definitiv nicht im Normalgewicht befand. Mein 18. Geburtstag markierte auch meinen ersten Besuch bei einer Gynäkologin, die mir ohne weitere Umschweife die Pille verschrieb, die sich später als viel zu hoch dosierte Hormonersatzbehandlung mit heftiger Nebenwirkung herausstellte.

Ab diesem Zeitpunkt nahm ich bis 2018 mit wenigen Unterbrechungen durchgehend die Pille. Immer in dem (Irr-)Glauben, so eine wunderbar regelmäßges natürliche Periode zu haben… Denn – und diese Erfahrung teile ich sicher mit sehr vielen Menschen – keine meiner Gynäkologinnen hatte mich darüber in Kenntnis gesetzt, wie die Pille eigentlich wirkte und dass meine nicht vorhandene natürliche Blutung ein ernsthaftes gesundheitliches Risiko darstellte.

Wie bereits erwähnt, war Cardio, speziell Laufen, Teil meiner Routine. Ab ca. 2012/2013 hatte ich jedoch vermehrt sogenannte Spontanfrakturen, also kleinere Brüche ohne erkenntliche Ursache. Nicht umgeknickt, nicht gestolpert – und trotzdem. Ob mich das dazu brachte, meinem Körper eine Pause zu gönnen? Definitiv nicht. Bloß nicht still sitzen, bloß nicht zunehmen, war die Devise, mit der ich trotz Schmerzen Sport durch lange Spaziergänge ersetzte, bis ich wieder joggen gehen konnte. Über mein Untergewicht oder die nicht natürlich stattfindende Periodenblutung dachte ich in diesen Momenten als Ursache nicht nach und auch die behandelnden Ärzt*innen verschrieben mir eher Physiotherapie, ermutigen mich in Einzelfällen milde lächelnd, doch „mal ein bisschen mehr zu essen" – aber nie in Worten, die die fatalen Folgen, die ich riskierte, wirklich klar ausdrückten.

Es war letztlich eine wunderbare, sehr engagierte Hausärztin, die mir 2018 eine Knochendichtemessung anordnete, nachdem sie routinemäßig meine Größe überprüfte und ich große Augen bekam, weil ich vermeintlich geschrumpft war. Das Ergebnis: Osteopenie. Ich war schockiert, fassungslos, am Boden zerstört. Ob ich deshalb nun endlich zunahm und mein Leben von der Essstörung zurückforderte? Traurig, aber wahr: nein.

Mein kurz darauf folgender zweiter Klinikaufenthalt in einer auf Essstörungen spezialisierten Klinik brachte ebenfalls keine bleibenden Veränderungen. Außer der, dass ich erneut und dieses Mal final die Pille absetzte. Das kurzzeitige Erreichen des Normalgewichts nach dem ambulanten Aufenthalt war von sehr kurzer Dauer. Meine verzweifelte Familie konnte nur zusehen, wie ich erneut tief im Strudel der Essstörung verschwand. Das Verhalten meiner Eltern variierte in all den Jahren zwischen „Akzeptanz" und dem Wunsch, mit ihrer Tochter trotz der immer präsenten und alles einnehmenden Essstörung schöne Momente zu verbringen und enormer Wut sowie dem Versuch, mich zur Genesung zu zwingen. Es war nur ihr Druck, der mich zu meinen Klinikaufenthalten 2011 und 2018 veranlasste. Natürlich sorgte eben dieses Verhalten bei mir erst recht für Widerstand, Rebellion und einer dadurch noch stärkeren Flucht in rigidere Essens- und Sportroutinen – aus meiner damaligen Sicht die einzige Möglichkeit, Kontrolle über mein Leben zu erlangen. Unser Verhältnis, insbesondere das zu meinem Vater, war – untertrieben ausgedrückt – angeknackst.

Corona, meine unerwartete Rettung

Wenn mich all das – Frakturen, Osteopenie, Klinikaufenthalte und vor allem eine fürsorgliche Familie – nicht aufwecken oder retten konnte, was dann? Corona. Nein, kein Scherz. Bis zum Anbruch der Pandemie war ich wieder in meinem kompletten Essstörungs-Tagesablauf gefangen: aufstehen, arbeiten, danach trotz Erschöpfung fast täglich stundenlange Cardio-Einheiten absolvieren, bloß nicht zu viel essen – und am nächsten Tag dasselbe Spiel von vorne. Meine sozialen Kontakte in dieser Zeit waren spärlich. Ich lebte ein von meiner Essstörung diktiertes Leben, in dem spontane Treffen mit Freunden oder Reisen, bei denen ich keine Kontrolle über das Essen gehabt hätte, eine Bedrohung darstellten und daher sehr selten stattfanden.

Und dann kam die Pandemie. Von einem auf den anderen Tag waren die Fitnessstudios geschlossen – und ich panisch und verzweifelt, meiner Sportroutine beraubt zu sein. Ich arbeitete zwar nach wie vor in Vollzeit und im Gegensatz zu vielen anderen Menschen aufgrund meines Berufs (Sachbearbeitung in einem Notariat) weiterhin im Büro und nicht aus dem Home Office. Doch abseits davon verbrachte ich sehr viel Zeit alleine zuhause. Zeit, in der ich mich zwangsläufig mit mir selbst auseinandersetzen musste. Versuchte ich anfangs noch, durch lange Spaziergänge die mangelnde Bewegung zu kompensieren, konnte und wollte ich eines Tages nicht mehr.

Ausschlaggebend war hier sicher auch eine ehemalige Kommilitonin, Helena, mit der ich zu dem Zeitpunkt über Facebook wieder Kontakt aufgenommen hatte. Sie war inzwischen als Health Coach tätig und berichtete mir, als ich von meiner Essstörung und ausbleibenden Periode erzählte, von Nicolas Buch und wie es ihr geholfen habe. Tatsächlich hatte ich Jahre zuvor, als ich einen Blog führte und darüber mit zahlreichen anderen Bloggerinnen aus den USA in Kontakt war, bereits von „No Period. Now What?" gehört, mich aber damals nicht tiefergehend damit auseinandergesetzt. Jetzt aber, da ich dank Pandemie und erzwungener Sportpause spürte, wie erschöpft ich war, sah ich es als Wink des Universums, das Thema anzugehen.

Apropos Erschöpfung: wow. Hatte ich über all die Jahre das Gefühl, genug Energie für all meine sportlichen Aktivitäten zu haben, war es jetzt, als hätte jemand den Stecker gezogen. Wie von einem Lastwagen überrollt. Ausgelaugt. Nach der Arbeit lag ich quasi nur auf der Couch, komplett erschöpft. Und mein Hunger war endlos.

Extremer Hunger und warum es „normal" bei Essstörungen nicht gibt

Ob man extremen Hunger erlebt oder nicht, ist sicher individuell. Bei mir war das der Fall, was mich wenig überraschte, da ich in all den Jahren nie mein Hungergefühl verloren hatte. Während beider Klinikaufenthalte überraschte ich Personal und Mitpatient*innen mit meinem ausgeprägten Hunger – für mich damals sehr unangenehm, da ich mir „unnormal" vorkam. Daher an dieser Stelle: Es ist TOLL, wenn ihr Hunger habt! Er ist ein Zeichen eurer Verbundenheit mit eurem Organismus, eurer Intuition.

Bei mir zeigte eine in der zweiten Klinik vorgenommene Grundumsatzmessung, dass mein Verbrauch stark erhöht war. Selbst den ganzen Tag nur liegend hätte ich also bereits sehr viele Kalorien verbrannt, weshalb die Standardmenge der Klinik – hier ein Plan mit 2200 Kalorien pro Tag – für mich bei weitem nicht ausreichte. Es waren also zahlreiche Anpassungen nach oben nötig, bis ich zunahm.

Weder hier noch an anderer Stelle werde ich die Geschwindigkeit meiner individuellen Zunahme erwähnen, nur so viel: Ob ihr schnell oder langsam zunehmt, könnt ihr nicht beeinflussen und schneller zuzunehmen ist nicht schlecht. Falls ihr das Gefühl habt, nicht zunehmen zu können und nach meinen Aussagen hier denkt „oh, dann habe ich wohl auch einfach einen schnellen Stoffwechsel": Schaut bitte, ob ihr ehrlich mit euch seid. Bewegt ihr euch trotz Sportpause noch sehr viel? Esst ihr viel Volumen, dabei aber insgesamt wenige Kalorien? Glaubt mir: so unangenehm die Zunahme sein mag, so sehr ist sie es wert. Und damit, sie hinauszuzögern, tut ihr euch und eurer Gesundheit absolut keinen Gefallen. Was ich im Nachhinein am meisten bereue, ist, meine Essstörung nicht früher bekämpft und zu einem gesunden Gewicht zugenommen zu haben.

Um es zu sagen, wie es ist: Extremer Hunger ist unangenehm. Extrem unangenehm eben. Die Abende, an denen ich, mich vor Bauchschmerzen und Übelkeit krümmend, auf dem Bett lag und trotzdem noch nicht satt war. An denen ich mich schämte und verzweifelt fragte, ob dieser Zustand jemals aufhören würde. An denen ich mich fragte, ob ich jemals wieder von einer normalen Menge satt würde und mir manchmal vornahm, Lebensmittel wie Nussmus oder Schokolade gar nicht mehr zu kaufen, weil ich mich „nicht beherrschen" konnte. Zu dem Zeitpunkt kam es mir endlos und ich als die einzige Person, deren Hunger SO extrem war, vor.

Zum Glück war in dieser Zeit jedoch die „No Period. Now What?"-Community ein fester Bestandteil meines Lebens und ein Lichtblick, der mir half, an die Recovery zu glauben und mir mit all den Erfolgsgeschichten immer wieder Hoffnung gab. Gerade wenn das Umfeld, wie es sicher bei vielen von uns der Fall ist, nicht versteht bzw. nicht nachvollziehen kann, was wir durchleben, ist eine solche Gemeinschaft im Internet Gold wert. Allerdings merkte ich auch hier, wie wichtig es ist, sich abzugrenzen und nicht zu sehr zu vergleichen. Nur weil Person XY es geschafft hat, trotz Sport und einer geringeren als der von Nico angerateten Kalorienmenge oder mit einem niedrigen BMI die Periode wiederzuerlangen, bedeutet das nicht, dass es für einen selbst genauso klappen muss. Ich kann nur raten, sich an die Richtlinien aus dem Buch zu halten – sie sind evidenzbasiert und existieren aus einem Grund.

Rückblickend weiß ich nicht mal mehr, wie viele Monate diese Phase des extremem Hungers dauerte und sie ist nur ein verschwindend kurzer Abschnitt der Vergangenheit. Und Spoiler: Nussmus und Schokolade habe ich immer im Haus, esse sie fast täglich, habe aber tatsächlich manchmal gar keine Lust drauf – weil mein Organismus gelernt hat, dass sie immer da sind und nicht wieder verschwinden.

Immer noch keine Periode trotz Normalgewicht??

Zum Schreckgespenst, der Zunahme: ich werde hier keine konkreten Gewichtsangaben nennen, da Vergleiche wie bereits erwähnt niemandem helfen. Insgesamt waren es jedoch über zehn Kilo, die ich in relativ kurzer Zeit zunahm. Und ganz ehrlich: Es ging mir mental zunächst so schlecht wie nie zuvor während meiner Essstörung. Warum ich das erzähle? 1. Weil es normal ist. Beim Anblick meines neuen, größeren Körpers musste ich weinen, kein Kleidungsstück schien mir weit genug, ich hatte depressive Phasen. Und 2.: weil es besser wird. Viel besser. Nach einigen Monaten stabilisierte sich mein Gewicht bei einem BMI von ca. 21-22, mein Hunger wurde weniger. Bis zur tatsächlichen Umverteilung des Gewichts hat es, auch hier bin ich ehrlich, noch eine ganze Weile gedauert. Was ich aber noch erwähnen möchte: Trotz der aus meiner Sicht rapiden Zunahme in kurzer Zeit fiel meine körperliche Veränderung meinem Umfeld kaum bis gar nicht auf – und wenn, dann nur positiv. Kolleginnen, denen ich davon erzählte, waren ehrlich erstaunt. Was wieder einmal beweist, dass andere Menschen viel weniger wahrnehmen, als wir denken.

Leider ließ meine Periode trotz normalen Gewichts weiterhin auf sich warten. Mit den Informationen aus „No Period. Now What?" gewappnet, begab ich mich auf die Suche nach gynäkologischer Unterstützung, um zu klären, was hier eventuell der Grund sein könnte. Die Enttäuschung: Drei verschiedene Gynäkolog*innen wollten mir unabhängig voneinander weißmachen, dass ich meine Periode auf natürlichem Wege nicht wiederbekäme und die Pille verschreiben. Eine meiner Anlaufstellen war ein gynäkologisches Endokrinologikum, in dem sogar mittels eines fünfseitigen Fragebogens detaillierte Angaben zu meiner Geschichte, meinem Gewichtsverlauf, Ess-, Schlaf- und Sportverhalten ermittelt wurden – nur, um auf diese dann gar nicht einzugehen, da bei mir zu dem Zeitpunkt kein Kinderwunsch bestand. Wenn ihr dieses Buch lest, ist es vermutlich überflüssig, es nochmal zu betonen, aber: Kämpft für eure Periode – nicht für eure Familie, eure*n Partner*in oder einen (möglicherweise aktuell oder insgesamt nicht bestehenden) Kinderwunsch, sondern FÜR EUCH. Eure Gesundheit und Lebensfreude. Denn die werdet ihr zurückerhalten und sie ist das größte Geschenk. Wenn ich es nach primärer und sekundärer Amenorrhö, ohne ärztliche Unterstützung, durch räumliche Distanz und Pandemie insgesamt wenig Unterstützung und in einem beruflich schwierigen Umfeld mit viel mentalem Stress geschafft habe, dann schafft ihr das ebenfalls!

Mein Glück war jedoch, dass ein Arzt immerhin willens war, mir Clomifen zu verschreiben, was die anderen beiden Mediziner*innen – fast schon schockiert ob meiner Nachfrage – vehement abgelehnt hatten. Das Medikament verhalf mir im Mai 2021 zu einer Blutung. Leider sollte es erstmal die einzige bleiben. Entgegen des ärztlichen Rates, nun wieder die Pille zu nehmen, startete ich mit den verbleibenden Tabletten aus der Packung einen zweiten, erneut erfolgreichen Versuch. Und diesem folgte einige Monate später endlich meine erste natürliche Periode, die mich vor Freude weinen ließ.

Weil ich weiß, dass das Thema Supplemente oder andere „Hilfsmittel" in diesem Kontext viel Aufmerksamkeit erhalten: Ich habe ca. sechs Monate lang Acetyl-L-Carntin (zweimal täglich gemäß Nicolas Vorschlag) eingenommen und einmalig eine osteopathische Behandlung vornehmen lassen. Ob diese Dinge jeweils eine Rolle spielten und in welchem Ausmaße, vermag ich nicht zu beurteilen. Jedoch sollte euch bewusst sein, dass kein Supplement, keine Therapie oder ärztliche Maßnahme die Gewichtszunahme und Bewegungsreduktion ersetzen können. Veräppelt euch hier bitte nicht selbst!

Eine Sache, die nicht unerwähnt bleiben sollte und vielleicht der ein oder anderen Person Hoffnung geben kann: meine Knochendichte. Fünf Jahre nach der initialen Osteopenie-Diagnose zeigte die Messung eine deutliche Verbesserung meiner Werte, in einem der beiden Messpunkte befinde ich mich sogar schon wieder im Normalbereich. Und das, obwohl ich über 30 bin, ein Alter, nach dem die Knochendichte nach Aussage vieler Ärzt*innen nur noch abnimmt.

Was ich neben meiner Periode noch zurückgewonnen habe: Lebensfreude, Mut, das laute Lachen, das ich offenbar doch von meiner Mutter geerbt habe, Freundschaften, das volle Spektrum an Gefühlen, die Fähigkeit, mich stundenlang auf Themen außerhalb von wann ich das nächste Mal esse und wie ich die Kalorien dann wieder verbrennen kann, zu konzentrieren. Ein viel besseres Verhältnis zu meiner Familie, Freunden und Kollegen. Weil ich jetzt wirklich anwesend bin, entspannter, auch sympathischer (und das sage ich selbst über mich; während der Essstörung war ich teilweise unfassbar schnippisch und abweisend). Tiefe Dankbarkeit für meinen Körper, der jeden Tag so viel für mich tut und mich über all die Jahre nie im Stich gelassen hat.

Nora:

Bevor ich durch meine Online-Recherche auf die englische Version von „Keine Periode - was jetzt?" (KPWJ) gestoßen bin, hatte ich bereits 14 Jahre lang keine natürliche Periode mehr gehabt. Im Laufe dieser Zeit war ich viele Jahre in Therapie wegen einer nie ganz überwundenen Essstörung und hatte etliche, sehr frustrierende Arztbesuche hinter mir. Diese endeten stets mit derselben Aussage: Ich sei kerngesund, sportlich, würde mich gut ernähren, mein Gewicht sei „normal", es gäbe keinen Grund zur Beunruhigung. Gelegentlich wurde ein Halbsatz hinterhergeschoben, dass ein paar Kilo mehr vielleicht hilfreich wären. Teilweise war dies jedoch sogleich gefolgt von fett-diskriminierenden Äußerungen, die mir weder Mut noch Entschlossenheit spendeten, meinen Lebensstil zu überdenken, geschweige denn ihn zu verändern. Unzählige Male verließ ich Arztpraxen mit einem weiteren Rezept für die Anti-Baby-Pille, denn diese sollte den Zyklus „wieder ankurbeln". Bei einem dieser Arztbesuche erhielt ich, neben einem weiteren Rezept für die Pille, auch die Empfehlung, mal eine Knochendichtemessung durchführen zu lassen. Mir wurde erklärt, dass die Knochendichte bei einem Mangel an weiblichen Sexualhormonen langsam abnehmen würde. Ich entschied, den Scan durchführen zu lassen, auch wenn ich dies damals selbst bezahlen musste. Als die Ergebnisse vorlagen, erhielt ich die Nachricht, dass meine Knochen bereits im Stadium der „Osteopenie" seien. Bei Osteopenie handelt es sich um die Vorstufe von Osteoporose und sie kennzeichnet sich durch einen deutlichen Verlust von Knochendichte, was zu einer erhöhten Brüchigkeit führt. Ich war damals 28 Jahre alt und extrem geschockt. Mit wenigen englischsprachigen Begriffen in der Google Suchzeile stieß ich auf Nicola Sykes (ehemals Rinaldi) und ihr (damals ausschließlich auf Englisch verfügbares) Buch „No Period? Now what?".

Sobald ich das Buch in meinen Händen hielt, begann ich zu lesen. Bereits nach den ersten Seiten war klar, dass ich in diesem Buch die Antworten auf alle Fragen finden würde, die mir in den letzten Jahren den Schlaf geraubt hatten, und dass ich mit all meinen Problemen bei weitem nicht alleine war. Damit wurde für mich unumstößlich der Beginn einer sehr großen Veränderung eingeleitet. Beim Lesen stieg das Verständnis für meinen Körper und die Situation, in die ich ihn gebracht hatte. Parallel dazu erwuchs eine ungeheure Entschlossenheit, meine alten Gewohnheiten zu durchbrechen, mich meinen ungesunden Glaubenssätzen zu stellen, um an die Stelle von Rigidität und Kontrolle echte Selbstfürsorge treten zu lassen. In der internationalen Online-Support-Community (in der es heute übrigens auch eine deutschsprachige Gruppe gibt), fand ich Antworten auf zusätzliche Fragen, die mir im Laufe der Monate, während meiner eigenen Genesungsreise, kamen. Online durchgeführte Einzel-Coachings mit Dr. Nicola Sykes offenbarten mir die tatsächliche Bedeutung der Blutergebnisse der letzten Jahre und halfen mir, Unsicherheiten und

Zweifel durchzustehen und mich nicht entmutigen zu lassen. Mit Hilfe des Hintergrundwissens aus dem Buch, der internationalen Support-Community und den Einzel-Coachings fand ich alles, was ich brauchte, um meine Lebensweise grundlegend zu verändern und nach 15 Jahren endlich wieder einen natürlichen Zyklus zu bekommen. Seit zwei Jahren habe ich jetzt regelmäßig meine Periode, vor ca. einem Jahr habe ich wieder langsam mit dem Sport angefangen. Doch es geht bei all dem nicht nur um Essen, Sport und einen gesunden Körper. Es geht auch um Freiheit, Genuss und Lebensfreude. Mittlerweile denke ich so wenig über mein Essen nach wie noch nie und habe endlich wieder Kraft und Kapazität für alle anderen spannenden, schönen und tollen Sachen im Leben :) Es lohnt sich, nur Mut!

Anhang

Die Umfrage

Es wurde eine umfassende dreiteilige Studie ausgearbeitet, in der jede Teilnehmerin über ihren Weg von der Krankheit zur Gesundheit befragt wurde. Von den rund 550 Personen, die um die Teilnahme an der Umfrage gebeten wurden, beantworteten 329 die erste Reihe von Fragen. Später machten 256 Frauen Angaben in der zweiten Umfrage, in der nach Informationen über natürliche Zyklen sowie Zyklen durch Behandlungen gefragt wurde. An der dritten Umfrage nahmen 208 Frauen teil, die Angaben zu ihrer Schwangerschaft, den Perioden danach und ggf. einer erneuten Schwangerschaft machten.

Die meisten Studien, die zu diesem Thema in der medizinischen Literatur veröffentlicht werden, umfassen nur etwa 10 bis 30 Probanden; wir haben Daten von einer weitaus größeren Zahl an Personen aus dem Forum gesammelt. Die Veröffentlichung unserer Ergebnisse kann somit einen aufschlussreichen Überblick gewährleisten.

Die Erhebungen waren retrospektiv und baten die Befragten, sich an Informationen zu erinnern wie:

- wie viel Sport sie zu verschiedenen Zeiten machten
- welche Art von Sport/Bewegung sie ausübten

- wie viel sie gewogen haben, als sie Amenorrhö hatten
- wie ihre Essgewohnheiten zu verschiedenen Zeitpunkten aussahen
- ob sie sich entschlossen hatten, ihre Ernährung und ihre sportlichen Aktivitäten zu ändern
- wie lange es dauerte, bis diese Veränderungen in der Lebensweise Wirkung zeigten
- wie sie sich vor und nach der Umstellung gefühlt haben
- Ergebnisse von Bluttests vor, während und nach der Recovery
- Informationen über Zyklen und Behandlungen, während sie versuchten, schwanger zu werden
- wie lange es dauerte, bis der natürliche Zyklus nach der Entbindung wieder einsetzte
- die Schwangerschaften mit Geschwisterkindern

Bei einer so großen Bandbreite an Informationen, die abgefragt werden – in vielen Fällen liegen sie Jahre zurück – sind die Ergebnisse mit Fehlern in der Erinnerung behaftet. Daher sind wir uns bewusst, dass einzelne Ergebnisse nicht 100 % zuverlässig sind, obwohl das Gesamtmuster mit unseren Argumenten völlig übereinstimmt. In einigen wenigen Fällen, z. B. bei der Ermittlung des Prozentsatzes der Mehrlingsschwangerschaften, die auf die Einnahme oraler oder injizierbarer Medikamente zurückzuführen sind, waren die Informationen aus der Erhebung unzureichend. Daher verwenden wir gelegentlich die von Nico gesammelten Daten, in denen alle Schwangerschaften von Frauen erfasst sind, die zwischen 2007 und 2013 im Forum aktiv waren.

Im Allgemeinen haben wir den Durchschnitt oder den Median (wenn es Datenpunkte gibt, die Ausreißer sind und den Durchschnitt verzerren) der von uns gesammelten Ergebnisse angegeben, sowie gegebenenfalls den prozentualen Anteil der Befragten, die verschiedene Optionen erlebt haben. Zu den statistischen Tests gehören ein t-Test zum Vergleich kontinuierlicher Variablen, ein Chi-Quadrat-Test oder ein exakter Test nach Fisher für Kontingenztabellen oder ein Vorzeichentest zum Vergleich von geordneten Ergebnissen. Wenn das für dich wie Chinesisch klingt, mach dir keine Sorgen – die Details sind nicht so wichtig. Im nächsten Absatz findest du ein Beispiel, aber das Konzept ist nicht leicht zu verstehen. Es ist auch nicht notwendig, die Einzelheiten vollständig zu verstehen, da wir die Ergebnisse in jedem Kapitel vereinfacht haben.

Interpretation von Statistiken

Steph: Während der Bearbeitung dieses Abschnitts hat Nico versucht, mir die Statistiken zu erklären – ich fand sie extrem kompliziert. Deshalb habe ich es so vereinfacht, dass es für mich Sinn macht, und vielleicht hilft es auch dir. Ich würde diesen Abschnitt folgendermaßen zusammenfassen: Je kleiner der p-Wert ist, desto wahrscheinlicher ist die Schlussfolgerung richtig.

An verschiedenen Stellen haben wir Vermerke wie „$p < 1 \times 10^{-5}$" gemacht; diese werden „p-Werte" genannt. Der p-Wert ist das Ergebnis des durchgeführten statistischen Tests. Er sagt im Wesentlichen aus, wie wahrscheinlich es ist, dass der von uns betrachtete Unterschied zufällig entstanden ist, wenn es in Wahrheit keinen Unterschied gibt.

Deine Grundannahme, die sogenannte „Nullhypothese", ist, dass es keinen Unterschied zwischen den beiden (oder mehreren) zu vergleichenden Gruppen gibt. Ein Beispiel, das wir in Kapitel 22 besprechen, ist die Frage, ob es einen Unterschied in der Reaktion auf orale Fruchtbarkeitsmedikamente in Abhängigkeit vom BMI gibt.

BMI und Reaktion auf orale Fruchtbarkeitsmedikamente

BMI-Kategorie	Anzahl der Frauen	Anzahl der ovulie-renden Frauen	Prozentsatz der Frauen, die ovulieren
< 20	45	29	64
20 – 21	23	18	78
≥ 21	58	52	90

In dieser Tabelle sehen wir, dass der Prozentsatz der Frauen, die ovulieren, umso größer ist, je höher der BMI – aber sind diese Unterschiede wirklich signifikant oder könnten sie durch zufällige Fluktuationen entstehen? Unsere Nullhypothese lautet, dass die Unterschiede zufällig sind und es in Wahrheit keinen Zusammenhang zwischen dem BMI und dem Prozentsatz der Frauen mit Eisprung gibt, oder anders ausgedrückt, dass es keinen Unterschied zwischen den drei BMI-Gruppen in Bezug auf die Eisprungrate gibt. Der statistische Test, für den wir uns entschieden haben, ist der „exakte Test nach Fisher". Er wird verwendet, um Daten aus zwei verschiedenen Gruppierungen (hier BMI und Eisprung) zu vergleichen, mit dem Ziel festzustellen, ob ein Zusammenhang besteht. In diesem Fall beträgt der p-Wert 0,00892, den du mit 100 multiplizieren kannst, um ihn in einen Prozentsatz umzurechnen. Dieser p-Wert besagt das Folgende:

Angenommen, die Nullhypothese gilt, es gibt also keinen Zusammenhang zwischen dem BMI und der Reaktion auf orale Medikamente. Dann beträgt die Wahrscheinlichkeit 0,892 %, so extreme Ergebnisse wie in der Tabelle durch Zufall zu erzielen. Normalerweise gelten p-Werte unter 0,05 (5 %) als signifikant, d.h. ihre Nullhypothese ist wahrscheinlich falsch. Je kleiner der p-Wert wird, desto sicherer wirst du, dass deine Nullhypothese nicht zutrifft und dass die Alternativhypothese – dass es einen Zusammenhang gibt – wahrscheinlich gültig ist. Kurz gesagt, der sehr kleine p-Wert für diesen Test deutet darauf hin, dass es tatsächlich einen Zusammenhang zwischen dem BMI und dem Erfolg von oralen Medikamenten gibt.

Es ist jedoch wichtig zu verstehen, dass statistische Signifikanz nicht gleichbedeutend mit Kausalität ist. In unserem Beispiel könnte es sein, dass ein niedriger BMI den Eisprung verhindert, oder es könnte einen anderen Faktor geben, den diejenigen mit niedrigem BMI gemeinsam haben, wie z. B. eine geringe Fettaufnahme, ein niedriger Leptinspiegel oder eine Gewohnheit wie Rauchen, die sowohl den niedrigen BMI als auch das Nichtansprechen auf orale Fruchtbarkeitsmedikamente verursacht.

Abkürzungen

BBT	Basaltemperatur, die Körpertemperatur beim Aufwachen
BMI	Body-Mass-Index
CM	Zervikaler Schleim, Englisch für „Cervical Mucus"
CP	Zervikale Position, die Position des Gebärmutterhalses
DMPA	Depot-Medroxyprogesteronacetat
DPO	Tag(e) nach dem Eisprung, engl. „Day(s) Past Ovulation"
DVT	Dialektische Verhaltenstherapie
E_2	Östradiol
EWCM	Eiweißartiger („fruchtbarer") CM
FDA	Die U.S. Food and Drug Administration, abgekürzt FDA
FSH	Follikelstimulierendes Hormon
HA	Hypothalamische Amenorrhö
HAler	Von HA betroffene Person(en)
hCG	Humanes Choriongonadotropin
HRT	Hormonersatztherapie
IBS	Reizdarmsyndrom
IUP	Intrauterinpessar, Kupferspirale
IVF	In-Vitro-Fertilisation
KVT	Kognitive Verhaltenstherapie
LH	Luteinisierendes Hormon
LNG	Levonorgestrel
LPD	Lutealphasendefekt
LP	Lutealphase
NFP	Natürliche Familienplanung
OCP	Antibabypillen; engl. „Oral Contraceptive Pill"

OPK	Ovulationsvorhersage-Kits, engl. „Ovulation Predictor Kit"
PCOS	Polyzystisches Ovarialsyndrom
PI	Pearl Index
RE	Reproduktionsendokrinologie
SI	Soja-Isoflavone
STI	Status bezüglich sexuell übertragbarer Infektionen, engl. „Sexually Transmitted Infections"
ZT	Zyklustag

Referenzen

Kapitel 1—Keine Periode?

1. Liu JH, Patel B, Collins G. "Central Causes of Amenorrhea." Endotext. Updated Mar. 1, 2016. http://www.endotext.org/chapter/central-causes-of-amenorrhea/4/

2. Legro RS. "Evaluation and Treatment of Polycystic Ovarian Syndroms" Endotext. Updated Sep. 19, 2009. http://www.endotext.org/chapter/evaluation-and-treatment-of-polycystic-ovary-syndrome/

3. Wade GN, Jones JE. "Neuroendocrinology of Nutritional Infertility." *American Journal of Physiology: Regulatory, Integrative and Comparative Physiology.* 287(6) 2004: R1277-1296. doi: 10.1152/ajpregu.00475.2004

4. Mountjoy M et al. "International Olympic Committee (IOC) Consensus Statement on Relative Energy Deficiency in Sport (RED-S): 2018 Update." International Journal of Sport Nutition and Exercise Metabolism. 28(4) 2018: 316-331. doi: 10.1123/ijsnem.2018-0136

5. Wade GN, Jones JE. 2004. doi: 10.1152/ajpregu.00475.2004

6. Berga SL et al. "Recovery of Ovarian Activity in Women with Functional Hypothalamic Amenorrhea Who Were Treated with Cognitive Behavior Therapy." *Fertility and Sterility.* 80(4) 2003: 976-81. doi: 10.1016/S0015-0282(03)01124-5

7. ebenda.

8. Tschugguel W, Berga SL. "Treatment of Functional Hypothalamic Amenorrhea with Hypnotherapy." *Fertility and Sterility.* 80(4) 2003: 982-85. doi: 10.1016/S0015-0282(03)01012-4

9. Horvath PJ et al. "The Effects of Varying Dietary Fat on the Nutrient Intake in Male and Female Runners." *Journal of the American College of Nutrition.* 19(1) 2000: 42-51. doi: 10.1080/07315724.2000.10718913

10. Hill EE et al. "Exercise and Circulating Cortisol Levels: The Intensity Threshold Effect." *Journal of Endocrinological Investigation.* 31(7) 2008: 587-91. doi: 10.1007/BF03345606;
   Loucks AB et al. "Alterations in the Hypothalamic-Pituitary-Ovarian and the Hypothalamic-Pituitary-Adrenal Axes in Athletic Women." *The Journal of Clinical Endocrinology & Metabolism.* 68(2) 1989: 402-11. doi: 10.1210/jcem-68-2-402;
   Mastorakos GM et al. "Exercise and the Stress System." *Hormones.* 4(2) 2005: 73-89. http://www.hormones.gr/57/article/article.html

11. Loucks AB, Verdun M, Heath EM. "Low Energy Availability, Not Stress of Exercise, Alters LH Pulsatility in Exercising Women." *Journal of Applied Physiology.* 84(1) 1998: 37-46. http://jap.physiology.org/content/84/1/37.long

12. ebenda;
   Martins CL et al. "Effects of Exercise on Gut Peptides, Energy Intake and Appetite." *Journal of Endocrinology.* 193(2) 2007: 251-58. doi: 10.1677/JOE-06-0030;
   Stubbs RJ et al. "Rate and Extent of Compensatory Changes in Energy Intake and Expenditure in Response to Altered Exercise and Diet Composition in

Humans." *AJP: Regulatory, Integrative and Comparative Physiology.* 286(2) 2004: 350R-58. doi: 10.1152/ajpregu.00196.2003;
Williams NI, Berga SL, Cameron JL. "Synergism between Psychosocial and Metabolic Stressors: Impact on Reproductive Function in Cynomolgus Monkeys." *American Journal of Physiology: Endocrinology and Metabolism.* 293(1) 2007: E270-276. doi: 10.1152/ajpendo.00108.2007

13. Stubbs RJ et al. 2004. doi: 10.1152/ajpregu.00196.2003

14. Horne BD, Muhlestein JB, Andersen JL. "Health effects of intermittent fasting: hormesis or harm? A systematic review." *American Journal of Clinical Nutrition* 102(2) 2015: 464-70. doi: 10.3945/ajcn.115.109553

15. Farenholtz IL et al. "Within-day energy deficiency and reproductive function in female endurance athletes." *Scandinavian Journal of Medicine & Science in Sports* 28(3) 2018: 1139-46. doi: 10.1111/sms.13030

16. Hill EE et al. 2008. doi: 10.1007/BF03345606

17. Bullen BA et al. "Induction of Menstrual Disorders by Strenuous Exercise in Untrained Women." *The New England Journal of Medicine.* 312(21) 1985: 1349-353. doi: 10.1056/NEJM198505233122103

18. Biller MK et al. "Abnomal Cortisol Secretion and Responses to Corticotropin-Releasing Hormone in Women with Hypothalamic Amenorrhea." *Journal of Clinical Endocrinology & Metabolism.* 70(2) 1990: 311-17. doi: 10.1210/jcem-70-2-311;
Brundu B. "Increased Cortisol in the Cerebrospinal Fluid of Women with Functional Hypothalamic Amenorrhea." *Journal of Clinical Endocrinology & Metabolism.* 91(4) 2006: 1561-565. doi: 10.1210/jc.2005-2422;
Mastorakos G et al. 2005. http://www.hormones.gr/57/article/article.html

19. Caronia LM et al. "A Genetic Basis for Functional Hypothalamic Amenorrhea." *The New England Journal of Medicine.* 364(3) 2011: 215-25. doi: 10.1056/NEJMoa0911064

20. Williams NI, Berga SL, Cameron JL. 2007. doi: 10.1152/ajpendo.00108.2007

21. Viswanathan MA et al. "Outcomes of Maternal Weight Gain." *Evidence Reports/Technology Assessments.* 168 (2008): 1-223. http://www.ncbi.nlm.nih.gov/pubmedhealth/PMH0007502/

22. Archer DF, Thomas RL. "The fallacy of the postpill amenorrhea syndrome." *Clinical Obstetricts and Gynecology.* 24(3) 1981:943-50.

Kapitel 2—Einflussfaktoren bei HA: Was du isst

1. "Balancing Calories to Manage Weight." In Dietary Guidlines for Americans, 2010. 7th Edition ed. Washington, D.C.: U.S. Department of Agriculture and U.S. Department of Health and Human Services, 2010. http://www.fns.usda.gov/sites/default/files/Chapter2.pdf

Kapitel 3—Einflussfaktoren bei HA: Sport und Stress

1. Inès Ferreira. Sport à tout prix ? Dépendance à l'exercice physique et soins de santé primaires en contexte français: traduction française et validation de l'Exercise

Addiction Inventory. Médecine humaine et pathologie. 2016. https://dumas.ccsd. cnrs.fr/dumas-01528930. Ce questionnaire est une adaptation du tableau 6, page 30. Le score s'obtient en additionant toutes les réponses. Un score supérieur ou égal à 24 montre un risque de dépendance à l'exercice physique.

2. http://jkthompson.myweb.usf.edu/oeqweb.htm (en anglais). Il n'y a pas de seuils validés pour le questionnaire sur l'exercice obsessionnel, mais un score supérieur à 40 est préoccupant.

3. Loucks AB. "Energy Availability, Not Body Fatness, Regulates Reproductive Function in Women." *Exercise and Sport Sciences Reviews*. 31.3 (2003): 144-48. http://journals.lww.com/acsm-essr/Fulltext/2003/07000/ Energy_Availability,_Not_Body_Fatness,_Regulates.8.aspx

4. Agostoni C et al., „ L'EFSA établit les besoins moyens en apports énergétiques Jan 2013. Accessed 10Oct2022. https://www.efsa.europa.eu/fr/press/news/130110; Avis de l'Ances, „ Relatif à l'actualisation des repères alimentaires du PNNS pour les enfants de 4 à 17 ans. 2016. Accessed 10Oct2022. https://www.anses.fr/fr/ system/files/NUT2017SA0142.pdf.

5. Mastorakos G et al. "Exercise and the Stress System." *Hormones*. 4(2) 2005: 73-89. http://www.hormones.gr/57/article/article.html; **Whirledge S, Cidlowski JA.** "Glucocorticoids, Stress, and Infertility." *Minerva Endocrinologica*. 35(2) 2010: 109-25. http://www.ncbi.nlm.nih.gov/pmc/articles/ PMC3547681/

6. Hill EE et al. "Exercise and Circulating Cortisol Levels: The Intensity Threshold Effect." *Journal of Endocrinological Investigation* 31(7) 2008: 587-91. doi: 10.1007/ BF03345606

7. Edozien LC. "Mind over Matter: Psychological Factors and the Menstrual Cycle." *Current Opinion in Obstetrics and Gynecology*. 18(4) 2006: 452-56. doi: 10.1097/01. gco.0000233942.67049.ad

8. Nattiv A et al. "American College of Sports Medicine Position Stand. The Female Athlete Triad." *Medicine & Science in Sports & Exercise*. 39(10) 2007: 1867-882. doi: 10.1249/mss.0b013e318149f111

9. Mountjoy M et al. "The IOC consensus statement: beyond the Female Athlete Triad--Relative Energy Deficiency in Sport (RED-S)." British Journal of Sports Medicine. 48(7) 2014: 491-7. doi: 10.1136/bjsports-2014-093502

Kapitel 4—Diagnose

1. Klein DA, Poth MA. "Amenorrhea: An Approach to Diagnosis and Management." *American Family Physician*. 87(11) 2013: 781-88. http://www.aafp.org/ afp/2013/0601/p781.html; **Practice Committee of the American Society of Reproductive Medicine.** "Current evaluation of amenorrhea." *Fertility and Sterility*. 90(5) 2008:S219-S225. doi: 10.1016/j.fertnstert.2008.08.038

2. Klein DA, Poth MA. 2013. http://www.aafp.org/afp/2013/0601/p781.html

3. ebenda.

4. Klein DA, Poth MA. 2013. http://www.aafp.org/afp/2013/0601/p781.html

5. Meczekalski B et al. "Functional Hypothalamic Amenorrhea: Current View on Neuroendocrine Aberrations." *Gynecological Endocrinology.* 24(1) 2008: 4-11. doi: 10.1080/09513590701807381;
Vuong C et al. "The Effects of Opioids and Opioid Analogs on Animal and Human Endocrine Systems." *Endocrine Reviews.* 31(1) 2010: 98-132. doi: 10.1210/er.2009-0009

6. The American Thyroid Association Taskforce on Thyroid Disease During Pregnancy and Postpartum. "Guidelines of the American Thyroid Association for the Diagnosis and Management of Thyroid Disease During Pregnancy and Postpartum." *Thyroid.* 21(10) 2011: 1081–1125. doi: 10.1089/thy.2011.0087

7. Bradbury, RA, Lee PC, Smith HC. "Elevated anti-Mullerian hormone in lean women may not indicate polycystic ovarian syndrome." The Australian and New Zealand Journal of Obstetrics and Gynaecology. 57(5) 2017: 552-557. doi: 10.1111/ajo.12647

8. Leyendecker G, Wildt L. "Induction of Ovulation with Chronic Intermittent (pulsatile) Administration of Gn-RH in Women with Hypothalamic Amenorrhöa." *The Journal of the Sociatey for Reproduction and Fertility.* 69(1) 1983: 397-409. doi: 10.1530/jrf.0.0690397

9. Panidis D et al. "Serum Anti-Müllerian Hormone (AMH) Levels Are Differentially Modulated by Both Serum Gonadotropins and Not Only by Serum Follicle Stimulating Hormone (FSH) Levels." *Medical Hypotheses.* 77(4) 2011: 649-53. doi: 10.1016/j.mehy.2011.07.005

Kapitel 5—Hypothalamus – Bitte WAS??

1. Berga SL, Naftolin F. "Neuroendocrine Control of Ovulation." *Gynecological Endocrinology.* 28(Suppl 1) 2012: 9-13. doi: 10.3109/09513590.2012.651929;
Tracy AL et al. "Regulation of Energy Intake in Humans." Endotext. Updated Aug. 5, 2013. http://www.endotext.org/chapter/factors-influencing-obesity/regulation-of-energy-intake-in-humans/

2. Lechan RM, Toni R. "Functional Anatomy of the Hypothalamus and Pituitary". Updated Feb. 22, 2013. http://www.endotext.org/chapter/functional-anatomy-of-the-hypothalamus-and-pituitary/9/

3. "1806 The Hypothalamus-Pituitary Complex" by OpenStax College – Anatomy & Physiology, Connexions. http://cnx.org/content/col11496/1.6/, Jun 19, 2013. Licensed under CC BY 3.0 via Wikimedia Commons http://creativecommons.org/licenses/by/3.0/legalcode https://commons.wikimedia.org/wiki/File:1806_The_Hypothalamus-Pituitary_Complex.jpg

4. Berga SL, Naftolin F. doi: 10.3109/09513590.2012.651929;
Tracy AL et al. http://www.endotext.org/chapter/factors-influencing-obesity/regulation-of-energy-intake-in-humans/

5. "Figure 28 02 07" by OpenStax College – Anatomy & Physiology, Connexions. http://cnx.org/content/col11496/1.6/, Jun 19, 2013. Licensed under CC BY 3.0 via Wikimedia Commons http://creativecommons.org/licenses/by/3.0/legalcode http://commons.wikimedia.org/wiki/File:Figure_28_02_07.jpg

6. Tracy AL et al. http://www.endotext.org/chapter/factors-influencing-obesity/regulation-of-energy-intake-in-humans/

7. Scheid JL, De Souza MJ. "Menstrual Irregularities and Energy Deficiency in Physically Active Women: The Role of Ghrelin, PYY and Adipocytokines." *Medicine and Sport Science.* 55; 2010: 82-102. doi: 10.1159/000321974; Schneider L, Monaco S, Warren M. "Elevated Ghrelin Level in Women of Normal Weight with Amenorrhea Is Related to Disordered Eating." *Fertility and Sterility.* 90(1) 2008: 121-28. doi: 10.1016/j.fertnstert.2007.06.002

8. Tracy AL et al. http://www.endotext.org/chapter/factors-influencing-obesity/regulation-of-energy-intake-in-humans/

9. ebenda.

10. ebenda.

11. Moran TH, Ladenheim EE. "Adiposity Signaling and Meal Size Control." *Physiology & Behavior.* 103(1) 2011: 21-24. doi: 10.1016/j.physbeh.2010.11.013

12. Poretsky L, Kalin MF. "The Gonadotropic Function of Insulin." *Endocrine Reviews.* 8(2) 1987: 132-41. doi: 10.1210/edrv-8-2-132

13. Codner E, Merino PM, Tena-Sempere M. "Female Reproduction and Type 1 Diabetes: From Mechanisms to Clinical Findings." *Human Reproduction Update.* 18(5) 2012: 568-85. doi: 10.1093/humupd/dms024

14. Marx J. "Cellular Warriors at the Battle of the Bulge." *Science.* 299(5608) 2003: 846-49. doi: 10.1126/science.299.5608.846

15. Khan SM et al. "Leptin as a Modulator of Neuroendocrine Function in Humans." *Yonsei Medical Journal.* 53(4) 2012: 671. doi: 10.3349/ymj.2012.53.4.671

16. Moran TH, Ladenheim EE. 2011. doi: 10.1016/j.physbeh.2010.11.013

17. Routh VH. "Glucose Sensing Neurons in the Ventromedial Hypothalamus." *Sensors.* 10(10) 2010: 9002-025. doi: 10.3390/s101009002

18. Zhang CM et al. "Gonadotropin-Releasing Hormone Neurons Express KATP Channels That Are Regulated by Estrogen and Responsive to Glucose and Metabolic Inhibition." *Journal of Neuroscience.* 27(38) 2007: 10153-0164. doi: 10.1523/JNEUROSCI.1657-07.2007

19. Edozien LS. "Mind over Matter: Psychological Factors and the Menstrual Cycle." *Current Opinion in Obstetrics and Gynecology.* 18(4) 2006: 452-56. doi: 10.1097/01.gco.0000233942.67049.ad

20. Mastorakos G et al. "Exercise and the Stress System." *Hormones.* 4(2) 2005: 73-89. http://www.hormones.gr/57/article/article.html

21. O'connor TM. "The Stress Response and the Hypothalamic-pituitary-adrenal Axis: From Molecule to Melancholia." *Quarterly Journal of Medicine.* 93(6) 2000: 323-33. doi: 10.1093/qjmed/93.6.323

22. Biller BM et al. "Abnormal Cortisol Secretion and Responses to Corticotropin-Releasing Hormone in Women with Hypothalamic Amenorrhea." *The Journal of Clinical Endocrinology & Metabolism.* 70(2) 1990: 311-17. doi: 10.1210/jcem-70-2-311; **Loucks AB et al.** "Alterations in the Hypothalamic-Pituitary-Ovarian and the

Hypothalamic-Pituitary-Adrenal Axes in Athletic Women." *The Journal of Clinical Endocrinology & Metabolism.* 68(2) 1989: 402-11. doi: 10.1210/jcem-68-2-402

23. Brundu B. "Increased Cortisol in the Cerebrospinal Fluid of Women with Functional Hypothalamic Amenorrhea." *The Journal of Clinical Endocrinology & Metabolism.* 91(4) 2006: 1561-565. doi: 10.1210/jc.2005-2422

24. Berga SL et al. "Recovery of Ovarian Activity in Women with Functional Hypothalamic Amenorrhea Who Were Treated with Cognitive Behavior Therapy." *Fertility and Sterility.* 80(4) 2003: 976-81. doi: 10.1016/S0015-0282(03)01124-5

25. Loucks AB et al. 1989. doi: 10.1210/jcem-68-2-402

26. Hill EE et al. "Exercise and Circulating Cortisol Levels: The Intensity Threshold Effect." *Journal of Endocrinological Investigation.* 31(7) 2008: 587-91. doi: 10.1007/BF03345606

27. Whirledge S, Cidlowski JA. "Glucocorticoids, Stress, and Infertility." *Minerva Endocrinologica.* 35(2) 2010: 109-25. http://www.ncbi.nlm.nih.gov/pmc/articles/PMC3547681/

28. Mastorakos G et al. 2005. http://www.hormones.gr/57/article/article.html
O'connor TM. 2000. doi: 10.1093/qjmed/93.6.323

29. De Souza MJ et al. "Luteal Phase Deficiency in Recreational Runners: Evidence for a Hypometabolic State." *Journal of Clinical Endocrinology & Metabolism.* 88(1) 2003: 337-46. doi: 10.1210/jc.2002-020958;
De Souza MJ et al. "High Prevalence of Subtle and Severe Menstrual Disturbances in Exercising Women: Confirmation Using Daily Hormone Measures." *Human Reproduction.* 25(2) 2010: 491-503. doi: 10.1093/humrep/dep411

30. ebenda.

31. Berga SL, Naftolin F. 2012. doi: 10.3109/09513590.2012.651929

32. Whirledge S, Cidlowski JA. 2010. http://www.ncbi.nlm.nih.gov/pmc/articles/PMC3547681/

33. Zhang CM et al. 2007. doi: 10.1523/JNEUROSCI.1657-07.2007

34. Berga SL, Naftolin F. 2012. doi: 10.3109/09513590.2012.651929

35. Garcia-Garcia RM. "Integrative Control of Energy Balance and Reproduction in Females." *ISRN Veterinary Science.* 2012; 2012: 1-13. doi: 10.5402/2012/121389

36. Berga SL, Naftolin F. 2012. doi: 10.3109/09513590.2012.651929;
Ciccone NA, Kaiser UB. "The Biology of Gonadotroph Regulation." *Current Opinion in Endocrinology, Diabetes and Obesity.* 16(4) 2009: 321-27. doi: 10.1097/med.0b013e32832d88fb;
Marshall JC, Eagleson CA, Mccartney CR. "Hypothalamic Dysfunction." *Molecular and Cellular Endocrinology.* 183(1-2) 2001: 29-32. doi: 10.1016/S0303-7207(01)00611-6;
Roland AV, Moenter SM. "Regulation of Gonadotropin-releasing Hormone Neurons by Glucose." *Trends in Endocrinology & Metabolism.* 22(11) 2011: 443-49. doi: 10.1016/j.tem.2011.07.001;
Whirledge S, Cidlowski JA. 2010. http://www.ncbi.nlm.nih.gov/pmc/articles/PMC3547681/;
Zhang CM et al. 2007. doi: 10.1523/JNEUROSCI.1657-07.2007

37. Berga SL, Naftolin F. 2012. doi: 10.3109/09513590.2012.651929

38. Pinto S et al. "Rapid Rewiring of Arcuate Nucleus Feeding Circuits by Leptin." Science. 304(5667) 2004:110-5. doi: 10.1126/science.1089459

39. Mastorakos G et al. 2005. http://www.hormones.gr/57/article/article.html

40. Garcia-Garcia RM. "Integrative Control of Energy Balance and Reproduction in Females." *ISRN Veterinary Science*. 2012; 2012: 1-13. doi: 10.5402/2012/121389. Licensed under CC BY 3.0 http://creativecommons.org/licenses/by/3.0/ legalcode

41. Berga SL, Naftolin F. 2012. doi: 10.3109/09513590.2012.651929

Kapitel 6—Das PCOS/HA Rätsel

1. Azziz R et al. "The Prevalence and Features of the Polycystic Ovary Syndrome in an Unselected Population." *The Journal of Clinical Endocrinology & Metabolism*. 89(6) 2004: 2745-749. doi: 10.1210/jc.2003-032046;
March WA et al. "The Prevalence of Polycystic Ovary Syndrome in a Community Sample Assessed under Contrasting Diagnostic Criteria." *Human Reproduction*. 25(2) 2010: 544-51. doi: 10.1093/humrep/dep399

2. Lauritsen MP et al. "Revised criteria for PCOS in WHO Group II anovulatory infertility – a revival of hypothalamic Amenorrhöa?" Clinical Endocrinology. 82(4) 2015: 584-91. doi: 10.1111/cen.12621

3. Azziz R et al. 2004. doi: 10.1210/jc.2003-032046

4. Johnson TRB et al. "Evidence-Based Methodology Workshop on Polycystic Ovary Syndrome." Bethesda, Maryland: National Institutes of Health, 2012. https://prevention.nih.gov/sites/default/files/2018-06/FinalReport.pdf

5. Rotterdam ESHRE/ASRM-Sponsored PCOS Consensus Workshop Group. "Revised 2003 Consensus on Diagnostic Criteria and Long-term Health Risks Related to Polycystic Ovary Syndrome (PCOS)." *Human Reproduction*. 19(1) 2004: 41-47. doi: 10.1093/humrep/deh098

6. ebenda.

7. Balen AH et al. "Ultrasound Assessment of the Polycystic Ovary: International Consensus Definitions." *Human Reproduction Update*. 9(6) 2003: 505-14. doi: 10.1093/humupd/dmg044;
Dewailly D et al. "Definition and Significance of Polycystic Ovarian Morphology: A Task Force Report from the Androgen Excess and Polycystic Ovary Syndrome Society." *Human Reproduction Update*. 20(3) 2014: 334-52. doi: 10.1093/humupd/dmt061

8. Dewailly D et al. 2014. doi: 10.1093/humupd/dmt061;
Lujan ME et al. "Updated Ultrasound Criteria for Polycystic Ovary Syndrome: Reliable Thresholds for Elevated Follicle Population and Ovarian Volume." *Human Reproduction*. 28(5) 2013: 1361-368. doi: 10.1093/humrep/det062

9. Pigny P et al. "Comparative assessment of five serum antimüllerian hormone assays for the diagnosis of polycystic ovary syndrome." *Fertility and Sterility*. 105(4) 2016: 1063-69.e3. doi: 10.1016/j.fertnstert.2015.12.023;
Dewailly D. "Toward a universal serum antimüllerian hormone threshold as

a surrogate for polycystic ovarian morphology on ultrasound: the story is not over…." *Fertil Steril.* 116(4) 2021: 1158-1159. doi: 10.1016/j.fertnstert.2021.08.005.

10. Liang SJ et al."Clinical and Biochemical Presentation of Polycystic Ovary Sydrome in Women between the Ages of 20 and 40." *Human Reproduction.* 26(12) 2011: 3443-449. doi: 10.1093/humrep/der302;
    Azziz R et al. 2004. doi: 10.1210/jc.2003-032046;
    Azziz R et al. "Criteria for Defining Polycystic Ovary Syndrome as a Predominantly Hyperandrogenic Syndrome: An Androgen Excess Society Guideline." *The Journal of Clinical Endocrinology & Metabolism.* 91(11) 2006: 4237-245. doi: 10.1210/jc.2006-0178;
    Sivayoganathan D et al. "Full Investigation of Patients with Polycystic Ovary Syndrome (PCOS) Presenting to Four Different Clinical Specialties Reveals Significant Differences and Undiagnosed Morbidity." *Human Fertility.* 14(4) 2011: 261-65. doi: 10.3109/14647273.2011.632058

11. Liang SJ et al. 2011. doi: 10.1093/humrep/der302;
    Sivayoganathan D et al. 2011. doi: 10.3109/14647273.2011.632058;
    Fauser BC et al. "Consensus on Women's Health Aspects of Polycystic Ovary Syndrome (PCOS): The Amsterdam ESHRE/ASRM-Sponsored 3rd PCOS Consensus Workshop Group." *Fertility & Sterility.* 97(1) 2012: 28-38. doi: 10.1016/j.fertnstert.2011.09.024

12. Sivayoganathan D et al. 2011. doi: 10.3109/14647273.2011.632058

13. ebenda.

14. Ferriman D, Gallwey JD. "Clinical Assessment Of Body Hair Growth In Women." *The Journal of Clinical Endocrinology & Metabolism.* 21(11) 1961: 1440-447. doi: 10.1210/jcem-21-11-1440

15. Kar, S. "Anthropometric, Clinical, and Metabolic Comparisons of the Four Rotterdam PCOS Phenotypes: A Prospective Study of PCOS Women." *Journal of Human Reproductive Sciences.* 6(3) 2013: 194. doi: 10.4103/0974-1208.121422

16. Rotterdam ESHRE/ASRM-Sponsored PCOS Consensus Workshop Group. 2004. doi: 10.1093/humrep/deh098

17. Robin G et al. "Polycystic Ovary-Like Abnormalities (PCO-L) in Women with Functional Hypothalamic Amenorrhea." *The Journal of Clinical Endocrinology & Metabolism.* 97(11) 2012: 4236-243. doi: 10.1210/jc.2012-1836;
    Falsetti, L. "Long-term Follow-up of Functional Hypothalamic Amenorrhea and Prognostic Factors." *The Journal of Clinical Endocrinology & Metabolism.* 87(2) 2002): 500-05. doi: 10.1210/jcem.87.2.8195

18. Bradbury RA, Lee P, Smith HC. "Elevated anti-Mullerian hormone in lean women may not indicate polycystic ovarian syndrome." The Australian and New Zealand Journal of Obstetrics and Gynecology. 57(5) 2017: 552-7. doi: 10.1111/ajo.12647

19. Moret M et al. "Insulin Modulation of Luteinizing Hormone Secretion in Normal Female Volunteers and Lean Polycystic Ovary Syndrome Patients." *Neuroendocrinology.* 89(2) 2009: 131-39. doi: 10.1159/000160911;
    Taylor AE et al. "Determinants of Abnormal Gonadotropin Secretion in Clinically Defined Women with Polycystic Ovary Syndrome." *The Journal of Clinical Endocrinology & Metabolism.* 82(7) 1997: 2248-256. doi: 10.1210/jcem.82.7.4105

20. Azziz R et al. 2006: 4237-245. doi: 10.1210/jc.2006-0178

21. Bradbury RA, Lee P, Smith HC. 2017. doi: 10.1111/ajo.12647

22. Loucks AB, Thuma JR. "Luteinizing Hormone Pulsatility Is Disrupted at a Threshold of Energy Availability in Regularly Menstruating Women." *The Journal of Clinical Endocrinology & Metabolism.* 88(1) 2003: 297-311. doi: 10.1210/jc.2002-020369

23. Wang JG, Lobo RA. "The Complex Relationship between Hypothalamic Amenorrhea and Polycystic Ovary Syndrome." *The Journal of Clinical Endocrinology & Metabolism.* 93(4) 2008: 1394-397. doi: 10.1210/jc.2007-1716;
Robin G et al. 2012. doi: 10.1210/jc.2012-1836

24. Carmina E, Fruzzetti F, Lobo RA. "Features of polycystic ovary syndrome (PCOS) in women with functional hypothalamic amenorrhea (FHA) may be reversible with recovery of menstrual function." *Gynecological Endocrinology.* 34(4) 2018: 301-4. doi: 10.1080/09513590.2017.1395842

25. Haqq L et al. "Effect of lifestyle intervention on the reproductive endocrine profile in women with polycystic ovarian syndrome: a systematic review and meta-analysis." *Endocrine Connections.* 3(1) 2014: 36-46. doi: 10.1530/EC-14-0010

26. Wang JG, Lobo RA. 2008. doi: 10.1210/jc.2007-1716;
Robin G et al. 2012. doi: 10.1210/jc.2012-1836;
Sum M, Warren MP. "Hypothalamic Amenorrhea in Young Women with Underlying Polycystic Ovary Syndrome." *Fertility and Sterility.* 92(6) 2009. doi: 10.1016/j.fertnstert.2009.05.063

27. Wang JG, Lobo RA. 2008. doi: 10.1210/jc.2007-1716;
Sum M, Warren MP. 2009. doi: 10.1016/j.fertnstert.2009.05.063

28. Thompson IA, Kaiser, UB. "GnRH Pulse Frequency-dependent Differential Regulation of LH and FSH Gene Expression." Molecular and Cellular Endocrinology. 385(1-2) 2014: 28-35. doi: 10.1016/j.mce.2013.09.012

29. Haqq L et al. 2014 doi: 10.1530/EC-14-0010

30. Jakubowicz D et al. "Effects of Caloric Intake Timing on Insulin Resistance and Hyperandrogenism in Lean Women with Polycystic Ovary Syndrome." *Clinical Science.* 125(9) 2013: 423-32. doi: 10.1042/CS20130071

31. Minozzi M, Nordio M, Pajalich R. "The Combined Therapy Myo-inositol plus D-Chiro-inositol, in a Physiological Ratio, Reduces the Cardiovascular Risk by Improving the Lipid Profile in PCOS Patients." *European Review for Medical and Pharmacological Sciences.* 17(4) 2013: 537-40. http://www.europeanreview.org/wp/wp-content/uploads/537-540.pdf;
Isabella R, Raffone E. "Does Ovary Need D-chiro-inositol?" *Journal of Ovarian Research.* 5(1) 2012: 14-20. doi: 10.1186/1757-2215-5-14;
Iuorno MJ et al. 2002. doi: 10.4158/EP.8.6.417

32. Nordio M, Basciani S, Camajani E. "The 40:1 myo-inositol/D-chiro-inositol plasma ratio is able to restore ovulation in PCOS patients: comparison with other ratios." *Eur Rev Med Pharmacol Sci.* 23(12) 2019: 5512-5521. doi: 10.26355/eurrev_201906_18223;
Roseff S, Montenegro M. "Inositol Treatment for PCOS Should Be Science-Based and Not Arbitrary." *Int J Endocrinol.* 2020 Mar 27: 6461254. doi:

10.1155/2020/6461254;

Monastra G et al. "Combining treatment with myo-inositol and D-chiro-inositol (40:1) is effective in restoring ovary function and metabolic balance in PCOS patients." *Gynecol Endocrinol.* 33(1) 2019:1-9. doi: 10.1080/09513590.2016.1247797.

33. Nordio M, Basciani S, Camajani E. 2019. doi: 10.26355/eurrev_201906_18223

34. Roseff S, Montenegro M. 2020. doi: 10.1155/2020/6461254

35. Jakubowicz D et al. 2013. doi: 10.1042/CS20130071

36. Baillargeon J et al. "Effects of Metformin and Rosiglitazone, Alone and in Combination, in Nonobese Women with Polycystic Ovary Syndrome and Normal Indices of Insulin Sensitivity." *Fertility and Sterility.* 82(4) 2004: 893-902. doi: 10.1016/j.fertnstert.2004.02.127

37. Iuorno MJ et al. "Effects Of D-Chiro-Inositol In Lean Women With The Polycystic Ovary Syndrome." *Endocrine Practice.* 8(6) 2002: 417-23. doi: 10.4158/EP.8.6.417

38. Shroff R et al. "Risk of Metabolic Complications in the New PCOS Phenotypes Based on the Rotterdam Criteria." *Fertility and Sterility.* 88(5) 2007: 1389-395. doi: 10.1016/j.fertnstert.2007.01.032

39. Bates GW, Legro RS. "Longterm Management of Polycystic Ovarian Syndrome (PCOS)." *Molecular and Cellular Endocrinology.* 373(1-2) 2013: 91-97. doi: 10.1016/j.mce.2012.10.029;
Rotterdam ESHRE/ASRM-Sponsored PCOS Consensus Workshop Group. 2004. doi: 10.1093/humrep/deh098;
Fauser BC et al. 2012: 28-38. doi: 10.1016/j.fertnstert.2011.09.024

40. Fauser BC et al. 2012: 28-38. doi: 10.1016/j.fertnstert.2011.09.024

41. Kamenov Z, Gateva A. "Inositols in PCOS." *Molecules.* 2020; 25(23):5566. doi: 10.3390/molecules25235566;
Kim, CH, Chon, SJ & Lee, SH. "Effects of lifestyle modification in polycystic ovary syndrome compared to metformin only or metformin addition: A systematic review and meta-analysis." *Sci Rep* 2020 10: 7802 doi: 10.1038/s41598-020-64776-w

42. Haoula Z, Salman M, Atiomo W. "Evaluating the Association between Endometrial Cancer and Polycystic Ovary Syndrome." *Human Reproduction* 27(5) 2012: 1327-331. doi: 10.1093/humrep/des042

43. Hardiman P, Pillay OS, Atiomo W. "Polycystic Ovary Syndrome and Endometrial Carcinoma." *The Lancet* 361(9371) 2003: 1810-812. doi: 10.1016/S0140-6736(03)13409-5

44. ebenda.

45. Dr. Phoebe Holmes-Juck email to Dr. Nicola Rinaldi on January 20, 2014.

Kapitel 7—Brüchige Knochen und andere gesundheitliche Folgen von HA

1. Khosla S, Melton LJ, Riggs BL. "The Unitary Model for Estrogen Deficiency and the Pathogenesis of Osteoporosis: Is a Revision Needed?" *Journal of Bone and Mineral Research.* 26(3) 2011: 441-51. doi: 10.1002/jbmr.262

2. Seifert-Klauss V, Prior JC. "Progesterone and Bone: Actions Promoting Bone Health in Women", Journal of Osteoporosis, vol. 2010, Article ID 845180, 18 pages, 2010. doi: 10.4061/2010/845180

3. Charatcharoenwitthaya N et al. "Effect of Blockade of TNF-α and Interleukin-1 Action on Bone Resorption in Early Postmenopausal Women." *Journal of Bone and Mineral Research.* 22(5) 2007: 724-29. doi: 10.1359/jbmr.070207

4. Clarke BL, Khosla S. "Female Reproductive System and Bone." *Archives of Biochemistry and Biophysics.* 503(1) 2010: 118-28. doi: 10.1016/j.abb.2010.07.006; **Kovacs CS, Kronenberg HM.** "Maternal-Fetal Calcium and Bone Metabolism During Pregnancy, Puerperium, and Lactation." *Endocrine Reviews.* 18(6) 1997: 832-72. doi: 10.1210/edrv.18.6.0319

5. Kovacs CS, Kronenberg HM. 1997. doi: 10.1210/edrv.18.6.0319

6. ebenda.

7. Bruni V et al. "Body Composition Variables and Leptin Levels in Functional Hypothalamic Amenorrhea and Amenorrhea Related to Eating Disorders." *Journal of Pediatric and Adolescent Gynecology.* 24(6) 2011: 347-52. doi: 10.1016/j.jpag.2011.06.004;
Gibson JH et al. "Determinants of Bone Density and Prevalence of Osteopenia among Female Runners in Their Second to Seventh Decades of Age." *Bone.* 26(6) 2000: 591-98. doi: 10.1016/S8756-3282(00)00274-X;
Gibson JH et al. "Nutritional and Exercise-related Determinants of Bone Density in Elite Female Runners." *Osteoporosis International.* 15(8) 2004: 611-18;
Grinspoon SK et al. "Effects of a Triphasic Combination Oral Contraceptive Containing Norgestimate/Ethinyl Estradiol on Biochemical Markers of Bone Metabolism in Young Women with Osteopenia Secondary to Hypothalamic Amenorrhea." *The Journal of Clinical Endocrinology & Metabolism.* 88(8) 2003: 3651-656. doi: 10.1210/jc.2003-030033;
Keen AD, Drinkwater BL. "Irreversible Bone Loss in Former Amenorrheic Athletes." *Osteoporosis International.* 7(4) 1997: 311-15;
Miller KK et al. "Determinants of Skeletal Loss and Recovery in Anorexia Nervosa." *The Journal of Clinical Endocrinology & Metabolism.* 91(8) 2006: 2931-937. doi: 10.1210/jc.2005-2818;
Mencken Ml, Chesnut CH, Drinkwater BL. "Bone Density at Multiple Skeletal Sites in Amenorrheic Athletes." *JAMA: The Journal of the American Medical Association.* 276(3) 1996: 238-40. doi: 10.1001/jama.1996.03540030072035

8. Miller KK et al. 2006. doi: 10.1210/jc.2005-2818

9. Petre, BM. http://emedicine.medscape.com/article/1948532-overview#showall, updated July 18, 2013

10. Clarke BL, Khosla S. 2010. doi: 10.1016/j.abb.2010.07.006;
Kalkwarf HJ et al. "The Bone Mineral Density in Childhood Study: Bone Mineral Content and Density According to Age, Sex, and Race" *The Journal of Clinical Endocrinology & Metabolism.* 92(6) 2007: 2087-99. doi: 10.1210/jc.2006-2553

11. Kemper HCG et al. "A Fifteen-year Longitudinal Study in Young Adults on the Relation of Physical Activity and Fitness with the Development of the Bone Mass: The Amsterdam Growth and Health Longitudinal Study." *Bone.* 27(6) 2000: 847-53. doi: 10.1016/S8756-3282(00)00397-5

12. Khosla S, Melton LJ, Riggs BL. 2011. doi: 10.1002/jbmr.262

13. Doren, M., J. A. Nilsson, and O. Johnell. "Effects of Specific Post-menopausal Hormone Therapies on Bone Mineral Density in Post-menopausal Women: A Meta-analysis." *Human Reproduction.* 18(8) 2003: 1737-746. doi: 10.1093/humrep/deg315

14. Khosla S, Melton LJ, Riggs BL. 2011. doi: 10.1002/jbmr.262

15. Ihle R, Loucks AB. "Dose-Response Relationships Between Energy Availability and Bone Turnover in Young Exercising Women." *Journal of Bone and Mineral Research.* 19(8) 2004: 1231-240. doi: 10.1359/JBMR.040410

16. Duckham RL, et al. "Risk Factors for Stress Fracture in Female Endurance Athletes: A Cross-sectional Study." BMJ Open 2(6) 2012: E001920. doi: 10.1136/bmjopen-2012-001920;
Frusztajer NT et al. "Nutrition and the Incidence of Stress Fractures in Ballet Dancers." *American Journal of Clinical Nutrition.* 51(5) 1990: 779-83. http://ajcn.nutrition.org/content/51/5/779.long;
Marx RG et al. "Stress Fracture Sites Related to Underlying Bone Health in Athletic Females." *Clinical Journal of Sport Medicine.* 11(2) 2001: 73-76.

17. Loucks AB, Thuma JR. "Luteinizing Hormone Pulsatility Is Disrupted at a Threshold of Energy Availability in Regularly Menstruating Women." *The Journal of Clinical Endocrinology & Metabolism.* 88(1) 2003: 297-311. doi: 10.1210/jc.2002-020369;
Ihle R, Loucks AB. 2004. doi: 10.1359/JBMR.040410

18. ebenda.

19. ebenda.

20. ebenda.

21. ebenda.

22. Foo JP, Hamnvik OR, Mantzoros CS. "Optimizing Bone Health in Anorexia Nervosa and Hypothalamic Amenorrhea: New Trials and Tribulations." *Metabolism.* 61(7) 2012: 899-905. doi: 10.1016/j.metabol.2012.01.003;
Vescovi JD, Jamal SA, De Souza MJ. "Strategies to Reverse Bone Loss in Women with Functional Hypothalamic Amenorrhea: A Systematic Review of the Literature." *Osteoporosis International.* 19(4) 2008: 465-78. doi: 10.1007/s00198-007-0518-6

23. Fredericson M, Kent K. "Normalization of Bone Density in a Previously Amenorrheic Runner with Osteoporosis." *Medicine & Science in Sports & Exercise.* 37(9) 2005: 1481-486. doi: 10.1249/01.mss.0000177561.95201.8f

24. Grinspoon SK et al. 2003. doi: 10.1210/jc.2003-030033

25. Ackerman KE et al. "Oestrogen replacement improves bone mineral density in oligo-Amenorrhöic athletes: a randomised clinical trial." *British Journnal of Sports Medicine.* 53(4) 2019:1–9. doi:10.1136/bjsports-2018-099723

26. Gibson JH et al. 2000. doi: 10.1016/S8756-3282(00)00274-X

27. Miller KK et al. 2006. doi: 10.1210/jc.2005-2818

28. ebenda.

29. Khosla S, Melton LJ, Riggs BL. 2011. doi: 10.1002/jbmr.262

30. Misra M et al. "Weight Gain and Restoration of Menses as Predictors of Bone Mineral Density Change in Adolescent Girls with Anorexia Nervosa-1." *The Journal of Clinical Endocrinology & Metabolism.* 93(4) 2008: 1231-237. doi: 10.1210/jc.2007-1434

31. Schulze UM et al. "Bone Mineral Density in Partially Recovered Early Onset Anorexic Patients – a Follow-up Investigation." *Child & Adolescesnt Psychiatry & Mental Health.* 4(1) 2010: 20. doi: 10.1186/1753-2000-4-20

32. Zanker CL et al. "Annual Changes of Bone Density over 12 Years in an Amenorrheic Athlete." *Medicine & Science in Sports & Exercise.* 36(1) 2004: 137-42. http://journals.lww.com/acsm-msse/Fulltext/2004/01000/Annual_Changes_of_Bone_Density_over_12_Years_in_an.23.aspx

33. Fredericson M, Kent K. 2005. doi: 10.1249/01.mss.0000177561.95201.8f

34. Hind K. "Recovery of Bone Mineral Density and Fertility in a Former Amenorrheic Athlete." *Journal of Sports Science and Medicine.* 7(3) 2008): 415-18. http://www.ncbi.nlm.nih.gov/pmc/articles/PMC3761891/

35. Egan E. "Bone Mineral Density among Female Sports Participants." *Bone.* 38(2) 2006: 227-33. doi: 10.1016/j.bone.2005.08.024;
   Nichols JF et al. "Bone Mineral Density in Female High School Athletes: Interactions of Menstrual Function and Type of Mechanical Loading." *Bone.* 41(3) 2007: 371-77. doi: 10.1016/j.bone.2007.05.003;
   Saraví FD, Sayegh F. "Bone Mineral Density and Body Composition of Adult Premenopausal Women with Three Levels of Physical Activity." *Journal of Osteoporosis.* 2013(2013): 1-7. doi: 10.1155/2013/953271;
   Taaffe DR et al. "High-Impact Exercise Promotes Bone Gain in Well-Trained Female Athletes." *Journal of Bone and Mineral Research.* 12(2) 1997: 255-60. doi: 10.1359/jbmr.1997.12.2.255

36. Heinonen A et al. "Effects of High-Impact Training and Detraining on Femoral Neck Structure in Premenopausal Women: A Hip Structural Analysis of an 18-Month Randomized Controlled Exercise Intervention with 3.5-Year Follow-Up." *Physiotherapy Canada.* 64(1) 2012: 98-105. doi: 10.3138/ptc.2010-37

37. Kontulainen S et al. "Former Exercisers of an 18-month Intervention Display Residual ABMD Benefits Compared with Control Women 3.5 Years Post-intervention: A Follow-up of a Randomized Controlled High-impact Trial." *Osteoporosis International.* 15(3) 2004): 248-51. doi: 10.1007/s00198-003-1559-0

38. Gibson JH et al. 2000. doi: 10.1016/S8756-3282(00)00274-X;
   Keen AD, Drinkwater BL. 1997.

39. Miller KK et al. 2006. doi: 10.1210/jc.2005-2818

40. Lambrinoudaki I, Papadimitriou D. "Pathophysiology of Bone Loss in the Female Athlete." *Annals of the New York Academy of Sciences.* 1205(1) 2010: 45-50. doi: 10.1111/j.1749-6632.2010.05681.x

41. Michaelsson KH et al. "Long Term Calcium Intake and Rates of All Cause and Cardiovascular Mortality: Community Based Prospective Longitudinal Cohort Study." *British Medical Journal.* 346; 2013: F228. doi: 10.1136/bmj.f228

42. Wallace, TC. "Dried Plums, Prunes and Bone Health: A Comprehensive Review." Nutrients. 9(4) 2017: pii:E401. doi: 10.3390/nu9040401

43. Hoch AZ et al. "Athletic Amenorrhea and Endothelial Dysfunction. "*Wisconsin Medical Journal.* 106(6) 2007: 301-06. https://www.wisconsinmedicalsociety.org/_WMS/publications/wmj/pdf/106/6/301.pdf

44. Rivera CM et al. "Increased Mortality for Neurological and Mental Diseases following Early Bilateral Oophorectomy." *Neuroepidemiology.* 33(1) 2009: 32-40. doi: 10.1159/000211951

45. Hamelin BA et al. "Influence of the Menstrual Cycle on the Timing of Acute Coronary Events in Premenopausal Women. "*The American Journal of Medicine.* 114(7) 2003: 599-602. doi: 10.1016/S0002-9343(03)00051-2;
    Lloyd GW et al. "Does Angina Vary with the Menstrual Cycle in Women with Premenopausal Coronary Artery Disease?" *Heart.* 84(2) 2000: 189-92. doi: 10.1136/heart.84.2.189

46. Hanke H et al. "Estradiol Concentrations in Premenopausal Women with Coronary Heart Disease. "*Coronary Artery Diseases.* 8(8-9) 1997: 511-15;
    Bairey Merz CN et al. "Hypoestrogenemia of Hypothalamic Origin and Coronary Artery Disease in Premenopausal Women: A Report from the NHLBI-sponsored WISE Study. "*Journal of the American College of Cardiologists.* 41(3) 2003): 413-19. doi: 10.1016/S0735-1097(02)02763-8

47. Casiero D, Frishman, EH. "Cardiovascular Complications of Eating Disorders." *Cardiology in Review.* 14(5) 2006: 227-31. doi: 10.1097/01.crd.0000216745.96062.7c

48. Hoch AZ et al. 2007. https://www.wisconsinmedicalsociety.org/_WMS/publications/wmj/pdf/106/6/301.pdf;
    Rickenlund A et al. "Oral Contraceptives Improve Endothelial Function in Amenorrheic Athletes *The Journal of Clinical Endocrinology & Metabolism.* 90(6) 2005: 3162-167.doi: 10.1210/jc.2004-1964;
    Yoshida N et al. "Impaired Endothelium-dependent and -independent Vasodilation in Young Female Athletes with Exercise-associated Amenorrhea." *Arterisclerosis, Thrombosis, and Vascular Biology.* 26(1) 2006: 231-32. doi: 10.1161/01. ATV.0000199102.60747.18

49. ebenda.

50. Yoshida, N et al. 2006. doi: 10.1161/01.ATV.0000199102.60747.18

51. Hamelin BA et al. 2003. doi: 10.1016/S0002-9343(03)00051-2;
    O'donnell EJ, Goodman M, Harvey PJ. "Cardiovascular Consequences of Ovarian Disruption: A Focus on Functional Hypothalamic Amenorrhea in Physically Active Women." *The Journal of Clinical Endocrinology & Metabolism.* 96(12) 2011: 3638-648. doi: 10.1210/jc.2011-1223

52. Hoch AZ et al. 2007. https://www.wisconsinmedicalsociety.org/_WMS/publications/wmj/pdf/106/6/301.pdf;
    Rickenlund A et al. 2005. doi: 10.1210/jc.2004-1964;
    Yoshida, N et al. 2006. doi: 10.1161/01.ATV.0000199102.60747.18.

53. O'donnell EJ, Goodman M, Harvey PJ. 2011. doi: 10.1210/jc.2011-1223;
    Rickenlund A et al. 2005. doi: 10.1210/jc.2004-1964;
    Soleimany G et al. "Bone Mineral Changes and Cardiovascular Effects

among Female Athletes with Chronic Menstrual Dysfunction." *Asian Journal of Sports Medicine.* 3(1) 2012: 53-58. http://www.ncbi.nlm.nih.gov/pmc/articles/PMC3307967/;
Rickenlund A et al. "Amenorrhea in Female Athletes Is Associated with Endothelial Dysfunction and Unfavorable Lipid Profile." *The Journal of Clinical Endocrinology & Metabolism*, 90(3), 2005: 1354-1359, doi: 10.1210/jc.2004-1286

54. Hoch AZ et al. 2007. https://www.wisconsinmedicalsociety.org/_WMS/publications/wmj/pdf/106/6/301.pdf;
Rickenlund A et al. 2005. doi: 10.1210/jc.2004-1964;
Yoshida, N. et al. 2006. doi: 10.1161/01.ATV.0000199102.60747.18

55. Zhang Y et al. "Bone Mineral Density and Verbal Memory Impairment: Third National Health and Nutrition Examination Survey." *American Journal of Epidemiology.* 154(9) 2001: 795-802. doi: 10.1093/aje/154.9.795

56. ebenda.

57. Vegeto E, Benedusi V, Maggi A. "Estrogen Anti-inflammatory Activity in Brain: A Therapeutic Opportunity for Menopause and Neurodegenerative Diseases." *Frontiers in Neuroendocrinology.* 29(4) 2008: 507-19. doi: 10.1016/j.yfrne.2008.04.001;
Giatti S et al. "Neuroactive Steroids, Their Metabolites, and Neuroinflammation." *Journal of Molecular Endocrinology.* 49(3) 2012: R125-134. doi: 10.1530/JME-12-0127

58. Rocca WA et al. "Increased Risk of Cognitive Impairment or Dementia in Women Who Underwent Oophorectomy before Menopause." *Neurology.* 69f(11) 2007: 1074-083. doi: 10.1212/01.wnl.0000276984.19542.e6;
Rocca WA et al. "Increased Risk of Parkinsonism in Women Who Underwent Oophorectomy before Menopause." *Neurology.* 70(3) 2008: 200-09. doi: 10.1212/01.wnl.0000280573.30975.6a.

59. Rivera CM. et al. "Increased Mortality for Neurological and Mental Diseases following Early Bilateral Oophorectomy." *Neuroepidemiology.* 33(1) 2009: 32-40. doi: 10.1159/000211951

60. Scott E et al. "Estrogen Neuroprotection and the Critical Period Hypothesis." *Frontiers in Neuroendocrinology.* 33(1) 2012: 85-104. doi: 10.1016/j.yfrne.2011.10.001

61. Hesson, J. "Cumulative Estrogen Exposure and Prospective Memory in Older Women." *Brain and Cognition.* 80(1) 2012: 89-95. doi: 10.1016/j.bandc.2012.05.001;
Smith CA et al. "Lifelong Estrogen Exposure and Cognitive Performance in Elderly Women." *Brain and Cognition.* 39(3) 1999: 203-18. doi: 10.1006/brcg.1999.1078

62. Hesson, J. 2012. doi: 10.1016/j.bandc.2012.05.001

63. Yaffe K et al. "Association between Bone Mineral Density and Cognitive Decline in Older Women." *Journal of the American Geriatric Society.* 47(10) 1999: 1176-182;
Zhang, Y. et al. 2001. doi: 10.1093/aje/154.9.795

Kapitel 8—Ihr wollt, dass ich WAS esse?? Der HA-Recoveryplan

1. Medicine, Institute Of. "Energy." In Dietary Reference Intakes for Energy, Carbohydrate, Fiber, Fat, Fatty Acids, Cholesterol, Protein, and Amino Acids,

107-264. Washington, D.C.: National Academies Press, 2005. http://books.nap. edu/openbook.php?record_id=10490

2. Loucks AB, Kiens B, Wright HA. "Energy Availability in Athletes." *Journal of Sports Sciences.* 29(Sup 1) 2011: S7-S15. doi: 10.1080/02640414.2011.588958

3. Medicine, Institute Of. 2005. http://books.nap.edu/openbook. php?record_id=10490

4. ebenda.

5. ebenda.;
   Redman LM et al. "Energy Requirements in Nonobese Men and Women: Results from CALERIE." *American Journal of Clinical Nutrition.* 99(1) 2013: 71-78. doi: 10.3945/ajcn.113.065631

6. "Balancing Calories to Manage Weight." In Dietary Guidlines for Americans, 2010. 7th Edition ed. Washington, D.C.: U.S. Department of Agriculture and U.S. Department of Health and Human Services, 2010. http://www.fns.usda.gov/sites/ default/files/Chapter2.pdf

7. Medicine, Institute Of. 2005. http://books.nap.edu/openbook. php?record_id=10490

8. ebenda;
   Redman LM et al. 2013. doi: 10.3945/ajcn.113.065631

9. Medicine, Institute Of. "Energy." 2005. http://books.nap.edu/openbook. php?record_id=10490;
   Westerterp KR. "Physical Activity and Physical Activity Induced Energy Expenditure in Humans: Measurement, Determinants, and Effects." *Frontiers in Physiology.* 4(90) 2013. doi: 10.3389/fphys.2013.00090

10. Loucks AB, Kiens B, Wright HA. "Energy Availability in Athletes." *Journal of Sports Sciences.* 29(Sup 1) 2011: S7-S15. doi: 10.1080/02640414.2011.588958;
    Nattiv A et al. "American College of Sports Medicine Position Stand. The Female Athlete Triad." *Medicine & Science in Sports & Exercise.* 39(10) 2007: 1867-882. doi: 10.1249/mss.0b013e318149f111

11. Ten Haaf T, Weijs PJM. "Resting Energy Expenditure Prediction in Recreational Athletes of 18–35 Years: Confirmation of Cunningham Equation and an Improved Weight-Based Alternative." *PLoS One.* 9(10) 2014: E108460. doi: 10.1371/journal.pone.0108460

12. Falsetti L. "Long-term Follow-up of Functional Hypothalamic Amenorrhea and Prognostic Factors." *The Journal of Clinical Endocrinology & Metabolism.* 87(2) 2002: 500-05. doi: 10.1210/jcem.87.2.8195

13. ebenda.

14. Arends JC et al. "Restoration of Menses with Nonpharmacologic Therapy in College Athletes with Menstrual Disturbances: A 5-year Retrospective Study." *International Journal of Sport Nutrition and Exercise Metabolism.* 22(2) 2012:98-108. http://www.ncbi.nlm.nih.gov/pubmed/22465870

15. Misra M et al. "Weight Gain and Restoration of Menses as Predictors of Bone Mineral Density Change in Adolescent Girls with Anorexia Nervosa-1." *The*

Journal of Clinical Endocrinology & Metabolism. 93(4) 2008: 1231-237. doi: 10.1210/jc.2007-1434

16. Berga SL et al. "Recovery of Ovarian Activity in Women with Functional Hypothalamic Amenorrhea Who Were Treated with Cognitive Behavior Therapy." *Fertility and Sterility.* 80(4) 2003: 976-81. doi: 10.1016/S0015-0282(03)01124-5

Kapitel 9—Die Recovery in die Tat umsetzen

1. Chavarro JE et al. "A Prospective Study of Dairy Foods Intake and Anovulatory Infertility." *Human Reproduction.* 22(5) 2007: 1340-347. doi: 10.1093/humrep/dem019

2. Zhang CM et al. "Gonadotropin-Releasing Hormone Neurons Express KATP Channels That Are Regulated by Estrogen and Responsive to Glucose and Metabolic Inhibition." *Journal of Neuroscience.* 27(38) 2007: 10153-0164. doi: 10.1523/JNEUROSCI.1657-07.2007

3. Poretsky L, Kalin MF. "The Gonadotropic Function of Insulin." *Endocrine Reviews.* 8(2) 1987: 132-41.

4. Chavarro JE et al. 2007. doi: 10.1093/humrep/dem019

5. Hartmann S, Lacorn M, Steinhart H. "Natural Occurrence of Steroid Hormones in Food." *Food Chemistry.* 62(1) 1998: 7-20. doi: 10.1016/S0308-8146(97)00150-7

6. ebenda.

7. Fahrenholtz IL et al. "Within-day energy deficiency and reproductive function in female endurance athletes." *Scandinavian Journal of Medicine & Science in Sports.* 28(3) 2018: 1139-46. doi: 10.1111/sms.13030

8. Loucks AB, Thuma JR. "Luteinizing Hormone Pulsatility Is Disrupted at a Threshold of Energy Availability in Regularly Menstruating Women." *The Journal of Clinical Endocrinology & Metabolism.* 88(1) 2003: 297-311. doi: 10.1210/jc.2002-020369

Kapitel 10—Was dich erwartet…

1. Miller KK et al. "Determinants of Skeletal Loss and Recovery in Anorexia Nervosa." *The Journal of Clinical Endocrinology & Metabolism.* 91(8) 2006: 2931-937. doi: 10.1210/jc.2005-2818;
Misra M et al. "Weight Gain and Restoration of Menses as Predictors of Bone Mineral Density Change in Adolescent Girls with Anorexia Nervosa-1." *The Journal of Clinical Endocrinology & Metabolism.* 93(4) 2008: 1231-237. doi: 10.1210/jc.2007-1434;
Schulze, UM et al. "Bone Mineral Density in Partially Recovered Early Onset Anorexic Patients – a Follow-up Investigation." *Child & Adolescent Psychiatry & Mental Health.* 4(1) 2010): 20. doi: 10.1186/1753-2000-4-20

2. Mallinson RJ et al. "A Case Report of Recovery of Menstrual Function following a Nutritional Intervention in Two Exercising Women with Amenorrhea of Varying Duration." *Journal of the International Society of Sports Nutrition.* 10(1) 2013: 34. doi: 10.1186/1550-2783-10-34

3. Rigaud D et al. "Body Fluid Retention and Body Weight Change in Anorexia Nervosa Patients during Refeeding." *Clinical Nutrition.* 29(6) 2010: 749-55. doi: 10.1016/j.clnu.2010.05.007

4. Mayer, LE et al. "Adipose Tissue Distribution after Weight Restoration and Weight Maintenance in Women with Anorexia Nervosa." *American Journal of Clinical Nutrition.* 90(5) 2009: 1132-137. doi: 10.3945/ajcn.2009.27820

5. Speakman, JR et al. "Set points, settling points and some alternative models: theoretical options to understand how genes and environments combine to regulate body adiposity." Disease Models and Mechanisms. 4(6) 2011: 733-745. doi: 10.1242/dmm.008698

6. ebenda.

7. Keesey RE, Hirvonen MD. "Body Weight Set-points: Determination and Adjustment." *The Journal of Nutrition.* 127(9) 1997: 1875S-883S. http://jn.nutrition.org/content/127/9/1875S.long

Kapitel 12—Der HA-Recoveryplan: Bewegungsverhalten ändern

1. Bullen BA et al. "Induction of Menstrual Disorders by Strenuous Exercise in Untrained Women." *New England Journal of Medicine.* 312(21) 1985: 1349-353. doi: 10.1056/NEJM198505233122103

2. ebenda.

3. De Souza MJ et al. "High Frequency of Luteal Phase Deficiency and Anovulation in Recreational Women Runners: Blunted Elevation in Follicle-stimulating Hormone Observed during Luteal-follicular Transition." *The Journal of Clinical Endocrinology & Metabolism.* 83(12) 1998: 4220-232. doi: 10.1210/jcem.83.12.5334

4. De Souza MJ et al. "High Prevalence of Subtle and Severe Menstrual Disturbances in Exercising Women: Confirmation Using Daily Hormone Measures." *Human Reproduction.* 25(2) 2010: 491-503. doi: 10.1093/humrep/dep411

5. Mallinson RJ et al. "A Case ReporHillt of Recovery of Menstrual Function following a Nutritional Intervention in Two Exercising Women with Amenorrhea of Varying Duration." *Journal of the International Society of Sports Nutrition.* 10(1) 2013: 34. doi: 10.1186/1550-2783-10-34

6. Wise LA et al. "A Prospective Cohort Study of Physical Activity and Time-to-pregnancy." *Fertility and Sterility.* 97(5) 2012: 1136-142. doi: 10.1016/j.fertnstert.2012.02.025

7. Hill EE et al. "Exercise and Circulating Cortisol Levels: The Intensity Threshold Effect." *Journal of Endocrinological Investigation.* 31(7) 2008: 587-91. doi: 10.1007/BF03345606

8. Gibson JH et al. "Nutritional and Exercise-related Determinants of Bone Density in Elite Female Runners." *Osteoporosis International.* 15(8) 2004: 611-18;
De Souza MJ et al. 1998. doi: 10.1210/jcem.83.12.5334;
De Souza MJ et al. 2010. doi: 10.1093/humrep/dep411

Kapitel 13—Es gibt mehr im Leben als nur Sport

1. Linehan, Marsha. Skills Training Manual for Treating Borderline Personality Disorder. New York: Guilford Press, 1993.

Kapitel 15—Partner in der Recovery

1. Mountjoy M et al. "International Olympic Committee (IOC) Consensus Statement on Relative Energy Deficiency in Sport (RED-S): 2018 Update." *International Journal of Sport Nutrition and Exercise Metabolism.* 28(4) 2018: 316-331. doi: 10.1123/ijsnem.2018-0136

Kapitel 16—Immer noch keine Periode?!

1. Berga SL et al. "Recovery of Ovarian Activity in Women with Functional Hypothalamic Amenorrhea Who Were Treated with Cognitive Behavior Therapy." *Fertility and Sterility.* 80(4) 2003: 976-81. doi: 10.1016/S0015-0282(03)01124-5

2. Tschugguel W, Berga SL. "Treatment of Functional Hypothalamic Amenorrhea with Hypnotherapy." *Fertility and Sterility.* 80(4) 2003: 982-85. doi: 10.1016/S0015-0282(03)01012-4

3. Acosta-Martínez M. "PI3K: An Attractive Candidate for the Central Integration of Metabolism and Reproduction." *Frontiers in Endocrinology.* 2(110) 2012. doi: 10.3389/fendo.2011.00110

4. Senashova O et al. "The Effect of Citalopram on Midbrain CRF Receptors 1 and 2 in a Primate Model of Stress-Induced Amenorrhea." *Reproductive Sciences.* 19(6) 2012: 623-32. doi: 10.1177/1933719111430992

5. Herod SM, Pohl CM, Cameron JL. "Treatment with a CRH-R1 Antagonist Prevents Stress-induced Suppression of the Central Neural Drive to the Reproductive Axis in Female Macaques." *AJP: Endocrinology and Metabolism.* 300(1) 2010. doi: 10.1152/ajpendo.00224.2010

6. Daniels TL, Berga SL. "Resistance of Gonadotropin Releasing Hormone Drive to Sex Steroid-Induced Suppression in Hyperandrogenic Anovulation." *The Journal of Clinical Endocrinology & Metabolism,* 82(12) 1997: 4179–4183. doi: 10.1210/jcem.82.12.4402

7. WebMD, LLC. "ACETYL-L-CARNITINE: Uses, Side Effects, Interactions and Warnings – WebMD." WebMD. Accessed September 23, 2015. http://www.webmd.com/vitamins-supplements/ingredientmono-834-ACETYL-L-CARNITINE.aspx?activeIngredientId=834&activeIngredientName=ACETYL-L-CARNITINE

8. Genazzani AD et al. "Acetyl-l-carnitine as Possible Drug in the Treatment of Hypothalamic Amenorrhea." *Acta Obstetricia et Gynecologica Scandinavica.* 70(6) 1991: 487-92. doi: 10.3109/0001634910900716.
Genazzani AD et al. "Acetyl-L-carnitine (ALC) Administration Positively Affects Reproductive Axis in Hypogonadotropic Women with Functional Hypothalamic Amenorrhea." *Journal of Endocrinological Investigation.* 34(4) 2011: 287-91. doi: 10.3275/699.

Genazzani AD et al. "Modulatory effects of l-carnitine plus l-acetyl-carnitine on neuroendocrine control of hypothalamic functions in functional hypothalamic amenorrhea (FHA)." *Gynecol Endocrinol.* 33(12) 2017:963-967. doi: 10.1080/09513590.2017.1332587.

9. Genazzani AD et al. 1991. doi: 10.3109/00016349109007165;
   Genazzani AD et al. 2011. doi: 10.3275/6997

10. Phipps WR et al. "Effect of flax seed ingestion on the menstrual cycle." *J Clin Endocrinol Metab.* 77(5) 1993:1215-9. doi: 10.1210/jcem.77.5.8077314.

11. Ibid

12. Naveen S et al. "Anti-depressive effect of polyphenols and omega-3 fatty acid from pomegranate peel and flax seed in mice exposed to chronic mild stress." *Psychiatry Clin Neurosci.* 67(7) 2013:501-8. doi: 10.1111/pcn.12100.
    Phipps WR et al. 1993. doi: 10.1210/jcem.77.5.8077314.

13. Adolphe J et al. "Health effects with consumption of the flax lignan secoisolariciresinol diglucoside." *British Journal of Nutrition*, 103(7) 2010:929-938. doi:10.1017/S0007114509992753

14. Phipps WR et al. 1993. doi: 10.1210/jcem.77.5.8077314.

15. George GJM et al. "Interaction of Estrogenic Chemicals and Phytoestrogens with Estrogen Receptor β." *Endocrinology*, 139(10) 1998:4252–63, doi: 10.1210/endo.139.10.6216

16. George GJM et al. 1998. doi: 10.1210/endo.139.10.6216
    Sasson S. "Equilibrium binding analysis of estrogen agonists and antagonists: relation to the activation of the estrogen receptor." *Pathol Biol (Paris).* 39(1) 1991:59-69. PMID: 2011412.
    Katzenellenbogen BS, Miller MA, Eckert RL, Sudo K. "Antiestrogen pharmacology and mechanism of action." *J Steroid Biochem.* 19(1A) 1983:59-68. PMID: 6887873.
    Clark JH, Markaverich BM. "The agonistic-antagonistic properties of clomiphene: a review." *Pharmacol Ther.* 15(3) 1981:467-519. doi: 10.1016/0163-7258(81)90055-3.

17. Borges LE et al. "New Protocol of Clomiphene Citrate Treatment in Women with Hypothalamic Amenorrhea." *Gynecological Endocrinology.* 23(6) 2007: 343-46. doi: 10.1080/09513590701327620

18. Beate K et al. "Genetics of Isolated Hypogonadotropic Hypogonadism: Role of GnRH Receptor and Other Genes." *International Journal of Endocrinology.* 2012: 1-9. doi: 10.1155/2012/147893;
    Caronia LM et al. "A Genetic Basis for Functional Hypothalamic Amenorrhea." *The New England Journal of Medicine.* 364(3) 2011: 215-25. doi: 10.1056/NEJMoa0911064

19. Wildt L, Leyendecker G. "Induction Of Ovulation By The Chronic Administration Of Naltrexone In Hypothalamic Amenorrhea." *The Journal of Clinical Endocrinology & Metabolism.* 64(6) 1987: 1334-335. doi: 10.1210/jcem-64-6-1334

20. ebenda.

21. Remorgida V et al. "Naltrexone in Functional Hypothalamic Amenorrhea and in the Normal Luteal Phase." *Obstetrics and Gynecology.* 76(6) 1990: 1115-120.

22. Genazzani AD et al. "Naltrexone Administration Modulates the Neuroendocrine Control of Luteinizing Hormone Secretion in Hypothalamic Amenorrhöa." *Human Reproduction.* 10(11) 1995: 2868-871. http://humrep.oxfordjournals.org/content/10/11/2868.long

23. Remorgida V et al. 1990.

24. ebenda.

25. Genazzani AD et al. 1995. http://humrep.oxfordjournals.org/content/10/11/2868.long

26. Welt CK et al. "Recombinant Human Leptin in Women with Hypothalamic Amenorrhea." *New England Journal of Medicine.* 351(10) 2004: 987-97. doi: 10.1056/NEJMoa040388

27. Chou SH et al. "Leptin Is an Effective Treatment for Hypothalamic Amenorrhea." *Proceedings of the National Academy of Sciences.* 108(16) 2011: 6585-590. doi: 10.1073/pnas.1015674108

28. Jayasena CN et al. "Increasing LH Pulsatility in Women with Hypothalamic Amenorrhöa Using Intravenous Infusion of Kisspeptin-54." *The Journal of Clinical Endocrinology & Metabolism.* 99(6) 2014: E953-961. doi: 10.1210/jc.2013-1569

29. Borges LE et al. 2007. doi: 10.1080/09513590701327620

30. Ismail AM et al. "Adding L-carnitine to clomiphene resistant PCOS women improves the quality of ovulation and the pregnancy rate. A randomized clinical trial." *Eur J Obstet Gynecol Reprod Biol.* 180 2014:148-52. doi: 10.1016/j.ejogrb.2014.06.008.

Kapitel 17—Recovery der natürlichen Zyklen

1. Baerwald AR, Adams GP, Pierson RA. "Ovarian Antral Folliculogenesis during the Human Menstrual Cycle: A Review." *Human Reproduction Update.* 18(1) 2011: 73-91. doi: 10.1093/humupd/dmr039

2. Baerwald AR. "Characterization of Ovarian Follicular Wave Dynamics in Women." *Biology of Reproduction.* 69(3) 2003: 1023-031. doi: 10.1095/biolreprod.103.017772.

3. Dana Byrd, facebook message to Dr. Nicola Rinaldi April 15, 2014.

4. Wise LA et al. "A Prospective Cohort Study of Physical Activity and Time-to-pregnancy." *Fertility and Sterility.* 97(5) 2012: 1136-142. doi: 10.1016/j.fertnstert.2012.02.025

5. De Laet C et al. "Body mass index as a predictor of fracture risk: A meta-analysis." *Osteoporosis International.* 16(11) 2005: 1330–1338. doi:10.1007/s00198-005-1863-y

Kapitel 18—Bestätigung des Eisprungs

1. Elliott-Sale KJ et al. "Examining the role of oral contraceptive users as an experimental and/or control group in athletic performance studies." *Contraception.* 88(3) 2013:408-12. doi: 10.1016/j.contraception.2012.11.023.

2. Prior, JC. "Progesterone for the prevention and treatment of osteoporosis in women." *Climacteric*, 21(4) 2018: 366-374. doi: 10.1080/13697137.2018.1467400

3. Gould JE. "Assessment of Human Sperm Function after Recovery from the Female Reproductive Tract." *Biology of Reproduction*. 31(5) 1984: 888-94. doi: 10.1095/biolreprod31.5.888

4. Mcgovern PG et al. "Absence of Secretory Endometrium after False-positive Home Urine Luteinizing Hormone Testing." *Fertility and Sterility*. 82(5) 2004: 1273-277. doi: 10.1016/j.fertnstert.2004.03.070

5. Dunson DB et al. "Day-specific Probabilities of Clinical Pregnancy Based on Two Studies with Imperfect Measures of Ovulation." *Human Reproduction*. 14(7) 1999: 1835-839. doi: 10.1093/humrep/14.7.1835;
   Stanford JB, Dunson DB. "Effects of Sexual Intercourse Patterns in Time to Pregnancy Studies." *American Journal of Epidemiology*. 165(9) 2007: 1088-095. doi: 10.1093/aje/kwk111;
   Wilcox AJ, Weinberg CR, Baird DD. "Timing of Sexual Intercourse in Relation to Ovulation — Effects on the Probability of Conception, Survival of the Pregnancy, and Sex of the Baby." *New England Journal of Medicine*. 333(23) 1995: 1517-521. doi: 10.1056/NEJM199512073332301

6. Häggström M. "Reference Ranges for Estradiol, Progesterone, Luteinizing Hormone and Follicle-stimulating Hormone during the Menstrual Cycle." *Wikiversity Journal of Medicine*. 1(25) 2014. doi: 10.15347/wjm/2014.001.

7. Hull, MGR et al. "The Value of a Single Serum Progesterone Measurement in the Midluteal Phase as a Criterion of a Potentially Fertile Cycle ("ovulation") Derived from Treated and Untreated Conception Cycles." *Fertility and Sterility*. 37(3) 1982: 355-60.

8. Forman RG, Chapman MC, Steptoe PC. "The Effect of Endogenous Progesterone on Basal Body Temperature in Stimulated Ovarian Cycles." *Human Reproduction*. 2(8) 1987: 631-34.

Kapitel 19—Lutealphase

1. American Society of Reproductive Medicine. "Progesterone Supplementation during the Luteal Phase and in Early Pregnancy in the Treatment of Infertility: An Educational Bulletin." *Fertility and Sterility*. 90(5S) 2008: S150-153. doi: 10.1016/j.fertnstert.2008.08.064

2. Wuttke W et al. "LH Pulses and the Corpus Luteum: The Luteal Phase Deficiency LPD." *Vitamins and Hormones*. 63 (2001): 131-58.

3. Henmi H et al. "Effects of Ascorbic Acid Supplementation on Serum Progesterone Levels in Patients with a Luteal Phase Defect." *Fertility and Sterility*. 80(2) 2003: 459-61. doi: 10.1016/S0015-0282(03)00657-5

4. Andersen CY, Andersen KV. "Improving the Luteal Phase after Ovarian Stimulation: Reviewing New Options." *Reproductive BioMedicine Online*. 28(5) 2014:552-9. doi: 10.1016/j.rbmo.2014.01.012

5. Wuttke W et al. 2001.

6. Strott CA et al. "The Short Luteal Phase." *The Journal of Clinical Endocrinology & Metabolism.* 30(2) 1970: 246-51. doi: 10.1210/jcem-30-2-246

7. Downs KA, Gibson M. "Clomiphene Citrate Therapy for Luteal Phase Defect." *Fertility and Sterility.* 39(1) 1983: 34-38.

8. Cook CL et al. "Induction of Luteal Phase Defect with Clomiphene Citrate." *American Journal of Obstetrics and Gynecology.* 149(6) 1984: 613-16.

9. Hill MJ et al. "Progesterone Luteal Support after Ovulation Induction and Intrauterine Insemination: A Systematic Review and Meta-analysis." *Fertility and Sterility.* 100(5) 2013: 1373-380.e6. doi: 10.1016/j.fertnstert.2013.06.034; **Miralpeix EM et al.** "Efficacy of Luteal Phase Support with Vaginal Progesterone in Intrauterine Insemination: A Systematic Review and Meta-analysis." *Journal of Assisted Reproduction and Genetics.* 31(1) 2014: 89-100. doi: 10.1007/s10815-013-0127-6

10. Williams NI et al. "Effects of Short-term Strenuous Endurance Exercise upon Corpus Luteum Function." *Medicine & Science in Sports & Exercise.* 31(7) 1999: 949-58.

11. Wuttke W et al. 2001.

12. ebenda.

13. ebenda.

14. ebenda.

15. American Society of Reproductive Medicine. 2008. doi: 10.1016/j. fertnstert.2008.08.064

16. ebenda; **Miles RA et al.** "Pharmacokinetics and Endometrial Tissue Levels of Progesterone after Administration by Intramuscular and Vaginal Routes: A Comparative Study." *Fertility and Sterility.* 62(3) 1994: 485-90.

17. Archer DF et al. "Initial and Steady-state Pharmacokinetics of a Vaginally Administered Formulation of Progesterone." *American Journal of Obstetrics and Gynecology.* 173(2) 1995: 471-78. doi: 10.1016/0002-9378(95)90268-6

18. Henmi H et al. 2003. doi: 10.1016/S0015-0282(03)00657-5

19. Phipps WR et al. "Effect of flax seed ingestion on the menstrual cycle." Journal of Clinical Endocrinology and Metabolism. 77(5) 1993: 1215-19. doi: 10.1210/ jcem.77.5.8077314

20. Westphal LM et al. "A Nutritional Supplement for Improving Fertility in Women: A Pilot Study." *Journal of Reprodcutive Medicine.* 49(4) 2004: 289-93.

21. Carey BJ et al. "A Study to Evaluate Serum and Urinary Hormone Levels following Short and Long Term Administration of Two Regimens of Progesterone Cream in Postmenopausal Women." *BJOG: An International Journal of Obstetrics and Gynaecology.* 107(6) 2000: 722-26. doi: 10.1111/j.1471-0528.2000.tb13331.x

22. Stanczyk FZ, Paulson RJ, Roy S. "Percutaneous Administration of Progesterone: Blood Levels and Endometrial Protection." *Menopause.* 12(2) 2005: 232-37. doi: 10.1097/00042192-200512020-00019

23. Taketani T et al. "Protective role of melatonin in progesterone production by human luteal cells." *J Pineal Res.* 51(2) 2011: 207-13. doi: 10.1111/j.1600-079X.2011.00878.x

24. Andersen CY and Andersen KV. 2014. doi: 10.1016/j.rbmo.2014.01.012

25. Hull, MGR et al. "The Value of a Single Serum Progesterone Measurement in the Midluteal Phase as a Criterion of a Potentially Fertile Cycle ("ovulation") Derived from Treated and Untreated Conception Cycles." *Fertility and Sterility.* 37(3) 1982: 355-60.

26. Henmi H et al. 2003. doi: 10.1016/S0015-0282(03)00657-5

27. American Society of Reproductive Medicine. 2008. doi: 10.1016/j.fertnstert.2008.08.064

Kapitel 20—Verhütungsmethoden

1. https://www.profamilia.de/angebote-vor-ort

2. World Health Organization Department of Reproductive Health and Research (WHO/RHR) and Johns Hopkins Bloomberg School of Public Health/Center for Communication Programs (CCP) KfHP. Family Planning: A Global Handbook for Providers (2018 update). Baltimore and Geneva: CCP and WHO; https://www.who.int/publications/i/item/9780999203705.

3. ebenda.

4. https://www.profamilia.de/angebote-vor-ort

5. Ortiz ME, Croxatto HB. "Copper-T intrauterine device and levonorgestrel intrauterine system: biological bases of their mechanism of action." *Contraception.* 75(6 Suppl) 2007:S16-30. doi: 10.1016/j.contraception.2007.01.020.

6. Hardeman J, Weiss BD. "Intrauterine devices: an update." *Am Fam Physician.* 89(6) 2014:445-50. https://www.aafp.org/afp/2014/0315/p445.html.

7. Connell NT, Connors JM. "Venous thromboembolism in the hormonal milieu." *Curr Opin Hematol.* 27(5) 2020:327-332. doi: 10.1097/MOH.0000000000000599.

8. Skovlund CW et al. "Association of Hormonal Contraception With Depression." *JAMA Psychiatry.* 73(11) 2016:1154-1162. doi: 10.1001/jamapsychiatry.2016.2387. Erratum in: JAMA Psychiatry. 2017 Jul 1;74(7):764.

9. de Wit AE et al. "Hormonal contraceptive use and depressive symptoms: systematic review and network meta-analysis of randomised trials." *BJPsych Open.* 7(4) 2021:e110. doi: 10.1192/bjo.2021.64.

10. Skovlund CW et al., 2016: doi: 10.1001/jamapsychiatry.2016.2387.

11. Palmery M et al. "Oral contraceptives and changes in nutritional requirements." *Eur Rev Med Pharmacol Sci.* 17(13) 2013:1804-13. https://www.europeanreview.org/wp/wp-content/uploads/1804-1813.pdf.
   Mohn ES et al. "Evidence of Drug-Nutrient Interactions with Chronic Use of Commonly Prescribed Medications: An Update." *Pharmaceutics.* 10(1) 2018:36. doi: 10.3390/pharmaceutics10010036.

12. Teegarden D et al. "Dietary calcium intake protects women consuming oral contraceptives from spine and hip bone loss." *J Clin Endocrinol Metab.* 90(9) 2005:5127-33. doi: 10.1210/jc.2004-0924.

13. Palmery M et al. 2013. https://www.europeanreview.org/wp/wp-content/uploads/1804-1813.pdf.

14. ebenda;
    Porcaro G, Angelozzi P. "AP: Supplementation with specific micronutrients reduces the adverse effects of combined oral contraceptive treatment." *IJMDAT 2* 2019: e194. https://www.ijmdat.com/wp-content/uploads/sites/3/2019/07/e194-Supplementation-with-specific-micronutrients-reduces-the-adverse-effects-of-combined-oral-contraceptive-treatment.pdf.

15. Porcaro G, Angelozzi P, 2019. https://www.ijmdat.com/wp-content/uploads/sites/3/2019/07/e194-Supplementation-with-specific-micronutrients-reduces-the-adverse-effects-of-combined-oral-contraceptive-treatment.pdf.

16. Pitts SA et al. "Bone mineral density, fracture, and vitamin D in adolescents and young women using depot medroxyprogesterone acetate." *J Pediatr Adolesc Gynecol.* 25(1) 2012:23-6. doi: 10.1016/j.jpag.2011.07.014.

17. Harel Z et al. "Inadequate vitamin D status in adolescents with substantial bone mineral density loss during the use of depot medroxyprogesterone acetate injectable contraceptive: a pilot study." *J Pediatr Adolesc Gynecol.* 23(4) 2010:209-14. doi: 10.1016/j.jpag.2009.11.004.

18. Berenson AB, Rahman M. "Effect of hormonal contraceptives on vitamin B12 level and the association of the latter with bone mineral density." *Contraception.* 86(5) 2012:481-7. doi: 10.1016/j.contraception.2012.02.015.

19. Cibula D et al. "Low-dose estrogen combined oral contraceptives may negatively influence physiological bone mineral density acquisition during adolescence." *Eur J Endocrinol.* 166(6) 2012:1003-11. doi: 10.1530/EJE-11-1047.
    Almstedt HC et al. "Oral contraceptive use, bone mineral density, and bone turnover markers over 12 months in college-aged females." *J Bone Miner Metab.* 38(4) 2020:544-554. doi: 10.1007/s00774-019-01081-1.
    Goshtasebi A et al. "Adolescent use of combined hormonal contraception and peak bone mineral density accrual: A meta-analysis of international prospective controlled studies." *Clin Endocrinol (Oxf).* 90(4) 2019:517-524. doi: 10.1111/cen.13932.
    Brajic TS et al. ",The pill" suppresses adolescent bone growth, no matter the estrogen dose." *CMAJ.* 193(50) 2021:E1922. doi: 10.1503/cmaj.80396.

20. Yakar S et al. "Circulating levels of IGF-1 directly regulate bone growth and density." *J Clin Invest.* 110(6) 2002:771-81. doi: 10.1172/JCI15463.
    Singhal V et al. "Impact of Route of Estrogen Administration on Bone Turnover Markers in Oligoamenorrheic Athletes and Its Mediators." *J Clin Endocrinol Metab.* 104(5) 2019:1449-1458. doi: 10.1210/jc.2018-02143.
    Allaway HCM et al. "Are the Effects of Oral and Vaginal Contraceptives on Bone Formation in Young Women Mediated via the Growth Hormone-IGF-I Axis?" *Front Endocrinol (Lausanne).* 2020 Jun 16;11:334. doi: 10.3389/fendo.2020.00334.

21. Gazarra LBC et al. "Bone mass in women with premature ovarian insufficiency: a comparative study between hormone therapy and combined oral contraceptives." *Menopause*. 27(10) 2020:1110-1116. doi: 10.1097/GME.0000000000001592.

22. Gersten J et al. "Effect of Extended 30 µg Ethinyl Estradiol with Continuous Low-Dose Ethinyl Estradiol and Cyclic 20 µg Ethinyl Estradiol Oral Contraception on Adolescent Bone Density: A Randomized Trial." *J Pediatr Adolesc Gynecol*. 29(6) 2016:635-642. doi: 10.1016/j.jpag.2016.05.012.

23. Apter D et al. "Pharmacokinetics of two low-dose levonorgestrel-releasing intrauterine systems and effects on ovulation rate and cervical function: pooled analyses of phase II and III studies." *Fertil Steril*. 101(6) 2014:1656-62.e1-4. doi: 10.1016/j.fertnstert.2014.03.004.

24. ebenda.

25. Mäkäräinen L et al. "Ovarian function during the use of a single contraceptive implant: Implanon compared with Norplant." *Fertil Steril*. 69(4) 1998:714-21. doi: 10.1016/s0015-0282(98)00015-6.

26. ebenda.

27. Beerthuizen R et al. "Bone mineral density during long-term use of the progestagen contraceptive implant Implanon compared to a non-hormonal method of contraception." *Hum Reprod*. 15(1) 2000:118-22. doi: 10.1093/humrep/15.1.118.

28. Southmayd EA, De Souza MJ. "A summary of the influence of exogenous estrogen administration across the lifespan on the GH/IGF-1 axis and implications for bone health." *Growth Horm IGF Res*. 32 2017:2-13. doi: 10.1016/j.ghir.2016.09.001.
Singhal V et al. "Impact of Route of Estrogen Administration on Bone Turnover Markers in Oligoamenorrheic Athletes and Its Mediators." *J Clin Endocrinol Metab*. 104(5) 2019:1449-1458. doi: 10.1210/jc.2018-02143.

29. Massaro M et al. "Effects of the contraceptive patch and the vaginal ring on bone metabolism and bone mineral density: a prospective, controlled, randomized study." *Contraception*. 81(3) 2013:209-14. doi: 10.1016/j.contraception.2009.09.011.

30. Duijkers I et al. "Phase II dose-finding study on ovulation inhibition and cycle control associated with the use of contraceptive vaginal rings containing 17β-estradiol and the progestagens etonogestrel or nomegestrol acetate compared to NuvaRing." *Eur J Contracept Reprod Health Care*. 23(4) 2018:245-254. doi: 10.1080/13625187.2018.1506101.

31. Massai R et al. "The combined contraceptive vaginal ring and bone mineral density in healthy pre-menopausal women." *Hum Reprod*. 20(10) 2005:2764-8. doi: 10.1093/humrep/dei117.

32. Massaro M et al., 2010. doi: 10.1016/j.contraception.2009.09.011.

33. Chen MJ et al. "Dose-finding study of a 90-day contraceptive vaginal ring releasing estradiol and segesterone acetate." *Contraception*. 102(3) 2020:168-173. doi: 10.1016/j.contraception.2020.05.004.

34. Tiedeken M et al.; NICHD Contraceptive Trials Network Vaginal Ring Group. "Bone turnover markers in women participating in a dose-finding trial of a

contraceptive vaginal ring releasing Nestorone and estradiol." *Contraception.* 99(6) 2019:329-334. doi: 10.1016/j.contraception.2019.02.012.

35. Halpern V et al. "Suppression of ovulation and pharmacokinetics following subcutaneous administration of various doses of Depo-Provera®: a randomized trial." *Contracept X.* 3 2021:100070. doi: 10.1016/j.conx.2021.100070.

36. Lopez LM et al. "Steroidal contraceptives and bone fractures in women: evidence from observational studies." *Cochrane Database Syst Rev.* 2015(7) 2015:CD009849. doi: 10.1002/14651858.CD009849.pub3.

37. Kyvernitakis I et al. "The impact of depot medroxyprogesterone acetate on fracture risk: a case-control study from the UK." *Osteoporos Int.* 28(1) 2017:291-297. doi: 10.1007/s00198-016-3714-4.

38. https://www.accessdata.fda.gov/drugsatfda_docs/label/2010/020246s036lbl.pdf.

39. Shen J et al. "Interventions for emergency contraception." *Cochrane Database Syst Rev.* 1(1) 2019:CD001324. doi: 10.1002/14651858.CD001324.pub6.

40. Turok et al., 2021. doi: 10.1056/NEJMoa2022141.

41. Bennink HJ. "The pharmacokinetics and pharmacodynamics of Implanon, a single-rod etonogestrel contraceptive implant." *Eur J Contracept Reprod Health Care.* 5 Suppl 2 2000:12-20.
Croxatto HB, Mäkäräinen L. "The pharmacodynamics and efficacy of Implanon. An overview of the data." *Contraception.* 58(6 Suppl) 1998:91S-97S. doi: 10.1016/s0010-7824(98)00118-8. Retraction in: Rekers H, Affandi B. *Contraception.* 70(5) 2004:433.

42. Halpern V et al., 2021. doi: 10.1016/j.conx.2021.100070.

43. Gnoth C et al. "Time to pregnancy: results of the German prospective study and impact on the management of infertility." *Hum Reprod.* 18(9) 2003:1959-66. doi: 10.1093/humrep/deg366.

44. Favaro C et al. "Time to Pregnancy for Women Using a Fertility Awareness Based Mobile Application to Plan a Pregnancy." *J Womens Health (Larchmt).* 30(11) 2021:1538-1545. doi: 10.1089/jwh.2021.0026.

45. Louis JF et al. "The prevalence of couple infertility in the United States from a male perspective: evidence from a nationally representative sample." *Andrology.* 1(5) 2013:741-8. doi: 10.1111/j.2047-2927.2013.00110.x.

46. Yland JJ et al. "Predictive models of pregnancy based on data from a preconception cohort study." *Hum Reprod.* 37(3) 2022:565-576. doi: 10.1093/humrep/deab280.

47. Girum T, Wasie A. "Return of fertility after discontinuation of contraception: a systematic review and meta-analysis." *Contracept Reprod Med.* 3 2018:9. doi: 10.1186/s40834-018-0064-y.

48. Berglund Scherwitzl E et al. "Short- and long-term effect of contraceptive methods on fecundity." *Eur J Contracept Reprod Health Care.* 24(4) 2019:260-265. doi: 10.1080/13625187.2019.1621999.

49. Kaplan B et al. "Use of various contraceptive methods and time of conception in a community-based population." *Eur J Obstet Gynecol Reprod Biol.* 123(1) 2005:72-6. doi: 10.1016/j.ejogrb.2005.06.033.

50. Li K et al. "Analysis of sex hormones and menstruation in COVID-19 women of child-bearing age." *Reprod Biomed Online.* 42(1) 2021:260-267. doi: 10.1016/j. rbmo.2020.09.020.

Khan SM et al. "SARS-CoV-2 infection and subsequent changes in the menstrual cycle among participants in the Arizona CoVHORT study." *Am J Obstet Gynecol.* 226(2) 2022:270-273. doi: 10.1016/j.ajog.2021.09.016.

Li K et al. "Analysis of sex hormones and menstruation in COVID-19 women of child-bearing age." *Reprod Biomed Online.* 42(1) 2021:260-267. doi: 10.1016/j. rbmo.2020.09.020.

Kapitel 21—Langfristige Gesundheit

1. https://web.archive.org/web/20130317005511/http://www.youreatopia.com/blog/2013/2/26/insidious-activity.html

Bitte gehe auf
www.noperiodnowwhat.com
für weitere Informationen.

Tritt unserer Support-Gruppe unter
http://noperiod.info/community bei (Deutsch und Englisch)
und folge auch unserem Account @keine.periode auf Instagram.

**Kontaktiere Dr. Nicola Sykes http://noperiod.info/appointments
(auf Englisch, schriftlich oder mündlich)
oder kontaktiere Svea Lo in der Support-Gruppe für deutsche Beratung.**

www.ingramcontent.com/pod-product-compliance
Lightning Source LLC
Chambersburg PA
CBHW051708020426
42333CB00014B/890